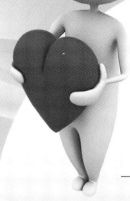

护理技术操作
并发症预防及处理

主 编　吴惠平　罗伟香

副主编　黄　虹　王增英　蔡月英　田素萍　李　威　黄　莉

编　委　(以姓氏笔画为序)

王　歌　王增英　田素萍　冯锦尚　庄艳云　江文霞　李　芸

李　威　杨舒广　吴伟英　吴惠平　沈雪美　陈小花　林真珠

罗伟香　夏令琼　黄　虹　黄　莉　黄旋珠　黄葵梅　曾　洪

蔡月英　廖色青　魏道儒

U0392045

人民卫生出版社

图书在版编目（CIP）数据

护理技术操作并发症预防及处理/吴惠平，罗伟香
主编 . —北京：人民卫生出版社，2014
ISBN 978-7-117-18896-8

Ⅰ. ①护… Ⅱ. ①吴… ②罗… Ⅲ. ①护理-操作-
并发症-处理 Ⅳ. ①R472

中国版本图书馆 CIP 数据核字（2014）第 077589 号

人卫社官网　www. pmph. com	出版物查询，在线购书
人卫医学网　www. ipmph. com	医学考试辅导，医学数据库服务，医学教育资源，大众健康资讯

护理技术操作并发症预防及处理

主　　编：吴惠平　罗伟香
出版发行：人民卫生出版社（中继线 010-59780011）
地　　址：北京市朝阳区潘家园南里 19 号
邮　　编：100021
E - mail：pmph @ pmph. com
购书热线：010-59787592　010-59787584　010-65264830
印　　刷：三河市博文印刷有限公司
经　　销：新华书店
开　　本：787×1092　1/16　印张：28　插页：2
字　　数：681 千字
版　　次：2014 年 6 月第 1 版　2022 年 12 月第 1 版第 7 次印刷
标准书号：ISBN 978-7-117-18896-8/R · 18897
定　　价：63. 00 元
打击盗版举报电话：010-59787491　E-mail：WQ @ pmph. com
（凡属印装质量问题请与本社市场营销中心联系退换）

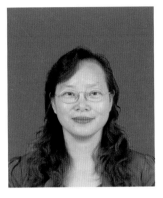

吴惠平，主任护师，现任深圳市人民医院护理部主任、深圳市医学继续教育中心兼职教授。从业三十年来一直从事临床护理、教学、科研、管理工作。曾主持市科技局立项课题4项，主持省护理学会立项课题1项，参与科研课题近10项。获深圳市科技进步三等奖1项；获广东省护理学会科技进步三等奖1项；获国家实用新型专利6项；在各级杂志发表论文四十余篇，主编著作5部、副主编4部、参编著作6部。兼任广东省护理学会内科护理专业委员会副主任委员、深圳高职院护理实习委员会副主任委员、《中华护理杂志》编委、《中华现代护理杂志》编委、《护理管理杂志》编委。曾荣获"三八"红旗手、抗非典先进个人、优秀人大代表、优秀兼职教授等称号。

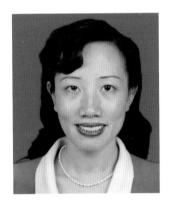

罗伟香，主任护师，现任深圳市人民医院护理部副主任、深圳市医学继续教育中心兼职教授。主要专业为内科护理、消化内科护理与护理管理。主编著作3部、副主编著作3部、参编著作3部。获湖南省医学科学技术进步奖三等奖1项；深圳市科技进步二等奖1项；获国家实用新型专利2项；主持或参与省级、市级课题3项；在各级杂志发表学术论文三十余篇。兼任深圳市护理学会内科护理专业委员会副主任委员、《国际护理学杂志》编委、《中华现代护理杂志》审稿员、《护理管理杂志》审稿员。所带领的集体曾荣获卫生部优质护理示范病房、广东省优质护理示范集体、深圳市优质护理优秀集体，本人多次荣获深圳市优秀护士长、优秀兼职教授等称号。

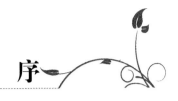

护理学是一门既有人文、社会、自然科学的知识为基础,又要与护理技术操作和爱心相结合的应用学科。护理技术操作是护士在临床护理实践中必须熟练掌握与运用的项目,过去许多护理教材与参考书中虽有护理技术操作的专著或篇章,但由于篇幅所限,很少深入探讨到并发症的发生和如何处置。

深圳市人民医院出版的《护理技术操作并发症预防及处理》即填补了这一空白,它根据广大护士在实施护理技术操作中常出现的并发症逐一分析,使读者从另一角度上认识正规护理技术操作规程的重要,并在每项操作中提出如何科学地细致地预防并发症。

全书共分上下两篇,共计二十一章。上篇以常用基础护理技术操作并发症及处理为主,下篇则着重介绍专科及疑难复杂的护理技术操作易出现的并发症及处理方法。在各章中均先阐述本操作涉及器官或系统的解剖生理,使读者对此操作有充分的理论知识,然后分述本章中各项护理技术操作容易出现的并发症、发生的原因、临床表现、预防及处理;每章后均附有相关护理技术操作规范。这样的顺序排列使读者对各项护理技术先有清楚的知识,再了解容易发生哪些并发症,为什么会发生,在临床操作后应当密切观察病人的哪些症状与体征,操作前后应注意哪些要领以早期预防,如不慎发生并发症应如何正确冷静地处理。这些反复说明与交代正是为了护士在日常工作中能够准确无误地遵照护理技术操作规程,防止各项隐患发生。

本书的主编是深圳市人民医院护理部吴惠平老师、罗伟香老师,她们在多年护理工作中不仅有较高的护理管理水平,而且积累了丰富的护理技术操作经验,她们组织该院内、外科护士长共同编写此书。本书立题新颖,内容层次分明,理论结合实践,文字通顺,可读性强。它可以帮助广大护士在从事临床护理时参考,也可以为各级护理教学人员在讲授护理技术操作时参阅引用。我相信此书不仅唤起广大护士及管理者对护理技术操作规范化的重视,防止在护理操作中可能出现的缺陷及并发症,提高了病人的医疗护理效果,而且它丰富了护理技术操作的内涵,促进护理学的深入发展。

林静美

2003 年 11 月 24 日

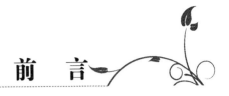

前　言

当今的时代,科技发展日新月异。随着医学科学技术的发展,新技术、新方法大量应用于临床,新的护理技术操作层出不穷,难度越来越大。护理技术操作是临床护理工作的重要组成部分,也是护理专业服务的关键环节。在临床实践中,我们发现,进行任何一项操作,由于病人自身、操作材料和操作者技术水平等原因,均有可能产生各种操作并发症,护理技术操作并发症的预防、观察、处理成为临床护理的重点和难点工作内容。为此,本书编写组2004年特邀请临床经验丰富的护理专家编写初版。2014年编写组对近十年来临床护理实践的巨大变化和新的需求对全书内容进行了调整、补充和完善,形成了本书。

全书内容分为两篇二十四章。上篇为基础护理技术操作并发症及处理,共十四章;下篇为专科护理技术操作并发症及处理,共十章。每章内容分为本操作涉及的器官或系统的解剖生理、易出现的并发症、有关护理操作技术规程三部分,其中并发症发生的原因、临床表现、预防及处理以详细论述,使护理人员清楚地知道在进行护理技术操作规程中易发生哪些并发症、应如何防止并发症的发生、发生操作并发症时该如何正确处理。本书力求图文并茂地介绍了护理技术操作的相关解剖、生理、操作规程等内容,使读者易于理解,并加深记忆。

本书以新的理论知识、规范的技术操作规程及实践经验为基础,参阅近年来国内外有关文献,在反映先进性、科学性和实用性方面做了努力,希望能唤起护理人员对护理技术操作规范化的重视,防止在护理操作中可能出现的并发症,提高医疗护理效果,减少护理技术操作带来的医疗纠纷。

本书在编写之初就得到了护理老前辈林菊英先生的指导和支持;在十年的使用过程中,编写组全体成员不断学习总结,为本书的出版付出了大量的心血;同时我们也得到深圳市人民医院等编者所在单位领导与同事们的帮助,在此一并致以最真挚的感谢!

由于护理专业发展迅速,编者学识局限,加之时间仓促,因此本书遗漏与错误在所难免,敬请读者不吝批评指正,以便再版时修订。

吴惠平　罗伟香

2014 年 5 月

目　录

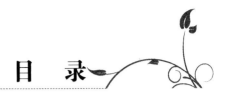

上篇　基础护理技术操作并发症及处理

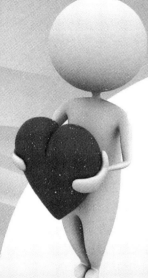

上篇

基础护理技术操作
并发症及处理

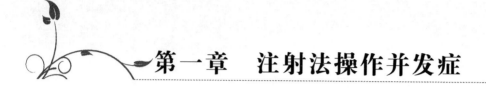

第一章　注射法操作并发症

注射法为胃肠道外给药,是将一定量的无菌药液或生物制剂注入人体内的方法。注射法具有预防、治疗、协助诊断等作用,其突出的优点是药物吸收快,血药浓度迅速升高,吸收的量也较准确。适用于需要迅速发挥作用或因各种原因不能经口服用药的患者。此外,某些药物容易受消化液影响而失效,或不能经胃肠道黏膜吸收,也适宜选择注射的方式给药。常用的注射法有:皮内注射法、皮下注射法、肌内注射法、静脉注射法等。而在进行这些操作过程中,可能会因操作技术或使用药物不当或患者自身病情的原因,常出现注射部位疼痛、出血、神经性损伤、过敏性休克等并发症,本章将分别详细叙述。

第一节　皮肤、皮下组织、肌肉及静脉解剖与生理

皮肤包被于体表,包括皮肤附属器,具有复杂的结构和功能。皮肤通过神经体液与内脏器官有紧密联系。外界环境的各种因素先作用于皮肤,然后影响内脏器官的功能(皮肤内脏反射)。皮肤具有保护、吸收、分泌、排泄、感觉、呼吸、调节体温和参与各种物质代谢等功能。在成人体表的皮肤面积有 $1.5 \sim 2.0 m^2$,厚 $1 \sim 4mm$。皮肤的厚薄因年龄、性别和部位的不同而异。皮肤的微细结构由表皮和真皮组成。

一、皮肤解剖与生理

(一)表皮

表皮为皮肤的浅层,属于复层扁平上皮,表层的上皮细胞发生不同程度的角化。

1. 生发层　为表皮的最深层,又分基底层和细胞层。基底层为一层低柱状上皮细胞,深面借基底膜与真皮相连接。此层细胞较小,排列整齐。

2. 颗粒层　位于棘层之上,大多数为 2～3 层细胞组成。细胞呈梭形,核较小,胞质中含嗜碱性颗粒,属于透明角质颗粒。

3. 透明层　位于颗粒层浅面。在表皮厚的部位,此层较明显,约 2～3 层细胞。在表皮薄的部位,透明层不明显。

4. 角质层　是表皮最表面的一层。其厚度随部位不同变化较大。此层是由角化的扁平细胞组成。角质的主要成分是角蛋白,对酸、碱、酶及其他因素有较大的抵抗力。

(二)真皮

是由纤维性结缔组织构成,分乳头层和网状层。

1. 乳头层　乳头层直接位于表皮基底层的深面,它与表皮之间有基底膜相连接。此层中胶原纤维束较细,细胞成分较多,分布有丰富的毛细血管和神经末梢。用于各种过敏试验。皮肤内有大量血管、淋巴管和神经末梢。皮肤的痛觉神经比其他任何组织都多,而且针刺的部位越接近皮肤表面,痛觉越明显。皮内注射要求针刺入表皮与真皮之间,即能从皮肤表面透视其针孔斜面,所以皮内注射时,患者感觉疼痛明显(图 1-1)。

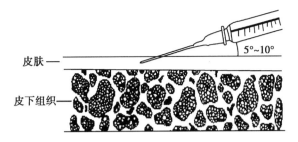

图 1-1　刺入表皮与真皮之间

2. 网状层　网状层位于乳头层深面,与乳头层之间无明显分界。此层中有较大的胶原纤维束和较多的弹性纤维交织排列。皮肤的韧性主要决定于胶原纤维,而弹性纤维使皮肤具有弹性。弹性纤维的数量随年龄、部位等而不同。

二、皮下组织解剖与生理

位于真皮深面的为皮下组织,即浅筋膜,属于疏松纤维性结缔组织。在不同的部位,此层的厚度和结构变化也较大。此层含有较大的血管、淋巴管、神经束和脂肪组织。凡感觉不甚敏感、血管及骨骼较深且皮下松弛的部位均可作皮下注射。常选用上臂三角肌、大腿股外侧、臀部、腹部、腰背部等(图 1-2、图 1-3)。

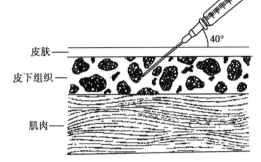

图 1-2　针头刺入皮下

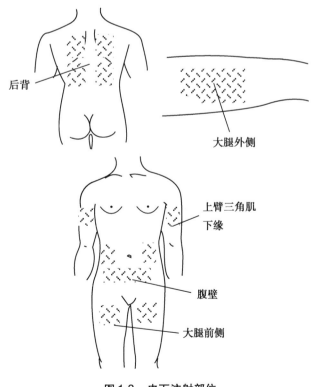

图 1-3　皮下注射部位

3

三、肌肉解剖与生理

肌肉由肌腹和肌腱两部分组成。肌腹位于中部,肌腱位于两端。肌腹主要由肌纤维构成。肌腱由致密的结缔组织构成,肌的周围包有一层疏松结缔组织膜,叫肌外膜。人体肌肉组织有丰富的毛细血管网,毛细血管壁是多孔的类脂质膜,药液透过的速度较透过其他生物膜为快。自肌内注射的药物通过毛细血管壁到达血液内,吸收较完全而迅速。

肌内注射一般选择肌肉较为丰厚,与大血管和神经距离相对较远的部位作肌内注射。其中以臀大肌最为常用,其次为臀中肌、臀小肌、股外侧肌,再次为上臂三角肌。

四、静脉解剖与生理

(一)静脉的走向

上肢浅静脉起于手指两侧,在手背中部互相连接汇成手背静脉网。手背静脉网逐渐合并为两条比较恒定的静脉干,即头静脉和贵要静脉。头静脉起于手背静脉网的桡侧端,向上绕过前臂桡侧缘到前臂掌侧面,上行达到肘窝处,分出一静脉支,斜向内上方与贵要静脉相连成肘正中静脉,最后注入腋静脉。上肢的深静脉都与同名动脉伴行,最后汇入腋静脉、锁骨下静脉。下肢静脉在足背内侧缘起于足背静脉网,经内踝前方,沿小腿及大腿的内侧上升,在腹股沟韧带下方注入股静脉。由于输入药物不纯如含有致热原或药物污染有颗粒杂质,易引起发热反应及血管栓塞;输液速度过多过快,致急性肺水肿;长期输液,不注意保护静脉可致静脉炎;输液操作不当,空气进入静脉而形成空气栓塞。

头皮静脉与同名动脉伴行,除集中流向眼静脉、颈外静脉、颈内静脉外,并借血管与颅内静脉窦相交通,一般无静脉瓣,易引起颅内感染。头皮的血管位于皮下层内。小儿头皮静脉极为丰富,头皮静脉分支甚多,互相沟通,交错成网,静脉腔内压力低,故管壁薄而弹性纤维少。在血液较少时,外形易呈扁缩状态。故在行静脉穿刺时易造成穿刺失败,血肿形成或误穿动脉、神经。

颈外静脉是颈部最大的浅静脉。起始于胸锁乳突肌前缘,平对下颌角处,经胸锁乳突肌的表面斜向后下,至该肌深面或颈后三角,穿颈深筋膜注入颈内静脉或锁骨下静脉或静脉角。以胸锁乳突肌后缘为标志,将颈外静脉分为上、下两段,上段位于胸锁乳突肌表面,肌后缘以下为下段。颈外静脉收集头部及颈浅部的静脉血。

锁骨下静脉位于锁骨后方,其后上方有锁骨下动脉伴行。锁骨下静脉是腋静脉的直接延伸,由第1肋骨外缘向内经过前斜角肌的前方,至胸锁关节的后方与颈内静脉汇合成无名静脉,左、右无名静脉汇合成上腔静脉入右心房。由于锁骨下静脉与动脉、第1肋骨、肺、胸膜的解剖关系,穿刺时易刺破肺尖部胸膜发生气胸及误穿动脉造成血胸。

颈外静脉和锁骨下静脉均管径较粗,血流量大,空气进入危害大,由于置管时间相对较长(约10天),静脉压力亦相对较大,血液易回流造成堵管。穿刺难度大,损伤静脉危险性高,形成血栓机会多。

(二)静脉的结构

静脉管腔较大,由于腔内压力低,故管壁薄而弹性纤维少。在血液较少时,外形易呈扁缩状态。大部分静脉腔内(四肢)有内膜皱褶形成的瓣膜,而内、中、外三层膜的分界也不如动脉清楚,静脉壁的结构也可分大、中、小三种类型。四周静脉多属中、小静脉。

1. 小静脉　凡直径在 2mm 以下者都属此类。

2. 中静脉　直径在 2～10mm 的静脉,大多数因伴行相应的中动脉而有相同的解剖命名,是静脉壁结构的典型代表。

第二节　皮内注射法操作并发症

皮内注射法是将少量药液或生物制品注射于表皮与真皮之间的方法。注射量小,不得超过 0.1ml。主要用于药物过敏试验、疼痛治疗、预防接种及局部麻醉的先驱步骤。注射部位:①药物过敏试验:取毛发、色素较少,且皮肤较薄的部位,通常取前臂中段内侧,此处易于注射和辨认。②配合镇痛治疗:在相关的穴位上进行。③预防接种:常选用三角肌下缘等部位注射,如卡介苗、百日咳疫苗等。④局部麻醉的先驱步骤:在相应部位的皮肤上进行。由于皮内注射为侵入性操作,可引起疼痛、局部组织反应、注射失败、过敏性休克等一系列并发症。

一、疼痛

(一)发生原因

1. 注射前患者精神高度紧张、恐惧。

2. 传统进针法,进针与皮纹垂直,皮内张力高,阻力大,推注药物时使皮纹发生机械断裂而产生撕裂样疼痛。

3. 配制的药物浓度过高,药物推注速度过快或推注药物速度不均匀,使皮肤游离神经末梢(感受器)受到药物刺激,引起局部定位特征的痛觉。

4. 注射针头过粗、欠锐利或有倒钩,或操作者操作手法欠熟练。

5. 注射时消毒剂随针头进入皮内,消毒剂刺激引起疼痛。

(二)临床表现

注射部位疼痛感尖锐,推注药物时加重。有时伴全身疼痛反应,如肌肉收缩、呼吸加快、出汗、血压下降,严重者出现晕针、虚脱。疼痛程度在完成注射后逐渐减轻。

(三)预防和处理

1. 注重心理护理,向患者说明注射的目的,取得患者配合。

2. 原则上选用无菌生理盐水作为溶媒对药物进行溶解。正确配制药液,避免药液浓度过高对机体的刺激。

3. 改进皮内注射方法

(1)在皮内注射部位的上方,嘱患者用一手环形握住另一前臂,离针刺的上方约2cm处用拇指加力按压(儿童患者让其家属按上述方法配合),同时按皮内注射法持针刺入皮内,待药液注入,直至局部有直径约0.5cm的皮丘形成,拔出针头后,方将按压之手松开,能有效减轻皮内注射疼痛的发生。

(2)针尖与皮肤呈 10°～30°进针,待刺入针尖斜面的 1/3～1/2 时,平行进针,直至针尖斜面全部进入,注入药液,能有效减轻注射时的疼痛。

(3)采用针尖斜面向下的进针方式,针尖与皮肤呈 45°刺入皮内,待针刺斜面完全进入皮内后,注入药液,疼痛反应轻。

（4）采用横刺进针法（其注射方向与前臂垂直）亦能减轻疼痛。

4. 可选用神经末梢分布较少的部位进行注射。如选取前臂掌侧中段做皮试，不仅疼痛轻微，更具有敏感性。

5. 熟练掌握注射技术，准确注入药量（通常是 0.1ml）。

6. 选用口径较小、锋利无倒钩的针头进行注射。

7. 注射在皮肤消毒剂干燥后进行。

8. 疼痛剧烈者，予以止痛剂对症处理；发生晕针或虚脱者，按晕针或虚脱处理。

二、局部组织反应

（一）发生原因

1. 药物本身对机体的刺激，导致局部组织发生的炎症反应（如疫苗注射）。

2. 药液浓度过高、推注药量过多。

3. 违反无菌操作原则，使用已污染的注射器、针头。

4. 皮内注射后，患者搔抓或揉按局部皮丘。

5. 机体对药物敏感性高，局部发生变态反应。

（二）临床表现

注射部位红肿、疼痛、瘙痒、水疱、溃烂、破损及色素沉着。

（三）预防及处理

1. 避免使用对组织刺激性较强的药物。

2. 正确配制药液，推注药液剂量准确，避免因剂量过大而导致或增加局部组织反应。

3. 严格遵守无菌操作原则。

4. 告知患者皮内注射的目的与注意事项，以取得其配合。不可随意搔抓或揉按局部皮丘，如有异常不适可随时告知医护人员。

5. 详细询问患者的药物过敏史，避免使用可引发机体过敏反应的药物。

6. 对已发生局部组织反应者，进行对症处理，预防感染。出现局部皮肤瘙痒者，告诫患者勿抓、挠，用 5% 碘伏溶液外涂；局部皮肤有水疱者，先用 5% 碘伏溶液消毒，再用无菌注射器将水疱内液体抽出；注射部位出现溃烂、破损，则进行外科换药处理。

三、注射失败

（一）发生原因

1. 患者烦躁不安、不合作，多见于婴幼儿、精神异常及无法正常沟通的患者。

2. 注射部位无法充分暴露，如穿衣过多、衣服袖口过窄等。

3. 操作欠熟练　如进针角度过深或过浅，导致注射针头不在注射部位的表皮与真皮之间或针头斜面未完全进入皮内；针头与注射器乳头连接欠紧密导致推药时药液外漏；进针用力过猛，针头贯穿皮肤。

4. 注射药物剂量欠准确，如推注药液量过多或不足。

（二）临床表现

无皮丘或皮丘过大、过小，药液外漏，拔针后针眼有出血现象。或皮肤上有 2 个针眼。

（三）预防与处理

1. 认真做好解释工作,尽量取得患者配合。

2. 对不合作者,肢体要充分约束和固定。

3. 充分暴露注射部位　穿衣过多或袖口狭窄者,可在注射前协助患者将选择注射的一侧上肢衣袖脱出;婴幼儿可选用前额皮肤上进行皮内注射。

4. 改进皮内注射方法　采用左手拇指与进针方向相反绷紧皮肤,右手持注射器,使针头斜面与皮肤垂直,与皮肤呈 5°,在左手拇指绷紧皮肤下方 1~1.5cm 处,针尖力向上挑开表皮,然后刺入皮内,待针头斜面进入皮内后,放平注射器,左手拇指固定针栓并轻按,注入药液,可有效减少推针时漏液与拔针后针眼出血情况。

5. 提高注射操作技能,掌握注射的角度与力度。

6. 对无皮丘或皮丘过小等注射失败者,可重新选择部位进行注射。

四、虚脱

（一）发生原因

1. 主要由心理、生理、药物、物理等因素引起。心理方面患者多数无注射史,对肌内注射存在着害怕心理,精神高度紧张,注射时肌肉强烈收缩,不能放松,使注射时的疼痛加剧。此外,患者对护士的不了解和不信任,导致心情更加紧张。生理方面,由于患者身体虚弱,对于各种外来刺激敏感性增强,当注射刺激性较强的药物时可出现头晕、眼花、恶心、出冷汗、摔倒等虚脱现象。

2. 护理人员操作粗暴、注射速度过快、注射部位选择不当,如注射在硬结上、瘢痕处等,引起患者疼痛剧烈而发生虚脱。

（二）临床表现

头晕、面色苍白、心悸、出汗、乏力、眼花、耳鸣、心率加快、脉搏细弱、血压下降,严重者意识丧失。多见于体质衰弱、饥饿和情绪高度紧张的患者。

（三）预防及处理

1. 注射前应向患者做好解释工作,并且态度热情,有耐心,使患者消除紧张心理,从而配合治疗;询问患者饮食情况,避免在饥饿状态下进行治疗。

2. 选择合适的注射部位,避免在硬结、瘢痕等部位注射,并且根据注射药物的浓度、剂量,选择合适的注射器,做好二快一慢。

3. 对以往有晕针史及体质衰弱、饥饿、情绪紧张的患者,注射时宜采用卧位。

4. 注射过程中随时观察患者情况。如有不适,及时停止注射,立即做出正确判断,区别是药物过敏还是虚脱。如患者发生虚脱现象,护理人员首先要镇静,给患者及家属以安全感。将患者取平卧位,保暖,针刺人中、合谷等穴位,患者清醒后给予口服糖水等,数分钟后即可恢复正常。少数患者通过给氧或呼吸新鲜空气,必要时静推 5% 葡萄糖等措施,症状可逐渐缓解。

五、过敏性休克

（一）发生原因

1. 操作者在注射前未询问患者的药物过敏史。

2. 患者对注射的药物发生速发型过敏反应。

（二）临床表现

由于喉头水肿、支气管痉挛、肺水肿而引起胸闷、气促、哮喘与呼吸困难；因周围血管扩张而导致有效循环血量不足，表现为面色苍白、出冷汗、口唇发绀、脉搏细弱、血压下降；因脑组织缺氧，可表现为意识丧失、抽搐、二便失禁等；其他过敏反应表现有荨麻疹、恶心、呕吐、腹痛及腹泻等。

（三）预防与处理

1. 皮内注射前必须仔细询问患者有无药物过敏史，尤其是青霉素、链霉素等易引起过敏的药物，如有过敏史者则停止该项试验。有其他药物过敏史或变态反应疾病史者应慎用。

2. 皮试观察期间，嘱患者不可随意离开。注意观察患者有无异常不适反应，正确判断皮试结果，阴性者可使用该药，若为阳性结果则不可使用（破伤风抗毒素除外，可采用脱敏注射）。

3. 注射盘内备有0.1%盐酸肾上腺素、尼可刹米、洛贝林注射液等急救药品，另备氧气、吸痰器等。

4. 一旦发生过敏性休克，立即组织抢救

（1）立即停药，使患者平卧。

（2）立即皮下注射0.1%肾上腺素1ml，小儿剂量酌减。症状如不缓解，可每隔30分钟皮下或静脉注射肾上腺素0.5ml，直至脱离危险期。

（3）给予氧气吸入，改善缺氧症状。呼吸受抑制时，立即进行口对口人工呼吸，并肌内注射尼可刹米、洛贝林等呼吸兴奋剂。有条件者可插入气管导管，借助人工呼吸机辅助或控制呼吸。喉头水肿引起窒息时，应尽快施行气管切开。

（4）根据医嘱静脉注射地塞米松5～10mg或琥珀酸钠氢化可的松200～400mg加入5%～10%葡萄糖溶液500ml内静脉滴注；应用抗组胺类药物，如肌内注射盐酸异丙嗪25～50mg或苯海拉明40mg。

（5）静脉滴注10%葡萄糖溶液或平衡溶液扩充血容量。如血压仍不回升，可按医嘱加入多巴胺或去甲肾上腺素静脉滴注。如为链霉素引起的过敏性休克，可同时应用钙剂，以10%葡萄糖酸钙或稀释一倍的5%氯化钙溶液静脉推注，使链霉素与钙离子结合，从而减轻或消除链霉素的毒性症状。

（6）若心搏骤停，则立即进行复苏抢救。如施行体外心脏按压，气管内插管人工呼吸等。

（7）密切观察病情，记录患者呼吸、脉搏、血压、神志和尿量等变化；不断评价治疗与护理的效果，为进一步处置提供依据。

六、疾病传播

（一）发生原因

1. 操作过程中未严格执行无菌技术操作原则，如未执行一人一针一管；抽吸药液过程中被污染；皮肤消毒不严格等。

2. 使用疫苗，尤其是活疫苗，未严格执行有关操作规程，用剩的活疫苗未及时灭活，用过的注射器、针头未焚烧，污染环境，造成人群中疾病传播。

(二)临床表现

传播不同的疾病出现相应的症状。如细菌污染反应,患者出现畏寒、发热等症状;如乙型肝炎,患者出现厌油、上腹饱胀不适、精神不振、乏力等症状。

(三)预防及处理

1. 严格执行一人一针一管,不可共用注射器、注射液和针头。操作过程中,严格遵循无菌技术操作原则及消毒隔离要求。

2. 使用活疫苗时,防止污染环境。用过的注射器、针头及用剩的疫苗要及时焚烧。

3. 操作者为一个患者完成注射后,需作手消毒后方可为下一个患者进行注射治疗。

4. 对已出现疾病传播者,报告医生,对症治疗。如有感染者,及时抽血化验检查并及时隔离治疗。

附1-1　皮内注射法操作规程

1. 评估

(1)评估患者病情、年龄、意识、心理状态及治疗目的、用药史、过敏史、家族史等。

(2)患者注射部位皮肤情况,确认注射部位皮肤颜色正常,无皮疹、硬结、瘢痕、感染及皮肤划痕阳性等。

(3)药物的性质、作用及不良反应。

(4)患者对用药的认知及合作程度。

2. 用物准备

(1)注射盘内盛:1ml注射器、4½或OT针头、医嘱用药液、无菌治疗巾、75%酒精、无菌棉签、砂轮、启瓶器、弯盘。

(2)治疗车下层准备以下物品:污物桶3个,一个放置损伤性废弃物(用过的注射器针头),一个放置感染性废弃物(用过的注射器),一个放置生活垃圾(用过的注射器外包装)。

3. 环境准备　清洁、安静、光线适宜或有足够的照明。

4. 操作步骤

(1)洗手、戴口罩,备好药液。

(2)携用物到患者处,核对,按需要询问药物过敏史,向患者解释操作目的及方法,取得合作。

(3)选择注射部位,以75%酒精消毒皮肤,再次核对,并排除注射器内空气。

(4)左手绷紧局部皮肤,右手以平执式持注射器,针头斜面向上,与皮肤成5°~10°刺入皮内。

(5)待针头斜面完全进入皮内后,即放平注射器,左手拇指固定针栓,右手推注入药液0.1ml,使局部隆起形成一皮丘,随即拔出针头。

(6)再次核对;皮试15~20分钟观察结果。

(7)清理用物,整理床单位,协助患者取舒适体位,洗手。

(8)观察患者反应并记录结果。

5. 注意事项

(1)严格执行查对制度和无菌操作原则,忌用碘类消毒剂,以免影响对局部反应的观察。

(2)准确掌握进针角度及注入的药量。进针角度过大,会进入皮下;药量不准确,影响疗效或结果。

（3）操作过程中不断与患者沟通，以了解患者的反应。

（4）拔针后，嘱患者不可用手按揉局部，以免影响结果的观察；暂勿离开观察室，如有不适立即告知。

附1-2 青霉素过敏试验法操作规程

1. 评估

（1）评估患者病情、年龄、意识、心理状态及治疗目的、用药史、过敏史、家族史等，确认无青霉素过敏史和已进食。如曾使用青霉素，停药3天后再次使用；或在使用过程中改用不同生产批号的制剂时，需重做。

（2）患者注射部位皮肤情况，确认注射部位皮肤颜色正常，无皮疹、硬结、瘢痕、感染等。

（3）药物的性质、作用及不良反应。

（4）患者对青霉素过敏试验的认识程度及合作态度。

2. 用物准备

（1）注射盘内盛：1ml注射器、2~5ml注射器、4½~5号针头、6号针头、青霉素80万单位/瓶、0.9%生理盐水、无菌治疗巾、75%酒精、无菌棉签、砂轮、启瓶器、弯盘。

（2）抢救药物与用品：0.1%盐酸肾上腺素、急救小车（备有主要的抢救药物与物品）、氧气、吸痰器等。

（3）治疗车下层准备以下物品：污物桶3个，一个放置损伤性废弃物（用过的注射器针头），一个放置感染性废弃物（用过的注射器），一个放置生活垃圾（用过的注射器外包装）。

3. 环境准备　注射环境安静、整洁、光线适宜或有足够的照明，方便抢救。

4. 操作步骤

（1）洗手、戴口罩，配制皮内试验药液：皮内试验药液以每毫升含青霉素200~500U的生理盐水溶液为标准，注入剂量为20~50U（0.1ml）。具体配制方法如下：①于含有80万U青霉素的密封瓶内注入生理盐水4ml，稀释后每1ml含青霉素20万U；②用1ml注射器吸取上液0.1ml，加生理盐水至1ml，则1ml内含青霉素2万U；③弃去0.9ml，余0.1ml，加生理盐水至1ml，则1ml内含青霉素2000U；④再弃去0.9ml，余0.1ml（或弃去0.75ml，余0.25ml）加生理盐水至1ml，则1ml内含青霉素200U（或500U），即配成皮试溶液。

（2）携用物到患者处，核对，按需要询问药物过敏史，向患者解释操作目的及方法，取得合作。

（3）选择注射部位：前臂掌侧下1/3处，以75%酒精消毒皮肤，再次核对，并排除注射器内空气。

（4）左手绷紧局部皮肤，右手以平执式持注射器，针头斜面向上与皮肤呈5°刺入。

（5）待针头斜面完全进入皮内后，即放平注射器，左手拇指固定针栓，右手推入上述皮试溶液0.1ml（含青霉素20U或50U），使局部形成一皮丘，随即拔出针头。

（6）再次核对，20分钟后观察判断皮试结果。皮试结果判断标准：①阴性：皮丘大小无改变，周围无红肿，无红晕，无自觉症状，无不适表现；②阳性：皮丘隆起增大，出现红晕，直径大于1cm，周围有伪足伴局部痒感；严重时可有头晕、心慌、恶心，甚至发生过敏性休克。

（7）清理用物，整理床单位，协助患者取舒适体位，洗手。

（8）观察患者反应并记录结果。皮试结果阳性者不可使用青霉素，并要在体温单、病历、医嘱单、床头卡醒目注明，注射簿上注销，同时将结果告知患者及其家属。如对皮试结果有怀疑，应在对侧前臂皮内注射生理盐水 0.1ml，以作对照，确认青霉素皮试结果为阴性方可用药。

5. 注意事项

（1）为避免药物效价下降和降解产物增多引起过敏反应，青霉素皮肤试验液必须现用现配，浓度与剂量必须准确。

（2）患者空腹时不宜进行皮试，因个别患者于空腹时注射药物，会发生眩晕、恶心等反应，易与过敏反应相混淆。

（3）让患者了解注射目的，懂得皮试观察期间不可随意离开；不可搔抓或揉按皮试局部；如有异常不适要随时告知医护人员。

（4）严密观察患者情况，首次注射后 30 分钟，注意局部和全身反应，倾听患者主诉，并做好急救准备工作。

第三节 皮下注射法操作并发症

皮下注射法是将少量药液或生物制剂注入皮下组织的方法。常用于不宜口服给药而需在一定时间内发生药效时，或用于预防接种及局部麻醉用药。如胰岛素口服在胃肠道内易被消化酶破坏，失去作用，而皮下注射迅速被吸收。皮下注射可发生疼痛、出血、局部组织反应、硬结形成、低血糖反应、虚脱等并发症，由于疼痛、局部组织反应、虚脱其发生原因、临床表现及预防处理与皮内注射基本相同，此处不予重复叙述。本节详细叙述皮下注射发生的其他并发症。

一、出血

（一）发生原因

1. 注射时针头刺入血管。

2. 患者本身有凝血机制障碍，拔针后局部按压时间过短，按压部位欠准确。

（二）临床表现

拔针后少量血液自针眼流出。对于迟发性出血者可形成皮下血肿，注射部位肿胀、疼痛，局部皮肤淤血。

（三）预防与处理

1. 正确选择注射部位，避免刺伤血管。

2. 注射完毕后，重视做好局部按压工作。按压部位要准确、时间要充分，尤其对凝血机制障碍者，适当延长按压时间。

3. 进针后先抽回血，如抽到回血表明针头刺入血管，立即拔针，按压注射部位，适当延长按压时间。更换注射部位重新注射。

4. 拔针后针眼少量出血者，予以重新按压注射部位。形成皮下血肿者，可根据血肿的大小采取相应的处理措施。皮下小血肿早期采用冷敷促进血液凝固，48 小时后应用热敷促进淤血的吸收和消散。皮下较大血肿早期可采取消毒后无菌注射器穿刺抽出血液，再加压包扎;血液凝固后,可行手术切开取出血凝块。

二、硬结形成

(一)发生原因

1. 同一部位反复长期注射,注射药量过多,药物浓度过高,药物刺激性较强,注射部位过浅。密集的针眼和药物对局部组织产生物理、化学刺激,局部血液循环不良导致药物吸收速度慢,药物不能充分吸收,在皮下组织停留时间延长,蓄积而形成硬结。

2. 不正确抽吸药液可吸入玻璃屑、橡皮粒等微粒,在进行注射时,微粒随药液进入组织中无法吸收,作为异物刺激机体防御系统,引起巨噬细胞增殖,结果导致硬结形成。

3. 注射部位感染后纤维组织增生形成硬结。

4. 当患者长期卧床时,其肌肉活动量相对减少,局部组织的供血量也减少,药物的吸收速度变慢,逐渐形成硬结。

5. 瘢痕体质的人。

(二)临床表现

局部肿块、瘙痒,可扪及硬结,严重者可导致皮下纤维组织变性、增生形成肿块或出现脂肪萎缩、甚至坏死。如注射在硬结上,患者主诉注射时、注射后持续疼痛,护士推注药物时,难以推动。

(三)预防及处理

1. 熟练掌握注射深度。采用较长针头注射时(8mm),针头斜面向上与皮肤呈30°~40°快速刺入皮下,深度为针梗的1/2~2/3;采用4~5mm短针头注射时,垂直进针。

2. 操作前,选用锐利针头。长期注射者,要注意注射部位的轮换,包括不同注射部位间的轮换和同一注射部位内的区域轮换,如腹壁脐周注射可采用钟表式方法交替注射部位。避免在同一处多次反复注射,避免在瘢痕、炎症、皮肤破损处部位注射。

3. 注射药量不宜过多,少于2ml为宜。推药时,速度要缓慢,用力要均匀,以减少对局部的刺激。

4. 对于易产生硬结的患者,注射后酌情给予局部热敷或按摩,以促进局部血液循环,加速药物吸收,防止硬结形成(但胰岛素注射后勿热敷、按摩,以免加速药物吸收,胰岛素药效提早产生)。

5. 护理人员应严格执行无菌技术操作,防止微粒污染。先用砂轮割锯,再用75%酒精消毒后掰开安瓿,禁用长镊敲打安瓿。鉴于玻璃粒、棉花纤维主要在安瓿颈口和瓶口沉积,注意抽吸药液时不宜将针头直接插瓶底吸药,禁用注射器针头直接在颈口处吸药。为避免化学药物微粒出现,注射一种药物用一副注射器。

6. 做好皮肤消毒,防止注射部位感染。如皮肤较脏者,先用清水清洗干净,再消毒。若皮脂污垢堆积,可先用75%酒精擦净后再消毒。

7. 已形成硬结者,可选用以下方法处理

(1)伤湿止痛膏贴敷法:将伤湿止痛膏剪成适当大小贴在硬结处,再用热水袋热敷10~15分钟,1~2次/天,一般2~3天见效,孕妇忌用。

(2)湿热敷:将毛巾浸在60~70℃的热水中(亦可加入50%硫酸镁溶液),拧干后敷于患处,每3~5分钟更换1次,持续20~30分钟,3~4次/天。

（3）喜疗妥局部外涂加热敷法：在硬结部位处涂喜疗妥 1～2g，用大鱼际肌沿注射部位作环形按摩 2～3 次，1～2 分钟/次，再用 40°～50° 温水纱块热敷（以不滴水为宜）20 分钟，2～3 次/天。

（4）冰片涂擦法：方法是取冰片 2～3g，溶于 75% 酒精 30ml 中，冰片溶解后，用无菌纱布浸溶液涂擦硬结，5～10 分钟/次，1 次/天，常 3～5 天见效。

（5）艾条熏灸：取艾条一条，点燃后直接熏硬结部位，患者自觉有温热感、舒适感，以不觉皮肤很烫为度。

（6）理疗：理疗方法有磁疗、超短波、微波、激光等方法，均具有消炎、消肿、止痛、促进局部血液循环、促进药物吸收及软化硬结的作用。

三、低血糖反应

（一）发生原因

1. 皮下注射所致低血糖反应多发生在胰岛素注射期间。皮下注射胰岛素剂量过大，注射部位过深，在运动状态下注射，注射后局部热敷、按摩引起温度改变，导致血流加快而使胰岛素的吸收加快。

2. 注射后患者未及时进食或在空腹检查前注射胰岛素。

（二）临床表现

突然出现饥饿感、头晕、心悸、出冷汗、软弱无力、焦虑、紧张、手抖、心率加快，重者虚脱、抽搐、昏迷，甚至死亡。监测血糖：正常人 <2.8mmol/L，糖尿病患者 <3.9mmol/L。

（三）预防和处理

1. 严格遵守给药剂量、时间、方法，严格执行技术操作规程，经常轮换注射部位，每天注射的时间及同一时间点注射的区域应相同，每次的注射点应距离 3cm，尽量避免在一个月内重复使用同一个注射点，以确保胰岛素吸收速度一致，防止血糖波动。对使用胰岛素的患者多次反复进行有关糖尿病知识、胰岛素注射有关知识的宣教，直到患者掌握为止。

2. 准确抽吸药液剂量。

3. 根据患者的营养状况，把握进针深度，避免误入肌肉组织。如对体质消瘦、皮下脂肪少的患者，应捏起注射部位皮肤并减少进针角度注射。

4. 避免注入皮下小血管中。推药前要回抽，无回血方可注射。

5. 注射后应按时进餐，切忌注射后不进食或未进食运动，行空腹检查前勿注射胰岛素。

6. 注射后勿剧烈运动、按摩、热敷、日光浴、洗热水澡等。

7. 注射胰岛素后，密切观察患者情况，经常监测血糖。如发生低血糖症状，立即监测血糖，同时口服糖水、馒头等易吸收的碳水化合物。严重者可静脉推注 50% 葡萄糖 40～60ml。

四、针头弯曲或针体折断

（一）发生原因

1. 针头质量差，如针头过细、过软；针头钝、欠锐利；针头有钩；针头弯曲等；或针头消毒后重复使用。

2. 进针部位有硬结或瘢痕。

3. 操作人员注射力度、进针角度或深度不当。

4. 注射时患者过度紧张、激动、不合作。

（二）临床表现

患者感觉注射部位疼痛。针头弯曲变形,若针体折断,则折断的针体停留在注射部位,患者情绪惊慌、恐惧。

（三）预防与处理

1. 选择粗细适合、质量过关的针头。针头不宜反复消毒,重复使用。

2. 选择合适的注射部位,不可在局部皮肤有硬结或瘢痕处进针。

3. 协助患者取舒适体位,操作人员注意进针手法、力度及方向。

4. 注射前评估患者的心理反应。对于情绪过于紧张、激动的患者,注射前耐心向患者作好解释,讲解注射的目的及配合方法,以取得其理解和配合。对于不合作的患者,根据病情适当予以镇静处理,必要时使用约束。

5. 注射时勿将针梗全部插入皮肤内,以防发生断针时增加处理难度。

6. 若出现针头弯曲,要寻找引起针头弯曲的原因,采取相应的措施,更换针头后重新注射。

7. 一旦发生针体断裂,医护人员要保持镇静。针头尾部外露者,立即用一手捏紧局部肌肉,嘱患者放松,保持原体位,迅速用洁净的止血钳将折断的针体拔出。若针体已完全没入体内,勿用手挤、抠,保持注射部位制动,勿移动肢体或做肌肉收缩动作（避免残留的针体随肌肉收缩而游动）。局部用无菌纱布覆盖,需在 X 线定位后通过手术将残留针体取出。

附1-3 皮下注射法操作规程

1. 评估

（1）评估患者病情、意识状态、肢体活动能力、营养状态、用药史、药物过敏史、家族史等。

（2）注射部位的皮肤及皮下组织状况,确认注射部位无瘢痕、硬结、炎症等。

（3）药物的性质、作用及不良反应。

（4）患者对药物的了解程度及心理反应。

2. 用物准备

（1）注射盘内盛:2ml 注射器、5½或 6 号针头、医嘱用药液、无菌治疗巾、75% 酒精、2%碘酊（或 0.5% 碘伏）、无菌棉签、砂轮、启瓶器、弯盘。

（2）治疗车下层准备以下物品:污物桶 3 个,一个放置损伤性废弃物（用过的注射器针头）,一个放置感染性废弃物（用过的注射器）,一个放置生活垃圾（用过的注射器外包装）。

3. 环境准备　清洁、安静、光线适宜,必要时用屏风遮挡患者。

4. 操作步骤

（1）洗手、戴口罩,备好药液。

（2）将用物备齐携至患者处,核对,并解释操作目的及方法。

（3）选择注射部位,用2% 碘酊和75% 酒精进行皮肤消毒,待干。

（4）再次核对,排尽空气。

（5）一手绷紧局部皮肤,另一手持注射器,以示指固定针栓,针头斜面向上,与皮肤呈30°～40°,快速刺入皮下（图1-4）。过瘦者可捏起注射部位,深度为针梗的 1/2～2/3;松开

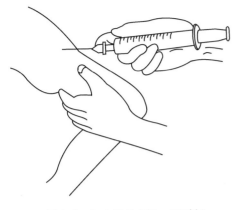

图1-4 与皮肤呈30°~40°刺入

绷紧皮肤的手,抽动活塞,如无回血,方可缓慢推注药液。

(6)注射完毕快速拔针,用无菌干棉签轻按针刺处片刻。

(7)再次核对后清理用物,协助患者取舒适体位,整理病床单位,洗手。

(8)观察患者反应并记录注射时间,签名。

5. 注意事项

(1)对皮肤有刺激性的药物,一般不作皮下注射。

(2)注射时应避开瘢痕、压痛、结节等部位,以免药物吸收不良。

(3)需长期反复皮下注射者,要有计划地经常更换部位,轮流注射。

(4)对于过度消瘦者,可捏起局部组织,适当减少穿刺角度,进针角度不宜超过45°,以免刺入肌层。

附1-4 迷你(MINI)胰岛素泵操作规程

1. 评估

(1)评估患者病情、意识状态、肢体活动能力、营养状态、用药史、药物过敏史、家族史等。

(2)注射部位的皮肤及皮下组织状况,确认注射部位无瘢痕、硬结、炎症等。

(3)药物的性质、作用及不良反应。

(4)患者对药物的了解程度及心理反应。

2. 用物准备

(1)注射盘内盛:MINI胰岛素泵、相应的胰岛素笔芯、2%碘伏或75%酒精、无菌棉签、储药器、导管、助针器、胶布、基础率记录表(医生已开医嘱)。

(2)治疗车下层准备以下物品:污物桶3个,一个放置损伤性废弃物(用过的注射器针头),一个放置感染性废弃物(用过的注射器),一个放置生活垃圾(用过的注射器外包装)。

3. 环境准备清洁、安静、光线适宜,必要时用屏风遮挡患者。

4. 操作步骤

(1)洗手、戴口罩,备好药液。

(2)安装电池:将泵面朝下放在平坦的桌面上,用一枚硬币插入电池夹的沟槽中逆时针旋转到开的位置,按电池夹上的指示将三个新电池装入,电池朝同一方向,先装上下两节电池,最后将中间的电池插入。

(3)设计时间和日期:从时间屏开始按"SET"下到"SET UPI"屏,按"ACT"键确认,直接进入"SET TIME"屏,按"ACT"你将看到"PROG HOUR"小时部分闪烁,用箭头调整小时,然后按"ACT"确认,屏幕出现"PROG MIN UTES"。用箭头调整分钟,然后按"ACT"确认,屏幕上将出现"PROG YEAR",用箭头调整年份,按"ACT"确认,屏幕上将出现"PROG MONTH",用箭头调整月份,按"ACT"确认,屏幕上将出现"PROG DAY",用箭头调整日期,然后按"ACT"确认。这时,屏幕上将显示你刚才设置的时间和日期。

(4)设置基础率:从时间屏按"SET"键直到看到"BASAL RATE"表示基础率屏出现,按"ACT"键确认。屏幕上显示,"1和0.0U/H NOW",基础率开始闪烁,表示可以改变,用箭头调整"00:00"的基础率,按"ACT"确认。泵"哔"的一声进入第2点基础率设置部分,如此类推,直至调整到"24:00"为止,基础率设置完毕后,按"ACT"确认,这时一天24小时以基础率的形式输注的胰岛素总量会出现在屏幕上5秒,然后回到时间表。

(5)用储药器抽取胰岛素,连接导管,接着排气,然后安装在胰岛素泵上。

(6)查对:进行双人查对,调整基础率后要核对,核对内容包括(时间、基础量、追加量等)。

(7)必要时用屏风遮挡患者,将患者取坐位或平卧位,露出腹部。

(8)选择患者三角肌或下腹部旁开脐部约5cm处皮肤,用2%碘伏或75%酒精消毒皮肤,用胶布标记安装部位,用助针器把针管安装在患者皮下。

(9)整理用物,洗手。

(10)观察患者的反应及用药后的疗效。记录胰岛素泵的安装时间,签名。

(11)保养:按照该型号胰岛素泵用户使用手册进行。使用与仪器说明相符的电压,使用前详细阅读使用说明书。置于阴凉、干燥的地方,防震防摔。使用完毕必须切断电源。

5. 注意事项

(1)安装泵后要注意个人卫生,在洗澡、剧烈运动、做CT或X线、MRI检查时,找护士暂时分离泵。

(2)如果要较长时间分离泵,要根据具体情况,按医嘱用其他方法补充需要的胰岛素。

(3)护士每天定时检查管道有无堵塞,注射器是否有足够用药,皮下注射部位是否异常。

(4)如有报警提示,应立即向医护人员报告,以便及时检查和处理。

(5)安装泵后要每天监测三餐前、三餐后及睡前血糖的波动,及时调整基础率和餐前大剂量。

(6)定时、定量进餐,进餐前告诉护士,在泵上追加胰岛素。

(7)出现心慌、手足震颤、无力、出冷汗等低血糖症状,及时向医护人员报告。

(8)告诫患者不能带泵请假外出,防止在外出现低血糖等意外。

附1-5 醋酸戈舍瑞林缓释植入剂(诺雷得)腹前壁皮下注射操作规程

1. 评估
(1)评估患者病情、意识状态、肢体活动能力、营养状态、用药史、药物过敏史、家族史等。
(2)注射部位的皮肤及皮下组织状况,确认注射部位无瘢痕、硬结、炎症等。
(3)药物的性质、作用及不良反应。
(4)患者对药物的了解程度及心理反应。

2. 用物准备
(1)注射盘内盛:医嘱用药(诺雷得1支)、无菌治疗巾、75%酒精、2%碘酊、无菌棉签、弯盘。

(2)治疗车下层准备以下物品:污物桶3个,一个放置损伤性废弃物(用过的注射器针头),一个放置感染性废弃物(用过的注射器),一个放置生活垃圾(用过的注射器外包装)。

3. 环境准备 清洁、安静、光线适宜,用屏风遮挡患者。

4. 操作步骤

(1)洗手、戴口罩,备好药物。

(2)将用物备齐携至患者处,核对,并解释操作目的及方法。

(3)选择注射部位,嘱患者平卧诊床上,腹部放松。

(4)再次核对。

(5)进行注射前皮肤消毒、待干,然后捏住注射器针栓上的塑料片从注射器上去掉安全片。

(6)用手捏起患者脐下腹部皮肤,调整注射器与皮肤呈30°~45°进针,抓住注射器针筒,针尖斜面向上,保持针头与皮肤的正确角度,刺入皮肤直到注射器针筒接触到皮肤,此时的针尖处于皮下。

(7)注射药物时,按下针栓直到不能继续推进为止,此时可以听到"咔嗒"声。

(8)完全拔出针筒,外护套完全包住针头。外护套能够锁定在这个位置保护针头,按常规丢弃该装置到利器盒。

(9)整理用物,洗手。

(10)观察患者的反应及用药后的疗效。记录注射的时间,签名。

5. 注意事项

(1)从包装袋中取出诺雷得注射器,轻轻晃动注射器确保能看到里面的药物,注意由于是固体药物不是液体,所以不用排气。

(2)选择注射部位为脐部水平线以下部位;穿刺针头方向按血管走向向心端。在进针时,可以嘱咐患者轻轻咳嗽一声,能使进针更容易。

(3)按下针栓推药物时,如果没有听到"咔嗒"声,外护套就没有完全包住针头,针栓没有完全推进则不能启动安全护套。这时旋转注射器头部,使弹簧弹出。

(4)注射后用棉签按压5~10分钟,嘱患者缓慢起身。当天晚上不宜洗澡及腹部剧烈运动。

(5)预防注射部位淤血现象:注射时进针动作轻柔,定位、角度准确;注射后按压要与穿刺面平行覆盖按压,使针刺切面全部按压,避免渗血带来局部淤血现象;患者的凝血机制问题注意延长按压时间。

第四节 肌内注射法操作并发症

肌内注射法是一种常用的药物注射治疗的方法,指将一定量药液注入肌肉组织的方法。主要适用于不宜或不能口服或静脉注射,要求比皮下注射更迅速发生疗效时,以及注射刺激性较强或药量较大的药物时。肌内注射亦可引起一些并发症,如疼痛、神经性损伤、局部或全身感染、疾病传播、硬结形成、臀筋膜间室综合征、针头堵塞及过敏性休克等,由于疾病传播、硬结形成、虚脱、过敏性休克、针头弯曲或针头折断等并发症其发生原因、临床表现及预防处理与皮内注射、皮下注射基本相同,此处不予重复叙述。本节详细叙述肌内注射发生的其他并发症。

一、疼痛

(一)发生原因

1. 患者精神过于紧张、恐惧,注意力全部集中在注射部位,引起注射部位皮肤对痛觉高度敏感而产生疼痛。

2. 注射时体位选择不当。

3. 注射部位选择不当。

4. 一次性肌内注射药物过多、药物刺激性过大、药物推注速度过快。

5. 注射刺激性药物时,针头型号选择不当。

6. 操作者注射技术欠熟练,进针过深或过浅等都可引起疼痛。

(二)临床表现

注射局部疼痛、酸胀、肢体无力、麻木。可引起下肢及坐骨神经疼痛,严重者可引起足下垂或跛行,甚至可出现下肢瘫痪。

(三)预防与处理

1. 注射前与患者进行沟通,耐心解释,介绍注射药物的名称、作用及用药后的反应,以解除患者的思想顾虑,取得患者的理解与配合。注射时主动与患者交谈,以分散其注意力,放松紧张情绪,降低注射部位对痛觉敏感性。

2. 协助患者取正确舒适的体位,如臀大肌注射时取侧卧位时,下腿应弯曲,上腿伸直后稍弯曲,以使患者感到放松和舒适为宜。

3. 正确选择注射部位。注意避开血管和神经,不能在化脓、硬结、瘢痕、患皮肤病处进针。

4. 根据患者的个体差异,选择型号适当的针头。肥胖体型者,应用长针头、深部注射;消瘦者应将注射局部皮肤提起,进针手法应得当,以免用力过猛,进针过深,触及骨组织。

5. 应用减轻患者疼痛的注射技术

(1)注射时做到"二快一慢加匀速",即进针、拔针快,推药速度缓慢并均匀。

(2)注射刺激性较强、药液量过大、pH 过高或过低的药物时,应选用细长或 8～9 号针头,进针要深,推药速度要慢。如需同时注射多种药物,应先注射无刺激性或刺激性小的药物。

(3)注射某些刺激性强的药物,可根据患者的病情与药物的理化性质,酌情使用盐酸利多卡因注射液、盐酸普鲁卡因注射液及苯甲醇注射液作溶剂,以减轻疼痛。

(4)Z 径路注射法:患者的体位、注射方法与传统方法相同,绷紧皮肤的方法有区别。以左手中指、无名指将皮肤及皮下组织稍用力由一侧臀部的内下向外上方向(避开象限内角的坐骨神经)牵拉绷紧皮肤,以皮下组织侧移 1～2cm 为度,并维持到拔针后,针头拔出后迅速松开左手,此时侧移的皮肤和皮下组织位置还原,原先垂直的针刺通道随即变成 Z 型。

(5)穴位按压肌内注射法:进行肌内注射时,按压关元俞、太冲、秩边穴等穴位可减轻疼痛。

(6)注射点按压法:进行肌内注射前,先用拇指按压注射点 10 秒,而后常规皮肤消毒再进行肌内注射,可减轻疼痛。

（7）注射时按常规操作，注射器内存在少量的空气可减少疼痛。

（8）用持针的手掌尺侧缘快速叩击注射区的皮肤（一般为注射区的右侧或下侧）后进针，在一定程度上可减轻疼痛。

6. 配制药液浓度不宜过大，每次推注的药量不宜过快过多。股四头肌及上臂三角肌施行注射时，若药量超过2ml时，须分次注射。有临床试验证实，用生理盐水注射液稀释药物后肌内注射，比用注射用水稀释药物后肌内注射，能减轻患者的疼痛。

7. 加强护理技术操作和理论培训，提高护理人员的注射技术。

8. 需长期注射者，要有计划地交替更换注射部位。

9. 对2岁以下婴幼儿不宜选用臀大肌注射，由于其臀大肌尚未发育好，注射时有损伤坐骨神经的危险，最好选择臀中肌和臀小肌注射。

10. 对婴儿可采取直立袋鼠式护理，以减轻肌内注射时的疼痛，减少不良反应。

二、神经性损伤

（一）发生原因
主要是药物直接刺激和局部高浓度药物毒性引起神经粘连和变性坏死。

（二）临床表现
注射当时即出现神经支配区麻木、放射痛、肢体无力和活动范围减少。约一周后疼痛减轻。但留有固定麻木区伴肢体功能部分或完全丧失，发生于下肢者行走无力，易跌跤。局部红肿、疼痛，发生于上肢者，肘关节活动受限，手部有运动和感觉障碍。受累神经及神经损伤程度：根据受累神经支配区运动、感觉障碍程度，分为完全损伤、重度损伤、中度损伤和轻度损伤。分度标准如下：

完全损伤：神经功能完全丧失；

重度损伤：部分肌力、感觉降至1级；

中度损伤：神经支配区部分肌力和感觉降至2级；

轻度损伤：神经支配区部分肌力和感觉降为3级。

（三）预防及处理
1. 周围神经药物注射伤是一种医源性损伤，是完全可以预防的，应在慎重选择药物、正确掌握注射技术等方面严格把关。

2. 注射药物应尽量选用刺激性小、等渗、pH接近中性的药物，不能选用刺激性很强的药物作肌内注射。

3. 注射时应全神贯注，注意注射处的解剖关系，准确选择臀部、上臂部的肌内注射位置，避开神经及血管。为儿童注射时，除要求进针点准确外，还应注意进针的深度和方向。

4. 在注射药物过程中若发现神经支配区麻木或放射痛，应考虑注入神经内的可能性，须立即改变进针方向或停止注射。

5. 对中度以下不完全神经损伤可采用非手术治疗法，行理疗、热敷，促进炎症消退和药物吸收，同时使用神经营养药物治疗，将有助于神经功能的恢复。对中度以上完全性神经损伤，则尽早手术探查，行神经松解术。

三、局部或全身感染

（一）发生原因

注射部位消毒不严格，注射用具、药物被污染等，可导致注射部位或全身发生感染。

（二）临床表现

在注射后数小时局部出现红、肿、热和疼痛。局部压痛明显。若感染扩散，可导致全身菌血症、脓毒败血症，患者出现高热、畏寒、谵妄等。

（三）预防和处理

与皮内注射法相同。注射完毕，嘱患者及家属不能马上擦浴和洗澡，以免进针处感染。出现全身感染者，根据血培养及药物敏感试验选用抗生素。

四、针眼渗液

（一）发生原因

1. 反复在同一部位注射药液。

2. 每次注射药物剂量过多，推注速度过快。

3. 注射针头过粗，进针的深度过浅，拔针后按压时间过短。

4. 注射部位肌肉小，组织弹性较差，有水肿或硬结。患者全身状况差，如出现休克，局部血液循环差，组织对药液吸收缓慢。

（二）临床表现

推注药液阻力较大，注射时有少量液体自针眼流出，拔针后液体流出更明显。注射部位组织变形如萎缩或水肿。

（三）预防与处理

1. 选择合适注射部位　不能选择在有水肿、硬结、瘢痕处进针，尽量选择肌肉丰富又能避开血管、神经的部位。

2. 掌握注射剂量　每次注射量以 2~3ml 为限，不宜超过 5ml。

3. 选择型号合适的注射针头，掌握适当的进针深度，约为针梗的 2/3（约 2.5~3cm），消瘦者及儿童酌减。拔针后按压针眼至无药液渗出为止。

4. 长期注射者，每次轮换注射部位。避免同一部位反复注射。

5. 对于全身状况差的患者，注射后可给予热敷、按摩，加速局部血液循环，促进药液吸收。

6. 在注射刺激性药物时，采用 Z 径路注射法预防药物渗漏至皮下组织或表皮，以减轻疼痛及组织受损。不要按摩注射部位，因按摩易使组织受损，告诉患者暂时不要运动或穿紧身衣服。

五、臀筋膜间室综合征

（一）发生原因

1. 臀部注射部位定位欠准确，注射时损伤血管、神经。

2. 进针过深，进针角度不当。

3. 臀部解剖结构复杂，肌肉组织、神经和血管较丰富。使用传统的定位方法十字法和

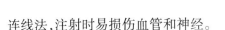

连线法,注射时易损伤血管和神经。

(二)临床表现

臀部注射部位疼痛剧烈,臀部肿胀明显,同侧大腿、小腿肿胀,同侧小腿及足部麻木,髋关节活动受限,跛行。

(三)预防与处理

1. 选择合适的定位方法准确定位。除传统的两种定位方法外,根据患者的情况,还可选用克拉科注射点、森优注射区、福山注射点及新十字法等定位方法。

2. 根据患者的体型决定进针角度和深度。

3. 出现神经、血管损伤症状时,禁止热敷或按摩臀部,应立即制动,冷敷并加压包扎注射部位,密切观察患者病情变化,遵医嘱应用止血药物,必要时采用手术切开减压治疗。

六、针头堵塞

(一)发生原因

一次性注射器的针尖锐利、斜面大,抽吸瓶装药品时,极易被橡皮塞堵塞,瓶塞颗粒可随着加入的药物进入液体造成微粒污染或栓塞。针头过细,药液黏稠,粉剂未充分溶解或药液为悬浊液,如长效青霉素等。

(二)临床表现

推药阻力大,无法将注射器内的药液推入体内。

(三)预防与处理

1. 根据药液的性质选用粗细适合的针头。

2. 充分将药液摇匀、混合,检查针头通畅后方进针。

3. 注射前吸入少量生理盐水可降低针头及乳头部药液浓度和黏稠度,以减少针头堵塞。

4. 注射颗粒大的悬浊液时,不能采用常规"二快一慢"的注射方法,要保持一定的推药速度,避免停顿导致药液沉积在针头内。

5. 如发现推药阻力大,或无法将药液继续注入体内,应拔针,更换针头另选部位进行注射。

6. 对使用一次性注射器加药时,可改变进针角度,即由传统的90°改为45°,因为改变进针角度,避开斜面,减少针头斜面与瓶塞的接触面积,减轻阻力。

附1-6　肌内注射法操作规程

1. 评估

(1)评估患者病情、年龄、意识、心理状态、肢体活动能力及治疗目的、用药史、过敏史、家族史等。

(2)患者注射部位皮肤及皮下组织情况,确认注射部位皮肤无皮疹、硬结、瘢痕、感染等。

(3)药物的性质、作用及不良反应。

(4)患者对用药的认知及合作程度。

2. 用物准备

(1)注射盘内盛:2ml/5ml 注射器、5½或 6 号针头、医嘱用药液、无菌治疗巾、75% 酒精、2% 碘酊、无菌棉签、砂轮、启瓶器、弯盘。如注射用药为油剂或混悬液,需备较粗(7 号)

针头。

（2）治疗车下层准备以下物品：污物桶3个，一个放置损伤性废弃物（用过的注射器针头），一个放置感染性废弃物（用过的注射器），一个放置生活垃圾（用过的注射器、棉签等外包装）。

3. 环境准备　清洁、安静、光线适宜，必要时用屏风遮挡患者。

4. 操作步骤

（1）洗手、戴口罩，备好药液。

（2）将用物备齐携至患者处，核对，并解释操作目的、方法、注意事项、药物作用及配合要点，以取得合作。

（3）协助患者取合适的体位，暴露注射部位。

（4）用2%碘酊和75%酒精消毒皮肤，待干。

（5）再次核对，排尽空气。

（6）以一手拇指和示指绷紧局部皮肤，另一手持注射器，如握笔姿势，以中指或无名指固定针栓，用手臂带动腕部力量，将针头与注射部位呈90°，迅速刺入肌肉内，深度约为针梗的2/3（约2.5～3cm），消瘦者及儿童酌减。

（7）固定针头，松开绷紧皮肤的手，抽动活塞。如无回血，以均匀的速度缓慢注入药液。

（8）注药毕，用无菌棉签轻压进针处，快速拔针，并继续按压片刻。

（9）再次核对后协助患者穿好衣裤，取舒适体位；整理病床单位，清理用物，洗手。

（10）观察患者的反应及治疗的效果。记录注射的时间，签名。

5. 注意事项

（1）要选择合适的注射部位，远离神经、血管，不可在炎症、瘢痕、硬结、皮肤受损处进针。

（2）进针后，若抽吸回血，应立即将针头拔出，更换部位重新注射。患者离开时，要确保注射部位不出血。

（3）遇两种以上药液同时注射时，应注意配伍禁忌。注射青霉素药液时，应现用现配，以减少过敏反应。稠厚油类药物，须加温融化后再抽药。

（4）掌握进针深度，不可将针梗全部刺入。

（5）需长期肌内注射的患者，注射部位应交替更换，以避免或减少硬结的发生。推药时，速度要缓慢，用力要均匀，以减少局部刺激。

（6）两岁以下婴幼儿不宜选用臀大肌注射，因有损伤坐骨神经的危险，幼儿在未能独自走路前，其臀部肌肉发育不好，应选用臀中肌、臀小肌处注射。

（7）护理人员应该熟练掌握肌内注射操作技术，增强无菌观念，防止肌注时微粒污染。

6. 常用肌内注射的定位方法

（1）臀大肌注射定位法：臀大肌起自髂后上棘与尾骨尖之间，肌纤维平行向外下方止于股骨上部。坐骨神经起自骶丛神经，自梨状肌下孔出骨盆至臀部，在臀大肌的深处，约在坐骨结节与大转子之间中点处下降至股部，其体表投影为自大转子尖至坐骨结节中点向下至腘窝。注射时应避免损伤坐骨神经。臀大肌注射的定位方法有两种：

1）十字法：从臀裂顶点向左或右作一水平线，然后从髂嵴最高点作一垂直平分线，将一侧臀部分划为4个象限，其外上象限为注射区，注意避开内角（从髂后上棘至大转子连线）。

2）连线法：取髂前上棘和尾骨连线的外上1/3处为注射部位（图1-5）。

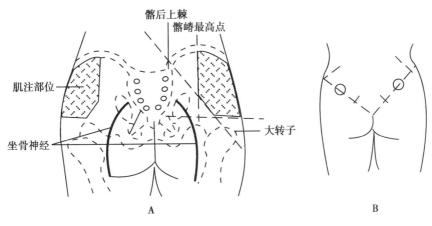

图 1-5　臀大肌注射定位法

A. 十字法；B. 连线法

（2）臀中肌、臀小肌注射定位法：该处血管、神经分布较少，且脂肪组织较薄，目前使用日趋广泛，定位方法有两种：

1）以示指尖和中指尖分别置于髂前上棘和髂嵴下缘处，在髂嵴、示指、中指之间构成一个三角形区域，此区域即为注射部位（图 1-6）。

2）髂前上棘外侧三横指处（以患者自己的手指宽度为准）。为使臀部肌肉松弛，可取以下各种体位。①侧卧位：上腿伸直，下腿稍弯曲；②俯卧位：足尖相对，足跟分开，头偏向一侧；③坐位：坐位椅要稍高，便于操作。

（3）股外侧肌注射定位法：为大腿中段外侧，位于膝上 10cm，髋关节下 10cm 处，约 7.5cm 宽。此区大血管、神经干很少通过，范围较广，可供反复多次注射，尤适用于 2 岁以下幼儿。

（4）上臂三角肌注射定位法：取上臂外侧，自肩峰下 2～3 横指处（图 1-7），此处肌肉臀部肌肉薄，只能作小剂量注射。三角肌九区划分：把三角肌的长度和宽度中线都均分为三等分，使三角肌成为九个区，分别为三角肌上、中、下 1/3 部的前、中、后区。

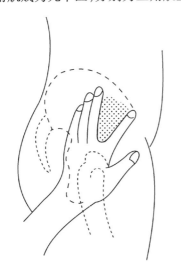

图 1-6　臀中肌、臀小肌注射定位法

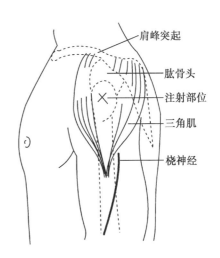

图 1-7　上臂三角肌注射定位法

1）三角肌的上 1/3 部的前、中、后区为三角肌肌内注射的绝对安全区。

2）三角肌的中 1/3 部的前、中、区为相对安全区。

3）三角肌的中、下 1/3 部的后区深面，因有桡神经通过，为三角肌注射的危险区。

4）三角肌的下 1/3 部的前、中区因肌肉太薄不能作肌内注射。

第五节　静脉注射法操作并发症

用无菌注射器将一定量的无菌药液注入静脉的方法，称静脉注射法。因药物可直接进入血液而到达全身，所以是作用最快的给药方法。其目的为：药物不宜口服、皮下、肌内注射，或需迅速发挥药效时；药物因浓度高、刺激性大、量多而不宜采取其他注射方法；作诊断、试验检查时，由静脉注入药物，如为肝、肾、胆囊等 X 线摄片；输液和输血；用于静脉营养治疗。较常出现的并发症有：药液渗出和外渗、静脉穿刺失败、血肿、静脉炎、过敏反应等。

一、药液渗出和外渗

（一）发生原因

引起静脉注射渗出和外渗的原因主要有：

1. 药物因素　主要与药物酸碱度、渗透压、药物浓度、药物本身的毒性作用及 I 型变态反应有关。

2. 物理因素　包括环境温度，溶液中不溶性微粒的危害，液体输液量、温度、速度、时间、压力与静脉管径及舒缩状态是否相符，针头对血管的刺激，旧法拔针对血管壁的损害。

3. 血管因素　主要指静脉注射局部血管的舒缩状态、营养状态。如休克时组织有效循环灌注不足，血管通透性增加，而注入多巴胺后，静脉壁的营养血管发生痉挛，静脉壁可因缺血缺氧而通透性进一步增加致药液渗漏。

4. 感染因素和静脉炎　微生物侵袭引起的静脉炎以及物理、化学因素引起的静脉炎都可使血管通透性增高。

5. 由于穿刺不当，刺破血管，而使药液漏出血管外；患者躁动，针头固定不牢，致药液外渗；有时针头穿刺很成功，但由于患者长时间休克，组织缺血、缺氧致毛细血管通透性增高，特别是在肢端末梢循环不良部位如手背、足背、内踝处。血管弹性差、穿刺不顺利、血管过小，或在注射过程中，药物推注过快。

（二）临床表现

主要表现为注射部位出现局部肿胀、中度或重度疼痛，常为胀痛或烧灼样疼痛、刺痛，重度皮肤呈暗紫色，局部变硬，甚至引起组织坏死。回抽无回血。根据渗出的严重程度分为五级：0 级：没有症状；1 级：皮肤发白，水肿范围最大直径小于 2.5cm，皮肤发凉，伴有或不伴有疼痛；2 级：皮肤发白，水肿范围最大直径在 2.5～15cm，皮肤发凉，伴有或不伴有疼痛；3 级：皮肤发白，水肿范围最小直径大于 15cm，皮肤发凉，轻到中等程度疼痛，可能有麻木感；4 级：皮肤发白，半透明状，皮肤紧绷，有渗出，皮肤变色，有瘀斑、肿胀，水肿范围最小直径大于 15cm，可呈凹陷性水肿，循环障碍，轻到中等程度疼痛，可为任何容量的血液制品、发疱剂或刺激性液体渗出。外渗在渗出临床表现与分级中属于第 4 级。

（三）预防与处理

1. 在光线充足的环境下，认真选择有弹性的血管进行穿刺。

2. 选择合适的头皮针，针头无倒钩。

3. 在针头穿入血管后继续往前推进 0.5cm，确保针头在血管内。妥善、牢固固定针头。避免在关节活动处进针，避免在同一条血管的相同部位反复穿刺，尽量避免在下肢和瘫痪肢体留置导管。

4. 注射时加强对穿刺部位的观察及护理，加强巡视，尽早发现，采取措施，及时处理，杜绝外渗性损伤特别坏死性损伤的发生。

5. 推注药液速度不宜过快。一旦发现推药阻力增加，应检查穿刺局部有无肿胀，如发生药液外渗，先回抽已经注入的药液，以减少组织进一步损伤，再终止注射。拔针后轻轻按压穿刺部位，另选血管穿刺。

6. 一旦发现有药液外渗，立即停止该部位静脉注射，并根据渗出药液的性质，分别进行处理：

（1）无刺激性药物外渗，如肿胀面积不大，通常让其自行吸收；肿胀面积大的，给予 95% 酒精湿敷或 33% 硫酸镁湿热敷；刺激性较大的药物外渗，局部红肿者，给予莫匹罗星（百多邦）外涂。

（2）血管收缩药外渗，可采用肾上腺素能拮抗剂酚妥拉明 5～10mg 溶于 20ml 生理盐水中作局部浸润，以扩张血管；更换输液部位，同时 3% 醋酸铅局部温热敷。因醋酸铅系金属性收敛药，低浓度时能使上皮细胞吸收水分，皮下组织致密，毛细血管和小血管的通透性减弱，从而减少渗出；并改善局部血液循环，减轻局部缺氧，增加组织营养，而促进其恢复。

（3）高渗药液外渗，用 0.25% 普鲁卡因 5～20ml 溶解透明质酸酶 50～250U，注射于渗液局部周围，因透明质酸有促进药物扩散、稀释和吸收作用。药物外渗超过 24 小时多不能恢复，局部皮肤由苍白转为暗红，对已产生的局部缺血，不能使用热敷，因局部热敷温度增高，代谢加速，耗氧增加，加速坏死。

（4）化疗药物外渗，应尽早抬高患肢，局部冰敷，使血管收缩并减少药物吸收。阳离子溶液外渗可用 0.25% 普鲁卡因 5～10ml 作局部浸润注射，可减少药物刺激，减轻疼痛。同时用 3% 醋酸铅和 50% 硫酸镁交替局部温热敷。

7. 发疱剂及刺激性药物外渗后，该肢体的远端不能再穿刺留置针及导管。

8. 持续观察与评估外渗部位，包括皮肤颜色、温度、感觉、关节活动和肢端血运情况等，并做好记录。

9. 如局部皮肤出现皮损，可予喉康散局部外用；如局部皮下组织坏死，可给予高渗蛋白溶液加入抗生素湿敷。

10. 如上述处理无效，组织坏死加重，则应将坏死组织广泛切除，以免增加感染机会。

二、静脉穿刺失败

（一）发生原因

1. 静脉穿刺操作技术不熟练　主要表现为一些初到临床工作的护理人员，业务技术素质不高，对静脉穿刺的技术操作方法、要领掌握不熟练，缺乏临床实践经验，而致穿刺失败。

2. 进针角度不当　进针角度的大小与进针穿刺深度要适宜。一般情况下，进针角度应为 15°~30°,如果穿刺深,角度就大;反之,穿刺浅,角度则小,但角度过大或过小都易将血管壁穿破。

3. 针头刺入的深度不合适

(1)针头刺入静脉过少,抽吸虽有回血,但松解止血带时静脉回缩,针头滑出血管,药液注入皮下。

(2)针头斜面未完全刺入静脉,部分在血管内,部分在血管外,抽吸虽有回血,但回血断断续续,注药时溢出至皮下,皮肤隆起并有痛感。

(3)针头刺入较深,斜面一半穿破对侧血管壁,抽吸有回血,推注少量药液,局部可无隆起,但因部分药液溢出至深层组织,患者有痛感。

(4)针头刺入过深,穿破对侧血管壁,抽吸无回血。

4. 进针时用力不当　在穿刺的整个过程中的用力大小不同,进针力量和进针深度掌握的不当,直接影响穿刺的成败。

5. 固定不当,针头向两侧摆动。

6. 静脉条件差　因静脉硬化,失去弹性,进针后无回血,落空感不明显,误认为失败,退出再进针局部已青紫;脆性静脉注射时选择不直不显的血管盲目穿刺或针头过大,加之血管壁脆性增加以致血管破裂,造成失败;特别在注射一些刺激性大,渗漏出血管外引起组织缺血坏死,如高渗葡萄糖、钙剂、肿瘤化疗药物等;塌陷静脉患者病情危重、血管弹性差,给穿刺者造成一定的难度,加上操作者心情紧张,成功心切,以致失败;小静脉引起失败的原因,多因针头与血管腔直径不符,见回血后,未等血管充分扩张就急于继续进针或偏出血管方向进针而穿破血管;水肿患者的静脉,由于患者皮下水肿,组织积液,故而遮盖了血管,导致静脉穿刺的失败。

7. 行小儿头皮静脉穿刺时,因患儿不合作致针头脱出而失败。

8. 操作者对深静脉的解剖位置不熟悉,来回穿刺引起血管破裂而失败。有时误穿入动脉造成失败。有的患者血压偏低,即使穿刺针进入血管,因回血较慢也会被误认为没有穿入静脉;也有的患者血液呈高凝状态,如一次不成功而反复穿刺,针头易于被凝血堵塞,而后就是刺入血管也不会有血液流出。

9. 使用的止血带是否完好　在选择止血带时要认真检查,对反复使用的止血带的弹性、粗细、长短是否适当,如止血带弹性过低、过细,起不到阻断静脉血液回流的作用,造成回血不畅;止血带过粗,易压迫止血带下端血管,使管腔变小,针尖达不到血管腔内,易损伤血管壁,导致穿刺失败。

10. 天气寒冷或发热寒战期的患者,四肢冰冷,末梢血管收缩致血管“难找”,有些即使看上去较粗的血管,由于末梢循环不良,针头进入血管后回血很慢或无回血,操作者误认为未进入血管继续进针,使针头穿破血管壁而致穿刺失败。多见于春末秋初,室内无暖气时。

11. 拔针后护理不当,针眼局部按压方法欠正确或力度不当,造成皮下出血、淤血致皮肤青紫,增加再次穿刺的难度。

(二)临床表现

针头未穿入静脉,无回血,推注药物有阻力,或针头斜面一半在管腔内,一半在管腔外,抽吸有回血,但回血不畅,部分药液溢出至皮下。局部肿胀或青紫、淤血,患者有痛感。

(三)预防与处理

1. 加强对护士静脉注射穿刺操作技术的培训,熟悉机体解剖位置,提高穿刺技术。必要时,使用一些辅助工具和技术,如血管显示装置、赛丁格穿刺技术等,帮助提高穿刺成功率。

2. 选择易暴露、粗直、弹性好、清晰、无静脉瓣的浅表静脉穿刺。选择合适的血管通路(留置针、经外周静脉穿刺中心静脉导管置入术或输液港)为患者推注药物。

3. 适用型号合适、无钩、无弯曲的锐利针头及长短、粗细合适,弹性好的止血带。

4. 避免盲目进针　进针前用止血带在注射部位上方绷扎,使血管充盈后再采用直刺法,减少血管滑动,提高穿刺成功率。

5. 轮换穿刺静脉,有计划地保护血管,延长血管使用寿命。

6. 出现血管破损后,立即拔针,局部按压止血。24 小时后给予热敷,加速淤血吸收。

7. 静脉条件差的患者要对症处理　静脉硬化、失去弹性型静脉穿刺时,应压迫静脉上下端,固定后于静脉上方呈30°斜角直接进针,回抽见回血后,轻轻松开止血带,不能用力过猛,以免弹力过大针头脱出造成失败。血管脆性大的患者,可选择直而显、最好是无肌肉附着的血管,必要时选择斜面小的针头进行注射。对于塌陷的血管,护理人员应保持镇定,扎止血带后在该血管处轻轻拍击数次,或予以热敷使之充盈,采用挑起进针法,针头进入皮肤后沿血管由浅入深进行穿刺。水肿患者,应先行按摩推压局部,使组织内的渗液暂时消退,待静脉显示清楚后再行穿刺。小儿头皮穿刺时选择较小的针头,采取二次进针法,见回血后不松止血带,推药少许,使静脉充盈,再稍进 0.5cm 后松止血带,要固定得当,并努力使患儿合作,必要时可由两位护士互助完成。

8. 深静脉穿刺方法　肥胖患者应用手摸清血管方向或按解剖方位,沿血管方向穿刺。对血液呈高凝状态或血液黏稠的患者可以连接有肝素盐水的注射器,试穿刺时注射器应保持负压,一旦刺入血管即可有回血,因针头内充满肝素,不易凝血。

9. 对四肢末梢循环不良造成的静脉穿刺困难,可通过局部热敷、饮热饮料等保暖措施促进血管扩张。在操作时小心进针,如感觉针头进入血管不见回血时,可回抽注射器,可很快见有回血,以防进针过度刺破血管壁。

三、血肿

(一)发生原因

1. 部分患者(如老年、肥胖、烧伤、水肿、消瘦、血管硬化、末梢循环不良)血管弹性差,肌肉组织松弛,血管不易固定。进针后无落空感,有时针头已进入血管而不见回血,误认为穿刺失败,待针头退出血管时局部已青紫。凝血功能差或者不及时按压即可引起血肿。

2. 固定不当、针头移位、患者心情过于紧张不合作,特别是儿童好动或者贴胶布、松止血带时不注意、固定不好,致使针头脱出血管外而又未及时拔针按压。

3. 老年、消瘦患者皮下组织疏松,针头滑出血管后仍可注入药液而造成假象。

4. 个别护士责任心不强,静脉注射或输液过程中没有经常观察液体注入情况,药液渗漏不及时发现处理。

5. 静脉腔小、针头过大与血管腔直径不符,进针后速度过快,一见回血未等血管充盈就急于继续向前推进或偏离血管方向过深、过浅而穿破血管。

6. 对于长期输液患者,没有注意保护好血管,经常在同一血管、同一部位进针。有的护士临床实践少,血管解剖位置不熟悉,操作不当误伤动脉。

7. 拔针后按压部位不当,静脉穿刺有两个穿刺点,一个是皮肤表面穿刺点,另一个是血管穿刺点。拔针后,有时只按压了皮肤表面的穿刺点,导致血管的穿刺点得不到有效按压,从而出现皮下出血。

8. 拔针后按压的力度与时间不够。

9. 凝血机制障碍的患者。

（二）临床表现

血管破损,出现皮下肿胀、疼痛。2～3 天后皮肤变青紫。1～2 周后血肿开始吸收。

（三）预防和处理

1. 适用型号合适、无钩、无弯曲的锐利针。

2. 选择合适的静脉进行穿刺,注入刺激性强的药液尽量选用大血管。注射部位交替进行,避免在同一部位、同一血管反复进针。

3. 提高穿刺技术。穿刺时尽量暴露穿刺静脉,避免盲目穿刺,刺入不能过深过猛。进行操作时动作要轻、稳。

4. 拔针时顺血管走向拔出,并重视拔针后对血管的按压。拔针后可用无菌干棉签与静脉呈平行方向按压皮肤与静脉针眼,亦可用消毒纱布覆盖穿刺口,用拇指按压,因按压面积大,不会因部位不对或移位引起血肿。一般按压时间为3～5 分钟,对新生儿、血液病、有出血倾向者适当延长按压时间,以不出现青紫为宜。注意按压的手法,按压时勿一松一紧,以免引起血肿。

5. 对于凝血机制障碍的患者,要缩短扎止血带的时间,采用直刺法快速准确地进行静脉穿刺,进针角度不能太大,以不超过45°为宜,避免重复穿刺。拔针后,延长按压时间。

6. 早期予以冷敷,以减少出血。24 小时后局部给予50% 硫酸镁湿热敷,每日 2 次,每次 30 分钟,以加速血肿的吸收。

7. 若血肿过大难以吸收,可常规消毒皮肤后,用注射器抽吸不凝血液或切开取血块。

四、静脉炎

（一）发生原因

1. 反复静脉穿刺,使患者血管壁弹性、脆性改变;老年患者血管壁弹性差;糖尿病患者易感染;心血管疾病的患者血管通透性改变,药液极易渗漏,都易发生静脉炎。

2. 长期输入浓度较高、刺激性较强的药物,或静脉内置管时间过长,引起化学性或机械性的局部炎症。

3. 护理人员操作不熟练,选择穿刺血管无计划性,反复穿刺同一条静脉;在操作过程中无菌观念不强,操作时有污染而引起局部静脉感染。

4. 使用75% 酒精棉签消毒穿刺点,引起化学性静脉炎。

（二）临床表现

沿静脉通路部位疼痛、压痛。药液注入或滴注速度减慢,穿刺部位红、肿、热、痛,触诊时静脉发硬,呈条索状,无弹性,严重者局部针眼处可挤压出脓性分泌物,并可伴有发热等全身症状。静脉炎根据严重程度分为五级:0级:没有症状;1 级:输液部位发红,伴有或不伴有疼痛;2 级:输液部位疼痛,伴有发红和（或）水肿;3 级:输液部位疼痛,伴有发红和（或）水肿,有条索状物形成,可触及条索状静脉;4 级:输液部位疼痛,伴有发红和（或）水肿,有条索状物形成,可触及条索状静脉,长度>2.5cm,有脓液流出。

（三）预防和治疗

1. 操作者严格遵守无菌技术操作原则和手卫生原则。对所有穿刺部位和肢体应常规进行评估,一般情况下,尽量避免在瘫痪肢体静脉穿刺。

2. 经外周静脉穿刺时要有计划地更换穿刺部位,以保护血管。切忌在同一条血管的相同部位反复穿刺。

3. 根据所用溶液或药物的类型、pH、渗透压、浓度、剂量、给药速度,选择适当的输注途径。

4. 以避免感染、减少对血管壁的刺激为原则,对血管有刺激性的药物,应充分稀释后应用,并防止药液溢出血管外。

5. 一旦发生静脉炎,应立即停止在此处静脉注射、输液,将患肢抬高、制动;对穿刺部位进行消毒,严重者遵医嘱应用局部应用抗生素药膏,或使用50%硫酸镁湿热敷,每日2次,每次30分钟;或用超短波理疗,每日1次,每次15～20分钟;中药如意金黄散局部外敷,可清热、除湿、疏通气血、止痛、消肿,使用后患者感到清凉、舒适、止痛的作用。如有脓性分泌物,取分泌物进行细菌培养。如合并全身感染症状,按医嘱给予抗生素治疗。

五、过敏反应

（一）发生原因

1. 患者既往有药物过敏史,而操作者在注射前未询问患者的药物过敏史。

2. 注射的药物引起患者发生速发型过敏反应。

（二）临床表现

患者可出现皮疹、皮肤瘙痒,严重者面色苍白、胸闷、心慌、呼吸困难、血压下降、脉搏微弱、口唇发绀、意识丧失,大、小便失禁,甚至呼吸、心搏骤停导致死亡。

（三）预防与处理

1. 注射前询问患者的药物过敏史。应向患者及家属详细讲解此次用药的目的、药物作用、可能发生的不良反应,嘱咐患者及时把不适感受说出来,但要注意沟通的方法,以免造成其心理紧张而出现假想不适。对本药有不良反应、过敏体质、首次使用本药者,都要备好急救药物(0.1%去甲肾上腺素注射液、地塞米松注射液)、吸氧装置等。

2. 药物配制和注射过程中,要严格按规定操作,首次静脉注射时应放慢速度,对过敏体质倍加小,同时密切观察患者意识、表情、皮肤色泽、温度、血压、呼吸,触摸周围动脉搏动,询问患者有无寒战、皮肤瘙痒、心悸、胸闷、关节疼痛等不适反应。

3. 对于轻微不适者,可放慢推注速度。不能耐受者,立即暂停注射,但治疗巾、止血带不撤,先输注其他液体,保留静脉通道。用注射器抽吸好急救药品,装上吸氧装置。休息30分钟后继续缓慢静脉注射,若仍不能耐受,则停止使用此药,观察至不适反应消失后方可离开。在推注过程中,发现休克前兆或突然休克,立即停止注药,结扎止血带,不使药物扩散。静脉滴注抗过敏药物,针对症状进行抢救。发生过敏性休克者,按照过敏性休克抢救流程进行抢救。

附1-7 静脉注射法操作规程

1. 评估

(1)评估患者病情、年龄、意识、心理状态、肢体活动能力及治疗目的、用药史、过敏史等。

（2）患者注射部位皮肤状况、静脉充盈程度及管壁弹性。

（3）注射用药的目的、药物的性质、作用及不良反应。

（4）患者对静脉注射的认知及合作程度。

2. 用物准备

（1）注射盘内盛：无菌注射器（根据药液量选用）、型号合适的针头或头皮针、止血带、治疗巾或一次性纸巾、小垫枕、砂轮、启瓶器、无菌棉签、2%碘酊、75%酒精、胶布、弯盘，按医嘱备药物。

（2）治疗车下层准备以下物品：污物桶3个，一个放置损伤性废弃物（用过的注射器针头），一个放置感染性废弃物（用过的注射器），一个放置生活垃圾（用过的注射器、棉签等外包装）。

3. 环境准备　清洁、安静、光线充足或有足够的照明，必要时用屏风或隔帘遮挡患者。

4. 操作步骤

（1）洗手、戴口罩，必要时做好职业防护。备好药液。

（2）将备齐用物携至患者床旁，核对患者床号、姓名，并解释操作目的及方法，以取得合作。

（3）协助患者取舒适卧位。选择合适的静脉，以手指探明静脉走向及深浅，在穿刺部位的下方垫小棉枕，小棉枕上铺治疗巾或纸巾。

（4）用2%碘酊消毒局部皮肤，在穿刺部位的上方（近心端）约6cm处扎紧止血带，嘱患者握拳，使静脉充盈，再用75%酒精脱碘，待干。

（5）再次核对；接上头皮针并排气，用一手拇指绷紧静脉下端皮肤，使其固定；另一手持头皮针小柄（或注射器与针栓），使针头斜面向上，与皮肤呈15°～30°，自静脉上方或侧方刺入皮下，再沿静脉走向滑行刺入静脉；见回血，表明针头已进入静脉，可再顺静脉进针0.5～1cm。

（6）松开止血带，同时嘱患者松拳；固定针头，缓慢注入药液。在注射过程中，若局部出现肿胀疼痛，提示针头滑出静脉，应拔出针头更换部位，重新注射。

（7）注射毕，以无菌棉签按压穿刺点上方，迅速拔出针头，按压片刻，或嘱患者屈肘。

（8）再次核对，协助患者取舒适体位；整理病床单位和清理用物，洗手。

（9）观察患者的反应及治疗的效果。记录注射的时间，签名。

5. 注意事项

（1）注射时应选择粗直、弹性好、无静脉瓣、不易滑动、没有动静脉瘘管的静脉，尽量避开关节、手指、脚趾等皮下组织少的部位。接受乳腺手术和腋下淋巴结清扫的术后患者，在患侧上肢静脉穿刺前要咨询医生并根据医嘱执行。有上腔静脉压迫征的患者尽量不在上肢静脉穿刺。

（2）根据患者年龄、病情及药物性质，掌握注入药液的速度。推药过程中，注意观察病情，随时听取患者的主诉，如患者主诉不适或病情出现异常变化，应立即停止注射，进行处理。

（3）注意掌握不同患者的静脉注射法。①肥胖患者：皮下脂肪厚，静脉位置较深，不明显，但相对固定，注射时，摸清血管走向后由静脉上方进针，进针角度稍加大（30°～40°）。②消瘦或老年患者：皮下脂肪少，静脉易滑动且脆性较大，针头难以刺入或易穿破血管对侧。注射时，可用手指分别固定穿刺段静脉的上下两端，再沿静脉走向穿刺。③水肿患者：可沿静脉解剖位置，用手按揉局部，以暂时驱散皮下水分，使静脉显露后再行穿刺。④脱水患者：

血管充盈不良,穿刺困难。可作局部热敷、按摩,待血管充盈后再穿刺。

（4）对需长期静脉注射者,为了保护血管,应有计划地由小到大,由远心端到近心端选择静脉进行注射。

（5）对组织有强烈刺激性的药物,应另备抽有生理盐水的注射器和头皮针,注射穿刺成功后,先注入少量生理盐水,证实针头确在静脉内,再换上抽有药液的注射器进行推药,以免药液外溢而致组织坏死。

6. 静脉穿刺部位的选择　在选择静脉穿刺的部位时,应考虑下列情况:

（1）静脉穿刺的目的与治疗时间的长短:一般而言,注射量大、时间短、针头粗,应选用大静脉;长期的静脉输注,则由远端末梢的小静脉开始注射。

（2）使用药物的性质:具有刺激性的药物,如高张性溶液、氯化钾、化学治疗制剂等;黏度大的液体,如血液及其制剂,则选用大的血管。

（3）患者静脉的状况:以触诊了解患者的状况,须选平滑、柔软、有弹性的静脉,不可采用硬化、发炎、浸润、栓塞或动静脉分流的静脉。注意其皮肤状况是否良好,若有损伤、血肿则应避开,已多次穿刺的部位也应避开再次输注。

（4）患者安全、活动、舒适的需要:静脉穿刺的部位应要尽量选择对患者活动限制最少的部位,例如选择患者较少活动的手,且避开关节处。

7. 常用的静脉穿刺部位　常用的四肢浅静脉有:上肢常用肘部浅静脉如贵要静脉、正中静脉、头静脉,腕部以及手背静脉;下肢常用大隐静脉、小隐静脉及足背静脉(图1-8)。小儿头皮静脉极为丰富,分支甚多,互相沟通交错成网且静脉表浅易见,易于固定,方便患儿肢体活动,故患儿静脉注射多采用头皮静脉,常用的头皮静脉有:额上静脉、颞浅静脉、眶上静脉、耳后静脉和枕后静脉(图1-9)

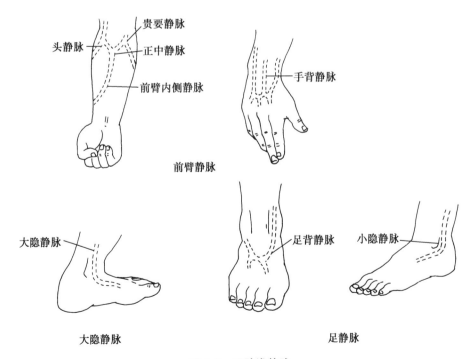

图 1-8　四肢浅静脉

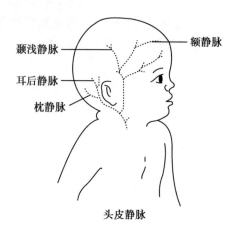

图 1-9 小儿头皮静脉

附 1-8 股静脉注射操作规程

1. 评估

(1)评估患者病情、年龄、意识、心理状态、肢体活动能力及治疗目的、用药史、过敏史等。

(2)患者注射部位皮肤状况、静脉充盈程度及管壁弹性。

(3)注射用药的目的、药物的性质、作用及不良反应。

(4)患者对静脉注射的认知及合作程度。

2. 用物准备

(1)注射盘内盛:大小合适的无菌注射器、按需要准备 6~8 号针头、治疗巾或一次性纸巾、沙袋、砂轮、开瓶器、无菌棉签、2%碘酊、75%酒精、弯盘,按医嘱备药物。

(2)治疗车下层准备以下物品:污物桶 3 个,一个放置损伤性废弃物(用过的注射器针头),一个放置感染性废弃物(用过的注射器),一个放置生活垃圾(用过的注射器、棉签等外包装)。

3. 环境准备　清洁、安静、光线适宜,用屏风遮挡患者。

4. 操作步骤

(1)洗手、戴口罩,必要时做好职业防护。备好药液。

(2)将备齐用物携至患者床旁,核对患者床号、姓名,并解释操作目的及方法,以取得合作。

(3)协助患者取仰卧位,下肢伸直略外旋,臀下垫沙袋以充分暴露注射部位。如为小儿注射,需用尿布覆盖会阴,以防其排尿弄湿穿刺部位。

(4)常规以 2%碘酊、75%酒精消毒注射部位皮肤并消毒术者左手示指和拇指。

(5)在腹股沟中 1/3 与内 1/3 交界处,用左手示指扣及股动脉搏动最明显部位并予以固定,或找髂前上棘和耻骨结节连线中点的方法作股动脉定位,再消毒穿刺点及术者手指,并用左手示指加以固定。

(6)右手持注射器,针头和皮肤呈 90°或 45°,在股动脉内侧 0.5cm 处刺入,抽动活塞见有暗红色回血,提示针头已进入股静脉,即固定针头,注入药物。

(7)注射完毕,拔出针头。局部用无菌纱布加压止血 3~5 分钟,然后用胶布固定。

(8)再次核对。注意观察有无继续出血,如无异常,协助患者取舒适体位并清理用物,洗手。

（9）观察患者的反应及治疗的效果。记录注射的时间,签名。

5. 注意事项

（1）股静脉位于股三角区,在股神经和股动脉的内侧（图1-10）。护士应熟记股静脉的解剖位置及其与毗邻组织的关系,以防操作时误伤重要的神经与血管。

（2）穿刺过程中,若抽出血液为鲜红色,提示针头已进入股动脉,应立即拔出针头,用无菌纱布紧压穿刺处加压5～10分钟,直至无出血为止。

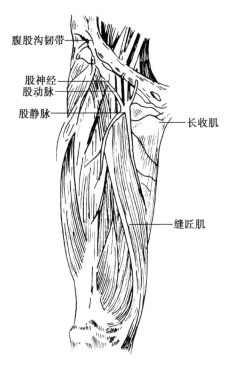

图1-10　股三角区

附1-9　注射给药的基本知识

一、注射原则

（一）认真执行查对制度

1. 严格执行"三查七对"。

2. 仔细检查药物质量,如发现药液变质、变色、沉淀、浑浊;药物已过有效期;安瓿有裂痕或密封盖松动等情况,均不能应用。

3. 当需要同时注射多种药物时,应检查药物有无配伍禁忌。

（二）严格遵守无菌操作原则

1. 注射前护士必须洗手、戴口罩,保持衣帽整洁;注射后护士应洗手。

2. 注射器空筒的内壁、活塞、乳头和针头的针梗、针尖、针栓内壁必须保持无菌。

3. 按要求消毒注射部位皮肤,并保持无菌。皮肤常规消毒方法:用棉签蘸取2%碘酊,以注射点为中心向外螺旋式旋转涂擦,消毒范围直径在5cm以上;待干后,用75%酒精以同法脱碘,待酒精挥发后即可注射或用0.5%碘伏以同法涂擦消毒两遍,无须脱碘。

4. 药液在规定注射时间临时抽取,即时注射,以防药液效价降低或被污染。

（三）选择合适的注射器和针头

根据药物剂量、黏稠度和刺激性的强弱选择合适的注射器和针头。注射器应完整无损,不漏气;针头锐利、无钩、无弯曲,型号合适;注射器与针头的衔接必须紧密;一次性注射器的包装应密封并在有效期内使用。

（四）选择合适的注射部位

注射部位应避开神经、血管处（动、静脉注射除外）,不可在炎症、瘢痕、硬结、皮肤受损伤处进针。对需长期进行注射的患者,应经常更换注射部位。

（五）注射前排除空气

注射前必须排除注射器内空气,特别是动、静脉注射,以免空气进入血管引起空气栓塞。排气时要防止药液浪费。

（六）注药前检查回血

进针后、注入药液前,抽动注射器活塞,检查有无回血。动、静脉注射必须见有回血后方可注入药物。皮下、肌内注射如有回血,须拔出针头重新进针,不可将药液注入血管内。

（七）严格执行消毒隔离制度

注射时做到一人一套物品,包括注射器、针头、止血带、小棉枕。所用物品须按消毒隔离制度处理;对一次性物品应按规定处理,不可随意丢弃(将用过的注射器针头和输液器针头按损伤性废弃物处理,放锐器盒中,盛至 2/3 满后盖严锐器盒盖,集中处理;注射器空筒与活塞分离,输液管毁形后集中装在医用垃圾袋中按感染性废弃物处理)。

（八）掌握合适的进针角度和深度

1. 各种注射法分别有不同的进针角度和深度要求。

2. 进针时不可将针梗全部刺入注射部位,以防不慎断针时增加处理的难度。

（九）应用减轻患者疼痛的注射技术

1. 解除患者思想顾虑,分散其注意力,取合适体位,便于进针。

2. 注射时做到"二快一慢加匀速",即注射进针、拔针快,推注药液速度缓慢并均匀。

3. 注射刺激性较强的药物时,应选用细长针头,进针要深。如需要同时注射多种药物,一般先注射刺激性较弱的药物,再注射刺激性强的药物。

二、注射用物

（一）注射器和针头

1. 注射器的构造　注射器由乳头、空筒、活塞(包括活塞体、活塞轴、活塞柄)构成。其中乳头部、空筒内壁、活塞体应保持不被污染,不得用手触摸。

2. 针头的构造　针头的结构分为针尖、针梗和针栓三个部分。除针栓外壁以外,其余部分不得用手触摸,以防污染。

（二）注射器与针头规格及主要用途

各种注射法选用的注射器及针头规格(表 1-1)。

表 1-1　各种注射法选用的注射器及针头规格

注射法	注射器	针头
皮内注射	1ml	4～41/2 号,OT
皮下注射	2ml	5～51/2 号
肌内注射	2ml、5ml 或 10ml,视药液量而定	51/2～7 号
静脉注射	5ml、10ml、20ml、30ml 或 50ml,视药液量而定	6～9 号(或头皮针)
动脉采血	2ml、5ml,视采血量而定	9～16 号

三、吸取注射用药液

吸药应严格按照无菌操作规程及查对制度要求进行,以下介绍具体的操作方法。

（一）自安瓿内吸取药液

1. 备好注射盘,按需要在托盘上铺消毒治疗巾,盖好备用。

2. 用手指轻轻弹安瓿颈部,使安瓿颈部的药液流至体部。

3. 目前厂家提供的安瓿,其颈、体之间多有一环形凹痕,应用时仅需以双手手指分别持住安瓿体部和颈部末段,而后将安瓿轻轻曲折,便可使安瓿折断。如安瓿无上述凹痕,则可用砂轮在安瓿颈部划一道环形锯痕,用75%酒精棉签擦拭锯痕后用手指曲折安瓿,使其折断。

4. 将针头斜面朝下置入安瓿内的药液中,用手持活塞柄抽动活塞吸药,注意手不可触及活塞体部。

5. 抽吸毕,将空安瓿或针头保护套套在针头上以免受污染,然后放在预先准备好的无菌盘中。

(二)自密封瓶内吸取药液

1. 开启瓶盖并消毒　用启瓶器或小刀除去铝盖的中心部分,以2%碘酊,75%酒精棉签由里向外消毒瓶塞顶部及周围,待干。

2. 抽吸药液　将针头插入瓶内,往瓶内注入与所需药液等量的空气,目的是增加瓶内压力,便于抽吸药液。然后倒转药瓶,使针头在液面以下,吸取药液至所需量,再以示指固定针栓,拔出针头。

3. 吸药完毕　保护针头用原密封空药瓶或针头护套保护针头,置于无菌盘内备用。

此外,吸取不同剂型的药物时还应注意:对结晶或粉剂药物,需按要求先用无菌生理盐水、注射用水或专用溶媒充分溶解,然后再吸取;混悬剂要摇匀后立即吸取;油剂可稍加温或双手对搓药瓶(药液遇热易破坏者除外)后,用稍粗针头吸取。

(王增英　罗伟香　黄　虹)

参 考 文 献

1. 陈敏霞,陈燕霞. 两种皮内注射方法的比较. 中华临床医药与护理,2005,10:62-63

2. 费元巧. 静脉注射的不良反应及其护理的体会. 中国医药指南,2012,10(3):265-266

3. 高贵群. 减轻静脉注射所致疼痛的临床研究. 当代护士,2008,11(学术版):74-75

4. 韩静,王美千,边建强. 臀部肌内注射致臀筋膜间室综合征一例. 中医正骨,2013,25(1):63-64

5. 胡芸芸. 静脉注射技术操作方法的持续改进与探讨. 中国现代药物应用,2012,6(19):139-140

6. 江妙玲,卢小明,莫志标. 喜疗妥外用加热敷治疗氯丙嗪肌内注射致硬结肿痛的效果观察. 护理学报,2009,16(8B):61-62

7. 李小寒,尚少梅. 基础护理学. 第4版. 北京:人民卫生出版社,2012

8. 彭刚艺,刘雪琴. 临床护理技术规范(基础篇). 第2版. 广州:广东科技出版社,2013

9. 王建荣. 输液治疗护理实践指南与实施细则. 北京:人民军医出版社,2009,1

10. 王玉兰,叶兰美,苏凤仙. 改良药物过敏试验皮内注射操作方法的探讨. 吉林医学,2010,31(35):6573-6574

11. 吴秀青. 静脉注射中的不安全因素与护理对策. 中国城乡企业卫生,2009,4:80-81

12. 谢太香. 合理护理对减轻肌内注射时疼痛的作用. 中华现代护理杂志,2006,3(7):312

13. 尹小艳,鲁巧梅. 长效青霉素肌内注射方法再改进. 护理学杂志,2012,27(11):48-49

14. 章波. 影响静脉注射成功的因素分析及措施. 医学信息,2011,24(2):760-761

15. 赵文慧,蔡贺,张淑艳. 改进皮内进针法对变态反应特异诊断的影响. 齐鲁护理杂志,2011,17(3):30-31

16. 赵晓瑞,常俊丽,王栋梅. 臀部肌内注射十字法定位方法的改进与应用. 护理实践与研究,2012,9(7上半月版):111

17. Pullen RL Jr. Administering medication by the Z-track method. Nursing,2005,35(7):24

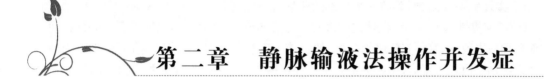

第二章 静脉输液法操作并发症

静脉输液是将一定量的无菌溶液或药液直接输入静脉的方法。它利用大气压与液体静压形成的输液系统内压高于人体静脉压的原理,将液体直接输入静脉内。静脉输液法的目的:①补充水和电解质,预防和纠正水、电解质及酸碱平衡紊乱。常用于各种原因引起的脱水、酸碱平衡紊乱者,如剧烈呕吐、腹泻、大手术后的患者。②供给营养物质,促进组织修复,增加体重,维持正氮平衡。常用于慢性消耗性疾病、胃肠道吸收障碍及不能经口进食,如昏迷、口腔疾病的患者。③输入药物,治疗疾病。如输入抗生素控制感染;输入解毒药物达到解毒作用;输入脱水剂降低颅内压等。④增加循环血量,改善微循环,维持血压及微循环灌注量。常用于严重烧伤、大出血、休克等患者。

静脉输液是临床常用的基础护理操作,也是医院治疗、抢救患者的重要手段。然而在临床输液过程中经常会出现一些并发症,严重影响用药和治疗,甚至危及患者生命。因此,我们如何稳、准、快、好地将治疗药物输注到患者体内,尽量降低输液操作并发症的发生,或在出现并发症时得到及时的处理,是我们护理工作研究的重要护理技术操作内容。本章主要叙述临床常用的几种输液操作过程中常见并发症、发生原因、临床表现及处理。

第一节 静脉解剖与生理

详见第一章注射法第一节。

第二节 周围静脉输液法操作并发症

常用周围静脉输液法包括密闭式输液法、开放式输液法、静脉留置输液法等。静脉输液治疗并发症有局部并发症(如静脉炎、渗出与外渗、血肿、感染、神经损伤、蜂窝织炎、胶带/敷贴灼伤等)和全身并发症(如发热反应、急性肺水肿、空气栓塞、静脉血栓、败血症、过敏反应等)。在输液治疗过程中,由于各种原因导致机体发生局部并发症的现象在临床比较常见,发生全身并发症时患者情况比较紧急且危重。

一、发热反应

(一)发生原因

发热反应为静脉输液法最常见的并发症,引起输液发热反应有多方面的原因,常因输入致热物质(致热原、死菌、游离的菌体蛋白或药物成分不纯),输入液体消毒、保管不善、变质,输液管表层附着硫化物等所致。

1. 与输入液体和加入药物质量有关 药液不纯、变质或被污染,可直接把致热原输入静脉;加、配药后液体放置时间过长易增加污染的机会,而且输液时间越长,被污染的机会也就越大。在联合用药及药物配伍方面,若液体中加入多种药物时,容易发生配伍不当,使配伍后药液发生变化而影响药液质量,而且当配伍剂量大、品种多时,所含致热原累加到一定量时,输入体内亦会发生热原反应。

2. 输液相关器具不合格或被污染 带空气过滤装置及终端滤器的一次性输液器虽已被广泛应用于临床,对减少输液发热反应起到了一定的作用,但目前的终端滤器对 $5\mu m$ 以下的微粒滤除率较低,不能全部滤去细菌;而塑料管中未塑化的高分子异物,或因生产环境、生产过程中切割组装等摩擦工艺带入的机械微粒也能成为热原;如输液前未认真检查而使用包装袋破损、密闭不严漏气污染和超过使用期的输液器亦会引起发热反应。

3. 配液加药操作中的污染 在切割安瓿时用无菌持物钳直接将安瓿敲开,是使玻璃微粒污染药液最严重的安瓿切割方法。安瓿的切割及消毒不当,使液体进入玻璃微粒的机会增加,造成液体污染。使用玻璃注射器吸药,由于针栓与针背的摩擦作用,表面可脱落大量的玻璃微粒随药液进入输液瓶内,造成输液液体微粒污染。抽药方法不当;加药时,针头穿刺瓶塞,将橡皮塞碎屑带入液体中;普通斜面针头形成微粒的数量明显多于圆锥形针头,造成微粒污染的概率大;如果反复多次穿刺瓶塞,大量的微粒混入液体中,可导致污染机会增加。操作前不注意洗手或洗手后用白大衣或不洁毛巾擦手造成二次污染。

4. 输液过程中未严格执行无菌操作 静脉穿刺不成功未更换针头,也可直接把滞留针头的微粒带入静脉;对同时需要静脉注射的输液患者,护理人员常规将输液器与头皮针管分离,再把吸有药液的注射器与头皮针管衔接或将吸有药液的注射器衔接于输液器的三通管进行推注药液,由于无过滤装置,加上外加压力等因素的作用,不可避免地将微粒注入体内。

5. 环境空气的污染 在进行输液处置时,治疗室及病室环境的清洁状态和空气的洁净程度对静脉输液质量有直接影响。加药时,治疗室的空气不洁,可将空气中的细菌和尘粒带入药液而造成污染。

6. 输液速度过快 输液发热反应与输液速度有密切关系。输液速度过快,在短时间内输入的热原总量过大,当其超过一定量时,即可产生热原反应。

(二)临床表现

表现为发冷、寒战和发热。轻者38℃,并伴有头痛、恶心、呕吐、心悸,重者高热、呼吸困难、烦躁不安、血压下降、抽搐、昏迷,甚至危及生命。

(三)预防及处理

1. 医院在购进一次性使用无菌注射器、一次性使用输液器等产品时,要严格按照所在地省(区、市)药品监督管理局《医疗器械监督管理条例》、《一次性使用无菌医疗器械监督管理办法》及国家药品监管局有关规定执行,保证产品合格。输液管要柔软有弹性,并且透明、光洁,无杂物和扭结。穿刺器要质硬光滑,尖部无钩,配有药液过滤器及保护套。

2. 严格执行查对制度 液体使用前要认真查看瓶签是否清晰,有否过期。检查瓶盖有无松动及缺损,瓶身、瓶底及瓶签处有无裂纹。药液有无变色、沉淀、杂质及澄明度的改变,检查时光线要充足,检查方法要按直立、倒立、平视三步骤进行,自上而下。有条件者,使用袋装输液,即采用优质药用级塑料制成,利用大气压力压缩输液袋,无需插入空气导管针,即可顺利输液,杜绝了空气中的微生物与微粒污染。输液器具及药品的保管要做到专人专管,按有效期先后使用。输液器使用前要认真查看包装袋有无破损,用手轻轻挤压塑料袋看有无漏气现象。禁止使用不合格的输液器具。

3. 改进安瓿的割锯与消毒　采用安瓿锯痕后用 75% 酒精消毒后徒手掰开,能有效减少进入安瓿内的微粒数量。

4. 规范吸药、加药操作过程,执行科学的护理操作　采用安瓿底部抽药法,即将针头垂直插入安瓿底部抽吸药液,可有效减少吸入药液的微粒。将针头斜面以 45° 刺入橡胶内,再将针头垂直刺入瓶内才注入药物,可避免脱落的橡胶塞屑进入液体中;避免加药时使用大针头及多次穿刺瓶塞。液体中需加多种药物时,避免使用大针头抽吸和在瓶塞同一部位反复穿刺,插入瓶塞固定使用一枚针头,抽吸药液时用另一枚针头,可减少瓶塞穿刺次数,以减少瓶塞微粒污染。采用圆锥形针头穿刺橡胶塞配制药液,以减少穿刺瓶塞产生的微粒污染。

5. 加强对加药注射器使用的管理,加药注射器要严格执行一人一具,不得重复使用。提倡采用一次性注射器加药,这是目前预防注射器污染的有效措施。

6. 有条件的医院设置带空气净化系统的静脉输液配制中心,以防止细菌污染,控制微粒,保证患者用药安全。

7. 避免液体输入操作污染　静脉输入过程要严格遵守无菌操作原则。瓶塞、皮肤穿刺部位消毒要彻底。重复穿刺要更换针头。使用带终端药液过滤器的一次性输液器及无针密闭式接头,以减少各个环节的药液微粒污染。

8. 过硬的穿刺技术及穿刺后的良好固定可避免反复穿刺静脉增加的污染。输液中经常巡视观察可避免输液速度过快而发生的热原反应。

9. 合理用药,注意药物配伍禁忌　液体中应严格控制加药种类,减少联合用药,如需多种药物联用尽量采用小包装溶液分类输入。两种以上药物配伍时,注意配伍禁忌,配制后要观察药液是否变色、沉淀、混浊。配制粉剂药品要充分振摇,使药物完全溶解方可使用。药液配制好后检查无可见微粒方可加入液体中。液体现配现用,可避免毒性反应及溶液污染。

10. 对发热反应患者处理:

(1)对于发热反应轻者,减慢输液速度,注意保暖,配合针刺合谷、内关等穴位。

(2)对高热者给予物理降温,观察生命体征,并按医嘱给予抗过敏药物及激素治疗。

(3)对严重发热反应者应停止输液。予对症处理外,应保留输液器具和溶液进行检查。

(4)如仍需继续输液,则应重新更换液体及输液器、针头,重新更换注射部位。

二、循环负荷过重反应

(一)发生原因

1. 由于输液速度过快,短时间输入过多液体,使循环血量急剧增加,心脏负担过重而引起心力衰竭和急性肺水肿。

2. 老年人代谢缓慢,机体调节功能差,特别是多数老年人都患有高血压、冠心病或其他脏器的慢性疾病,单位时间内输入过多的液体和钠盐,就会发生潴留而使细胞外液容量发生扩张及向细胞内液中渗透,造成组织间水肿和细胞内水肿。组织间水肿可导致充血性心力衰竭,细胞内水肿可影响细胞正常生理功能,尤其是肺、脑等细胞水肿,威胁患者生命。

3. 外伤、恐惧、疼痛等均可使机体抗利尿激素分泌增多及作用延长。此时,输入液体过多、速度过快也可发生潴留导致肺水肿。

4. 心、肝、肾功能障碍患者输液过快,易使钠盐及水发生潴留而导致肺水肿。

5. 脑垂体后叶素能降低肺循环和门脉循环的压力,还能强烈收缩冠状动脉引起心绞痛及收缩其他小动脉引起动脉血压升高,加重心脏后负荷,引起急性左心衰竭,导致水分在肺组织中停留时间延长引起肺水肿。

(二)临床表现

患者突然出现呼吸困难、胸闷、气促、咳嗽、咳泡沫痰或咳泡沫样血性痰。严重时稀痰液可由口鼻涌出,听诊肺部出现大量湿性啰音。

(三)预防及处理

1. 注意调节输液速度,尤其对老年、小儿、心脏病患者速度不宜过快,液量不宜过多。

2. 经常巡视输液患者,避免体位或肢体改变而加快或减慢滴速。

3. 发生急性肺水肿时立即减慢或停止输液,在病情允许情况下使患者取端坐位,两腿下垂。高浓度给氧,最好用20%～30%酒精湿化后吸入。酒精能减低泡沫表面张力,从而改善肺部气体交换,缓解缺氧症状。必要时进行四肢轮流扎止血带或血压计袖带,可减少静脉回心血量。酌情给予强心、利尿剂应用。

三、静脉炎

静脉炎是由于多方面因素造成,如物理因素、化学因素、污染因素及机体因素等。

(一)发生原因

1. 无菌操作不严格,可引起局部静脉感染。

2. 药液过酸或过碱,引起血浆 pH 改变,可以干扰血管内膜的正常代谢功能而发生静脉炎。

3. 输入高渗液体,使血浆渗透压升高,导致血管内皮细胞脱水发生萎缩、坏死,进而局部血小板凝集,形成血栓并释放前列腺素 E1、E2,使静脉壁通透性增高,静脉中膜层出现白细胞浸润的炎症改变,同时释放组织胺,使静脉收缩、变硬。如甘露醇,进入皮下间歇后,破坏了细胞的渗透平衡,组织细胞因严重脱水而坏死;另外因血浆渗透压升高,致使组织渗透压升高,血管内皮细胞脱水,局部血小板凝集形成血栓并释放组织胺使静脉收缩引起无菌性静脉炎。

4. 由于较长时间在同一部位输液,微生物由穿刺点进入或短时间内反复多次在同一血管周围穿刺、静脉内放置刺激性大的塑料管或静脉留置针放置时间过长、各种输液微粒(如玻璃屑、橡皮屑、各种结晶物质)的输入均可以因机械性刺激和损伤而发生静脉炎。

5. 输液速度与药液浓度的影响　刺激性较大的药液如抗癌药物多系化学及生物碱类制剂,作用于细胞代谢的各个周期,这类药物所致静脉炎多为坏死型。如短时间内大量溶液进入血管内,超出了其缓冲和应激的能力,或在血管受损处堆积,均可使血管内膜受刺激而发生静脉炎。

6. 长期输入浓度过高、刺激性强的药物,如青霉素,浓度过高可使局部抗原抗体结合,释放大量的过敏毒素,最终引起以围绕在毛细血管周围的淋巴细胞和单核巨噬细胞浸润为主的渗出性炎症;另外长期使用,引起血管扩张,通透性增加,形成红肿型静脉炎。尤其是老年人的肝肾功能下降,半衰期达 7～10 小时(正常人 3～4 小时),血管的弹性差,脆性大,易引起静脉炎。

7. 药物温度对血管的刺激也易引起静脉炎。药物温度过低,引起血管收缩、痉挛,静脉血流缓慢,温度过高则引起血管内膜及血细胞变性而易致静脉炎。

（二）临床表现

沿静脉通路部位疼痛、压痛。药液注入或滴注速度减慢,穿刺部位红、肿、热、痛,触诊时静脉发硬,呈条索状,无弹性,严重者局部针眼处可挤压出脓性分泌物,并可伴有发热等全身症状。静脉炎分级详见第一章第五节静脉注射法操作并发症。

（三）预防及处理

1. 严格执行无菌技术操作　避免操作中局部消毒不严格或针头被污染。加强基本功训练,静脉穿刺力争一次成功,穿刺后针头要固定牢固,以防针头摆动引起静脉损伤而诱发静脉炎,对长期静脉输液者应有计划地更换输液部位,注意保护静脉。

2. 合理有计划地使用静脉　一般情况下,严禁在瘫痪的肢体行静脉穿刺和补液。选择血管时应选弹性好、回流通畅、直径较粗、便于穿刺和观察的部位,避免多次穿刺。对长期输液的患者,有计划地保护和合理使用静脉,避免靠近关节、硬化、受伤、感染的静脉。最好选用上肢静脉,因下肢静脉血流缓慢而易产生血栓和炎症。输入刺激性较强的药物时,应尽量选用粗血管。对于意识障碍、病情危重、躁动的患者,静脉穿刺时尽量使用静脉留置针,使用留置针宜选用粗直的血管。留置针导管柔软,不易损伤血管。

3. 熟悉药物性能、特点及配合禁忌,准确掌握药物浓度及注意事项　①输入非生理 pH 药液时,适当加入缓冲剂,使 pH 尽量接近 7.4 为宜,输注氨基酸类或其他高渗药液时,应与其他液体混合输入,而且输入速度要慢,使其有充分稀释过程。②输注高渗溶液,如 20% 甘露醇、50% 葡萄糖。甘露醇加热使用或局部热敷可使血管扩张,循环加速,避免了快速加压输液对血管壁的压力,但注意甘露醇加热后温度不宜过高,35℃ 时对血管壁的损伤是最轻微的;50% 葡萄糖应严格控制静脉注射速度,不宜过快。③输注阳离子溶液,如葡萄糖酸钙,需严格控制滴速,经常更换输液血管,输液量多时,应先输含钙剂组。④血管收缩药,如去甲肾上腺素、多巴胺、间羟胺。持续应用多巴胺时,应建立 2 条静脉通道,每隔 2 小时或 3 小时交替使用。如发现局部肿胀或肿胀不明显,但发红、苍白、疼痛明显,立即更换注射部位。⑤刺激性药物,如氯化钾,静脉输注时浓度应在 0.3% 以下,输液速度不宜超过每分钟 40 滴,可给予局部热敷。

4. 严格控制药物的浓度和输液速度。

5. 在输液过程中,要严格无菌技术操作规程,严防输液微粒进入血管。

6. 严格掌握药物配伍禁忌,每瓶药液联合用药,以不超过 2~3 种为宜。

7. 在使用外周静脉留置针期间,每日用 TDP 灯照射穿刺肢体 2 次,每次 30 分钟。输液过程中,持续热敷穿刺肢体。特别是用湿热敷效果最好,每 2 小时 1 次,每次 20 分钟,热疗改善了血液循环,加快了静脉回流,增强了患者新陈代谢和白细胞的吞噬功能,有助于血管壁创伤的修复,增强了患者局部的抗炎能力。

8. 营养不良、免疫力低下的患者,应加强营养,增强机体对血管壁创伤的修复能力和局部抗炎能力。

9. 尽量避免选择下肢静脉置留置针,如特殊情况或病情需要在下肢静脉穿刺,输液时可抬高下肢 20°~30°,加快血液回流,缩短药物和液体在下肢静脉的滞留时间,减轻其对下肢静脉的刺激。另外,如果是手术时留置在下肢静脉的留置针,24 小时后应更换至上肢。

10. 加强留置期间的护理,针眼周围皮肤每日用碘酊、酒精消毒后针眼处再盖以酒精棉球和无菌纱布予以保护。连续输液者,应每日更换输液器 1 次。

11. 一旦发生静脉炎,停止在患肢静脉输液并将患肢抬高、制动

(1)局部物理刺激治疗:①冷敷:冷敷可使局部血管收缩,减少药物吸收,促进药物的灭活,局限损伤部位,降低神经末梢敏感性从而减轻疼痛。可用于20%甘露醇、4%碳酸氢钠、化疗药物等渗漏早期。②红光照射加硫酸镁湿敷治疗。由于红光照射穿透力强,真皮层吸收达到45%,使深部组织的血管扩张,血流加快,同时红光的热作用使局部5-羟色胺含量降低,达到镇痛效果。③低能量He-Ne激光照射治疗。激光能激活生物分子,扩张血管,活跃代谢,加强细胞活性,增强细胞吞噬能力,具有消炎、镇痛、改善血液循环的功效。④紫外线照射治疗。紫外线具有良好的抗感染作用、镇痛作用,可加速组织再生,促进结缔组织及上皮细胞的生长,促进伤口或溃疡面的愈合。

(2)西药外敷治疗:①将稀释的透明质酸酶半量注入,用0.25%利多卡因5~20ml局部浸润封闭,再进行热敷,50~60℃,每天4~6次,每次15~20分钟,治疗3~5天。②用硫酸镁和甘油配制成硫酸镁乳剂,持续外敷,每天1次。③碘附加硫酸镁治疗置管后静脉炎,即将加热好的硫酸镁放置在治疗碗中(以不烫手为宜),用纱布蘸硫酸镁敷于患处,2~3分钟更换纱布1次,连续20~30分钟,每天2次,再将0.5%碘伏涂于患处,每天5~6次,红肿消退后,停用硫酸镁,继续涂碘伏,直至痊愈。④红花酒精湿热敷治疗甘露醇静脉输注所致静脉炎。采用50%红花酒精纱布湿热敷,温度41~43℃,每天3次,每次30分钟。红花性味辛、温、无毒,具有活血通红、祛瘀止痛、利水消肿之功效;湿热敷能促进局部血液循环,消肿,减轻疼痛。⑤湿润烧伤膏:患部外涂少量湿润烧伤膏,用无菌纱布裹住术者拇指顺血管方向以螺旋式手法按摩,动作要轻柔,力度要均匀,每次15~20分钟,每日2次,按摩毕,再在局部涂一薄层湿润烧伤膏。

(3)中药外敷治疗:①中药如意金黄散外敷。②云南白药外敷,云南白药外敷可活血、消肿、止痛、通经化痰,用酒精或食醋调制,可增加药物渗透性。该药具有抗凝血,抗血栓作用,可阻止损伤部位血凝和血栓形成,降低毛细血管通透性,抑制炎性渗出,促进肿胀消散而达到治疗目的。③大黄外敷:大黄研为细粉,用时取大黄粉适量加香油调为糊状敷于患处,敷药厚度以0.2~0.4cm为宜,外裹纱布,每日换药1次,1周为一疗程。如未愈者可连续治疗2~3个疗程。④六合丹外敷:大黄93g,黄柏93g,白及53g,薄荷叶46g,白芷18g,乌梅肉46g,陈小粉155g等。上述药物研细,然后加入陈小粉拌匀,即制成六合丹。用时调蜂蜜成软糊状(或加少量清水),厚敷于患处。使用方法是敷药前先清洁患部,然后将六合丹调成黏糊状,均匀地涂在白纸上,纸的宽窄根据患部的面积而定,一般超过患部周围1~2cm,药的厚度约0.5cm,然后围敷整个患部,包扎固定。24小时后换药一次,5次为一疗程,观察一疗程。⑤七厘散外敷:取七厘散3g,加白凡士林适量,调成软膏后按患处面积大小,将药膏涂敷于患处,外用无菌纱布敷盖,胶布固定。每日换药一次。⑥红归酊:红花与当归比例为3:1。洗净湿润后,浸于20倍剂量的55%酒精中,浸泡1个月,过滤药液,检测调试加入透皮剂、防腐剂,分装为100ml/瓶备用。用法:在已发生静脉炎的血管外用红归酊湿敷1小时,每日4次或定期外擦,1次/2~4小时,4~7天内可治愈。

12. 如合并全身感染,应用抗生素治疗。

四、空气栓塞

(一)发生原因

由于输液导管内空气未排尽、导管连接不严密、在加压输液时护士未在旁守护、液体输

完后未及时拔针或更换药液情况下空气进入静脉,形成空气栓子。空气栓子随血流进入右心房,再进入右心室造成空气栓塞。

(二)临床表现

患者突发性胸闷、胸骨后疼痛、眩晕、血压下降,随即呼吸困难,严重发绀,患者有濒死感,听诊心前区可闻及响亮的、持续的"水泡声"。如空气量少,到达毛细血管时发生堵塞,损害较小。如空气量大,则在右心室内将阻塞肺动脉入口,引起严重缺氧而立即死亡。

(三)预防及处理

1. 输液前注意检查输液器各连接是否紧密,不松脱。穿刺前排尽输液器及针头内空气,有条件者,可使用自动排气输液器。

2. 输液过程中及时更换或添加药液,输液完成后及时拔针。如需加压输液,应有专人守护。

3. 发生空气栓塞,立即置患者于左侧卧位和头低足高位,该体位有利于气体浮向右心室尖部,避免阻塞肺动脉入口,随着心脏的跳动,空气被混成泡沫,分小量进入肺动脉内以免发生阻塞。有条件者可通过中心静脉导管抽出空气。

4. 立即给予高流量氧气吸入,提高患者的血氧浓度,纠正缺氧状态;同时严密观察患者病情变化,如有异常变化及时对症处理。

五、静脉血栓形成

(一)发生原因

1. 长期静脉输液造成血管壁损伤及静脉炎,致使血小板黏附于管壁,激活一系列凝血因子而发生凝血致血栓形成。

2. 患者长期卧床,置管肢体活动减少(尤其是下肢),血液淤滞,导致血栓形成。

3. 在同一部位反复进行静脉穿刺,导致血管壁损伤,易导致血栓形成。

4. 患者有凝血功能障碍、处于高凝状态;输入强碱性药物,使血管内膜粗糙,易导致血栓形成。

5. 静脉输液中的液体被不溶性微粒污染,可引起血栓形成。特别是脑血栓、动脉硬化的患者,由于其血脂高、血黏度大,当不溶性微粒进入静脉血管时,使血液中的脂质以不溶性微粒为核心,不断包裹形成血栓病灶。不溶性微粒微粒是指输入液体中的非代谢性颗粒杂质,直径在 1~15μm,少数可达 50~300μm。其产生可由于输液器与注射器不洁净;在输液前准备工作中的污染,如切割安瓿、开瓶塞,加药过程中反复穿刺溶液瓶橡胶塞及输液环境不洁净等。

(二)临床表现

1. 浅静脉血栓形成的主要临床表现为血栓形成部位疼痛,外表可见浅静脉有一发红、低热的索状物,有触痛,周围红肿。其栓子不易脱落,一般不会引起肺动脉栓塞。

2. 小腿深静脉血栓形成 常发生于小腿部深静脉,如胫后静脉和腓静脉等。多见于卧床少动的患者,左侧下肢最常见。特征性表现为小腿腓部肌肉疼痛和压痛,活动后感严重抽痛,且足背屈时更甚,全身症状不显著。检查时可有 Homan 征,即小腿伸直、足向背屈,腓肠肌内病变静脉受牵引而发生疼痛。还可出现腓肠肌周径较健侧增粗 5cm 以上。

3. 不溶性微粒引起的血栓形成 根据不溶性微粒的大小、形状、化学性质以及堵塞人体血管的部位、血运阻断的程度和人体对微粒的反应而表现不同。不溶性微粒过多过大,可直接堵塞血管,引起局部血管阻塞,引起局部红、肿、热、痛、压痛、静脉条索状改变。不溶性微粒进入血管后,红细胞聚集在微粒上,形成血栓,引起血管栓塞。如阻塞严重致局部血液供应不足,组织缺血缺氧,甚至坏死。

(三)预防及处理

1. 避免长期大量输液。

2. 严格无菌操作,避免在同一部位反复穿刺。使用刺激性药物时,使用前、后冲管,减少对血管的理化刺激。

3. 长期卧床患者置管肢体给予热敷和适当按摩,促进血液循环。穿刺时尽量选择上肢粗、大静脉,注意保护血管。

4. 使用留置针输入刺激性药物,留置时间应≤3天,输液速度宜慢,浓度宜小,以减少对局部组织刺激。

5. 配药室采用净化工作台,它可过滤清除空气中尘粒,以达到净化空气的目的,从而清除微粒污染。

6. 正确切割安瓿,切忌用镊子等物品敲开安瓿。在开启安瓿前,以75%酒精擦拭颈段是减少微粒污染的有效措施。

7. 正确抽吸药液　吸药操作时不能横握注射器,即"一把抓",应采用正确的抽吸方法。吸药的注射器不能反复多次使用,因使用次数越多微粒的数量越多。抽吸时安瓿不应倒置,针头置于颈口时,玻璃微粒污染最多,于底部抽吸时微粒最少,但针头触及底部易引起钝针,因此,主张针头应置于安瓿的中部。向输液瓶内加药或注射时,应将针管垂直静止片刻。因大于50μm以上的微粒沉淀较快,可使其沉淀于针管内,再缓缓注入,同时尽量减少液体瓶的摆动,这样会使瓶内的较大微粒平稳沉积于瓶口周围,以减少微粒进入体内。

8. 正确选择加药针头,加药针头型号选择9~12号侧孔针,并尽量减少针头反复穿刺橡胶瓶塞,可明显减少橡胶微粒的产生。

9. 输液终端滤器可截留任何途径污染的输液微粒,是解决微粒危害的理想措施。

10. 使用留置针者,如发现套管内有血块堵塞时,应用负压抽吸,严禁将血凝块强行推入血管内,以免发生栓塞。

11. 一旦发现血栓形成,抬高患肢,制动,并停止在患肢输液。采用弹力绷带适当加压包扎,促进血液回流,局部用50%硫酸镁湿热敷,同时给予溶栓、抗凝、理疗等处理;严重者手术切除栓子。

六、疼痛

(一)发生原因

1. 护理人员穿刺技术不熟练,穿刺方法不当,多次穿刺不成功,增加穿刺时的疼痛反应。

2. 在静脉输注某些药物如氯化钾、抗生素、化疗药物等过程中,因所输入的药液本身对血管的刺激或因输注速度过快,可引起注射部位不同程度的疼痛。

3. 药液漏出血管外,导致皮下积液,引起局部疼痛。

(二)临床表现

患者感觉穿刺部位剧烈疼痛;药液滴入后,输液针头周围或沿静脉通路部位疼痛、压痛,继而出现红肿。患者往往需忍痛坚持治疗或因疼痛难忍而停止输液,若因药液外漏引起,穿刺部位皮肤可见明显肿胀。

(三)预防及处理

1. 培训护理人员熟练掌握静脉穿刺技术。

2. 改进静脉穿刺的方法,能减轻患者的疼痛,提高一次穿刺成功率。①针头斜面向上直刺法:采用右手持头皮针小柄,使针尖斜面与血管纵轴平行,针头与皮肤呈40°~60°,利用腕部力量,以轻快的动作在静脉上方快速穿过皮肤直刺血管,针头进入血管后见回血或感觉有突破后,迅速将针柄放平,再沿血管进针少许。②增大进针角度法:采用右手持静脉穿刺针头在血管上方或侧面与皮肤成60°快速进针,穿过皮肤,再呈约20°沿血管方向送入,见回血后将针头沿血管进针少许。③针头斜面向左静脉直刺法:右手拇指、示指分别持针柄上下两面,针柄与皮肤垂直,针尖斜面向左进针,针体与皮肤角度为30°~45°,见回血后,立即压低针柄将针头沿静脉进针少许。④手背自然放松进针法:让患者自然放松,不需握拳,操作者左手紧握患者的四指或五指,使之向手心方向弯曲成弧形,然后右手持针,针尖斜面向上,针头与皮肤呈45°左右,向心方向,在血管的上方直接刺入静脉,见回血沿静脉走向向前推进少许。⑤逆向穿刺法:对老年者及长期输液患者穿刺困难者,可采用掌指逆行穿刺输液法进行静脉穿刺。

3. 注意药液配制的浓度,输注对血管有刺激性药液时,宜选择大血管进行穿刺,并减慢输液速度。

4. 输液过程加强巡视,若发现液体漏出血管外,局部皮肤肿胀,应予拔针另选部位重新穿刺。局部予以热敷,肿胀可自行消退。

5. 可采用小剂量利多卡因静脉注射,以减轻静脉给药引起的疼痛。

6. 早产儿可使用安慰奶嘴以降低患儿的疼痛。

七、败血症

(一)发生原因

1. 输液系统被细菌或真菌等病原微生物污染,通过输液引起严重医院内感染——败血症。污染可分为两种情况:一种是液体或输液装置被污染,另一种是输液过程操作不当引起病原体进入血液;生产过程不严格,造成液体原始污染的院内感染往往引起暴发流行。

2. 穿刺点局部细菌繁殖并随导管反复移动被带入体内及导管头端。全身其他部位的感染灶将病原菌释放入血,病原菌则可附着于导管头端并在此繁殖。导管败血症的病原常见有:金黄色葡萄球菌、表皮葡萄球菌,此外,还有真菌、念珠菌等。

3. 营养液在配制过程中被病原菌污染或输液管道系统的连接处密封不严,使病原菌进入。

(二)临床表现

输液过程中突然出现畏寒、寒战、高热、剧烈恶心、呕吐、腰痛、发绀、呼吸及心率增快,以瘀点为主的皮疹,累及大关节的关节痛,轻度的肝脾大,重者可有神志改变、心肌炎、感染性休克、弥散性血管内凝血(DIC)、呼吸窘迫综合征等,而全身各组织器官又未能发现明确的感染源。

（三）预防及治疗

1. 配制药液或营养液、导管护理等操作严格遵守无菌技术操作原则。工作人员中有慢性金黄色葡萄球菌携带者应暂时调离病房并予治疗,以保护抵抗力低下的患者免受感染。

2. 医疗用品的消毒应彻底,最好采用密闭式一次性医用塑料输液器。留置体内的各种导管如有感染需及时拔除。

3. 认真检查输入液体质量、透明度、溶液瓶有无裂痕、瓶盖有无松动,瓶签字迹是否清晰及有效期等。

4. 输液过程中,经常巡视,观察患者情况及输液管道有无松脱等。

5. 严禁自导管内取血化验,与导管相连接的输液系统 24 小时更换一次,每日消毒并更换敷贴。

6. 如发生输液后败血症,立即弃用原输液液体及管道,重新建立静脉通道,及时应用针对性强的抗菌药物是治疗败血症的关键,在尚未获得细菌学和药敏结果的情况下,要争取时间,先凭临床经验选择用药,待结果回报后,再结合临床表现及前期治疗反应予以调整。高热、剧烈头痛者、烦躁不安者可予以退热剂与镇静剂;合并休克者,予双管输液,另一管给予低分子右旋糖酐扩容,以间羟胺、多巴胺等血管活性药物维持血压;有代谢性酸中毒者,以5%碳酸氢钠溶液纠正酸中毒。

八、神经损伤

（一）发生原因

1. 由于患儿肥胖、重度脱水、衰竭,患儿哭闹躁动或穿刺不当造成误伤神经血管。

2. 一些对血管、神经有刺激性的药液漏出血管外也可引起神经损伤。

（二）临床表现

临床表现为穿刺部位肿胀,淤血或伴有发冷、发热、局部疼痛、不能触摸,根据损伤神经的部位,出现相应关节功能受限。

（三）预防及处理

1. 输注对血管、神经有刺激性的药液,先用等渗盐水行静脉穿刺,确定针头在血管内后才连接输液器。输液过程中,严密观察药液有无外漏。

2. 静脉穿刺时,尽可能选择手背静脉,熟悉手部神经与血管的解剖结构与走向,进针的深度应根据患者体型胖瘦及血管显露情况而定,尽可能一次成功。长期输液患者应经常更换注射部位,保护好血管。

3. 注射部位发生红肿、硬结后,严禁热敷,可用冷敷每日 2 次;桡神经损伤后,患肢不宜过多活动,可用理疗、红外线超短波照射每日 2 次,或遵医嘱使用神经营养药物。

九、静脉穿刺失败

（一）发生原因

与静脉注射的静脉穿刺失败原因相同,另外使用留置针静脉输液亦可引起穿刺失败,其原因:

1. 静脉穿刺时见回血后再顺血管方向进针时没掌握好角度,针尖又穿破血管壁,在退针芯向血管内推送外套管时,外套管一部分在血管内其尖端已通过穿破的血管壁进入血管下深层组织。虽然穿刺见回血,仅仅是针头斜面的一部分或者是针头斜面进入血管,外套管体的尖端并没有随针芯进入血管,所以外套不容易送进血管内。

2. 反复在皮下穿刺寻找静脉,致外套管尖端边缘破损或边缘外翻,虽然针尖斜面进入静脉,已破损或外翻的套管尖端无法随针尖进入静脉,即使进入静脉,已破损的外套管尖端极易损伤血管。

3. 操作者穿刺时缺乏自信、过于紧张等。

（二）临床表现

针头未穿入静脉,无回血,推注药物有阻力,或针头斜面一半在管腔内,一半在管腔外,抽吸有回血,但回血不畅,部分药液溢出至皮下。局部肿胀或青紫、淤血,患者有痛感。

（三）预防及处理

1. 同静脉注射的静脉穿刺失败的预防及处理措施。

2. 严格检查静脉留置针包装及质量,包装有破损或过期不能使用。

3. 使用静脉留置针操作时要稳,进针时要快、准确,避免在皮下反复穿刺,减少血管内膜损伤;固定要牢固,用透明敷贴妥善固定静脉留置针座,延长管 U 形固定。

4. 穿刺时操作者除了观察是否有回血外,还要注意体会针尖刺入血管时的"空旷感"来判断是否进入血管,不要盲目进针或退针。

5. 穿刺见回血后要平行缓慢顺血管的方向进针 0.1 ~ 0.2cm,以保证外套管也在静脉内。

6. 见回血后顺血管方向边退针芯边向血管内推入外套管时,不能将外套管全部送入。若外套管送入有阻力,这时不要硬向内推送,观察静脉是否有较大弯曲或者是有静脉瓣等,如果证实外套管确实在血管内,而且已进入静脉一部分,不一定全部推入,也可固定。

7. 操作者要加强自身修养,提高自身心理素质和自信心,学会及时调整并保持最佳的心理状态。

十、药液渗出和外渗

详见第一章注射法第五节静脉注射操作并发症。

十一、导管堵塞

（一）发生原因

1. 穿刺前准备不充分,导致血液回流至导管凝固,造成导管堵塞。

2. 输液完毕时未及时发现;未采用脉冲式正压封管,封管液浓度不够或封管间隔时间过长,导致血液反流形成堵塞。导管尖端纤维蛋白形成,静脉内形成血栓。

3. 患者下床如厕时,输液的上肢未放低或输液的下肢着地用力,或液体瓶未抬高,导致静脉血回流。

4. 患者活动时将导管扭曲打折、针头斜面紧贴血管壁、输液侧肢体受压而未及时发现,导致导管堵塞。

5. 不同药物混合产生微粒或冲管不彻底,导致导管堵塞。

（二）临床表现

输液不滴或滴速过慢,冲管有阻力或无法冲管,不能抽吸回血。

（三）预防措施

1. 穿刺前用物准备齐全,做好充分准备,连接好输液装置。合理选择穿刺点,避免选择关节活动部位,正确固定,避免导管移动或滑出。

2. 穿刺后要加强巡视,注意观察静脉输液滴速,滴速减慢或不滴时,应及时查找原因并处理。输液过程中,严防液体滴空,以防止血液回流。如使用输液泵,可合理设置报警装置。

3. 掌握药物配伍禁忌,根据病情有计划地安排输液顺序,注意药物间反应。多种药物输注时,两种药物之间一定要用生理盐水充分冲管。静脉输入高营养液体、高渗液及刺激性药物前后均应彻底冲洗输液管道。

4. 采用正压封管的手法,并且夹闭延长管,确保正压效果。

5. 正确使用封管液的浓度,掌握封管液的维持时间;有条件者可使用无针密闭式输液接头。

6. 患者下床如厕时,应注意放低输液的上肢或抬高输液瓶,防止静脉血回流。下肢输液时,告知患者勿下床如厕,使用便器床上大小便。注意输液时尽量避免肢体下垂姿势,以免由于重力作用造成回血堵塞导管。

7. 如发生导管堵塞,使用注射器回抽后尝试推注少量生理盐水冲洗导管,如若阻力较大,不可强行推注,以免将形成的血栓推入血流中造成栓塞。如经上述处理后导管仍不通畅,则需拔管重新更换穿刺针穿刺。

十二、注射部位皮肤损伤

（一）发生原因

1. 皮肤敏感者　如肢体水肿、婴幼儿、高敏体质,尤其是对胶布过敏者。对因各种原因造成体内水钠潴留发生肢体水肿的患者采用常规的方法处理,极易在胶布周围皮肤出现水疱或在输液结束揭取胶布时造成皮肤损伤。

2. 在患者的皮肤上粘贴了过多的胶布/敷贴,且粘贴时间较长。随着输液时间的延长,胶布与皮肤的黏度不断增加,粘贴更加紧密,在揭取胶布的外力作用下,易发生皮肤创伤。

3. 胶布/敷贴质量低劣,刺激皮肤。

4. 固定夹板时把胶布贴在患者的皮肤上。

（二）临床表现

1. 胶布周围皮肤出现水疱,有些患者尽管皮肤外观无异样改变,但在输液结束揭取胶布时出现表皮撕脱。

2. 患者感觉贴胶布/敷贴的部位有烧灼感。

3. 局部皮肤颜色潮红。

（三）预防及处理

1. 改用一次性输液胶布,避免了对氧化锌过敏所致的皮肤损伤。

2. 对于水肿及皮肤敏感的患者,准备一条宽 4 ~ 5cm、长 24 ~ 28cm 的弹性绷带,在两头各缝一与弹性绷带同宽长 4 ~ 5cm 的搭扣,称为输液固定带,消毒后备用、在静脉穿刺成功后,针尖处压一无菌棉球,将备用的输液固定带与穿刺针成直角环形绕过穿刺部位的肢体,以刚刚露出针柄的根部、松紧以针头不左右移动、患者感觉舒适无压迫感为宜,然后用胶带从针柄下通过,采用常规方法贴于输液带上,再用另一胶带将输液管缓冲于弹力绷带上即可。有条件者,可使用透气性好、防过敏的新型胶布。

3. 在输液结束揭取胶布时,动作要缓慢、轻柔,一手揭取胶布,一手按住患者与胶布粘贴的皮肤,慢慢分离、揭取,以防止表皮撕脱。

4. 避免在皮肤上使用过多的胶布/敷贴,使用时间不宜过长,及时更换。

5. 使用固定夹板时将胶布贴在固定板上,勿贴在患者的皮肤上。

6. 如发生表皮撕脱,注意保持伤口干燥,每天用2%碘伏或安尔碘消毒伤口2~3次。在患部涂上无菌抗过敏药膏,并避免在灼伤的局部贴胶布。

十三、血肿

(一)发生原因

1. 操作者短时间内在同一部位反复穿刺致血管壁机械损伤,形成多个穿刺孔导致皮下渗血。

2. 穿刺时用力过度,针头刺破静脉后壁,导致血液外漏,造成血肿。老年人的血管脆性大、弹性差,容易被刺破。

3. 过度消瘦或老年患者血管周围结缔组织和血管壁薄弱,穿刺血管处的血液漏出。

4. 凝血功能障碍或使用抗凝剂的患者,拔针时按压时间不足,血液未完全凝固,渗入皮下形成血肿。

5. 静脉穿刺失败后立即在肢体穿刺点上方绑扎止血带。

6. 操作时误穿动脉未有效止血。

7. 穿刺或拔针时划伤静脉壁。

8. 静脉穿刺时,针尖在皮下前行少许方可进入血管,因此,存在皮下进针点和血管壁上两个针眼,拔针时按压穿刺点的手法不当,如只按压皮肤进针点,血液将流出形成局部血肿。

(二)临床表现

穿刺部位周围皮肤颜色改变,呈青紫色瘀斑;穿刺部位的周围肿胀,输注液体流速不畅。再次穿刺困难,穿刺过程有阻力。

(三)预防及处理

1. 提高操作者静脉穿刺技术,培训其静脉穿刺相关知识,如静脉分布、走向和解剖特点,及其与之相伴行的动脉间的解剖关系。

2. 掌握正确的穿刺方法,防止盲目乱穿。穿刺不成功,应改至对侧穿刺,禁止在原穿刺点反复穿刺,亦不可在原穿刺点肢体上方绑扎止血带。

3. 对于凝血功能障碍或使用抗凝剂的患者,操作前详细评估患者的病情、治疗及用药情况。拔管后适当延长按压时间,局部按压5分钟以上,直至不再出血。

4. 若误穿动脉,立即予以压迫止血。无效时可采用加压包扎,局部加压止血5~10分钟;或用小沙袋压迫止血至少20分钟,直至不再出血。

5. 拔针时,采用以与皮肤平行方向或顺进针角度中速拔针方法,避免针头划伤静脉壁。

6. 浅静脉拔针后以干棉球用大拇指指腹或大鱼际顺血管走向按压皮肤穿刺点及其上方1.5cm处,以使两个针眼得到有效按压,至少按压3分钟,切忌边按边揉。

7. 对局部隆起疑有血肿者,立即停止穿刺并拔针进行局部加压止血。已形成血肿者,根据血肿范围大小采取相应的措施。小的血肿无需特殊处理,待机体自行吸收;大的血肿早期冷敷促进血液凝固,48 小时后再用热敷促进淤血吸收。

十四、穿刺处感染

(一)发生原因

1. 违反无菌操作规程,如穿刺时消毒不规范,消毒范围不够。

2. 穿刺难度大,留置针留置时间长,透明敷贴更换不及时或更换敷贴后,穿刺处未进行消毒处理。

3. 覆盖敷贴使用不当。

(二)临床表现

穿刺部位出现红、肿、热、痛的炎性症状,甚至有脓性分泌物。严重者体温突然上升。

(三)预防及处理

1. 严格执行无菌技术操作,静脉输液时消毒范围 >5cm,若使用留置针,以穿刺点为中心,消毒范围为不小于 8cm×8cm,消毒剂选用碘酊和酒精、复合碘制剂,采用以穿刺为中心由内向外、螺旋式不间断式消毒。

2. 留置针留置时间一般不超过 72～96 小时。

3. 保持穿刺点无菌,以透明敷贴覆盖,保持敷贴清洁干燥,沐浴时用塑料薄膜保护,黏性丧失或被污染时及时更换。

4. 对穿刺难度大、留置时间长者,定期更换透明敷贴,更换时再次消毒针眼处皮肤。

5. 发现穿刺处有感染症状时,应立即拔针。拔针时以无菌干棉球擦干注射部位表面上的渗液,以洗涤剂涂在注射部位上,等候 2 分钟之后再拔掉针管。采集脓性分泌物送检并行细菌培养。穿刺部位按外科伤口换药处理,必要时局部或全身应用抗生素治疗。

6. 如需继续输液,则重新建立静脉通道。

附 2-1　密闭式静脉输液法操作规程

1. 评估

(1)评估患者病情、年龄、意识、心理状态、营养状态、肢体活动能力及治疗目的、用药史、过敏史等。

(2)患者穿刺部位皮肤状况、静脉充盈程度及管壁弹性。

(3)静脉用药的目的、药物的量、性质、作用及不良反应。

(4)患者对静脉输液的认知及合作程度。

2. 用物

(1)治疗盘内备:基础治疗盘用物一套、液体及药物(按医嘱准备)、加药用注射器及针头、无菌纱布、止血带、止血钳(视需要而定)、胶布、治疗巾、小垫枕、瓶套、砂轮、启瓶器、输液器一套、2% 碘酊、75% 酒精、消毒棉签、弯盘、输液卡。

(2)治疗盘外备:小夹板、棉垫及绷带(必要时)、输液泵(必要时)、洗手毛巾、输液架。

(3)治疗车下层准备以下物品:污物桶 3 个,一个放置损伤性废弃物(用过的注射器针头),一个放置感染性废弃物(用过的注射器、棉签等),一个放置生活垃圾(用过的注射器、棉签等外包装)。

3. 环境准备　清洁、安静、光线充足或有足够的照明,舒适、安全。

4. 操作步骤

(1)洗手、戴口罩,必要时做好职业防护。

(2)准备输液架,将备齐用物携至患者床旁,核对患者床号、姓名,嘱患者先解大小便。解释操作目的、方法、注意事项及配合要点,以取得合作。

(3)认真查对:检查药液瓶签(药名、浓度、剂量和时间),检查药液的质量,药液是否过期,瓶盖有无松动,瓶身有无裂痕,将输液瓶上下摇动 2 次,对光检查药液有无浑浊、沉淀及絮状物等,无异常后,套上瓶套。

(4)根据医嘱填写输液卡,并将填好的输液卡倒贴于输液瓶上。

(5)启开液体瓶铝盖中心部分,常规消毒瓶塞,按医嘱加入药物,注明加药时间并签名。根据病情需要有计划地安排输液顺序。

(6)检查输液器质量,无问题后取出输液器,将输液管和通气管针头同时插入瓶塞至针头根部,关闭调节器。

(7)再次核对患者床号、姓名无误后,再次查对所用药液,再次洗手。备胶布,将输液瓶倒挂在输液架上。

(8)倒置茂菲滴管下端的输液管,挤压滴管使溶液迅速流至滴管 1/2 ~ 2/3 满时,迅速转正滴管,打开调节器,手持针栓部,使液体顺输液管缓慢下降直至排尽导管和针头内的空气。关闭调节器。

(9)协助患者取舒适卧位,选择静脉,铺治疗巾,肢体下垫小垫枕,在穿刺点上方 10 ~ 15cm 处扎止血带,嘱患者握拳,使静脉充盈,常规消毒皮肤。

(10)再次核对;取下输液管端,手持针栓部摘下护针帽,放松调节器,自针头部放出少量液体以排尽针头向空气,再关闭调节器。绷紧注射部位皮肤后进针,见回血将针头再平行送入少许。

(11)先固定针柄,然后松开止血带,嘱患者松拳,打开调节器。待液体滴入通畅、患者无不适后,用无菌纱布覆盖针眼并用胶布固定针头,再将针头附近的输液管环绕后固定。必要时用夹板绷带固定关节。

(12)根据病情、年龄及药液的性质调节输液速度,一般成人 40 ~ 60 滴/分钟,儿童 20 ~ 40 滴/分钟。

(13)最后一次查对;撤去治疗巾,取出止血带及小垫枕,协助患者取舒适卧位。整理床单位,将呼叫器放于患者易取处;清理用物,洗手。

(14)在输液卡上记录输液的时间、滴速,签全名。

(15)更换液体:如需更换液体瓶时,常规消毒瓶塞后,从上一瓶中拔出输液管及通气管插入下一瓶中,观察输液通畅后方可离去。

(16)输液过程中密切观察有无输液反应,耐心听取患者主诉,观察输液部位状况,及时处理输液故障,保证输液通畅。

(17)输液完毕:拔针时先分离胶布,将消毒棉球放在穿刺部位,左手拇指沿血管方向纵向压住棉球,迅速拔出针头,这样可将进皮针眼及进血管针眼同时压住,以防皮下淤血。

(18)协助患者适当活动穿刺肢体,并协助取舒适卧位。

(19)整理床单位,清理用物。

(20)洗手,做好记录。

5. 注意事项

（1）对于长期输液的患者,选择血管应由远心端到近心端,并视所输药物的性质、量,选择合适的血管穿刺。

（2）根据病情需要安排输液顺序,并根据治疗原则,按急、缓及药物半衰期等情况合理分配药物。

（3）注意排尽空气,严防空气进入血管形成空气栓塞。

（4）掌握输液速度:成人一般为 40～60 滴/分钟,儿童一般为 20～40 滴/分钟。对于休克、严重脱水、心肺功能良好的患者可适当加快输液速度。对有心、肺、肾疾病的患者,老年患者、婴幼儿以及输注高渗、含钾或升压药液的患者,要适当减慢输液速度。

（5）向输液瓶内加药时,要严格掌握药物的配伍禁忌。对于刺激性或特殊药物,应在确认针头已进入静脉内时再输。

（6）注意观察输液反应,如有发冷、寒战、皮疹、胸闷等应立即减速或停止输液并查找原因。

（7）输液过程中应加强巡视,注意观察输液是否通畅,针头有无脱出、阻塞、移位。当发现注射局部疑有肿胀、漏液时,需及时处理或更换注射部位。

（8）连续输液时应输完一组,再输一组。24 小时连续输入液体时需每天更换输液器。

附 2-2　开放式静脉输液法操作规程

1. 评估

（1）评估患者病情、年龄、意识、心理状态、营养状态、肢体活动能力及治疗目的、用药史、过敏史等。

（2）患者穿刺部位皮肤状况、静脉充盈程度及管壁弹性。

（3）静脉用药的目的、药物的量、性质、作用及不良反应。

（4）患者对静脉输液的认知及合作程度。

2. 用物

（1）治疗盘内备:基础治疗盘用物一套、液体及药物（按医嘱准备）、加药用注射器及针头、无菌纱布、止血带、止血钳（视需要而定）、胶布、治疗巾、小垫枕、瓶套、砂轮、启瓶器、开放式输液器一套、2% 碘酊、75% 酒精、消毒棉签、弯盘、输液卡。

（2）治疗盘外备:小夹板、棉垫及绷带（必要时）、输液泵（必要时）、洗手毛巾、输液架。

（3）治疗车下层准备以下物品:污物桶 3 个,一个放置损伤性废弃物（用过的注射器针头）,一个放置感染性废弃物（用过的注射器、棉签等）,一个放置生活垃圾（用过的注射器、棉签等外包装）。

3. 环境准备　清洁、安静、光线充足或有足够的照明,舒适、安全。

4. 操作步骤

（1）同密闭式输液法（1）～（2）。

（2）根据医嘱准备并检查药液,除去液体瓶铝盖,常规消毒瓶口与瓶塞,按无菌操作法打开瓶塞。

（3）打开输液包,检查输液吊瓶是否完好。

（4）一手持输液吊瓶,并将吊瓶根部导管折叠夹于指缝间,另一手按取无菌溶液法倒入

30~50ml 溶液,旋转冲洗输液瓶和导管。

(5)将冲洗液排入弯盘后,再倒入所需液体,向吊瓶内加药时,先用注射器抽吸药液,取下针头后,在距离吊瓶口 1cm 处将药物注入吊瓶内并摇匀。盖好瓶盖,挂在输液架上。

(6)其余操作同密闭式输液。

5. 注意事项 同密闭式输液的注意事项。

附2-3 静脉留置输液法操作规程

1. 评估

(1)评估患者病情、年龄、意识、心理状态、营养状态、肢体活动能力及治疗目的、用药史、过敏史等。

(2)患者穿刺部位皮肤状况、静脉充盈程度及管壁弹性。

(3)静脉用药的目的、药物的量、性质、作用及不良反应。

(4)患者对静脉输液的认知及合作程度。

2. 用物

(1)治疗盘内备:基础治疗盘用物一套、液体及药物(按医嘱准备)、加药用注射器及针头、无菌纱布、止血带、止血钳(视需要而定)、胶布、治疗巾、小垫枕、瓶套、砂轮、启瓶器、输液器一套、2% 碘酊、75% 酒精、消毒棉签、弯盘、输液卡、静脉留置针一套、透明敷贴、封管液(无菌生理盐水或稀释肝素溶液)、肝素帽或可来福接头。

(2)治疗盘外备:小夹板、棉垫及绷带(必要时)、输液泵(必要时)、洗手毛巾、输液架。

(3)治疗车下层准备以下物品:污物桶 3 个,一个放置损伤性废弃物(用过的注射器针头),一个放置感染性废弃物(用过的注射器、棉签等),一个放置生活垃圾(用过的注射器、棉签等外包装)。

3. 环境准备 清洁、安静、光线充足或有足够的照明,舒适、安全。

4. 操作步骤

(1)同密闭式输液法(1)~(8)。

(2)打开静脉留置针及肝素帽或可来福接头外包装,手持外包装将肝素帽或可来福接头对接在留置针的侧管上,将输液器连接于肝素帽或可来福接头上。

(3)打开调节器,将套管针内的气体排于弯盘中,关闭调节器,将留置针放回留置针盒内。

(4)铺治疗巾,将小垫枕置于穿刺肢体下,在穿刺点上方 10~15cm 处扎上止血带。

(5)按常规消毒穿刺部位的皮肤,消毒范围为 8cm×10cm,待干,备胶布及透明敷贴,并在透明敷贴上写上日期和时间。

(6)再次核对;戴好手套,取出静脉留置针,去除针套,旋转松动外套管,调整针头斜面。右手拇指与示指夹住两翼,再次排气于弯盘中。

(7)嘱患者握拳,绷紧皮肤,固定静脉,右手持留置针针翼,针尖保持向上,在血管上方使针头与皮肤呈 15°~30°进针。见回血后,降低穿刺角度(放平针翼),顺静脉走行方向再继续推进 0.2cm。

(8)左手持 Y 接口,右手后撤针芯约 0.5cm,持针座将针芯与外套管一起送入静脉内。

(9)左手固定两翼,右手迅速将针芯抽出,放于锐器收集器中。

（10）松开止血带，打开调节器，嘱患者松拳。

（11）用无菌透明敷贴对留置针做密闭式固定，用注明置管日期和时间的透明胶布固定三叉接口，再用胶布固定插入肝素帽内的输液器针头及输液管。

（12）穿刺完毕，脱下手套，打开调节器，调节滴速，并再次查对。

（13）撤去治疗巾，取出止血带和小垫枕，整理床单位，协助患者取舒适卧位。

（14）将呼叫器放于患者易取处。整理用物，洗手，并记录。

（15）在使用留置针的过程中，应经常观察穿刺部位，及时发现早期并发症。

（16）输液完毕，需要封管。先拔出输液器针头，常规消毒肝素帽的胶塞，用注射器向肝素帽内注入封管液，边退针边推药液，确保正压封管。

（17）再次输液时，常规消毒肝素帽胶塞，将静脉输液针头插入肝素帽内完成输液。

（18）停止输液时，需拔管。先关闭调节器，揭下小胶布及无菌敷贴，用无菌干棉签或无菌小纱布轻压穿刺点上方，快速拔出套管针，局部按压至无出血为止。

（19）协助患者适当活动穿刺肢体，并协助取舒适卧位。

（20）整理床单位，清理用物。

（21）洗手，并记录。

5. 注意事项

（1）同密闭式输液注意事项（1）～（8）。

（2）穿刺前应对血管进行评估，了解静脉走向，避免在关节部位、已变硬或曲张静脉部位，曾有渗漏、静脉炎、感染及血肿发生以及手术同侧肢体和患侧肢体穿刺。选择弹性好、走向直、清晰的血管，便于穿刺置管。对能下地活动的患者，避免在下肢留置。

（3）输液过程中，注意保护输液侧的肢体，尽量避免肢体下垂，以免血液回流堵塞导管。

（4）每次输液前后，均应检查留置针处部位皮肤及静脉走向有无红、肿。出现异常应拔除导管，更换肢体另行穿刺。

（5）对使用留置针的肢体应妥善固定、尽量减少肢体活动，避免被水沾湿，负重造成回血，堵塞导管。每次输液前先抽，再用无菌生理盐水冲洗导管。若无回血，冲洗有阻力时，应考虑留置针导管堵塞，此时应拔出留置针，切忌不可用注射器推注，以免将凝固的血栓推进血管造成栓塞。

附2-4 常见输液故障及排除方法

在输液过程中，如果不能正确有效地排除各种障碍，可导致输液不能持续地进行，还会引起不良后果。常见故障及排除的方法如下：

1. 液体不滴

（1）针头滑出血管外：液体注入皮下组织，可见局部肿胀并有疼痛。处理：将针头拔出，另选血管重新穿刺。

（2）针头斜面紧贴血管壁：妨碍液体顺利滴入血管。处理：调整针头位置或适当变换肢体位置，直到点滴通畅为止。

（3）针头阻塞：用一手捏住滴管下端输液管，另一手轻轻挤压靠近针头的输液管，若感觉有阻力，松手后又无回血，则表示针头已阻塞。处理：更换针头，另选静脉重新穿刺。切忌强行挤压导管或用溶液冲注针头，以免凝血块进入静脉造成栓塞。

（4）压力过低：由于患者周围循环不良或患者肢体抬举过高或输液瓶位置过低所致。处理：可适当抬高输液瓶或放低肢体的位置。

（5）静脉痉挛：由于穿刺肢体暴露在冷的环境中时间过长或输入的液体温度过低所致。处理：局部热敷以缓解痉挛。

2. 茂菲滴管内液面过高

（1）滴管侧壁有调节孔时，可先夹紧滴管上端的输液管，打开调节孔，待滴管内液体降至露出液面，见到点滴时，再关闭调节孔，松开滴管上端的输液管即可。

（2）滴管侧壁无调节孔时，可将输液瓶取下，倾斜输液瓶，使插入瓶内的针头露出液面，待滴管内液体缓缓下流直至露出液面，再将输液瓶挂回输液架上继续输液。

3. 茂菲滴管内液面过低

（1）滴管侧壁有调节孔时，先夹紧滴管下端的输液管，打开调节孔，当滴管内液面升高至1/2～2/3 时，关闭调节孔，松开滴下端的输液管即可。

（2）滴管侧壁无调节孔时，可先夹紧滴管下端的输液管，用手挤压滴管，迫使输液瓶内的液体下流至滴管内，当液面升至1/2～2/3 高度时，停止挤压，松开滴管下端的输液管即可。

4. 输液过程中，茂菲滴管内液面自行下降　输液过程中，如果茂菲滴管内的液面自行下降，则应检查滴管上端输液管与滴管的衔接是否松动、滴管有无漏气或裂隙，必要时予以更换输液器。

5. 输液管内进入气体处理

（1）排气后管壁有大量小气泡：可将输液管拔下，排除液体，消毒瓶塞后，重新插管排水即可。

（2）滴管下端进入气体：应迅速用手捏紧空气下端输液管，另一手轻弹气泡上升进入滴管。

第三节　头皮静脉输液法操作并发症

头皮静脉与同名动脉伴行，小儿头皮静脉极为丰富，较大的有颞浅静脉、额静脉、耳后静脉及枕静脉，头皮静脉分支多，且浅表易见，不易滑动，便于固定，进行头皮静脉输液，既不影响患儿肢体活动，又便于保暖，因此头皮静脉输液是 2 岁以内患儿最常见的给药途径。但在血液较少时，外形易呈扁缩状态，故在行头皮静脉穿刺时易造成穿刺失败，血肿形成或误穿动脉、神经等并发症。由于神经损伤、血肿其发生原因、临床表现及预防处理与周围静脉输液法基本相同，此处不予重复叙述。本节详细叙述头皮静脉输液发生的其他并发症。

一、误入动脉

（一）发生原因

1. 由于患儿肥胖、重度脱水、衰竭，患儿哭闹、躁动或穿刺不当造成误入动脉。

2. 操作者业务欠熟练或选择血管不当，对静脉判断不准确，尤其是一些细小的动脉不能摸到其搏动，导致穿刺时误入动脉。

（二）临床表现

患儿呈痛苦貌或尖叫，回血呈冲击状，推药阻力大，且局部迅速可见呈树枝分布状苍白。

临床表现为输液滴注不通畅或不滴,甚至血液回流至头皮针内造成堵塞。

（三）预防及处理

1. 了解患儿的病史、病情。条件许可时,尽量让患儿在安静或熟睡情况下穿刺。

2. 护理人员加强技术操作训练,熟练掌握小儿头皮静脉的解剖位置及小儿静脉走向特点与分布,注意观察特殊患儿血管特点,总结小儿静脉穿刺技巧。

3. 行静脉穿刺前,一定要用手指触摸血管有无搏动,确认是静脉后再穿刺。

4. 输液过程中加强巡视,密切观察患儿反应。发现误入动脉,应立即挤压输液胶管,让血液回流入血管后反折、捏紧头皮针末端,快速拔针,稍用力按压5分钟,并向患儿家长做好解释,另选血管重新穿刺。

二、糖代谢紊乱

（一）发生原因

多发生于代谢性、消耗性疾病患儿,如重症感染、极度衰竭患儿。静脉输入葡萄糖过程中,若输注速度突然变慢或中止,易发生低血糖。若输注速度过快,易发生高血糖症。

（二）临床表现

患儿哭闹或懒散无力,拒乳,嗜睡。化验室检查血糖升高或降低。

（三）预防及处理

1. 严格按计划输液,根据病情及时调节输液种类及输液速度,不宜太快或太慢。

2. 对不能进食、长时间输液患儿,定期检查衡量电解质的各种指标,按需补给。注意监测患者电解质、血糖,并记录好患者的24小时出入量。

3. 如发生低血糖,适当加快输液速度;出现高血糖时,暂停输入葡萄糖溶液。

三、输液发热反应

（一）发生原因

1. 输液器具不清洁或被污染,直接或间接带入致热原。药液不纯、变质或污染,可直接把致热原带入体内。

2. 输液反应与患儿所患疾病的种类有关。即感染性疾病如小儿肺炎、菌痢等输液反应的比例相对增高。

3. 输液反应和输液的量、速度密切相关。当输液速度加快时,输入的热原物质愈多,输液反应出现的机会也愈多。某些机械刺激也可以引起输液反应。如输液的温度与人体的温度差异过大,机体来不及调节,则可引起血管收缩,血压升高而发生输液反应。

（二）临床表现

输液后患儿面色苍白、发冷、发热、寒战、皮肤出现花纹,体温可达40~42℃,伴有呼吸加快、脉速。

（三）预防及处理

1. 输液前仔细检查输液器具,药物液体,严格无菌操作。

2. 严格掌握患儿输液指征,发生输液反应时,要仔细查找原因,总结经验教训,以降低输液反应的发生率。

3. 使用多种药物时,要严格注意药物之间的配伍变化,尽量减少过多药物配伍。

4. 注意患儿的体质,早产儿、体弱儿、重度肺炎、痢疾等患儿,输液前采取适当措施进行预防。

5. 改变环境卫生,治疗室、病房输液时的环境要保持清洁,减少陪人,防止灰尘飞扬。

6. 严把三关。根据输液反应的原因,安全静脉输液的三个因素是无菌、无热源、无有害颗粒液体,因此在操作过程中防止污染,一定把好药物关、输液器关、操作关。一旦发生输液反应,及时处理。

7. 发热反应轻者减慢输液。注意保暖,配合针刺合谷、内关等。

8. 对高热惊厥患儿应及时处理:

(1)惊厥发作时,应就地抢救,保持患儿安静、平卧、头偏向一侧,及时清除呼吸道分泌物,保持呼吸道通畅。

(2)防舌咬伤。用开口器或在上下臼齿之间放纱布包裹的压舌板。

(3)按医嘱给予抗惊厥药物。高热患儿输液过程中,应用退热药物,易造成大量出汗,此时要注意保暖,避免受凉。

9. 严重反应者应停止输液。予对症处理外,应保留输液器具和溶液进行检查。

10. 仍需继续输液者,则应重新更换液体及输液器、针头。

四、静脉穿刺失败

(一)发生原因

1. 操作者心理压力大,情绪波动不能很好地自我调节　面对患儿家长的焦急疑虑、缺乏信任,缺乏自信心,就可能导致操作失败。

2. 患儿血管被人为损伤　静脉穿刺不规范,导致患儿血管保护不良,常规静脉穿刺部位针孔遍布;加之间隔期短,再次穿刺时原针孔部位出现硬结阻滞进针或血液外渗等现象,难以正常行静脉穿刺操作。

3. 在拔针时针眼处理不当　针眼处理不当使皮下淤血、青紫、肿胀,造成血管与周围组织粘连,导致静脉难以显现而影响穿刺。

4. 操作者判断失误　由于小儿血管充盈度差,特别是大量失水、失液、休克、严重贫血和持续高热的患儿血管干瘪、弹性差,穿刺时常无回血或回血慢。此时容易导致操作者误认为穿刺未成功而拔出针头,造成穿刺失败。

5. 患儿不配合　小儿对穿刺往往表现出过度恐惧、紧张,穿刺不合作,在他们的吵闹中常会使得针头脱离、移位,造成皮下组织渗出,局部水肿。

6. 操作者进针的速度、角度与深浅度不正确　操作者进针速度过快,见回血时已穿破血管或还没见回血,但针头已穿破血管。由于小儿头皮静脉较表浅,分支多或伴有骨隆凸,进针过深易穿破血管,过浅又不到血管内。另外,穿刺角度过大或过小,也可导致穿刺失败。

7. 患儿家长及亲属期望值过高　总希望"一针见血",甚至坚持自己选择穿刺部位,一旦穿刺失败就产生埋怨等情绪,给操作者造成心理压力,成为不利于护士静脉穿刺操作的刺激源。

(二)临床表现

针头未穿入静脉,无回血,推注药物有阻力,或针头斜面一半在管腔外,药液溢出至皮下。局部疼痛及肿胀。

（三）预防及处理

1. 心理素质的培养　要提高小儿静脉穿刺的成功率,必须根据自己的工作特点,加强自身的心理锻炼,经常保持有一种自信、沉稳、进取的良好心态。在进入工作状态前,应当先对自己的情绪进行自我调节,排除一切干扰工作的心理因素。另一方面,还应当注重锻炼自身的耐心,加强与患儿家属的沟通,以利于劝导和安慰患儿家长,以取得他们的配合。

2. 穿刺前充分固定患儿　可由一人用双肘夹紧患儿上肢,双手掌捧住患儿头部。若年龄稍长或力气较大的患儿、双下肢不停地踢蹬、极不合作者,可由另一助手固定患儿膝盖,使其双下肢不能动弹,让患儿在被动情况下接受静脉穿刺。

3. 根据患儿不同年龄和具体情况选择血管　新生儿至3岁的小儿躁动不安,而且这个年龄段的小孩头皮静脉呈网状分布,无静脉瓣,不易造成阻力,顺行和逆行进针均不影响静脉回流,且头皮血管丰富显见,易固定,因此,宜于选择头皮静脉穿刺。2岁以内小儿首选额静脉,次选颞静脉、耳后静脉、枕静脉,因为额部血管浅、粗、易固定。3周岁以上患儿可选用手背或足背血管,对肥胖儿应选择粗大易摸或谨慎按解剖部位推导出静脉的位置。对严重脱水、血容量不足或需快速输液以及输入钙剂、50%葡萄糖、甘露醇等药物,可选用肘静脉及大隐静脉。

4. 穿刺时应选择与静脉大小相适宜的针头　穿刺前要"一看二摸",穿刺时要做到稳、准、浅、轻。"一看"就是仔细观察血管是否明显,要选走向较直的,静脉大多呈蓝色,动脉和皮肤颜色一样,因此,要注意鉴别,较隐匿的静脉要尽可能寻找静脉的迹象。"二摸"就是凭手感,摸清血管走向,如果血管在骨缝之间,则有柔软感,动脉可以摸到搏动。进针时要屏住呼吸,这样可避免握针的手因呼吸而颤动。针进入血管后有一种轻微的落空感或针头的阻力突然消失感,对失血或脱水的患儿,因其血管充盈度差,血管偏平,甚至萎陷,静脉穿刺可采用"挑起进针法",即细心地把针头刺入血管肌层,将针放平,针尖稍微挑起,使血管壁分离,使针尖的斜面滑入血管内,这时会有一种"失阻感"及"腾空感"。即使无回血,针也已进入血管,这时即可注射。还可采用输液瓶置于低位法、注射器回抽法、反折输液管等负压穿刺法。对长期输液的患儿,选择血管应从远端到近端,从小静脉到大静脉,避免在同一根血管上反复多次穿刺。

5. 操作者正确掌握好进针的速度、角度与深浅度　穿刺时动作应轻稳,针头与头皮呈15°~20°,见回血后再沿血管走向在皮下缓慢行0.5~1.0cm。亦可采用针头与皮肤呈80°~90°快速穿过皮肤至皮下,再根据血管深浅迅速减小进针角度刺入血管腔,缩短了穿刺针在皮内的穿刺距离,患儿受刺激小,减轻患儿疼痛。

6. 做好穿刺后的护理　穿刺成功后应强调针头的固定处理,在头部浅静脉穿刺,可采用弹力固定网帽、医用弹性绷带、长条胶布、长宽适度的松紧带、一次性口罩等缠绕固定头皮针。还可在传统固定法的基础上,以头皮圈的方式强化固定。在四肢浅静脉穿刺,应用小夹板固定,松紧要适度,过松达不到目的,过紧则影响肢端血液循环。另外,应请家长协助看护,对已懂事的患儿应根据小儿特点进行心理诱导,使其合作。

7. 拔针时应顺血管纵向压迫,这样才能按压住皮肤与血管上的两个穿刺点。拔针时角度不宜过大,动作宜轻,针头拔出后压迫3~5分钟,以免出血。

附2-5 头皮静脉输液法操作规程

1. 评估

(1)评估患儿病情、年龄、意识、心理状态、肢体活动能力及治疗目的、用药史、过敏史等。

(2)患儿穿刺部位皮肤状况、静脉充盈程度及管壁弹性。

(3)静脉用药的目的、药物的性质、作用及不良反应。

(4)家长和患儿对静脉输液的认知及合作程度。

2. 用物

(1)治疗盘内备:基础治疗盘用物一套、液体及药物(按医嘱准备)、加药用注射器及针头、41/2~51/2号头皮针、无菌纱布、止血带、止血钳(视需要而定)、胶布、治疗巾、小垫枕、瓶套、砂轮、启瓶器、输液器一套、2%碘酊、75%酒精、消毒棉签、弯盘、输液卡、10ml注射器(内盛等渗盐水)。

(2)治疗盘外备:小夹板、棉垫及绷带(必要时)、洗手毛巾、输液架。

(3)治疗车下层准备以下物品:污物桶3个,一个放置损伤性废弃物(用过的注射器针头),一个放置感染性废弃物(用过的注射器、棉签等),一个放置生活垃圾(用过的注射器、棉签等外包装)。

3. 环境准备 清洁、安静、光线充足或有足够的照明,舒适、安全。

4. 操作步骤

(1)洗手、戴口罩,必要时做好职业防护。

(2)准备输液架,将备齐用物携至患儿床旁,核对患儿床号、姓名,嘱患儿先解大小便。对有理解能力的患儿,解释操作目的、方法、注意事项及配合要点,以取得合作;理解能力差或不能理解的患儿需助手协助,将患儿平卧或侧卧位。

(3)同密闭式输液(3)~(8)。

(4)将内盛等渗盐水的注射器接上头皮针,排尽空气。

(5)选择穿刺部位(头部较大的静脉有颞静脉、额静脉、耳后静脉及枕静脉),先剃净穿刺部位毛发。

(6)再次核对;常规用75%酒精消毒穿刺部位皮肤,待干。按静脉穿刺方法进针,见回血后用胶布固定针柄,胶布固定稳妥后,取下注射器,连接预先准备好的输液器。

(7)接上输液器后,根据病情和年龄调节滴速,儿童一般20~40滴/分钟。

(8)协助患儿取舒适卧位。整理床单位,清理用物。

(9)其余操作同密闭式输液法。

5. 注意事项

(1)同密闭式输液的注意事项。

(2)儿科静脉穿刺与成人相比有更大的难度,护理人员应克服急躁情绪。在操作时,一定要保持平稳的心理状态,集中精力,沉着冷静,排除干扰,避免周围环境及人的情绪影响,仔细寻找穿刺部位,尽量做到一次穿刺成功。

(3)患儿生性好动,而且由于血管纤细,容易发生输液外渗,所以输液过程中,要勤巡视、细观察,避免药液外渗给患儿增加不必要的痛苦。

(4)门诊输液患儿高热者较多,输液过程中,注意有无高热惊厥的发生。一旦出现惊厥,立即给予及时有效的处理。

（5）拔针时,患儿哭闹导致血管压力增高,需按压5分钟以上,切忌边压边揉,以免发生皮下淤血。

（6）门诊患儿输液结束后,让患儿观察30分钟以后再离开输液室,以利于观察用药后的反应及出现意外后及时处理。

（黄　虹　王增英）

参 考 文 献

1. 陈立新. 弹力绷带在小儿头皮静脉输液固定中的应用. 中国社区医师,2012,14(4):345

2. 陈心容,杨苓,汪淼芹,等. 静脉输液常见并发症167例原因分析及护理对策. 齐鲁护理杂志,2012,18(19):85-86

3. 范兰兰. 静脉输液并发症预防及处理. 中国民康医学,2013,25(5):122-123

4. 郭献相,方兰巧. 静脉炎的防治进展. 全科护理,2010,8(9A):2330-2331

5. 黄新花. 留置针输液性静脉炎的原因分析及护理对策. 当代护士,2012,8(下旬刊):130-131

6. 李春燕,黄静,李丽,等. 北京地区静脉输液专业化发展现状调查及对策. 中华护理杂志,2009,44(7):607-609

7. 李亭,何贵蓉. 小儿头皮静脉输液护理进展. 全科护理,2010,8(6B):1575-1577

8. 李小寒,尚少梅. 基础护理学. 第4版. 北京:人民卫生出版社,2012

9. 彭刚艺,刘雪琴. 临床护理技术规范(基础篇). 第2版. 广州:广东科技出版社,2007

10. 邱静雯,邓燕梅,韦微光. 小儿头静脉穿刺失败原因与对策. 社区医学杂志,2013,11(8):57-59

11. 饶定芳. 静脉输液治疗相关并发症的护理干预. 吉林医学,2012,33(21):4672

12. 王建荣. 输液治疗护理实践指南与实施细则. 北京:人民军医出版社,2009

13. 王水,张梅英. 防范静脉输液中不溶性微粒危害的研究进展. 上海护理,2009,9(1):63-66

14. 韦莲丝,唐姣燕,黄名贵. 静脉输液工具的研究进展. 当代护士,2012,7(中旬刊):131-132

15. 张彩霞,李秀红,付桂香. 静脉输液常见并发症及意外的处理. 中国现代药物应用,2009,24(1):11

16. 钟华荪. 静脉输液治疗护理学. 北京:人民军医出版社,2007

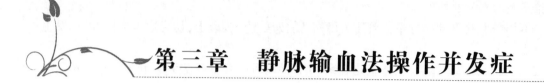

第三章　静脉输血法操作并发症

静脉输血法是将血液或成分血,如血浆、红细胞、白细胞或血小板等通过静脉输入体内的方法,是失血性疾病和血液病急救治疗的一项重要措施,在临床上广泛应用。输血的目的是补充血容量,增加有效循环血量,改善心肌功能和全身血液灌流,提升血压,增加心排出量,促进循环;纠正贫血,增加血红蛋白含量,促进携氧功能;补充血浆蛋白,增加蛋白质,改善营养状态,维持血浆胶体渗透压,减少组织渗液和水肿,保持有效循环血量;补充各种凝血因子和血小板,改善凝血功能,有助于止血;补充抗体、补体等血液成分,增强机体免疫力,提高机体抗感染的能力;排除有害物质,改善组织器官的缺氧状况,直接挽救患者的生命。

近年来,输血理论与技术发展迅速,无论是在血液的保存与管理、血液成分的分离,还是在献血员的检测以及输血器材的改进等方面,都取得了明显的进步,为安全、有效、节约用血提供了保障。但由于临床上大多为同种异体输血,如医护人员未严格遵守输血操作规程,仍然会发生一些输血并发症。

第一节　血液的基本知识

一、血液的组成和生理功能

(一)血液的组成

血液是在心脏和血管腔内循环流动的一种组织。正常人的血液总量约相当于体重的7% ~8%,或相当于每公斤体重70 ~80ml,其中血浆量为40 ~50ml。一个50kg体重的人,约有血液4000ml,而真正参与循环的血量只占全身血液的70% ~80%。

人类的血液由血浆和血细胞组成。血液是由55% ~60%的血浆和40% ~45%的血细胞(红细胞、白细胞、血小板)组成的。血浆相当于结缔组织的细胞间质,为浅黄色半透明液体,其中除含有大量水分以外,还有无机盐、纤维蛋白原、白蛋白、球蛋白、酶、激素、各种营养物质、代谢产物等。血细胞分为红细胞、白细胞、血小板三类。主要是红细胞,生命期约120天;其次是白细胞,生命期约7 ~14天;再者为血小板,生命期约7 ~9天。

(二)血液的生理功能

血液的功能含血细胞功能和血浆功能两部分,有运输、协调、维护机内环境稳定及防御四个功能。

1. 运输功能　可将自肺部吸入的氧气和自消化道吸收的各种营养成分(如葡萄糖、氨基酸、矿物质等),经过血液运输到全身各个脏器和组织,同时将各个脏器和组织产生的各种代谢产物(如CO_2、尿素等),通过血液输送到肺、肾等排泄器官排出体外。

2. 协调功能　将各种激素、酶类运输到相关组织器官,实现对全身各组织器官功能活动的协调。

3. 维护机体内环境稳定　通过循环与身体各部位广泛沟通,对体内水电解质平衡、酸碱平衡、体温恒定有重要作用,使机体保持一个适宜而稳定的理化环境。

4. 防御功能　白细胞、抗体、补体、细胞因子具有强大免疫功能。血小板、凝血因子具有止血和凝血作用。

二、血液制品的种类

(一)全血

全血指采集的血液未经任何加工而全部于保存液中备用的血液。可分为新鲜血和库存血两类。

1. 新鲜血　是指在 4℃ 的常用抗凝保养液中保存一周内的血,它基本保留了血液的所有成分,可以补充各种血细胞、凝血因子和血小板。适用于血液病患者。

2. 库存血　虽含有血液的各种成分,但有效成分随保存时间的延长而发生变化。其中,白细胞、血小板、凝血酶原等成分破坏较多。红、白细胞大量破坏,钾离子含量增多,酸性增高。大量输注时,可引起高血钾症和酸中毒。库存血在 4℃ 的环境下可保存 2～3 周。适用于各种原因引起的大出血。

(二)成分血

成分输血是将血液的各种有效成分进行分离加工,分别制成高浓度、高纯度、高效能的血液制品,根据患者的病情和治疗需要输入相应的成分。常用的血液成分制品有:

1. 血浆　全血分离后所得到的液体部分。主要成分为血浆蛋白,不含血细胞,无凝集原。无需做血型鉴定和交叉配血试验,可用于补充血容量、蛋白质和凝血因子。血浆可分为以下四种:

(1)新鲜血浆:含正常量的全部凝血因子,适用于凝血因子缺乏的患者。

(2)保存血浆:适用于血容量和血浆蛋白较低的患者。

(3)冰冻血浆:-30.0℃ 的环境下保存,有效期为 1 年,使用前需将其放在 37.0℃ 的温水中融化,并予 6 小时内输入。

(4)干燥血浆:是将冰冻血浆放在真空装置中加以干燥而成,有效期为 5 年,用时可加以适量等渗盐水或 0.1% 枸橼酸钠溶液溶解。

2. 红细胞　红细胞可增加血液的携氧能力,用于贫血、失血多的手术或疾病,也可用于心功能衰竭的患者补充红细胞,以避免心脏负荷过重。一般以 100ml 为一个单位,每个单位红细胞可以增加血球容积约 4%。红细胞包括以下三种:

(1)浓缩红细胞:是新鲜血经离心或沉淀移去血浆后的剩余部分。适用于携氧功能缺陷和血容量正常的贫血患者。

(2)洗涤红细胞:红细胞经生理盐水洗涤数次后,再加入适量生理盐水,含抗体物质少。适用于器官移植术后的患者及免疫性溶血性贫血的患者。

(3)红细胞悬液:提取血浆后的红细胞加入等量红细胞保养液制成。适用于战地急救及中、小手术使用。

3. 白细胞浓缩悬液　新鲜全血经离心后取其白膜层的白细胞,4℃ 环境下保存,48 小时内有效,适用于粒细胞缺乏伴严重感染的患者。

4. 血小板浓缩悬液　全血离心后所得,22℃ 环境下保存,24 小时内有效。适用于血小板减少或功能障碍性出血的患者。

5. 各种凝血制剂 可有针对性地补充某些凝血因子的缺乏,如凝血酶原复合物等,适用于各种原因引起的凝血因子缺乏的出血性疾病。

输入全血、红细胞、白细胞、血小板悬液前,均须做血型鉴定和交叉试验。

(三)其他血液制品

1. 清蛋白制剂 从血浆提纯而得,能提高机体血浆蛋白和胶体渗透压。临床常用5%的清蛋白制剂,用于治疗各种原因引起的低蛋白血症患者,如外伤、肝硬化、肾病及烧伤等。

2. 纤维蛋白原 适用于纤维蛋白缺乏症、弥漫性血管内凝血(DIC)患者。

3. 抗血友病球蛋白浓缩剂 适用于血友病患者。

(四)静脉自体输血

是指采集或收集患者自身的血液或血液成分,以满足本人手术或紧急情况时需要的一种输血方法。常用方法包括储存式、稀释式和回收式。

三、血型及交叉配血试验

(一)血型与红细胞凝集

血型通常是指红细胞膜上特异性抗原的类型。红细胞凝集的实质是抗原-抗体反应。由于红细胞膜上的特异性抗原(一些特异蛋白质或糖脂)能促使红细胞凝集,在凝血反应中起抗原作用,故又称为凝集原。能与红细胞膜上的凝集原起反应的特异性抗体则称为凝集素。根据红细胞所含的凝集原不同,可把人的血型分成若干类型。临床上主要应用的是ABO血型系统和Rh血型系统。

(二)血型鉴定和交叉配血试验

为了避免输入不相容的红细胞,献血者与受血者之间必须进行血型鉴定和交叉配血试验。血型鉴定主要是鉴定ABO血型和Rh血型,交叉配血试验是检验其他次要的抗原与其相应抗体的反应情况。交叉配血试验包括直接交叉配血试验和间接交叉配血试验。

第二节 静脉输血法操作并发症

静脉输血包括输注全血、成分血和自体输血。输血作为一种治疗手段已广泛应用于临床实践中。输血虽然有不可替代的治疗作用,但同时应当注意血液制品也有潜在的危险性,加之由于医务人员的操作及患者的体质等原因,仍有3%~10%的患者可发生不同程度的不良反应及相关疾病,如:非溶血性发热反应、过敏反应和变态反应、溶血反应、循环负荷过重反应、出血倾向、枸橼酸钠中毒反应、细菌污染反应等,因此必须严密观察输血后的并发症,积极地给予预防和处理。

一、非溶血性发热反应

是输血并发症中最常见的反应。

(一)发生原因

1. 外来性或内生性致热原 如蛋白质、细菌的代谢产物或死菌等,污染血液、保存液或输血用具,输血后即可引起发热反应。

2. 免疫因素　多次输血后,受血者血液内有白细胞凝集素、白细胞抗 HLA、粒细胞特异性抗体或血小板抗体,当再次输血时,受血者体内的抗体与供血者的白细胞和血小板发生免疫反应,引起发热。主要出现在反复输血的患者或经产妇中。

3. 输血时没有严格遵守无菌操作原则,造成污染。

（二）临床表现

可发生在输血过程中或输血后 1 ~ 2 小时内,患者先有发冷、寒战,继之体温逐渐上升,可高达 38 ~ 41℃,可伴有皮肤潮红、头痛、恶心、呕吐、出汗、肌肉酸痛等症状,多数血压无变化。发热持续时间不等,轻者持续 1 ~ 2 小时即可缓解,缓解后体温逐渐降至正常。少有超过 24 小时者,少数反应严重者可出现抽搐、呼吸困难、血压下降,甚至昏迷。

（三）预防及处理

1. 严格管理血库保养液和输血用具,采用无热原技术配制保存液,严格清洗、消毒采血和输血用具,或用一次性处理输血器,可去除致热原。

2. 医护人员输血过程中,严格执行无菌操作。

3. 对于反复定期输血患者或者曾有两次以上输血相关的非溶血性发热反应者,应减慢输血速度（每单位红细胞 3 ~ 4 小时,浓缩血小板每袋 2 小时）,并且可在输血前 60 分钟预防性给予退热药物,但如果有血小板减少,应避免使用阿司匹林。如果条件允许,可采用去除白细胞或过滤的红细胞和血小板。

4. 采用一次性滤除白细胞输血器输血,因其能滤除血液中 99% 以上的白细胞,可有效预防和减少发热反应。

5. 一旦发生发热反应,根据病情的轻重进行相应处理。反应轻者,减慢输血速度,症状可自行缓解;反应重者,立即停止输血,所使用的血液废弃不用。密切观察生命体征变化,给予对症处理:高热时给予物理降温,畏寒、寒战时应保暖,给予热饮料、热水袋,加盖厚被等积极处理;并及时通知医生。必要时遵医嘱给予解热镇痛药和抗过敏药;严重者予以肾上腺皮质激素。

6. 停止输血后,如患者病情需要可另行配血输注。

7. 将输血器、剩余血连同贮血袋一起送检。

二、过敏反应和变态反应

（一）发生原因

1. 输入的血液中含有致敏物质（如献血员在采血前服用过可致敏的药物或进食了可致敏的食物）。

2. 患者为过敏体质,对某些物质（如库血中的添加物及反应素等）易发生过敏反应。输入血液中的异体蛋白质同过敏机体组织细胞结合,形成全抗原而使机体致敏所致。

3. 多次输血的患者,体内可产生过敏性抗体,当再次输血时,抗原和抗体相互作用而产生过敏反应。

4. 供血者血液中的变态反应性抗体随血液传给受血者,一旦与相应的抗原接触,即可发生过敏反应。

（二）临床表现

大多发生在输血后期或即将结束输血时,也可在输血刚开始时发生。程度轻重不一,通常与症状出现的早晚有关。症状出现越早,反应越严重。

1. 轻度反应　出现皮肤瘙痒,局部或全身出现荨麻疹。

2. 中度反应　出现血管神经性水肿,多见于颜面部,表现为眼睑、口唇高度水肿。也可发生喉头水肿与支气管痉挛,表现为呼吸困难、哮喘,听诊两肺可闻及哮鸣音。

3. 重度反应　发生过敏性休克,可危及生命。

(三)预防及处理

1. 献血前,仔细询问过敏史,选用无过敏史的献血员。

2. 献血者在采血前4小时内不宜吃高蛋白、高脂肪饮食,宜用少量清淡饮食或糖水,以免血中含有过敏物质。

3. 正确管理血液和血制品。

4. 既往有输血过敏史者应尽量避免输血,若确实因病情需要须输血时,应输注洗涤红细胞或冰冻红细胞,输血前30分钟口服抗组胺药或使用类固醇类药物。

5. 输血前详细询问患者的过敏史,了解患者的过敏原,寻找对该过敏原无接触史的供血者。

6. 根据患者过敏反应的程度给予对症处理。①轻度过敏反应,减慢输血速度,不必停止输血,给予抗过敏药物,如苯海拉明、异丙嗪或地塞米松,用药后症状可缓解。②中、重度过敏反应,应立即停止输血,保持静脉畅通,通知医生,根据医嘱给予0.1%肾上腺素0.5~1ml皮下注射或静脉滴注氢化可的松或地塞米松等抗过敏药物,严密观察患者的生命体征。③呼吸困难者,给予高流量氧气吸入;严重喉头水肿者,应及时作气管插管或气管切开,以保持呼吸道通畅,防止窒息。④循环衰竭者,给予抗休克治疗,行心肺功能监护。

三、溶血反应

溶血反应是受血者或供血者的红细胞发生异常破坏或溶解引起的一系列临床症状。溶血反应是最严重的输血反应,分为血管内溶血和血管外溶血,常见为血管内溶血。

(一)发生原因

1. 输入异型血　即供血者和受血者血型不符,造成血管内溶血,反应发生快,一般输入10~15ml即可产生症状。

2. 输入了变质的血液　输血前红细胞已被破坏溶解,如血液贮存过久、保存温度过高(血库冰箱应恒温4℃)、血液振荡过剧、血液内加入高渗或低渗溶液或影响pH的药物、血液受到细菌污染等,均可导致红细胞大量破坏。

3. Rh因子所致溶血　Rh阴性者首次接受Rh阳性血液时不发生溶血反应,但输血2~3周后其血清中即产生抗Rh阳性抗体。当再次接受Rh阳性血液,即可发生溶血反应。一般在输血后1~2小时发生,也可延迟至6~7天后出现症状。

4. 多次输血后,患者血浆中产生了不易发现的不规则抗体,或输入未被发现的抗体所致延迟性的溶血反应。

(二)临床表现

1. 血管内溶血　轻重不一,轻者与发热反应相似,重者在输入10~15ml血液时即可出现症状,死亡率高。通常可将溶血反应的临床表现分为以下三个阶段:

第一阶段:由于受血者血清中的凝集素与输入血中红细胞表面的凝集原发生凝集反应,

使红细胞凝集成团,阻塞部分小血管。患者出现头部胀痛,面部潮红,恶心、呕吐,心前区压迫感,四肢麻木,腰背部剧烈疼痛和胸闷等症状。

第二阶段:由于凝集的红细胞发生溶解,大量血红蛋白散布到血浆中,出现黄疸和血红蛋白尿,同时伴有寒战、高热、呼吸困难、发绀和血压下降等症状。

第三阶段:由于大量血红蛋白从血浆中进入肾小管,遇酸性物质变成结晶体,致使肾小管阻塞;又因为抗原、抗体的相互作用,使肾小管内皮缺血、缺氧而坏死脱落,进一步加重了肾小管阻塞,导致急性肾衰竭。患者出现少尿或无尿,管型尿和蛋白尿,高钾血症、酸中毒等症状,严重者可导致死亡。

2. 血管外溶血　Rh 血型不合所引起的溶血反应较少见,且发生缓慢,可在输血后几小时至几天后才发生,症状较轻,有轻度的发热伴乏力、贫血、血胆红素升高等症状。

(三)预防及处理

1. 认真做好血型鉴定和交叉配血试验。

2. 加强工作责任心,输血前认真查对。严格核对患者和供血者姓名、血袋号和配血报告有无错误,采用同型输血。

3. 严格遵守血液保存规则,不可使用变质血液。

4. 采血时要轻拿轻放,运送血液时不要剧烈震荡;严格观察储血冰箱温度,并详细记录。

5. 一旦发生溶血反应,应进行以下处理:①立即停止输血,更换输注器械,维持静脉通路,及时报告医生。②立即抽取受血者静脉血加肝素抗凝剂,分离血浆,观察血浆色泽,若呈粉红色,可协助诊断,同时测定血浆游离血红蛋白量。③给予氧气吸入,遵医嘱给予升压药或其他药物治疗,如使用大剂量肾上皮质激素甲泼尼龙或地塞米松、保护胃肠道黏膜药物等。④核对受血者与供血者姓名和 ABO 血型、Rho 血型。用保存于冰箱中的受血者与供血者血样、新采集的受血者血样、血袋中血样,重做 ABO 血型、Rho 血型、不规则抗体及做交叉配血试验。⑤抽取血袋中血液做细菌学检验,以排除细菌污染反应。⑥双侧腰部封闭,并用热水袋热敷双侧肾区或双肾超短波透热疗法,以解除肾血管痉挛,保护肾脏。⑦口服或静脉滴注碳酸氢钠,以碱化尿液,防止或减少血红蛋白结晶阻塞肾小管。⑧严密观察生命体征和尿量、尿色的变化,插入导尿管,检测每小时尿量,同时做尿血红蛋白测定并记录。若发生肾衰竭,行腹膜透析或血液透析治疗。⑨如出现休克症状,给予抗休克治疗。⑩心理护理:安慰患者,消除其紧张、恐惧心理。

6. 根据患者血红蛋白情况,可给予输注悬浮红细胞　若为 ABO 溶血,应选用 O 型洗涤红细泡或悬浮红细胞输注;输注血浆制剂,应给予输注 AB 型血浆、AB 型冷沉淀。若为 RhD 溶血,可选用 RhD 阴性 ABO 血型与患者同型悬浮红细胞输注。

7. 严重患者应尽早进行血浆置换治疗。

四、循环负荷过重反应

(一)发生原因

1. 由于输血速度过快,短时间内输入过多血液,使循环血容量急剧增加,心脏负荷过重而引起心力衰竭和急性肺水肿。

2. 易发生于心脏代偿功能减退的患者,如心脏病患者、老年人、幼儿、低蛋白血症或慢性严重贫血患者(红细胞减少而血容量增多者)。

（二）临床表现

1. 表现为输血过程中或输血后1小时，患者突然出现呼吸困难、胸闷、发绀、心率加快、烦躁不安、大汗淋漓、咳嗽、咳粉红色泡沫痰，严重时痰液可从口、鼻涌出。严重者可导致死亡。

2. 体查　患者常端坐呼吸，颈静脉怒张、听诊肺部有大量水泡音、中心静脉压升高。

3. 胸部摄片显示肺水肿影像。

（三）预防及处理

1. 输血过程中，密切观察患者情况，严格控制输血速度和短时间内输血量，控制总入液量，保持出入平衡，对心、肺疾患者或老年、儿童尤应注意。

2. 出现急性肺水肿症状，立即停止输血，及时与医生联系，进行紧急处理。如果病情允许，协助患者取端坐位，两腿下垂，以减少下肢静脉回流，减轻心脏负担。同时安慰患者，以减轻其紧张心理。

3. 给予高流量氧气吸入，一般氧流量为6～8L/min，可使肺泡内压力增高，减少肺泡内毛细血管渗出液的产生；同时给予20%～30%酒精湿化吸氧，因酒精能降低肺泡内泡沫的表面张力，使泡沫破裂消散，从而改善肺部气体交换，迅速缓解缺氧症状。但要注意吸入时间不可过长，以免引起酒精中毒。

4. 遵医嘱予以镇静、镇痛、平喘、利尿、强心、血管扩张剂等药物治疗，以稳定患者紧张情绪，扩张周围血管，加速液体排出，减少回心血量，减轻心脏负荷。同时应严密观察病情变化并记录。

5. 清除呼吸道分泌物，保持呼吸通畅，定时给患者叩背，协助排痰，并指导患者进行有效呼吸。

6. 必要时用止血带进行四肢轮扎，即用止血带或血压计袖带作适当加压，以阻断静脉血流，但动脉血流仍通畅。每隔5～10分钟轮流放松一侧肢体的止血带，可有效地减少静脉回心血量，待症状缓解后，逐步解除止血带。

7. 静脉放血200～300ml也是一种有效减少回心血量的最直接的方法，但应慎用，贫血患者应禁忌采用。

五、出血倾向

（一）发生原因

1. 稀释性血小板减少　库存血超过3小时后，血小板存活指数仅为正常的60%，24小时后及48小时后，分别降为12%和2%，若大量输入无活性血小板的血液后，导致稀释性血小板减少症，使凝血因子减少而引起出血。

2. 凝血因子减少　贮存血液中，血浆中第V、Ⅷ、Ⅺ因子都会减少。

3. 枸橼酸钠输入过多　枸橼酸盐与钙离子结合，使钙离子下降。

4. 原发性纤溶、弥散性血管内凝血（DIC）、输血前使用过右旋糖酐等扩容剂等。

5. 长期反复输血或超过患者原血液总量的输血。

（二）临床表现

患者创面渗血不止或手术野渗血不止，手术后持续出血；非手术部位皮肤、黏膜出现紫癜、瘀斑、鼻出血、牙龈出血、血尿、消化道出血、静脉穿刺处出血等。凝血功能检查可发现凝血酶原时间(PT)、活化部分凝血活酶时间(APTT)、血小板计数(PIT)明显降低。

（三）预防及处理

1. 短时间内输入大量库存血时应严密观察患者意识、血压、脉搏等变化注意皮肤、黏膜或手术伤口有无出血。

2. 尽可能输注保存期较短的血液,严格掌握输血量,每输入库存血 3～5U,应补充鲜血1U。即每输 1500ml 库血即予新鲜血 500ml,以补充凝血因子。

3. 每输注库存血 1000ml,静脉注射 10% 葡萄糖酸钙 10ml,防止发生低血钙。

4. 血容量不足的患者,输血前勿使用过多的右旋糖酐,可交替输注其他血浆代用品。

5. 若出现出血表现,首先除外溶血反应,立即抽血做出血、凝血项目检查,查明原因,给予输注新鲜血、血小板悬液,补充各种凝血因子。

六、枸橼酸钠中毒反应

（一）发生原因

大量输血使枸橼酸钠大量进入体内,如患者的肝功能受损,枸橼酸钠不能氧化和排出,即和血中游离钙结合而使血钙下降,以致凝血功能障碍、毛细血管张力减低、血管收缩不良和心肌收缩无力等。

（二）临床表现

手足搐搦、出血倾向、血压下降、心率缓慢。心电图出现 Q-T 间期延长,甚至心搏骤停。

（三）预防及处理

1. 严密观察患者的反应,慎用碱性药物,注意监测血气和电解质化验结果,以此来维持体内水、电解质和酸碱的平衡。

2. 每输入库血 1000ml,须按医嘱静脉注射 10% 葡萄糖酸钙或氯化钙 10ml,以补充钙离子。

七、细菌污染反应

（一）发生原因

1. 采血袋、保养液及输血器具未消毒或消毒不彻底,塑料采血袋制造缺陷或损害。

2. 献血者皮肤未经严格消毒或体内有化脓病灶,或献血者有菌血症。

3. 采血空间无菌状况不符合要求,采血时针头帽拔出过早使空气进入采血袋。

4. 血液加工过程中操作不当,在污染的水浴中解冻血浆或冷沉淀等,使血液制品受到细菌污染。

（二）临床表现

一般在输注开始后迅速出现症状,也可延迟至数小时后发生。轻者以发热为主;重者在输注少量血液制剂后立即发生寒战、高热、头胀、面色潮红、皮肤黏膜充血、烦躁不安、大汗、呼吸困难、干咳、恶心、呕吐、腹痛、腹泻、血压下降、脉细弱,严重者可发生休克,急性肾衰竭、DIC 而死亡。

（三）预防及处理

1. 采血到输血的全过程中,各个环节都要严格遵守无菌操作。

2. 血袋内血制品变色或混浊、有絮状物、较多气泡等任何可疑迹象均可以认为有细菌污染可能而废弃不用。

3. 使用质量好的新型一次性血袋,可以缩短采血前的准备时间,减少采血用物及准备,减少操作步骤,不易划破血袋,无需开放操作,以减少血袋造成的污染。

4. 一旦发现症状,立即停止输血,及时通知医师。更换输注器械,保持静脉通路通畅,保持呼吸道通畅,并给予高浓度面罩吸氧。

5. 将输血器械和剩余血及病员血标本均行涂片染色检查,做血培养和药敏试验。

6. 高热者,给予物理降温,定时测量体温、脉搏、呼吸和血压,准确记录出入水量,严密观察病情变化,应用广谱抗生素抗感染治疗,但对肾脏有毒性药物应慎用。早期发现休克症状,积极抗休克治疗。

八、低体温

(一)发生原因

1. 库存血大多低温保存,由于紧急需要或医护人员粗心,未在室温放置就给患者输入,导致输入的血液温度过低。

2. 输注室温血制品过快过量,造成"冷稀释"。

3. 患者自身体质较差,对冷刺激敏感性增强;患者紧张、恐惧的情绪使血液重新分配,影响了回心血量以及机体的微循环,易致低体温的发生。

(二)临床表现

患者出现寒冷或寒战,皮肤冰冷,心律失常,监测体温可降至30℃左右。

(三)预防及处理

1. 将大量备用的库血放在温度适宜的环境中自然升至室温再输入;使用输血加温器为患者加温输血;采用即时加温法,即在输血器近肢体端的30~40cm置于盛有37℃、500ml生理盐水的玻璃瓶;也可以用热水袋加温输血的肢体。

2. 大量快速输血时将房间温度控制在24~25℃。

3. 注意给患者保温,如:避免不必要的躯体暴露,输血过程中使用温热的盐水及冲洗液,低体温者给予热水袋保暖等积极处理。

4. 加强患者的心理疏导,减轻患者的紧张、恐惧情绪,使患者对冷刺激的阈值降低。

5. 密切观察并记录患者的体温变化。采用能测量35.5℃以下的体温计。

九、疾病传播

(一)发生原因

1. 是由于献血者的血液中含有感染性病原体,导致受血者发生相应的感染性疾病。献血者的血液中可能含有传染性病原体,如乙型、丙型病毒性肝炎、艾滋病等,未能被检出,误用了带有病原体的血液。

2. 采血、贮血、输血操作过程中血液被污染。

(二)临床表现

输血后一段时间,出现经输血传播的相关疾病的临床表现。常见的疾病有:乙型肝炎和丙型肝炎、艾滋病、巨细胞病毒感染、梅毒、疟疾、EB病毒感染、人类T淋巴细胞病毒Ⅰ型和Ⅱ型感染、黑热病、回归热、丝虫病和弓形体病等,还有因被细菌污染的败血症。受感染患者可能持续很长时间而无任何相关表现。

（三）预防及处理

1. 严格掌握输血适应证，非必要时应避免输血。

2. 杜绝传染患者和可疑传染病者献血。

3. 严格对献血者进行血液和血液制品的检测，如 HBsAg、抗 HBc 以及抗 HIV 等检测。

4. 在血液制品生产过程中采用加热或其他有效方法灭活病毒。

5. 鼓励自体输血。

6. 严格对各类器械进行消毒，在采血、贮血和输血操作的各个环节，认真执行无菌操作。

7. 对已出现输血传染的疾病者，报告医生，因病施治。

十、液血胸

（一）发生原因

多见于外科手术后穿刺颈静脉留置针的患者，经留置针输入血液，由于医护人员穿刺技术或患者烦躁不安，不能配合等原因，导致留置针穿破静脉管壁并进入胸腔，导致血液进入胸腔所致。

（二）临床表现

进行性呼吸困难，口唇及皮肤发绀；查体可见患侧胸部肿胀、隆起、呼吸运动减弱；纵隔向左侧移位，叩诊浊音到实音，呼吸音减弱或消失。X 线胸片可明确诊断。

（三）预防及处理

1. 输血前向患者做好解释工作，取得合作。对烦躁不安者，穿刺前予以镇静剂。同时，提高医护人员留置针穿刺水平。

2. 输血前认真检查留置针有无外漏，确定无外漏后方可输血。

3. 疑有外漏者，立即取下输血管，用注射器接留置针反复回抽，如无见回血，迅速拔出留置针。

4. 已发生血胸者，用注射器在右胸第二肋下穿刺，可取得血性胸液。立即行胸腔闭式引流，留取引流液化验，并按胸腔闭式引流术进行护理。

5. 改用其他静脉通路继续输血、输液。

6. 严密观察病情变化，监测血压、脉搏、呼吸、血氧饱和度，并记录。

十一、空气栓塞、微血管栓塞

（一）发生原因

1. 输血导管内空气未排尽。

2. 导管连接不紧，有缝隙。

3. 加压输血时，无人在旁看守；输血结束未及时更换液体或拔针。

（二）临床表现

随进入的气体量多少不同，临床表现不同。当有大量气体进入时，患者感到胸部异常不适或有胸骨后疼痛，突发乏力、眩晕，随即出现呼吸困难和严重的发绀，并伴有濒死感。

（三）预防及处理

1. 输血前认真检查输血器的质量，必须把输血管内空气排尽，输血过程中加强巡视，及时更换液体或拔针;加压输血时应专人守护,不得离开患者,及时更换输血袋。

2. 进行锁骨下静脉和颈外静脉穿刺时,术前让患者取垂头仰卧位,然后屏气,深吸气后憋住气,再用力作呼气运动。经上述途径留置中心静脉导管后,随即摄胸部平片。

3. 拔除较粗、近胸腔的静脉导管时,必须严密封闭穿刺点。

4. 如出现上述空气栓塞临床表现,立即停止输血,及时通知医生,积极配合抢救,安慰患者。

5. 立即为患者取左侧卧位和头低脚高位,头低脚高位时可增加胸腔内压力,以减少空气进入静脉;左侧卧位可使肺动脉的位置低于右心室,气体则向上飘移到右心室尖部,避开肺动脉口,由于心脏搏动将空气混成泡沫,分次少量进入肺动脉内。

6. 给予高流量氧气吸入,提高患者的血氧浓度,纠正严重缺氧状态。

7. 有条件时,可使用中心静脉导管抽出空气。每隔 15 分钟观察患者神志变化,监测生命体征,直至平稳。

8. 病情严重者需气管插管人工通气,出现休克症状时及时抗休克治疗。

十二、移植物抗宿主反应

(一)发生原因

1. 免疫缺陷或功能低下患者多次接受输血。

2. 免疫功能正常者,供血者的纯合子人白细胞抗原(HLA)输入受血者的杂合子 HLA 后产生的 T 细胞所引起的一种罕见的致命并发症。

3. 由亲属供血者引发者居多。其中一级亲属间(父母与子女)输血合并移植物抗宿主反应的预测危险性较非亲属间输血高,第二代血亲供血者,如(外)祖父母、(外)孙子女等,比第一代血亲供血者危险性更大。

(二)临床表现

输血后 10 ~ 12 天出现发热、皮疹、腹泻(可为稀便、水样便或血水便,腹泻多伴有腹痛)、肝功损伤(肝区不适或疼痛,肝大,黄疸,谷丙转氨酶、谷草转氨酶、乳酸脱氢酶等不同程度增高)及血象三系减少。本病预后很差。

(三)预防及处理

1. 避免长期反复输血。

2. 尽量输入经 γ 射线照射后的血液制品,尤其是对所有血液都进行辐射后再输注,以灭活血液中的淋巴细胞。也可采用白细胞滤器去除白细胞。

3. 由于目前使用大剂量肾上腺素,抗胸腺细胞球蛋白及其他免疫抑制剂均不能降低死亡率。多采取支持对症治疗,强调预防为主。

十三、输血相关性肺损伤

(一)发生原因

患者有手术、创伤、严重感染等情况,由于输注含有针对受血者白细胞的抗体、活性脂质成分或细胞因子的血制品,大多发生在供血者是多次生育的经产妇的情况。

(二)临床表现

一般在输血开始后 1 ~ 4 小时发病,表现为快速的呼吸衰竭,低氧血症。肺动脉压 ≤

18mmHg 或者无左房压升高的临床证据；动脉 $PaO_2/FiO_2 < 300mmHg$ 或者 $SaO_2 < 90\%$。肺部 X 线检查呈双肺浸润。

（三）预防及处理

1. 严格掌握输血指征，不要滥用血制品，尤其是不应把血浆作为扩容剂或白蛋白替代物。

2. 加强献血者的管理，不应用易产生白细胞抗体或已存在白细胞抗体的供血者的血液，如多次生育的经产妇、输过血的供血者所供的血制品。

3. 如发生输血相关性肺损伤症状，积极予以对症支持治疗。给予吸氧，严重者予气管插管和机械通气。出现低血压者，及时扩容、升压，必要时给予收缩血管治疗。其他治疗措施如输注 5% 白蛋白，使用糖皮质激素等。

十四、铁超负荷

（一）发生原因

由于每单位血中含铁 200～250mg，长期输血患者平均每天约多出铁 0.4～0.5mg/（kg·d），在 10～20 次输注后患者出现铁超负荷。

（二）临床表现

表现为实质组织（如肝脏、心脏）的纤维化和功能损害，称为继发性血色病，若仅组织含铁血黄素沉着，为含铁血黄素沉着症。发生输血后血色病通常输血量在 10 000ml 以上，累及的组织有肝脏、心脏、皮肤、胰腺及其他内分泌腺，导致肝硬化、肝纤维化、肝癌，心力衰竭，糖尿病，不育及生长抑制。

（三）预防及处理

1. 严格掌握输血指征，尽量减少不要的输血。

2. 对于需长期输血的患者，在输血 1 年后或输注红细胞 50 次后开始除铁治疗。

3. 出现铁超负荷者，采用铁结合因子，如去铁胺，20～60mg/（kg·d），去铁酮 75mg/（kg·d），将血清铁蛋白保持在 1000μg/L 以下水平，可以有效减少铁在体内聚积，逆转心脏及肝脏疾病。对于重症铁超负荷者，可以联合使用去铁胺和使用。去铁胺对去除肝脏中沉积的铁有优势，而去铁酮更能去除心脏中沉积的铁。用药后每周检测血象，进行白细胞分类计数。最初 3～6 个月，每月测定 ALT，之后每 6 个月测定一次。每 3 个月测定铁蛋白水平，每年评价肝脏铁含量。

附 3-1　间接输血法操作规程

1. 评估

（1）评估患者病情、全身状况、治疗情况、血型、输血指征、输血史及过敏史等。

（2）患者穿刺部位皮肤、血管状况；根据病情、输血途径、输血量、年龄选择静脉，避开破损、发红、硬结、皮疹等部位的血管。

（3）患者的心理状态及对输血相关知识的了解程度。

（4）患者的合作能力。

2. 用物准备

（1）治疗盘内盛：一次性无菌输血器一套，装置同静脉输液法，其中茂菲滴管由滤血器代替,滤血器的网孔直径为170μm,可去除大的细胞碎屑和纤维蛋白等微粒,而血细胞、血小板、血浆、凝血因子等均可通过滤网、同型血液及交叉配血单、无菌生理盐水、血管钳、止血带、胶布、弯盘、皮肤消毒剂、无菌棉签、一次性手套、小垫枕、输血卡,血液制品(根据医嘱准备)。

(2)治疗车下层准备以下物品:污物桶3个,一个放置损伤性废弃物(用过的针头),一个放置感染性废弃物(用过的棉签),一个放置生活垃圾(用过的输血器、棉签等的外包装)。

(3)输液架,必要时备夹板、绷带、便器。

3. 环境准备 整洁、安静、舒适、安全。

4. 操作步骤

(1)洗手、戴口罩,必要时做好职业防护。备好药液与血制品。

(2)将备齐用物携至患者床旁,核对患者床号、姓名,与另一位护士一起再次核对和检查,并解释操作目的、方法、注意事项及配合要点,以取得合作。

(3)按密闭式输液法建立静脉通道,输少量生理盐水。

(4)两人核对:"三查"、"八对"。"三查"即血制品的有效期、血制品的质量及输血装置是否完好;"八对"即患者的床号、姓名、住院号、血袋(瓶)号、血型、交叉试验结果、血制品种类和剂量。

(5)以手腕旋转将血袋内的血液轻轻摇匀。

(6)戴手套,打开储血袋封口,常规消毒或用安尔碘消毒开口处塑料管,将输血器针头从生理盐水瓶上拔出,插入输血器的输血接口,缓慢将储血袋挂于输液架,再挂上输血标识牌。

(7)调节输血速度,应视患者情况而定。开始输入时速度宜慢,观察15分钟,如患者无不适后再根据病情和年龄调节滴速。

(8)协助患者取舒适卧位,撤去治疗巾,取出止血带和小垫枕,整理床单位。

(9)将呼叫器放于患者易取处。

(10)整理用物,洗手并记录。

(11)如果需要输入2袋以上的血液时,应在上一袋血液将要输完时,常规消毒或用安尔碘消毒生理盐水瓶塞,然后将针头从储血袋中拔出,插入生理盐水瓶中,输入少量生理盐水,然后再按与第一袋血相同的方法连接血袋继续输血。

(12)用上述方法继续滴入生理盐水,直到将输血器内的血液全部输入体内再拔针。

(13)取下的血袋,送回输血科保留24小时备查,以备患者在输血后发生输血反应时检查、分析原因。

(14)如不再输血或其他液体,则可拔出针头,用无菌棉签按压局部针孔。

(15)整理床单位,清理用物归还原处。洗手,把输血过程详细记录在护理记录单上。

附3-2 直接输血法操作规程

1. 评估

(1)评估患者病情、全身状况、治疗情况、血型、输血指征、输血史及过敏史等。

(2)患者穿刺部位皮肤、血管状况;根据病情、输血途径、输血量、年龄选择静脉,避开破损、发红、硬结、皮疹等部位的血管。

(3)患者的心理状态及对输血相关知识的了解程度。

（4）患者的合作能力。

2. 用物准备

（1）无菌治疗盘内盛:50ml无菌注射器及型号合适的针头或头皮针数个(根据输血量多少而定)、3.8%枸橼酸钠溶液、无菌纱块。

（2）治疗车上层放置:同型血液及交叉配血单,血压计、血管钳、止血带、治疗巾或一次性纸巾、小垫枕、砂轮、启瓶器、无菌棉签、2%碘酊、75%乙醇溶液、胶布、弯盘、输血卡,必要时备夹板、绷带。

（3）治疗车下层准备以下物品:污物桶3个,一个放置损伤性废弃物(用过的针头),一个放置感染性废弃物(用过的棉签),一个放置生活垃圾(用过的输血器、棉签等的外包装)。

3. 环境准备 整洁、安静、舒适、安全。

4. 操作步骤

（1）洗手、戴口罩,必要时做好职业防护。每副50ml注射器抽吸3.8%枸橼酸钠生理盐水5ml备用。

（2）将备齐用物携至患者床旁,核对患者床号、姓名,与另一位护士一起再次核对和检查。请供血者和患者分别平卧于相邻的两张床上,露出各自供血或受血的一侧肢体,并向供血者和患者分别解释操作目的、方法、注意事项及配合要点,以取得合作。

（3）两人核对,认真核对供血者和患者的姓名、血型及交叉配血结果。

（4）将血压计袖带缠于供血者上臂并充气。

（5）选择穿刺静脉,常规消毒两者皮肤。

（6）用加入抗凝剂的注射器抽取供血者的血液,然后立即行静脉注射直接将抽出的血液输给患者。此过程由三位护士协同操作,即一人抽血,一人传递,一人输注给患者。如连续进行注射,在更换注射器时不需拔出针头,仅用手指压穿刺静脉部位前端,以减少出血。

（7）输血完毕,拔出针头,用无菌纱布按压穿刺点止血至无出血。

（8）整理床单位,清理用物归还原处。洗手,把输血过程详细记录在护理记录单上。

5. 注意事项

（1）正确填写化验单,连同血标本试管标签,前往患者床边采血,一次只为一位患者采血。禁止同时采集两个患者的血标本,以避免差错。

（2）充分认识安全输血的重要性,在取血和输血过程中,要严格执行查对制度和无菌操作。在输血前,一定要由两人核对无误后方可输入。

（3）如用库血,必须认真检查库血质量。正常血液分为两层,上层血浆呈黄色,下层血细胞呈红色,两者之间界线清楚,无凝块。如血浆变红,血细胞呈暗红色,界线不清,提示可能溶血,不能使用。

（4）输血前后及两袋血之间,须输入少量生理盐水,以防发生不良反应。

（5）血液内不得随意加入其他药品,如钙剂、酸性或碱性药品、高渗或低渗溶液,以防血液凝集或溶解。

（6）加强输血过程中的巡视,特别是输血开始后10~15分钟内,耐心听取患者的主诉,观察有无输血反应的征象。一旦出现输血反应,立即停止输血,通知医生,按输血反应进行处理。

（7）严格掌握输血速度,对年老体弱、严重贫血、心衰患者应谨慎,滴速宜慢。

（罗伟香 杨舒广）

参 考 文 献

1. 郭永建,褚晓凌. 英国血液成分输注指南及对我国输血安全的启示(上). 中国输血杂志,2010,23(11): 990-996

2. 临床输血规范流程协作组. 溶血性输血反应与细菌性输血反应处置流程. 中国输血杂志,2012,25(9): 824-825

3. 李小寒,尚少梅. 基础护理学. 第4版. 北京:人民卫生出版社,2012

4. 孙玲,徐淑艳,翟秀宇. 输血并发症的预防及护理. 国际护理学杂志,2007,26(8):792-794

5. 姚根宏. 急性输血反应的发生及对策. 临床输血与检验,2011,13(2):188-190

6. 赵凤绵,王毅,刘敬闪,等. 输血相关性肺损伤的预防. 中国输血杂志,2009,22(9):776-779

7. 中华人民共和国卫生部. 临床输血技术规范. 2000

8. 中华人民共和国卫生部. 医疗机构临床用血管理办法. 2012

9. Alter HJ,Klein HG. The hazards of blood transfusion in historical perspective. Blood,2008,112(7):2617-2626

10. American Association of Blood Banks(AABB). Standards for blood banks and transfusion services. 27th ed. Bethesda:AABB Press,2011

11. Dubey A,Verma A,Sonker A,et al. Sudden increased incidence of transfusion reactions reported from a ward: root cause analysis. Transfusion,2009,49(3):409-410

12. Eder AF,Chambers LA. Noninfectious complications of blood transfUsion. Arch Path Lab Med,2007,131(5): 708-718

13. Matsuyama N,Hirayama F,Wakamoto S,et al. Application of the basophile activation test in the analysis of allergic transfusion reaction. Transfusion Med,2009,19(5):274-277

14. McDonald C,McGuane S,Thomas J,et al. A novel rapid and effective donor arm disinfection method. Transfusion,2010,50(1):53-58

15. Petrides M,Stack G,Cooling L,et al. Practical guide to transfusion medicine,(2nd ed.),Bethesda,AABB Press,2007

16. Treleaven J,Gennery A,Marsh J,et al. Guidelines on the use of irradiated blood components prepared by the British Committee for Standards in Haematology blood transfusion task force. Br J Haematol,2011,152(1): 35-51

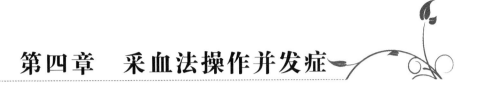

第四章　采血法操作并发症

血液检查是判断体内各种功能及异常变化的最重要指标之一,是临床最常用的检验项目,它不仅可反映血液系统本身的病变,也可为判断患者病情进展程度以及治疗疾病提供参考。临床血液标本分为三类:①全血标本,用于对血细胞成分的检查,血沉、血常规检查等;②血清标本,用于大部分临床生化检查和免疫学检查,如测定血清酶、脂类、电解质、肝功能等;③血浆标本,适用于部分临床生化检查,凝血因子测定和游离血红蛋白测定等必须采集血浆标本。

根据采血部位,可将采血法分为毛细血管采血法、静脉采血法、动脉采血法三种。毛细血管采血法主要用于床旁项目和急诊项目,检验结果代表局部状态,成人常在指端,婴幼儿常在拇指或足跟部位采血;静脉采血法通常在肘部静脉、腕部静脉或手背静脉采血;动脉采血法主要用于血气分析,多在股动脉或桡动脉处采血,采得血标本必须与空气隔绝,立即送检。

由于采血法为一项侵入性操作,不论采取哪种方法采血,因患者自身、操作者的技术水平等原因均可产生一些并发症,如感染、皮下出血、晕针或晕血、桡神经损伤等。本章将分别进行叙述。

第一节　静脉解剖与生理

静脉是运送血液回心的血管,起始于毛细血管,止于心房。全身的静脉分为肺循环的静脉和体循环的静脉。

在结构和分布上,静脉有以下特点:存在成对静脉瓣;体循环静脉分浅(皮下)、深(伴行)两类;静脉的吻合比较丰富;常与动脉和神经伴行。

一、静脉组织结构和分类

详见第一章注射法操作并发症第一节。

二、临床常见静脉采血部位解剖和生理

临床常用静脉采血部位有上肢浅静脉、下肢浅静脉等。

(一)上肢浅静脉

上肢较为恒定的浅静脉有三条,即头静脉、贵要静脉和肘正中静脉及其属支。临床上,常通过上肢的浅静脉进行采血,输液或注入药物。

1. 头静脉　头静脉起自手背静脉网的桡侧,沿前臂下部的桡侧、前臂上部和肘部的前面以及肱二头肌外侧沟上行,再经三角肌与胸大肌间沟行至锁骨下窝,穿深筋膜注入腋静脉或锁骨下静脉。头静脉在肘窝处通过肘正中静脉与贵要静脉交通。头静脉收集手和前臂桡

侧浅层结构的静脉血。

2. 贵要静脉 贵要静脉起自手背静脉网的尺侧,沿前臂尺侧上行,于肘部转至前面,在肘窝处接受肘正中静脉,再经肱二头肌内侧沟行至臂中点平面,穿深筋膜注入肱静脉,或伴肱静脉上行,注入腋静脉。贵要静脉收集手和前臂尺侧浅层结构的静脉血。

3. 正中静脉 肘正中静脉连于头静脉和贵要静脉之间。肘正中静脉的构成形式变化较多,有时还接受前臂正中静脉,为临床常用采血部位。

（二）下肢浅静脉

下肢浅静脉包括小隐静脉和大隐静脉及其属支。

1. 大隐静脉 大隐静脉是全身最长的浅静脉,在足内侧缘起自足背静脉弓,经内踝前方,沿小腿内面、膝关节内后方、大腿内侧面上行,穿阔筋膜的隐"V"裂孔,注入股静脉。大隐静脉收集足、小腿和大腿的内侧部以及大腿前部浅层结构的静脉血,位置表浅。临床上在此常作静脉穿刺。

2. 小隐静脉 小隐静脉在足外侧缘起自足背静脉弓,经外踝后方,沿小腿后面上行,至腘窝下角处穿深筋膜,再经腓肠肌两头之间上行,注入腘静脉。小隐静脉收集足外侧部和小腿后部浅层结构的静脉血。

（三）下肢深静脉

下肢深静脉包括胫前静脉、胫后静脉、腘静脉和股静脉。股静脉在腹股沟韧带的稍下方位于股动脉内侧,是接受大隐静脉和与股动脉分支伴行的静脉。临床上常在此处作静脉穿刺插管。

（四）小儿头皮静脉

新生儿和婴幼儿输液、输血和静脉给药等治疗常用小儿头皮静脉,常用的血管有额前正中静脉、颞浅静脉和耳后静脉等。

第二节 动脉解剖与生理

动脉是由心室发出的血管。动脉在行径中不断分支,愈分愈细,小动脉最后移行为毛细血管。动脉管壁较厚,平滑肌较发达,弹力纤维较多,管腔断面呈圆形,具有舒缩性和一定的弹性,可随心脏的收缩、血压的高低而明显的搏动。

一、动脉组织结构和分类

根据动脉管径的粗细、结构和功能的不同分为大动脉、中动脉、小动脉和微动脉。

（一）大动脉

大动脉包括主动脉、肺动脉、无名动脉、颈总动脉、锁骨下动脉、椎动脉和髂总动脉,大动脉的管壁中有多层弹性膜和大量弹性纤维,平滑肌则较少,具有很强的弹性;可缓冲心脏收缩压力,维持血液连续流动,故又称弹性动脉。大动脉管壁结构特点如下:

1. 内膜 内皮下层较厚,内弹性膜与中膜的弹性膜无明显分界。

2. 中膜 最厚,由40~70层弹性膜构成,各层弹性膜由弹性纤维相连,弹性膜之间夹杂少量环形平滑肌、胶原纤维和弹性纤维。

3. 外膜 相对较薄,由结缔组织构成,外弹性膜不明显。

(二) 中动脉

除大动脉外,凡在解剖学上有名称的,管腔大于 1mm 的动脉多属于中动脉。因为含有丰富的平滑肌,收缩性很强,能够调节分配到机体各个部位的血量,所以中动脉又称作肌性动脉。

1. 内膜　内皮下层较薄,内弹性膜明显。
2. 中膜　中膜较厚,由 10~40 层环形平滑肌组成,之间夹杂少量弹性纤维及胶原纤维。
3. 外膜　与中膜厚度相等,与中膜交界的外膜内大多有数层外弹性膜。

(三) 小动脉

管径 1mm 以下至 0.3mm 以上的动脉称为小动脉。小动脉包括粗细不等的几级分支,也属肌性动脉。较大的小动脉,内膜有明显的内弹性膜,中膜有几层平滑肌,外膜厚度与中膜相近,一般没有外弹性膜。

小动脉属于肌性动脉,调节、分配到组织中的血流量,维持机体血压。

(四) 微动脉

管径在 0.3mm 以下的动脉,称微动脉。内膜无内弹性膜,中膜由 1~2 层平滑肌和少量胶原纤维组成,外膜较薄。

二、临床常见动脉采血部位解剖和生理

临床常用动脉采血部位有桡动脉、股动脉、足背动脉等。

(一) 桡动脉

桡动脉行于前臂桡侧,分支营养前臂肌,在腕部于皮下桡侧腕屈肌腱外侧可摸到搏动,为临床触摸脉搏部位。在桡腕关节处转至手背,再经第一掌骨间隙入手掌深面。桡动脉的主要分支有:掌浅支,在桡腕关节处起自桡动脉,入手掌参与组成掌浅弓;拇主要动脉,分三支分布到拇指和示指桡侧。

(二) 股动脉

股动脉在股三角内下行,经收肌管,出收肌腱裂孔至腘窝,移行为腘动脉。在腹股沟韧带稍下方,股动脉位置表浅,活体上可摸及其搏动,当下肢出血时,可在该处将股动脉压向耻骨下支进行压迫止血。

(三) 足背动脉

足背动脉位置表浅,在踝关节前方,接胫前动脉,经𧿹长伸肌腱与趾长伸肌腱之间前行,在足背可摸到其搏动。足背出血时,可于内、外踝连线中点处将足背动脉压向踝关节,进行压迫止血。

第三节　静脉采血法操作并发症

静脉血标本采集是根据医嘱或临床需要,从患者静脉采取血液标本并送检的过程。常见静脉采血法操作并发症包括感染、皮下出血或血肿、晕针或晕血、误抽动脉血、血液循环障碍及穿刺困难等。

一、感染

(一) 发生原因

1. 操作过程未能严格执行无菌技术操作原则和手卫生原则。

2. 采血前,未能按有关规定正确使用皮肤消毒剂进行皮肤消毒。

3. 采血用物如一次性采血针、一次性注射器等存在质量问题。

（二）临床表现

采血部位局部出现红、肿、硬、温度改变和渗出。全身感染症状,如体温异常、菌血症、败血症等。

（三）预防及处理

1. 严格执行无菌技术操作原则和手卫生原则,避免污染。

2. 在采血前应做好穿刺部位皮肤准备,按规定使用皮肤消毒剂消毒。

3. 穿刺前评估皮肤,选择血管,避免在有皮肤感染的部位穿刺。

4. 出现静脉采血用物质量问题时,立即停止使用,及时上报有关管理部门。

5. 加强临床护理评估,及早发现感染征象,当怀疑出现感染时,立即通知医生,必要时行血液细菌培养。

6. 确诊发生感染时,需观察、评估和记录患者感染的临床表现和严重程度,穿刺局部可给与药物或敷料外敷、湿热敷,并遵医嘱全身应用抗感染药物治疗。

二、皮下出血或血肿

（一）发生原因

1. 采血完毕后,局部按压时间不够。

2. 采血完毕后,如果穿刺时针头在皮下走行一段距离后再刺入血管,拔针后按压部位在皮肤穿刺口,而非血管穿刺口,则不能够达到压迫止血目的。

3. 上肢浅静脉采血完毕后,如衣袖较紧,或过早使用血压袖带充气测量血压,也易引起皮下出血或血肿。

4. 操作人员技术不过关,反复穿刺,刺破血管,造成皮下出血或血肿。

（二）临床表现

穿刺部位疼痛、肿胀、有压痛,肉眼皮下瘀斑或局部肿块形成。

（三）预防及处理

1. 采血完毕后,局部按压时间 5 分钟以上。

2. 采血完毕后,局部按压方法正确,如果穿刺时针头经皮下直接进入血管,拔针后按压部位应为皮肤穿刺入口;如果穿刺时针头在皮下行走一段距离后再进入血管,拔针后按压方法是棉签与血管走行平行,将皮肤穿刺入口与血管穿刺入口一起按压。

3. 上肢静脉采血,如贵要静脉,肘正中静脉等,如衣袖较紧,应要求患者脱去该侧衣袖再采血,避免局部压迫引起皮下出血。

4. 需要监测血压的患者,避免在采血侧上肢测量血压,可在对侧测量;病情允许时,30分钟后再测量。

5. 提高采血、穿刺技术,正确掌握进针方法。

6. 如果出现皮下出血或血肿,早期冷敷,因冷可使毛细血管收缩,可防止皮下出血和肿胀,故 24 小时内应用冷敷减轻局部充血和继续出血,24 小时后可热敷,改善血液循环,减轻炎性水肿,加速皮下出血的吸收。也可采用水凝胶敷料外敷,促进皮下出血的吸收。

三、晕针或晕血

(一)发生原因

1. **心理因素**　患者在接受采血时,由于情绪过度紧张、恐惧、反射性引起迷走神经兴奋,血压下降,脑供血不足而发生晕针或晕血。

2. **体质因素**　空腹或饥饿状态下,患者机体处于应急阶段,通过迷走神经反射,引起短暂血管扩张,外周阻力下降,血压下降,脑血流量减少,发生晕针。

3. **患者体位**　坐位姿势下接受采血,其发生原因可能与体位和血压有关。坐位时下肢肌肉及静脉张力低,血液蓄积于下肢,回心血量少,心输出血量少,收缩压下降,影响脑部供血。

4. **疼痛刺激**　尤其是较难采血的患者,反复操作对皮肤神经末梢产生刺激,引起强烈疼痛,全身神经高度紧张,反射性引起小血管扩张,血压下降,脑供血不足,发生晕针。

5. **个体差异**　个别患者见到血液产生恐惧等紧张情绪,反射性引起迷走神经兴奋,血压下降,脑供血不足而发生晕针或晕血。

(二)临床表现

晕针或晕血发生时间短,恢复快,一般历经约2~4分钟。

1. **先兆期**　患者多有自述头晕眼花、心悸、心慌、恶心、四肢无力。

2. **发作期**　瞬间昏倒,不省人事,面色苍白,四肢冰凉,血压下降,心率减慢,脉搏细弱。

3. **恢复期**　神志清楚,自诉全身无力,四肢酸软,面色由白转红,四肢转温,心率逐渐恢复正常,脉搏有力。

(三)预防及处理

1. 要消除患者的焦虑紧张情绪和害怕心理,进行心理疏导,做好解释工作,有陪伴者可在患者旁边扶持协助,给患者以心理安慰,教会患者放松技巧,尽可能做到身心放松,减轻疼痛与不适。

2. 与患者交谈,了解患者基本情况,分散患者注意力。

3. 协助患者取适当体位、姿势,以利机体放松,尤其是易发生晕针或晕血患者可取用平卧位。

4. 熟练掌握操作技术,操作应轻柔、准确,做到一针见血,减少刺激。

5. 注意观察病情变化,发现晕针或晕血时及时处理。

6. 发生晕针或晕血时,立即将患者抬到空气流通处或给予吸氧。坐位患者立即改为平卧位,以增加脑部供血,指压或针灸人中、合谷穴。口服热开水或热糖水,适当保暖,数分钟后即可自行缓解。老年人或有心脏病史患者,应注意防止发生心绞痛、心肌梗死或脑部疾病等意外。

四、误抽动脉血

(一)发生原因

在部分患者上肢或下肢浅静脉无法采血时,常选择股静脉采血,如患者过度肥胖,或因血容量不足,动脉搏动不明显,容易误抽股动脉血。

（二）临床表现

如误抽动脉血,不用回抽,血液自动上升到注射器里。采得的血液颜色比静脉血鲜红。

（三）预防及处理

1. 准确掌握股静脉和股动脉的解剖位置。股动脉位于腹股沟中点,腹股沟韧带深面;股静脉位于股动脉内侧。部位选择穿刺点选在髂前上棘与耻骨结节连线的中、内段交界点下方2~3cm处,股动脉搏动处的内侧0.5~1.0cm。

2. 掌握正确的穿刺方法,洗手后用消毒液消毒手指,于股三角区扪及股动脉搏动或找髂前上棘和耻骨结节连线中点的方法作股动脉定位,并用手指加以固定;右手持注射器,针头和皮肤呈直角或45°,在股动脉内0.5cm处刺入,见抽出暗红色血,示已达股静脉。

3. 如抽出为鲜红色血液,即提示穿入股动脉,应立即拔出针头,紧压穿刺处5~10分钟,直至无出血为止,再重新穿刺采血。

五、血液循环障碍

（一）发生原因

未能正确使用止血带,如使用止血带捆扎时间过长、捆扎过紧等。

（二）临床表现

采血侧肢体局部皮肤出现皮下瘀斑、肿胀等静脉回流受阻临床表现,严重时可出现皮肤水疱、甚至肢体发黑、缺血坏死。

（三）预防及处理

1. 正确使用止血带,止血带的位置应在消毒范围以外尽可能靠近穿刺部位。

2. 扎止血带时间不宜过长,以防止出现血液循环障碍,扎止血带40~120秒为采血的最佳时间。

3. 见到血液进入采血容器后立即松开止血带。

4. 当需要重新采集静脉血液标本时,应更换对侧上肢重新采血。

5. 不要在做过乳腺手术或腋窝淋巴手术的一侧手臂采血。

6. 如出现皮下瘀斑、肿胀等静脉回流受阻表现时,立即松开止血带,抬高肢体。

六、穿刺失败

（一）发生原因

操作技术不娴熟,采血针头未进入血管,可分为以下4种情况(图4-1)。

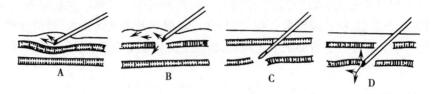

图4-1　穿刺采血失败原因示意图

1. 采血针头未刺入血管内,因刺入过浅或静脉滑动,针头未刺入血管。

2. 采血针尖斜面未完全进入血管内,即针头斜面部分在血管内,部分尚在皮下。

3. 采血针尖刺破对侧血管壁,即针头斜面部分在血管内,部分在血管外。

4. 采血针头斜面穿透对侧血管壁,即针头刺入过深,穿透下面的血管壁。

(二)临床表现

表现为抽吸无回血,如穿透血管壁局部可隆起形成皮下血肿。

(三)预防及处理

1. 加强采血操作技能训练。

2. 立即松开止血带,局部压迫至少5分钟,更换对侧上肢重新采血。

附4-1　静脉采血法操作规程

1. 评估

(1)患者病情,意识状态,生命体征。

(2)肢体活动情况、静脉情况及静脉输液治疗情况。

(3)采血部位皮肤情况:有无水肿、硬结、伤口、瘢痕等。

(4)患者的沟通、理解、合作能力以及心理状态。

2. 用物准备

(1)治疗盘内盛:消毒物品1套、消毒止血带、标本容器或真空采血管、一次性采血针或注射器、检验申请单、检查手套、治疗巾、如采集血培养标本还需备无菌手套。

(2)治疗车下层准备以下物品:污物桶3个,一个放置损伤性废弃物(用过的一次性采血针或注射器针头),一个放置感染性废弃物(用过的注射器、棉签),一个放置生活垃圾(用过的注射器、棉签等外包装)。

3. 环境准备　清洁,光线适宜,用物放置整齐。

4. 操作步骤

(1)协助患者取坐位或平卧位,双人核对:医嘱及床号、姓名、住院号、检验项目;检查标本容器是否正确、完整;患者身份识别正确。

(2)向患者解释静脉采血的目的和方法;采血前后注意事项。

(3)选择合适的采血部位和静脉,在穿刺部位的肢体下方垫治疗巾。

(4)在穿刺部位上方约6cm处扎止血带。

(5)常规消毒皮肤,待干,嘱患者握拳。

(6)戴手套,按静脉穿刺法将针头刺入静脉,见回血将胶塞穿刺针头直接刺入真空采血管至所需血量。

(7)抽血完毕,嘱患者松拳,松开止血带,迅速拔除针头,用干棉签按压穿刺点3~5分钟。

(8)含抗凝剂的采血管要立即上下摇匀8次。

(9)协助患者取舒适体位。

(10)按《医疗废物处理条例》处置用物,脱手套,洗手。

(11)再次查对医嘱、患者身份及标本,送检,记录。

5. 注意事项

(1)根据检验项目,正确选择采血管,真空采血管使用前勿松动胶塞头盖,避免负压改变影响结果。

（2）电子条形码粘贴正确，不可遮挡试管刻度。

（3）需空腹、平卧等应提前通知患者，避免影响检验结果。

（4）静脉充盈欠佳时，可使用重力、热敷、挤压血管等方法促进静脉充盈。

（5）扎止血带时间不宜过长，推荐 40~120 秒，严禁在输液、输血肢体或针头处采集血标本。

（6）穿刺针头刺入真空采血管时，不可触碰到试管内壁，以避免沾到抗凝剂/促凝剂，影响结果。

（7）如需采取多个项目标本，采血顺序为：微生物学标本→无添加剂标本→凝血试管标本→含抗凝剂标本→含促凝剂标本，如按试管颜色排序，则为：血培养瓶→黄（红）→蓝（黑、浅黄）→绿→紫→灰。

（8）标本采集后需立即送检，特殊标本注明采集时间，并按有关规定保存、送检。

第四节　动脉采血法操作并发症

动脉血标本采集是根据医嘱或临床需要，从患者动脉采取血液标本并送检的过程。检查动脉血可用于评估患者体内氧气、二氧化碳浓度以及酸碱平衡指标。常见动脉采血法操作并发症包括感染、皮下出血或血肿、筋膜间隔综合征及桡神经损伤、假性动脉瘤形成、动脉痉挛、血栓形成及穿刺困难等。由于感染其发生原因、临床表现及预防处理与静脉采血法基本相同，此处不予重复叙述。本节详细叙述动脉采血法发生的其他并发症。

一、出血或血肿

（一）发生原因

1. 对血管解剖位置及走行不熟悉，盲目进针，未能注意进针手法和角度，针头在皮下多次进退，或针头穿过对侧血管壁，造成血管损伤形成血肿。

2. 老年患者血管脆性大、弹性差。

3. 操作前未能充分评估患者病情，部分患者凝血功能欠佳或使用抗凝剂，按正常时间按压后，仍然会出血形成血肿。

4. 股动脉、足背动脉穿刺采血后，短时间内即下床活动，易引起穿刺采血部位大出血。

5. 采血完毕后，局部按压时间不足 10 分钟，按压的压力不够，或拔针后由患者及其家属代劳按压，护士没有详细指导按压要点，以致血管得不到有效按压。

6. 短时间内反复多次在血管同一部位穿刺使血管壁形成多个针孔造成皮下渗血。

7. 股动脉穿刺时穿刺点过高，或反复穿刺并未正确按压，引起腹腔血肿。

8. 采血完毕后，如果穿刺时针头在皮下走行一段距离后再刺入血管，拔针后按压部位在皮肤穿刺口，而非血管穿刺口，则不能够达到压迫止血目的。

9. 上肢动脉采血完毕后，如过早使用血压袖带充气测量血压，也易引起出血或血肿。

（二）临床表现

1. 早期穿刺点周围皮肤苍白、毛孔增大，皮下肿大边界清楚；数小时后穿刺点周围皮肤青紫，肿块边界不清，水肿加剧。

2. 患者感穿刺口局部疼痛、有压痛，活动受限。

3. 如股动脉反复穿刺出血引起腹腔血肿时,患者有休克的表现,如皮肤湿冷、血压下降、脉搏细速等,患者自觉难以忍受的腰背痛,腹腔穿刺可抽出鲜红色血性液。

4. 出现穿刺口大出血时,可见穿刺口处有大量的血液流出,速度过快时可呈喷射性,出血量大的患者出现面色苍白、出冷汗、血压下降等休克症状。

(三)预防及处理

1. 加强动脉穿刺基本功训练,掌握穿刺技能。掌握进针的角度和深度,缓慢进入,防止穿破动脉后壁,引起出血。

2. 避免在一个部位反复穿刺,引起动脉痉挛,增加对动脉的损伤度,造成出血不止。

3. 注意观察血肿的肿胀范围,有无扩展。

4. 若压迫止血无效时可采用加压包扎,局部加压止血5~10分钟;或用小沙袋压迫止血至少20分钟,直至不再出血;严重凝血机制障碍者应尽量避免动脉穿刺。

5. 发生血肿后可采用局部湿、热敷,24小时内采用冷敷使局部血管收缩利于止血;24小时后采用热敷促进局部血液循环利于血肿吸收。

6. 需要监测血压的患者,避免在采血侧上肢测量血压,可在从对侧测量;病情允许时,30分钟后再测量。

7. 动脉采血完毕后,局部按压方法正确,如果穿刺时针头经皮下直接进入血管,拔针后按压部位应为皮肤刺入口;如果穿刺时针头在皮下行走一段距离后再进入血管,拔针后按压方法是棉签与血管走行平行,将皮肤穿刺入口与血管穿刺入口一起按压。

8. 如发生穿刺口大出血,应立即让患者平躺于床上,戴无菌手套,用无菌纱布或棉垫按压穿刺口,直至不再继续出血;出血量大的患者可遵医嘱输注血制品;叮嘱患者和家属,动脉采血后勿过早下床活动;如采血部位为股动脉,咳嗽动作会增加腹内压导致出血,应压迫穿刺局部后再咳嗽,并勿用力过猛。

二、筋膜间隔综合征及桡神经损伤

筋膜间隔综合征是由于筋膜间隙内容物的增加、压力增高,致筋膜间隙内容物主要是肌肉与神经干发生进行性的缺血、坏死。

(一)发生原因

主要是桡动脉穿刺后按压不正确导致内出血,致使间室内容物体积增加,筋膜间室内组织压升高,压迫神经所致。

(二)临床表现

1. 疼痛　早期因损伤部位和程度不同而各有差异,随着病情发展疼痛加剧,甚至持续性难以忍受的剧痛。但当筋膜间室内压力进一步上升,感觉神经纤维麻痹时,疼痛随之减退或消失。

2. 肿胀及压痛　解除压迫后,迅速出现受压区局部肿胀,并有压痕,皮肤微红,伤部边缘出现红斑、或皮下淤血及水疱。进一步加剧时,肿胀肢体发凉,皮肤发亮,有光泽,张力增高,肌肉变硬,局部广泛性压痛;被动牵拉受累区远端肢体时,产生剧烈疼痛,这是该征早期的可靠体征。

3. 运动和感觉功能障碍　先出现肌肉无力,进一步发展则可完全丧失其收缩力。受累神经支配区的感觉异常,表现为感觉过敏、减退或消失;桡神经损伤出现垂腕、功能障碍、各指弯曲呈鹰爪状、拇指对掌功能丧失。

4. 脉搏改变　肢体远端脉搏在早期可不减弱,因此脉搏存在不能否定本综合征的存在。脉搏消失和肌肉坏死挛缩,为本征的晚期表现。

（三）预防及处理

1. 同血肿的预防及处理。

2. 一旦发生后,应尽快止痛,以减轻患者的痛苦。可应用利多卡因行臂丛神经阻滞麻醉,效果较好,必要时可以反复给药;也可以给予止痛药,如曲马多等。

3. 注意对比观察双侧肢体血运、感觉、运动情况,如肢体双侧温差在3℃以上,皮肤颜色苍白,感觉异常,运动障碍,及时请骨科医生作相应处理。

4. 如果上述保守治疗无效时,可行筋膜间室压力测定(正常值为 0~8mmHg),当筋膜间室压力大于30mmHg 时,应通知医生,可采取筋膜间室切开减张术,以免造成不可逆的损伤。

三、假性动脉瘤形成

危重病患者或呼吸功能障碍患者,需要每天一次或数次抽取动脉血进行血气分析,大部分患者经过反复、多次桡动脉或足背动脉穿刺后,血液通过破裂处进入周围组织而形成血肿,继而血肿被机化后其内表面被内皮覆盖形成假性动脉瘤。因此,假性动脉瘤乃是一种由内皮覆盖的血肿。

（一）发生原因

1. 桡动脉或足背动脉经过反复的穿刺损伤、出血,引起动脉部分断裂,伤道小而曲折,血液不能流出,血肿与动脉管腔相通,在局部形成搏动性血肿。伤后约 4~6 周,血肿机化,形成外壁,内面为动脉内膜延伸而来的内皮细胞,形成假性动脉瘤。

2. 股动脉穿刺时穿刺点过低,穿入股浅动脉引起出血,股动脉血管壁上的穿刺孔与血管周围形成假腔连通而成;或拔针后按压时间不够;或由于患者贫血、组织修复功能低下、凝血功能差、治疗时应用了抗凝剂,使穿刺针孔不易闭合。

（二）临床表现

假性血管瘤易活动,血管表浅、管壁薄、突出皮肤表面。检查局部有肿块并有"膨胀性"搏动,肿块可触及收缩期细震颤,可听到收缩期杂音。压迫肿块近侧动脉,肿块缩小,紧张度减低并停止搏动。

（三）预防及处理

1. 穿刺时需避免重复穿刺同一部位,以免局部瘢痕形成后,使皮肤弹性降低而出血。

2. 穿刺后如动脉有少量出血时,可采用无菌敷料按压出血部位,并用胶布加压、固定,并随时观察血流量及是否有出血。

3. 患者若有小的足背动脉假性动脉瘤形成,应嘱其穿宽松、软质面的鞋,以防瘤体受摩擦,引起破裂出血。

4. 假性动脉瘤较大而影响功能者,可采用手术直接修补,效果良好。

四、动脉痉挛

（一）发生原因

动脉痉挛多发生在受刺激部位,由于动脉外膜中交感神经纤维的过度兴奋,引起动脉壁平滑肌的持续收缩,使血管呈细索条状,血管内血液减少甚至完全阻塞,有的血管因挫伤、缺血而有痉挛同时有血栓形成。

足背动脉穿刺易发生血管痉挛,这是由于足背脂肪组织少,行足背动脉穿刺时常触到足背神经,患者疼痛剧烈,引起反射性的动脉痉挛。

(二)临床表现

血管痉挛时远侧动脉搏动减弱或消失,肢体可出现麻木、发冷、苍白等动脉缺血症状,而局部无大出血或张力性血肿现象,长时间血管痉挛可导致血管栓塞。

(三)预防及处理

1. 如果穿刺针头确定在血管内,可暂停采血,不要操之过急,待血流量渐进增加后,再行采血,避免反复穿刺。

2. 若动脉穿刺未成功,则拔针暂停穿刺,热敷局部血管,待痉挛解除后再行动脉穿刺。

五、血栓形成

较少见,主要发生在股动脉穿刺采血时。

(一)发生原因

1. 多次穿刺,动脉内膜受损伤,血流通过此处血小板易凝集形成血栓。

2. 患者消瘦、皮下脂肪少,拔针后压迫伤口若用力不当,压迫过重易导致血流减慢甚至中断,导致血栓形成。

3. 因挫伤、缺血导致血管长时间痉挛,致使血栓形成。

(二)临床表现

患者诉穿刺端肢体疼痛、无力。检查发现,穿刺端皮肤青紫或苍白,皮温下降,足背动脉搏动减弱或消失。

(三)预防及处理

1. 减少同一穿刺点的穿刺次数。

2. 拔针后,压迫穿刺点的力度要适中,应做到伤口既不渗血,动脉血流又保持通畅;压迫时指腹仍有动脉搏动为宜。

3. 必要时遵医嘱行溶栓治疗。

六、穿刺困难

(一)发生原因

多见于休克患者的穿刺。

1. 休克时,大量的失血或体液丧失,造成脱水、血液浓缩,血流量不足,导致血管充盈度差,脉搏细弱无力,甚至不能触及,从而导致穿刺困难。

2. 休克时毛细血管开放数目增加,微循环淤滞,静脉回流不足,导致有效循环血容量的减少,为了维持血压,血管产生收缩、痉挛,造成穿刺的难度。

3. 休克患者由于水、电解质及酸碱平衡失调,导致血管脆性增加,造成穿刺失败。

4. 休克的晚期,可发生 DIC,血液进一步的浓缩,血细胞聚集,血液黏滞度增高,处于高凝状态,使穿刺的难度增加。

5. 操作者技术不娴熟。

（二）临床表现

动脉穿刺时回抽无鲜红的血液。

（三）预防及处理

1. 心理护理　给患者进行心理安慰,做好其思想解释工作,消除恐惧等不良心理,以取得配合;同时护士还应该具有良好的心理素质和自信心,及时调整自身心理状态,以镇静、果断、审慎的心态进行操作。

2. 操作者应具备良好的基本功和熟练操作技术,熟悉经常进行动脉穿刺血管的解剖位置,掌握血管的走行及深度。临床上常采用桡动脉穿刺采集动脉血标本做血气分析,因其自肱动脉分出,与桡骨平行下降,其下部位置较浅,表面仅附以皮肤和筋膜,易于穿刺。

3. 采用垂直固定法固定血管,以增加动脉穿刺的成功率　有研究表明,相比较垂直固定法和平行固定法进行动脉采血,使用垂直固定法固定血管进行采血一针见血成功率高。垂直固定法的具体方法是:以左手示指和中指按压于被选取动脉的两侧,示指和中指指端连线与血管走向垂直。

4. 对于脆性增加的血管,在穿刺操作时,动作要轻柔而仔细,找血管不宜过快、过猛,宜缓慢进行,更不能在同一位置上反复多次穿刺,以防内出血。

5. 对于血液高凝的患者,注意使注射器及针头有效抗凝,确认穿刺成功后迅速回抽血液,以防血液凝固而阻塞针头,造成采血失败。

附4-2　动脉采血法操作规程

1. 评估

（1）患者病情,意识状态,生命体征。

（2）正在进行的治疗,如氧气治疗。

（3）患者动脉搏动情况。

（4）穿刺部位皮肤情况:有无水肿、硬结、伤口、瘢痕等。

（5）患者的沟通、理解、合作能力以及心理状态。

2. 用物准备

（1）治疗盘内盛:消毒物品1套、含肝素的采血注射器或血气采血针一个、检验申请单、橡胶塞、手套治疗巾。

（2）治疗车下层准备以下物品:污物桶3个,一个放置损伤性废弃物(用过的血气采血针或注射器针头),一个放置感染性废弃物(用过的注射器、棉签等),一个放置生活垃圾(用过的注射器、棉签等外包装)。

3. 环境准备　清洁,光线适宜,用物放置整齐。

4. 操作步骤

（1）协助患者舒适平卧位或坐位。双人核对医嘱及床号、姓名、住院号、检验项目;检查标本容器是否正确、完整;患者身份识别正确。

（2）解释动脉采血的目的和方法;采血前后注意事项。

（3）选取动脉:桡动脉、肱动脉、股动脉、足背动脉。

（4）常规消毒穿刺局部皮肤(以动脉搏动最强点为圆心,直径大于5cm),同时消毒操作者用于绷紧皮肤的示指和中指。

（5）在动脉搏动最明显处进针,见鲜红色动脉回血后固定针头,动脉血将自动把针栓向上推,采集到所需量后迅速拔针,即刺入橡胶塞。

（6）压迫穿刺部位至少 5~10 分钟。

（7）轻轻转动血气采血针或注射器,将血摇匀。

（8）协助患者取舒适体位。

（9）按《医疗废物处理条例》处置用物,脱手套,洗手。

（10）再次查对医嘱、患者身份及标本,送检,记录。

5. 注意事项

（1）含肝素的采血注射器准备:现配现用,用 5ml 注射器吸 2ml 稀释肝素溶液湿润注射器内壁,使稀释液充分与注射器内壁接触,然后排尽注射器内空气和稀释肝素溶液,放无菌托盘内备用。

（2）电子条形码粘贴正确,不可遮挡血气采血针或注射器刻度。

（3）标本无凝固,严格隔绝空气。

（4）穿刺时也可采用针头在动脉搏动最强点上垂直进针。

（5）凝血功能障碍患者拔针后按压时间延长至 10 分钟以上。

（6）桡动脉或肱动脉穿刺患者,嘱当日穿刺的肢体尽量不提重物。

（7）标本采集后需立即送检。

（8）在检验申请单上注明采血时间,氧疗方法与浓度、持续时间和体温。

（李 芸 吴惠平 李 威）

参 考 文 献

1. 陈文斌,潘祥林. 诊断学. 第 7 版. 北京:人民卫生出版社,2010
2. 何爱华,来纯云,杨荣,等. 两种动脉采血方法的比较. 解放军护理杂志,2005,22（1）:22-23
3. 姜安丽. 新编护理学基础. 第 2 版. 北京:人民卫生出版社,2012
4. 李小寒,尚少梅. 基础护理学. 第 5 版. 北京:人民卫生出版社,2012
5. 美国静脉输液护理学会. 输液治疗护理实践标准,2011 年修订版
6. 彭刚艺,刘雪琴. 临床护理技术规范（基础篇）. 第 2 版. 广州:广东科技出版社,2013
7. 王建荣. 输液治疗护理实践指南与实施细则. 第 1 版. 北京:人民军医出版社,2009
8. 王建荣,张稚君. 基本护理技术操作规程与图解. 北京:人民军医出版社,2003
9. 朱大年. 生理学. 第 7 版. 北京:人民卫生出版社,2011
10. 美国 CDC、SCCM 等多部门. Guidelines for the Prevention of Intravascular Catheter-Related Infections,2011

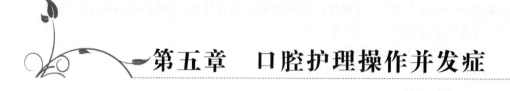

第五章　口腔护理操作并发症

口腔护理是指根据患者病情、治疗、口腔卫生状况、自理能力,护理人员指导、协助或实施的口腔清洁或消毒的过程。口腔护理的目的是保持口腔清洁、湿润,预防口腔感染等并发症;可去除口臭、牙垢,增进食欲,保证患者舒适;可观察口腔内的变化,提供病情变化的信息。口腔卫生对预防疾病及促进患者的康复十分重要,正常人口腔中存有大量正常和致病的细菌,人们每天通过饮水、进食、刷牙、漱口等活动可达到减少和清除致病菌的目的,通常口腔不会出现特别不适。但当人体处于疾病状态时,机体的防御功能下降,有的患者出现饮水、进食少,咀嚼及舌的动作减少,唾液分泌不足,自洁作用受影响时,细菌便可乘机在湿润、温暖的口腔中迅速繁殖,造成口腔炎症、溃疡、腮腺炎、中耳炎等疾患;甚至通过血液、淋巴,导致其他脏器感染,给全身带来危害;长期使用抗生素的患者,由于菌群失调又可诱发真菌感染。由此可见,做好口腔护理对预防疾病及促进患者的康复十分重要。

口腔护理包括协助漱口、刷牙及特殊患者的口腔护理。口腔护理是基础护理,同时也是危重病医学科和呼吸科等重要的专科护理内涵。然而在口腔护理过程中,由于患者的体质或医务人员的操作等原因,可出现多种并发症,本章将分别进行叙述。

第一节　口腔的解剖与生理

口腔是由牙齿、颌骨、唇、颊、腭、舌、口底和涎腺等组织器官所组成。口腔以上、下颌齿及齿槽突为界,分为前方的口腔前庭和后方的固有口腔两部分。

一、口腔的结构

(一)口腔前庭

口腔前庭位于唇、颊与下、下列牙弓和牙龈之间,呈铁蹄形的腔隙。向前与外界相通。

1. 口唇　口唇是上唇和下唇的总称。上、下唇在左右两端连合成口角,又称唇联合。口角的位置约与第一前磨牙相对,使用开口器时,常选择此处放入。

2. 颊　颊构成口腔前庭的侧壁,属于颜面的一部分。其外面被有皮肤,内面覆盖着未角化的口腔黏膜。颊的肌层主要由横纹肌组成。颊部黏膜皱襞较多,隐藏较多污垢,口腔护理时易清洗不彻底。

(二)固有口腔

固有口腔是口腔的主要部分,是指口腔上、下列牙弓以内至咽峡之间的部分。其范围包括由硬腭及软腭组成的口腔顶,由舌及其周围的舌下腺、下颌舌骨肌和颏舌骨肌等软组织组成的口腔底。固有口腔包括舌在内,均为黏膜所覆盖,黏膜下各种唾液腺均分别在不同部位开口于黏膜表面(图5-1)。

1. 腭　呈穹隆状,构成固有口腔的顶,由前、后两部分组成,前三分之二,黏膜深处以骨为基础,构成硬腭,后三分之一则主要由软组织构成软腭。硬腭是口腔和鼻腔的间隔。

2. 舌　是一个肌性器官。由纵、横和垂直三种不同方向的骨骼肌相互交织所组成。其表面被覆盖以黏膜。舌具有味觉功能,能协助完成语言、咀嚼、吞咽等重要生理功能。

3. 口底　位于舌体和口底黏膜之下,下颌舌骨肌和舌骨舌肌之上,下颌骨体内侧面与舌根之间的部分,也称舌下部。

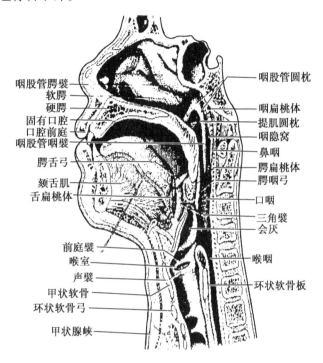

图 5-1　口、鼻、咽腔正中矢状断面

二、牙齿及牙周组织

牙是人体中最坚硬的器官。位于口腔前庭与固有口腔之间,镶嵌于上、下颌骨的牙槽内,呈弓形排列,分别称为上牙弓和下牙弓,二者上下对合,有咀嚼食物和辅助发音等重要作用。

(一)牙齿的数目和名称

在人的一生中,有两副牙齿,根据萌出的时间和形态,分为乳牙和恒牙。

乳牙共有 20 个,上、下颌的左右侧各 5 个,其名称从中线起向两旁,分别为乳中切牙、乳侧切牙、乳尖牙、第一乳磨牙、第二乳磨牙。

恒牙共 32 个,上、下颌的左右侧各 8 个,其名称从中线起向两旁,分别为中切牙、侧切牙、尖牙、第一双尖牙、第二双尖牙、第一磨牙、第二磨牙、第三磨牙。

(二)牙齿的解剖形态

牙齿本身又名牙体,由牙冠、牙根和牙颈三部分组成。有牙釉质覆盖,显露于口腔的部分为牙冠;由牙骨质所覆盖,埋于牙槽窝内的部分为牙根;牙冠和牙根交界部分为牙颈,牙龈则附着于此。

(三)牙周组织结构

牙周组织是牙根周围支持、固定和保护牙的组织结构,包括牙槽骨、牙周膜及牙龈三部分。随着年龄的增长,特别到了老年,牙龈及牙周组织出现萎缩,在外界的刺激下,较易出现牙龈出血。

三、口腔的血管

(一)动脉

面部血液供应特别丰富,主要来自颈外动脉的分支,有舌动脉、颌外动脉、颌内动脉和颞浅动脉等。各分支间和两侧动脉间,均通过其末梢血管网而彼此吻合,故损伤后出血多。压迫止血时,还必须压迫供应动脉的近心端,才能暂时止血。

(二)静脉

颌面部静脉较复杂且多变异。常分为深浅两个静脉网。浅静脉网由面前静脉和面后静脉组成;深静脉网主要为翼静脉丛。面部静脉的特点是静脉瓣较少,当肌肉收缩或挤压时,易使血液反流。故颌面部的感染,特别是由鼻根至两侧口角三角区的感染,若处理不当,则易逆行传入颅内,引起海绵窦血栓性静脉炎等严重并发症。

第二节　口腔护理操作并发症

口腔是呼吸和消化道的共同通路,口腔清洁和黏膜完整性是重要的健康要素。危重患者、生活不能自理的患者,经口或鼻气管插管、经鼻或口胃肠置管(包括鼻饲和引流)、气管套管或口腔手术、高热、昏迷、放疗或化疗后的患者,均是口腔护理的重点人群。由于口腔护理为侵入性操作,可引起恶心、呕吐、口腔黏膜损伤、口腔及牙龈出血甚至窒息等一系列并发症。

一、恶心、呕吐

(一)发生原因
1. 擦洗时棉签、镊子、钳子等物品触及软腭、咽部,易引起恶心、呕吐。
2. 操作物伸入口腔过深,刺激咽反射。

(二)临床表现
恶心为上腹不适,紧迫欲吐的感觉并伴有迷走神经兴奋的症状,如皮肤苍白、流涎、出汗、血压降低及心动过缓等;呕吐则是部分小肠的内容物,通过食管逆流经口腔而排出体外的现象。呕吐物为胃及部分肠内容物。

(三)预防和处理
1. 擦洗时动作要轻柔,擦洗舌部和硬腭时不要触及软腭、咽部,以免引起恶心。
2. 选择合适的口腔护理工具,操作物伸入口腔不宜过深。
3. 止吐药物的应用　常用的有:①多潘立酮:口服,每次 10mg,3~4 次/日,饭前半小时服。②甲氧氯普胺:口服,每次 5mg,3 次/日;针剂,每次 10mg,肌内注射。

二、口腔黏膜损伤

(一)发生原因
1. 擦洗口腔过程中,护理人员操作动作粗暴,止血钳碰伤口腔黏膜及牙龈,尤其是患肿瘤进行放疗的患者,更易引起口腔黏膜损伤。

2. 为昏迷、牙关紧闭者、张口受限者进行口腔护理时,使用开口器协助张口方法欠正确或力量不当,造成口腔黏膜损伤。

3. 漱口液温度过高,造成口腔黏膜烫伤。

4. 给患者刷牙的牙刷质量差,牙刷毛过硬,损伤口腔黏膜。

(二)临床表现

口腔黏膜充血、出血、水肿、炎症、溃疡形成,严重者出血、脱皮、坏死组织脱落。患者感口腔疼痛。

(三)预防和处理

1. 为患者进行口腔护理时,动作要轻柔,尤其是放疗患者,不要使止血钳或棉签的尖部直接与患者的口腔黏膜接触。

2. 医护人员正确使用开口器,应从臼齿处放入,并套以橡皮套,牙关紧闭者与张口受限者不可使用暴力使其张口。

3. 选择温度适宜的漱口液,使用过程中,加强对口腔黏膜的观察。

4. 选择质地好的软毛牙刷为患者刷牙。

5. 发生口腔黏膜损伤者,应用朵贝尔氏液、呋喃西林液或0.1%～0.2%双氧水含漱。

6. 如有口腔溃疡疼痛时,溃疡面用西瓜霜喷敷或锡类散吹敷,必要时用2%利多卡因喷雾溃疡面止痛或含漱0.5%～1%利多卡因1～2分钟,亦可将氯己定漱口液用注射器抽吸去除针头后直接喷于溃疡面,每日3～4次抗感染,疗效较好。出血较多时,应进行止血处理。

三、口腔及牙龈出血

(一)发生原因

1. 患有牙龈炎、牙周病的患者,龈沟内皮组织充血,炎性反应使肉芽组织形成,口腔护理对患处的刺激极易引起血管破裂出血。

2. 操作时动作粗暴,也易造成口腔及牙龈出血,尤其是凝血机制障碍的患者。

3. 为昏迷、危重患者进行口腔护理时,开口器应用不当,造成口腔及牙龈损伤、出血。

4. 为烦躁不安、不合作的患者进行口腔擦洗时,弯止血钳易碰伤口腔黏膜与牙龈而导致出血。

5. 使用长棉签为口腔癌手术患者擦洗口腔,如长棉签上包裹的棉团过少或棉团脱落,裸露的棉签杆易擦伤患者口腔黏膜与牙龈。

(二)临床表现

临床表现以牙龈出血持续不止为主要症状,出血时间由数小时至数天不等,出血量为20～500ml。

(三)预防和处理

1. 进行口腔护理时,动作要轻柔、细致,特别对凝血机制差、有出血倾向的患者,擦洗过程中,要防止碰伤黏膜及牙龈。

2. 正确使用开口器,开口器上包裹纱布或套上橡皮套,从患者臼齿处放入,牙关紧闭者不可使用暴力强行使其张口,以免造成损伤。

3. 为烦躁不安、不合作患者行口腔护理时,需双人操作。一人负责固定患者的头部,一人进行口腔护理操作,弯止血钳夹棉球时,棉球包裹止血钳尖端。必要时,操作前适当使用镇静剂。

4. 使用长棉签为患者擦洗口腔前,先检查长棉签的质量,如发现棉团过少或棉团包裹不紧,则不予使用。

5. 若出现口腔及牙龈出血者,止血方法可采用局部止血如吸收性明胶海绵、牙周袋内碘酚烧灼或加明胶海绵填塞;敷盖牙周塞治疗剂。必要时进行全身止血治疗,如肌注卡巴克洛(安络血)、酚磺乙胺,同时针对原发疾病进行治疗。

四、窒息

(一)发生原因

1. 医护人员为昏迷或使用了某些抗精神病药物致吞咽功能障碍的患者行口腔护理时,由于粗心大意,棉球遗留在口腔,导致窒息。

2. 有义齿的患者,操作前未将义齿取出,操作时义齿脱落,严重者造成窒息。

3. 为兴奋、躁动、行为紊乱患者进行口腔护理时,因患者不配合操作,造成擦洗的棉球松脱。

4. 为吞咽功能不全、延髓性麻痹、饮水呛咳及吞咽反射差的老年人行口腔护理时,如残留在患者口中的漱口液或分泌物过多,因吞咽困难误吸入呼吸道而导致窒息。

(二)临床表现

窒息患者起病急,轻者呼吸困难、缺氧、面色发绀,重者出现面色苍白、四肢厥冷、大小便失禁、鼻出血、抽搐、昏迷,甚至呼吸停止。

(三)预防和处理

1. 操作前清点棉球的数量,每次擦洗时只能夹一个棉球,以免遗漏棉球在口腔,操作结束后,再次核对棉球的数量,认真检查口腔内有无遗留物。

2. 对于清醒患者,操作前询问其有无义齿;昏迷患者,操作前仔细检查牙齿有无松、脱,义齿是否活动等。如为活动义齿,操作前取下存放于有标记的冷水杯中。

3. 对于兴奋、躁动、行为紊乱的患者尽量在其较安静的情况下进行口腔护理,操作时,最好取坐位;昏迷、吞咽功能障碍的患者,应采取侧卧位,棉球不宜过湿以防误吸。

4. 为吞咽功能不全、延髓性麻痹、饮水呛咳及吞咽反射差的老年人行口腔护理时,先抬高床头30°,将患者的头偏向一侧,吸净患者的分泌物和留在患者口中的漱口液,操作过程中密切观察患者呼吸、面色等情况。

5. 如患者出现窒息,应及时处理。迅速有效清除吸入的异物,及时解除呼吸道梗阻。采用一抠、二转、三压、四吸的方法,一抠即用中、示指从患者口腔中抠出或用止血钳取出异物,这是最迅速有效的办法;二转即将患者倒转180°,头面部向下,用手拍击背部,利用重力作用使异物滑落;三压是让患者仰卧,用拳向上推压其腹部,或让患者站立或坐位,从身后将其拦腰抱住,一手握拳顶住其上腹部,另一手握住此拳,以快速向上的冲力反复冲压腹部,利用空气压力将异物冲出喉部,如果让腹部对准椅背或桌角用力向上挤压,效果更佳;但应注意避免腹腔内脏器,尤其是肝脏挤压伤。四吸即利用吸引器负压吸出阻塞的痰液或液体物质。

6. 如果异物已进入气管,患者出现呛咳或呼吸受阻,先用粗针头在环状软骨下1~2cm处刺入气管,以争取时间进行气管插管,在纤维支气管镜下取出异物,必要时行气管切开术解除呼吸困难。

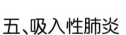

五、吸入性肺炎

(一)发生原因

多发生于意识障碍患者与吞咽反射差的老年人,口腔护理的清洗液和口腔内分泌物容易误入气管,成为肺炎的主要原因。

(二)临床表现

主要临床表现有发热、咳嗽、咳痰、气促、胸痛等,叩诊呈浊音,听诊肺部有湿啰音,胸部X片可见斑片状阴影。

(三)预防和处理

1. 为昏迷患者与吞咽反射差的老年人进行口腔护理时,患者取仰卧位,床头抬高30°,将头偏向一侧或取侧卧位,防止漱口液流入呼吸道。

2. 进行口腔护理的棉球要拧干,不应过湿;昏迷患者不可漱口,以免引起误吸。

3. 已出现肺炎的患者,必须根据病情选择合适的抗生素积极抗感染治疗,并结合相应的临床表现采取对症处理。高热可采用物理降温或用小量退热剂;气急、发绀者可给予氧气吸入;咳嗽、咳痰可使用镇咳祛痰剂。

六、口腔感染

(一)发生原因

1. 上述引起口腔黏膜损伤、口腔及牙龈出血的原因,如患者机体抵抗力下降、营养代谢障碍、年老体弱等,均可继发口腔感染。

2. 口腔护理清洗不彻底,尤其是颊黏膜皱襞处不易清除干净,成为细菌生长繁殖的场所。经口气管插管限制了护理人员为患者进行充分彻底的口腔护理操作,极易出现口咽部细菌定植,发生口腔感染。

3. 口腔护理用物被污染、治疗操作中无菌技术执行不严格等,也易造成口腔感染。

(二)临床表现

口腔感染分型标准:轻度:溃疡发生在舌前1/2处独立溃疡少于3个,溃疡面直径<0.3cm,无渗出物,边缘整齐,有疼痛感,可进低温饮食。中度:舌体有多处溃疡,大小不等,溃疡面直径<0.5cm,可融合成片,并见炎性渗出物,边缘不规则,有浸润现象,疼痛厉害,常伴颌下淋巴结肿大,进食受限。重度:溃疡面直径>0.5cm,弥漫全舌、上腭、咽弓、牙龈,颊部充血肿胀、糜烂,张口流涎、疼痛剧烈并有烧灼感,舌肌运动障碍、进食严重受限。

(三)预防和处理

1. 去除引起口腔黏膜损伤、口腔及牙龈出血的原因,严格执行无菌操作原则及有关预防交叉感染的规定。

2. 认真、仔细擦洗,不使污物或残渣留于齿缝内,各部位清洗次数及棉球所需数量,以患者口腔清洁为准。

3. 经口气管插管患者,遵循先吸引后清洁的原则。使用负压式吸引牙刷边刷牙边吸引,双人操作,一人一手托住患者的下巴,拇指和示指妥善固定气管插管,另一手扶住前额。另一人清洁口腔,刷牙顺序为牙齿、咬合面牙龈、舌面、硬腭、颊部、导管,从对侧至近侧。先将插管移至近侧,清洁对侧后将插管移至对侧,再清洁近侧。口腔清洁效果好。

4. 注意观察口唇、口腔黏膜、舌、牙龈等处有无充血、水肿、出血、糜烂。对口腔内发生任何一点微小的变化都要做好记录,同时做好交班,及时采取治疗护理措施。加强日常的清洁护理,保持口腔卫生,饭后饭前用 1/2000 氯己定和 1/5000 呋喃西林交替含漱。清醒患者选用软毛牙刷刷牙,血小板低下或有牙龈肿胀糜烂时禁用牙刷刷牙,改用漱口液含漱,根据口腔感染情况来选用漱口液。必要时用棉签或棉球蘸漱口液擦洗口腔内容易积存污物处。

5. 易感患者进行特别监护,如中老年人唾液腺分泌减少,唾液黏稠,有利于细菌生长繁殖,因病情需要禁食或长期卧床、鼻饲时,口腔清洗不彻底均易发生口腔感染;另外,老年人牙齿松动,牙龈外露,食物残渣在口内发酵易致牙周炎,口腔护理易碰伤致口腔感染。因此,要嘱患者保持口腔清洁,清醒患者尽量早晚刷牙,经常漱口、昏迷或生活不能自理者,由护士用生理盐水或漱口液进行口腔护理。

6. 加强营养,增强机体抵抗力。鼓励患者多进食。针对患者的不同嗜好调节食物品种,进食营养丰富易消化的食物,要避免进坚硬或纤维多的食物,防止损伤或嵌入牙间隙。

7. 溃疡表浅时可予西瓜霜喷剂或涂口腔,溃疡较深较广者除加强护理外,局部可用非格司亭或特尔津等液加少量生理盐水冲洗、涂擦,以加快溃疡面的修复。如疼痛较剧烈、进食困难者可在漱口液内或局部用药中加普鲁卡因,以减轻患者的疼痛。口唇有坏死结痂者应先用生理盐水湿润,让痂皮软化后用消毒剪刀剪除,创面涂四环素软膏等。使用化疗、放疗或免疫抑制剂的患者,在每次餐前、餐后、睡前应用口腔消毒液(如复方硼砂稀释液等)进行含漱及刷牙。对口腔有真菌感染的患者,可选用 1% ~4% 碳酸氢钠溶液含漱或口腔护理。必要时可应用广谱抗生素——氧氟沙星含片治疗口腔感染。

七、棉球遗留口腔

(一)发生原因

1. 护理人员操作前、后未认真清点棉球。

2. 擦洗口腔时,棉球未夹紧或夹多个棉球,棉球掉落患者口腔,而护理人员操作后未仔细检查患者口腔。

(二)临床表现

操作前后棉球数量不相符(操作后棉球数量少于操作前),检查患者口腔可见到或见不到遗留的棉球,如棉球进入气管,患者出现呼吸困难、发绀、缺氧等窒息表现。

(三)预防和处理

1. 使用棉球擦洗口腔时,护理人员操作前后应认真清点棉球,操作前后的棉球数量要相符。

2. 擦洗口腔时,需用弯止血钳夹紧棉球,每次只能夹一个棉球。

3. 一旦发现棉球数量前后不符,应立即仔细检查患者口腔:①若遗留在口腔内,应立即用弯止血钳取出。②若患者咽下,要密切观察棉球是否随大便排出。③若棉球进入气管,患者出现呼吸困难,应立即呼叫医生及其他护理人员,准备心电监护,吸氧,请五官科或呼吸科会诊,在咽喉镜或纤维支气管镜下取异物,遵医嘱进行相应抢救及处理。

附5-1 口腔护理操作规程

1. 评估

(1)评估患者病情、年龄、意识、心理状态及口腔卫生状态等。

（2）患者吞咽功能、凝血功能、张口情况及痰培养结果。

（3）漱口液的性质、作用及不良反应。

（4）患者对口腔护理的认知及配合程度。

2. 用物准备

（1）治疗盘内备：治疗碗 2 个（一个盛漱口溶液，一个盛浸湿的无菌棉球）、镊子、弯止血钳、弯盘、压舌板、纱布、吸水管、小茶壶或杯内盛温开水、棉签、液体石蜡、手电筒、治疗巾。必要时备开口器、舌钳。

（2）常用漱口溶液：表 5-1。

表 5-1 口腔护理常用溶液

溶液名称	浓度	作　用
生理盐水		清洁口腔,预防感染
过氧化氢溶液	1% ~3%	防腐、防臭,适用于口腔感染有溃烂、坏死组织者
碳酸氢钠溶液	1% ~4%	属碱性溶液,适用于真菌感染
氯己定溶液	0.02%	清洁口腔,广谱抗菌
呋喃西林溶液	0.02%	清洁口腔,广谱抗菌
醋酸溶液	0.1%	适用于铜绿假单胞菌感染
硼酸溶液	2% ~3%	酸性防腐溶液,有抑制细菌作用
甲硝唑溶液	0.08%	适用于厌氧菌感染

（3）口腔外用药：按需准备，常用的有口腔溃疡膏、西瓜霜、维生素 B_2 粉末、珠黄散或冰硼散、锡类散等。

（4）治疗车下层准备以下物品：污物桶 2 个，一个放置感染性废弃物（用过的棉球等），一个放置生活垃圾（用过的棉签等外包装）。

3. 环境准备　清洁、宽敞、安静、光线适宜或有足够的照明。

4. 操作步骤

（1）护士洗手，戴口罩。按需要准备用物。

（2）将备齐的用物携至患者床旁，核对床号、姓名，解释口腔护理的目的、方法、注意事项及配合要点，以取得合作。

（3）协助患者侧卧或仰卧，头侧向一侧，面向护士。

（4）将治疗巾围于患者颈下，置弯盘于患者口角旁。

（5）协助患者用吸水管吸水漱口。

（6）嘱患者张口，护士一手持手电筒，一手持压舌板观察口腔黏膜和舌苔情况（观察顺序：唇、齿、颊、腭、舌、咽）。如有义齿者，取下义齿。昏迷患者可用开口器协助张口。

（7）口唇干裂者应先用温水湿润口唇，再张口观察。

（8）拧干棉球，嘱患者咬合上、下齿，用压舌板轻轻撑开左侧颊部，用弯止血钳夹取含有漱口溶液的棉球，清洁口腔：嘱患者咬合上、下牙齿，先擦洗左侧牙齿的外面，沿牙缝纵向由上至下，由白齿擦至门牙，同法洗右侧外面。嘱患者张开上、下齿，擦洗左侧上、下内侧（咬合面）。同法擦洗右侧牙齿。擦洗硬腭及舌面，并弧形擦洗两侧颊部黏膜，每擦洗一个部位，更换 1 个湿棉球(图 5-2)。舌苔厚或口腔分泌物过多时,用压舌板包裹纱布擦净分泌物。

(9)擦洗完毕,协助患者用吸水管吸漱口水漱口,将漱口水吐入弯盘内,用纱布擦净口唇。

(10)再次观察口腔是否清洗干净,口腔黏膜如有溃疡,可用珠黄散或冰硼散、锡类散、西瓜霜等撒布溃疡处;口唇干裂可涂液体石蜡。对口腔秽臭的患者,除按上述方法进行口腔护理处,每日可用漱口水、中药藿香煎成的汤、口洁净、茶叶水等含漱半分钟后吐掉,一日多次漱口可除口臭,预防口腔炎症。对神志不清者可用弯止血钳

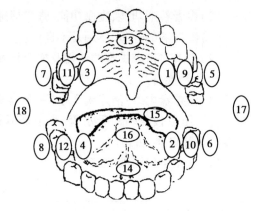

图 5-2　口腔擦洗顺序

夹紧一块纱布,蘸生理盐水或其他漱口液,拧至半干按口腔护理的顺序操作,以代替用棉球擦洗法。

(11)撤去弯盘及治疗巾,协助患者取舒适卧位,整理用物及床单位。

(12)用物清洁消毒后备用。洗手,做好记录。

5. 注意事项

(1)操作应轻柔、细致,避免损伤口腔黏膜及牙龈。

(2)昏迷患者禁忌漱口和使用过湿的棉球或纱球,防止患者误吸。

(3)需要开口器时,开口器应套以橡皮套,从臼齿处置入口内。牙关紧闭的患者不可强行用开口器,以防误伤牙齿。

(4)操作前、后清点纱球或棉球的数目,以防遗留口腔内。

(5)各部位清洗次数及棉球所需数量,以患者口腔清洁为准。

(6)对长期应用抗生素者应观察口腔黏膜有无真菌感染。

附 5-2　气管内插管患者口腔护理操作规程

1. 评估

(1)评估患者病情、年龄、意识、心理状态、口腔卫生状态、吞咽功能、凝血功能、张口情况,咽拭子、口腔黏膜培养结果及口腔 pH 等。

(2)气管插管管道的刻度、导管固定情况、气囊压力及口腔护理用具、护理液选择等。

(3)漱口液的性质、作用及不良反应。

(4)患者对口腔护理的认知及配合程度。

2. 用物准备

(1)治疗盘内备:负压式吸引牙刷(如无,可备软毛牙刷 + 口腔吸水管)、水杯(盛 200ml 温开水)、20ml 注射器、漱口液、吸水管、治疗巾、弯盘、手电筒、吸引用物。必要时备开口器、压舌板、液体石蜡、碘甘油、棉签、纱块、白扁带。

(2)口腔溃疡疼痛明显者,操作前予 0.5% ~1% 利多卡因含漱。

(3)治疗车下层准备以下物品:污物桶 2 个,一个放置感染性废弃物(用过的棉签、纱块、注射器等),一个放置生活垃圾(用过的棉签、注射器等外包装)。

3. 环境准备　清洁、宽敞、安静、光线适宜或有足够的照明。

4. 操作步骤

(1)护士洗手,戴口罩。按需要准备用物。

(2)将备齐的用物携至患者床旁,核对床号、姓名,解释口腔护理的目的、方法、注意事项及配合要点,以取得合作。

(3)病情允许情况下,协助患者取坐位或半坐卧位,头侧向一侧或侧卧位,清理呼吸道分泌物。

(4)打开备用物,负压式吸引牙刷(如无,可用口腔吸水管)连接负压吸引,铺治疗巾,置弯盘于患者口角旁。

(5)负压式吸引牙刷(如无,可用软毛牙刷)蘸护理液刷牙,顺序为牙齿、咬合面牙龈、舌面、硬腭、颊部、导管,从对侧至近侧:①牙刷和牙齿呈 45°,上下轻刷,每次刷牙 2~3 分钟。动作轻柔,避免损伤牙龈及黏膜。②先将插管移至近侧,清洁对侧,后将插管移至对侧,清洁近侧。操作过程中,注意观察患者生命体征,有无呛咳、恶心、呕吐。③刷洗完毕,用 20ml 注射器吸温开水冲洗口腔,负压式吸引牙刷可直接边刷牙边吸引。④软毛牙刷刷牙需要口腔吸水管辅助边冲洗边吸引。

(6)口腔清洁完毕,擦去口角面部水渍,根据需要口腔涂药、润唇,必要时更换固定带、纱块。

(7)用棉签清洁插管侧的鼻腔并滴无菌液体石蜡润滑鼻腔黏膜。

(8)撤去弯盘及治疗巾,协助患者取舒适卧位,整理床单位。

(9)整理用物,冲洗干净牙刷、水杯,吸水管放回床头柜,吸水管每日更换。洗手,做好记录。

5. 注意事项

(1)口腔护理前,检查气管插管或气管切开套管的气囊压力,维持压力在 25~30cmH$_2$O,防止口腔消毒液误吸入呼吸道,尤其是吞咽功能不全、延髓性麻痹、饮水呛咳的患者。

(2)应遵循先吸引后清洁的原则。

(3)为经口气管插管患者口腔护理,建议双人操作,其中一人一手托住患者的下巴,拇指和示指妥善固定气管插管,防止气管导管的移位或部分脱出,另一手扶住前额。另一人清洁口腔。

(4)为经鼻气管插管患者口腔护理,亦建议双人操作。在妥善固定气管插管的同时,注意保护插管侧鼻腔。定期给插管侧鼻腔滴无菌液体石蜡或皮肤物理抗菌膜,防止鼻窦炎的发生。

(5)张口呼吸者,除补充水分外,可用一层湿纱布覆盖于上下唇间,以防口腔黏膜干燥。

(6)口腔有人工气道者,在固定好管道、清洁口腔的同时,还需用纱布清洁人工气道外壁,包括口咽管或气管插管和牙垫。

(黄 虹 罗伟香 黄 莉)

参 考 文 献

1. 邓洁,郑修霞,宫玉花. 经口气管插管患者口腔护理现状. 中华护理杂志,2005,40(8):623-625

2. 郝凤花. 新型口腔护理方法在 ICU 经口气管插管患者中的应用. 河北医药,2013,35(4):633

3. 黄肖梅,廖瑞梅,周慧梅. 化疗性口腔溃疡的口腔护理方法研究. 中华全科医学,2013,11(1):155-156

4. 李少寒,尚少梅. 基础护理学. 第4版. 北京:人民卫生出版社,2012

5. 林蕾蕾,高晓东,王珏. 口腔护理对经口气管插管患者预防呼吸机相关性肺炎的研究进展. 中华医院感染杂志,2013,23(7):1738-1740

6. 刘春香,祝立阳,黎冬梅,等. 三种护理方法对经口气管插管患者口腔护理效果的对比研究. 护士进修杂志,2013,28(8):677-679

7. 彭刚艺,刘雪琴. 临床护理技术规范(基础篇). 第2版. 广州:广东科技出版社,2013

8. 司旭艳,殷艳玲,郭新荣,等. 口腔冲洗器在经口气管插管患者口腔护理中的应用. 护理学杂志,2012,27(2外科版):59-60

9. 唐慧婷,卢惠娟,曹艳佩,等. 气管插管危重病人口腔护理进展. 护理研究,2013,27(1上旬版):9-11

10. 肖炜,张献珍,刘海燕. 不同口腔护理液的护理效果对比研究. 护理研究和实践,2010,7(8):20-21

11. 谢蟪旭,王萍,张绮,等. 危重疾病患者口腔护理研究进展. 中华医学杂志,2010,90(16):1148-1150

12. 钟友娣,刘玉简. 刷洗法用于人工气道患者口腔护理的效果观察. 中国医药指南,2013,11(4):353-354

13. Angela M,Patricia M,Lisa N,et al. Consensus based clinical guideline for oral hygiene in the critically ill. Inte and Cret Care Nur,2011,27:180-185

14. Binkley C,Furr LA,Carrico R,et al. Survey of oral care practices in US intensive care units. Am J Infect Control,2004,32(3):161-169

15. Chan EY,Ruest A,Meade MO,et al. Oral decontamination for prevention of pneumonia in mechanically ventilated adults:systematic review and meta-analysis. BMJ,2007,334:889-899

第六章 喂饲法操作并发症

管饲饮食是经胃肠道插入导管,给患者提供必需的食物、营养液、水及药物的方法。对于病情危重、存在消化道功能障碍、不能经口或不愿经口进食的患者,为保证其营养素的摄取、消化、吸收,维持细胞的代谢,保持组织器官的结构与功能,调节免疫、内分泌等功能并修复组织,促进康复,临床上常根据患者的不同情况采用不同的特殊饮食护理。管饲饮食是临床提供或补充营养的极为重要的方法之一,根据导管插入的途径,可分为:①口胃管:导管由口插入胃内。②鼻胃管:导管经鼻腔插入胃内。③鼻肠管:导管由鼻腔插入小肠。④胃造瘘管:导管经胃造瘘口插入胃内。⑤空肠造瘘管:导管经空肠造瘘口插至空肠内。不论选择哪种导管插入途径,对患者都是一种侵袭性操作,如果护理不当,可引起一些并发症。

第一节　上消化道解剖与生理

消化管是一条从口腔到肛门,粗细不等的管道。在临床工作中,通常把从口腔到十二指肠的这一段称上消化道,包括口腔、咽、食管、胃和十二指肠。

一、咽部解剖与生理

咽是漏斗形肌性管道,分别通鼻腔、口腔及喉腔。咽腔以软腭与会厌上缘为界,分为鼻咽、口咽和喉咽。鼻咽处于咽腔的上部,介于颅底与软腭之间,经鼻后孔与鼻腔相通。口咽介于软腭至会厌上缘平面之间,前壁主要为舌根后部,神经末梢丰富,异物刺激可引起强烈的呕吐反射。喉咽居咽下,向下与食管相续。

二、食管解剖与生理

食管是一个前后压扁的肌性长管状的器官,为消化管最狭窄的部分,全长约25cm。其长度通常与躯干长短成正比,成年男性平均约25.3cm,女性约23.6cm。在起始处和穿经膈肌处管径最窄,约1.5cm,在胸段中、下交界处最宽,约1.9cm。

食管依其行程可分为颈部、胸部和腹部三段。食管全长在额状面上出现两个轻度弯曲,在矢状面上食管沿着脊柱颈、胸部的曲度作前、后弯曲。食管全长尚有三处生理的狭窄(图6-1),第一个狭窄位于食管的起始部,大约相当于环状软骨下缘水平,平对第5~6颈椎高度,此及三处狭窄中最窄者,口径约1.5cm。至狭窄至中切牙距离,男性约15.95cm,女性

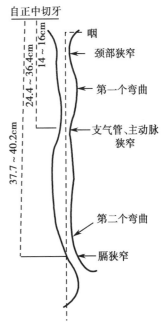

自正中切牙

咽
颈部狭窄
第一个弯曲
支气管、主动脉狭窄

第二个弯曲
膈狭窄

24.4~36.4cm
14~16cm
37.7~40.2cm

图6-1　食管的狭窄与弯曲部位

约14.6cm。第二个狭窄位于左主支气管后方与之交叉处,相当于第4~5胸椎高度,其至中切牙距离,男性约27.38cm,女性约25.05cm。第三个狭窄位于食管穿过膈的食管裂孔处,约相当于第10胸椎水平,距中切牙37.7~40.2cm。上述诸狭窄部,乃为食管异物易滞留和食管癌的好发部位。

食管具有消化管典型四层结构,由黏膜、黏膜下膜、肌膜和外膜组成。整个食管管壁较薄,仅0.3~0.6cm厚,容易穿孔。此外,随着临床医学的发展,通过食管插管检查日益增多,插胃管、胃镜检查等通过狭窄部位均较易引起食管黏膜损伤。

三、胃的解剖与生理

(一)胃的解剖

胃在腹上区、脐区和左季肋区,位于由上腹部肝、脾、胰、左肾及左肾上腺等诸器官、膈与腹前壁所共同围成的隐窝内。胃是一个囊状器官,与食管相连的近侧端较膨大,向远端逐渐缩窄,移行于十二指肠。故胃有入、出两个口,食管入胃的开口称为贲门,胃出口与十二指肠相移行,称为幽门。外观借大、小弯被分为前、后二壁(图6-2),前、后二壁,系指朝向前上方者为胃前壁,朝向后下方者为胃后壁。

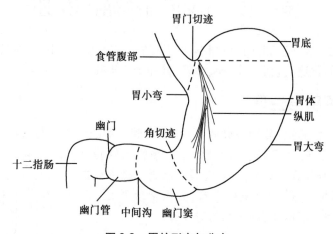

图6-2 胃的形态与分布

胃通常被分为贲门部、胃底、胃体、幽门部四个部分。由于幽门括约肌的存在,在幽门表面,有一缩窄的环形沟,幽门前静脉常横过幽门前方,对胃手术提供了确定幽门的标志。胃壁从外向内分为浆膜层、肌层、黏膜下层和黏膜层。

(二)胃的血液供应和神经支配

胃的动脉来自于腹腔动脉干。胃的静脉与同名动脉伴行,最后汇入门静脉。胃的运动神经包括交感神经和副交感神经。胃的副交感神经来自左、右迷走神经。迷走神经分布至胃的终末支以鸦爪状进入胃窦,临床上作为高选择性胃迷走神经切断术的标志。

(三)胃的生理

胃具有运动和分泌两大功能,通过其接纳、储藏食物,将食物与胃液研磨、搅拌、混匀,初步消化,形成食糜并逐步分次排入十二指肠为其主要的生理功能。此外,胃黏膜还有吸收某些物质的功能。

第二节　小肠解剖与生理

小肠是消化管中最长的一段迂曲管道。成人小肠全长为 3.1～9.5m。上端从胃幽门起始,盘绕在腹腔中央及腹下区,下端在右髂窝与大肠相接(连于盲肠)。小肠管径从近端向远端逐渐变细。小肠除具有消化吸收功能外,其上皮内更具有内分泌功能,并有肠-胃反射的感受器存在。因此,小肠是消化器官的重要组成部分。

小肠依其功能和形态分为十二指肠、空肠和回肠三部分。十二指肠为小肠始端的一小部分,为腹膜外位器官,相对被固定于腹后壁;空肠和回肠形成很多肠袢,盘曲于腹膜腔下部,被小肠系膜系于腹后壁,故又称空、回肠为系膜小肠。

一、十二指肠解剖与生理

(一)十二指肠解剖

十二指肠是小肠的第一段。上接幽门,下连空肠,长约 25～30cm;位于上腹部的后壁,形状好像一个"U"形的马蹄铁,开口向左,环抱胰头。十二指肠分上部、降部、水平部和升部。十二指肠降部下端有一个乳头样的隆起,叫十二指肠乳头,是胆总管和胰管的共同开口处,肝脏分泌的胆汁和胰液就是从这个开口流入小肠,帮助小肠消化吸收的。十二指肠乳头距中切牙约75cm,可作为插放十二指肠引流管深度的参考值。十二指肠升部自水平部斜向左上方升至第 2 腰椎的左侧,转向前下续于空肠,此转折部形成的弯曲称十二指肠空肠曲。十二指肠空肠曲是区分上、下消化道的分界线,此处有一个标志,叫屈氏韧带,作用是使空、回肠的内容物不易反流入十二指肠或胃腔。区分上、下消化道,对某些疾病的诊断和治疗有一定的帮助。如呕血一般只限于上消化道出血,暗红色或鲜红色血便大多为下消化道出血,黑便或柏油样便则常见于上消化道出血。

(二)十二指肠生理

十二指肠黏膜染紫红色,向外依次为黏膜下层、肌层及外膜。黏膜和黏膜下层向管腔内突起形成环状皱襞。十二指肠能够促进营养物质的吸收,同时对胃的排空也有一定的抑制作用。

二、空肠和回肠解剖与生理

空肠和回肠是指由十二指肠空肠曲至回盲结肠口一段小肠而言。因其属于腹膜内位器官,并借肠系膜悬系于腹后壁,故又称系膜小肠。其长度男性为 2.95～9.20m,平均 6.51m;女性为 2.80～9.60m,平均为 6.16m。一般认为空肠位于左腰部和脐部,回肠位于脐部和左髂窝部,还有一小部分伸入小骨盆腔内。回肠末端连接盲肠。此处有一个瓣,突入盲肠,叫回盲瓣,它的作用是当肠内容物向下(大肠方向)流动时,此瓣就开放,而当盲肠内的液体以及粪流等向上(小肠方向)逆流时,此瓣就关闭,以防止反流。

空、回肠动脉发自肠系膜上动脉,行于肠系膜内,分支构成 1～5 级动脉弓,最后以直管动脉自系膜缘处进入小肠壁,与肠管纵轴呈垂直方向。空、回肠的静脉与动脉伴行,最后汇入肠系膜上静脉。

三、小肠的作用

小肠主要是消化和吸收。小肠液中含有许多消化酶,其中最主要的是消化蛋白质的蛋白酶,消化糖的淀粉酶和消化脂肪的脂肪酶。这些酶分别将食入的蛋白质和糖类、脂肪等高分子化合物变成(分解成)较简单的物质,如氨基酸、葡萄糖、脂肪酸等,才能被小肠吸收。食物在小肠里停留的时间,一般为 3~8 小时。

第三节　鼻饲法操作并发症

鼻饲法又称肠道管喂饮食,是将导管经一侧鼻腔插入胃内,从管内灌注流质食物、水、药物的方法。鼻饲的方法有分次注入法和滴注法,滴注法分为间歇重力滴注和连续滴注。鼻饲法的目的是对下列不能自行经口进食患者以鼻胃管供给食物和药物,以维持患者营养和治疗的需要。①昏迷患者。②口腔疾患或口腔手术后患者,上消化道肿瘤引起吞咽困难患者。③不能张口患者,如破伤风患者。④其他患者,如早产儿、病情危重者、拒绝进食者等。由于患者自身、鼻饲导管材料、操作者的技术水平等各种原因可产生如腹泻、胃食管反流、误吸、便秘等一系列并发症。

一、腹泻

(一)发生原因

1. 胃肠营养开始及使用高渗性鼻饲液时,当高渗的营养液进入胃肠道后,刺激胃肠壁分泌大量水分以稀释溶液的浓度,大量水分进入胃肠道时,刺激肠蠕动加速而产生腹泻。

2. 鼻饲液内含脂肪过多引起脂肪消化不良性腹泻。

3. 灌注鼻饲液过多或灌注的速度太快,引起消化不良性腹泻。

4. 鼻饲液温度过低,刺激肠蠕动加快,引起低温性腹泻。

5. 鼻饲液配制过程中未严格遵循无菌原则,如操作者手不清洁,灌注鼻饲液的容器及鼻饲液被细菌污染,导致肠道感染。

6. 对牛奶、豆浆不耐受者,使用部分营养液如"能全力"易引起腹泻。

7. 大量使用广谱抗生素,使肠道菌群失调,并发肠道真菌感染而引起腹泻。

8. 患者年龄大,体质弱,鼻饲易导致腹泻。

(二)临床表现

患者大便次数增多;粪便稀薄不成形,大多为水样便,含有脓血、黏液、不消化食物、脂肪,或为黄色稀水,绿色稀糊,气味酸臭;大便时伴或不伴有腹痛、下坠、里急后重、肛门灼痛等症状。

(三)预防及处理

1. 开始鼻饲时采用接近正常体液克分子浓度(300mmol/L)的溶液可减少腹泻,如米汤。浓度由低到高,容量由少到多,滴速一开始 40~80ml/小时,3~5 日后增加到 100~125ml/小时,直到患者能耐受的营养需要量。对于高渗性溶液,可采用逐步适应,从慢到快,从少量到适量,配合加入抗痉挛和收敛的药物控制腹泻。亦可采用输液器间歇滴入营养液,以降低鼻饲所致腹泻。

2. 对于脂性腹泻,应注意调整鼻饲液的配方,减少脂肪的含量。

3. 注意控制鼻饲液的量与灌注的速度,尤其是年老体弱者。鼻饲液的量从小剂量开始,逐渐增加。如用 10% 营养液从 500ml/d 开始,逐日增加至 20% 营养液 2 000ml/d,每餐不超过 200ml,以避免腹泻的发生。可使用鼻饲泵控制鼻饲液注入速度。

4. 鼻饲液喂饲前适当加温,保持鼻饲液温度接近体温,以 38～40℃ 最为适宜。室温较低时,使用加热器或把输注胶管压在热水袋下以保持适宜的温度。有条件者可使用加温器。同时,注意患者腹部的保暖。

5. 护理人员严格遵守无菌技术操作规程,鼻饲液配制过程中应防止污染,每日配制当日量,于 4℃ 冰箱内保存放置不超过 24 小时。有条件者,宜现配现用。容器应每日煮沸灭菌后使用。鼻饲后用温开水冲洗胃管,避免鼻饲液积存在管腔中变质,造成胃肠炎。

6. 认真询问患者饮食史,对饮用牛奶、豆浆等易腹泻,原来胃肠功能差或从未饮过牛奶的患者要慎用含牛奶、豆浆的鼻饲液。

7. 对于菌群失调患者,可口服乳酸菌制剂。并发肠道霉菌感染者,遵医嘱静脉使用氟康唑或鼻饲氟康唑 0.4g,每天 3 次,或鼻饲庆大霉素 8 万 U,每天 2 次,2～3 天症状可停止。严重腹泻经一般处理无改善者,可暂停管饲,使肠道充分休息,同时化验大便常规,与其他原因引起的腹泻进行鉴别。防止脱水,注意保持水、电解质平衡。

8. 腹泻频繁者,要注意保持肛周皮肤清洁、干燥,每次排便后用温水清洗肛周,必要时外涂氧化锌或鞣酸软膏,防止肛周皮肤浸渍、糜烂、破溃。

二、胃食管反流、误吸

胃食管反流是胃内食物经贲门、食管、口腔流出的现象,为最危险的并发症,不仅影响营养供给,还可致吸入性肺炎,甚至窒息。

(一)发生原因

1. 各种原因致神经肌肉损伤、自主神经功能紊乱,食管下段括约肌、胃平滑肌收缩无力,活动不协调或肌瘫痪,使食管下段括约肌、贲门处于开放状态,增加食物反流发生的机会。

2. 患者胃肠功能减弱,鼻饲速度过快,鼻饲液量过大,胃内容物潴留过多,腹压增高引起反流。

3. 昏迷患者、脑血管意外患者、吞咽功能障碍患者及精神病、不合作者,鼻饲时易引起误吸。

(二)临床表现

胃食管反流主要表现为常在鼻饲后 1 小时左右出现胸骨后或剑突下烧灼感,伴或不伴胸骨后疼痛,卧位、弯腰或腹压增高时可加重;胃内容物在无恶心和不用力的情况下涌入口腔,反流物多呈酸性。误吸主要表现为呛咳、气喘,心动过速,呼吸困难,咳出或经气管吸出鼻饲液。

(三)预防及处理

1. 鼻饲液的量每餐不宜过多,一般每 2～3 小时鼻饲食物 200～300ml。速度不宜过快,一般在 15～30 分钟喂完为宜。鼻饲完毕,应用 30～50ml 温水冲管,以免堵塞胃管。对于消化力下降容易出现反流及胃残留者,应采取间断分次缓慢灌注法,数量比应由少渐多并稀释。对于严重反流的患者,可采用鼻饲泵持续24小时管饲,滴速适中,使进入胃内液体随胃肠蠕动而流入肠内,减少食物反流及误吸的机会。

2. 鼻饲时及鼻饲后1小时抬高患者床头40°~50°,并在鼻饲后30分钟内仍保持半卧位,借重力和坡床作用可防止食物反流。

3. 鼻饲的温度控制在38~40℃,以防过冷、过热食物刺激而引起胃痉挛。

4. 鼻饲后30分钟内不可翻身,以免胃因受机械性刺激而引起反流。

5. 鼻饲前清理呼吸道分泌物,对有气管插管或气管切开的患者,在鼻饲前一定要给予翻身、叩背、吸痰,以免鼻饲时吸痰引起呛咳及鼻饲后吸痰憋气使腹内压增高引起食物反流。

6. 对老年患者应用鼻肠管,能减少老年患者反流、误吸的发生。

7. 精神病患者插管前后应予以固定与约束,严密观察,防止误吸。

8. 鼻饲时辅以胃肠动力药(多潘立酮、西沙必利、甲氧氯普胺)可解决胃轻瘫、反流等问题,一般在鼻饲前30分钟由鼻饲管内注入。在鼻饲前先回抽,检查胃潴留量。

9. 误吸发生后,立即停止鼻饲,取头低右侧卧位,尽快吸出呼吸道内吸入物,以保持呼吸道通畅。气管切开者可经气管套管内吸引,然后胃管接负压瓶。

三、吸入性肺炎

(一)发生原因

1. 上述引起胃食管反流、误吸的原因,均可引起吸入性肺炎。

2. 胃管置入深度不够,鼻饲时体位不当,易导致食物反流而引起吸入性肺炎。

3. 机械通气患者,口腔分泌物未及时清理,误吸入呼吸道,也是吸入性肺炎的重要因素。

(二)临床表现

患者出现痉挛性咳嗽、气急,体温升高;肺部可闻及湿性啰音和水泡音。胸部拍片有渗出性病灶或肺不张。

(三)预防及处理

1. 同胃食管反流、误吸预防及处理1~9。

2. 插入胃管的长度在常规标准上加8~10cm,使胃管的最末侧孔进入胃内,即胃管前端在胃体部或幽门处,则注入的食物不易反流,胃管长度共60~70cm。

3. 每次鼻饲前应用注射器回抽胃液,确定胃管是否在胃内,了解有无胃潴留及胃管堵塞现象。

4. 气管切开机械通气患者,气囊入气应安排在鼻饲前15分钟进行。

5. 保持鼻、咽、口腔的清洁卫生,根据患者情况选择合适的溶液进行口腔护理,2~3次/日,清水清洁鼻腔,防止分泌物误吸引起吸入性肺炎。

6. 发生误吸后,除立即停止鼻饲及改变体位外,吸净口、鼻反流物,必要时用纤维支气管镜吸出反流物。有肺部感染迹象者及时应用抗生素。

四、便秘

(一)发生原因

1. 长期卧床的患者活动量减少,胃肠蠕动减弱,大便次数减少,致使粪便在肠内滞留延长,水分被过多吸收造成大便干结、坚硬和排出不畅。

2. 鼻饲食物中含粗纤维较少,食物过于精细,饮水量不够,从而使粪便在肠道内停留时间过长,导致便秘。

(二)临床表现

大便次数减少,排便困难,粪便干结,排便时可有左腹痉挛性痛与下坠感,部分患者出现腹胀、下腹不适、排气多或头晕、疲乏等症状。

(三)预防及处理

1. 及时增加液体输入,调整营养液配方,在配方中加入纤维素丰富的新鲜蔬菜和水果汁的摄入,食物中可适量加入蜂蜜和香油。

2. 培养患者养成定时排便的习惯。协助患者每天进行主动和被动活动,定时以肚脐为中心,顺时针按摩患者腹部,1~2次/日,促进肠蠕动。

3. 每天观察患者大便的次数、性质及量,并做好记录。

4. 已发生便秘者,给予缓泻剂,或行开塞露通便或少量不保留灌肠。

5. 老年患者因肛门括约肌较松弛,加上大便干结,往往灌肠效果不佳,需人工取便,即戴手套用手指由直肠取出嵌顿粪便。

五、鼻、咽、食管黏膜损伤和出血

(一)发生原因

1. 反复插管或因患者烦躁不安自行拔出胃管损伤鼻、咽及食管黏膜。

2. 置入的胃管管径粗、质地硬,压迫鼻腔黏膜,导致鼻腔黏膜水肿、溃烂,甚至引发感染。

3. 长期停留胃管对黏膜的压迫、牵拉、摩擦刺激等引起口、鼻黏膜糜烂、出血。

4. 经鼻插置胃管后,未从口腔进食,唾液分泌减少,咽部黏膜易损伤。

(二)临床表现

咽部不适、疼痛、吞咽障碍,难以忍受,鼻腔流出血性液,部分患者有感染症状,如发热。

(三)预防及处理

1. 插管前向患者做好解释说明,取得患者的充分合作。熟练掌握置管技术,置管动作要轻柔,尽量一次性成功,避免反复置管刺激。

2. 对长期停留胃管者,选用聚氨酯和硅胶喂养管,质地软,管径小,可减少插管对黏膜的损伤。对需手术的患者,可采取进手术室后,在麻醉医师医嘱下给药(哌替啶、氟哌啶)镇静后插管。但是哌替啶、氟哌啶对呼吸中枢有轻度的抑制作用,需有麻醉师的配合及备有麻醉机、监护仪的情况下进行。亦可选用导丝辅助置管法。

3. 对延髓麻痹昏迷的患者,因舌咽神经麻痹,常发生舌后根后坠现象,可采用侧位拉舌置管法,即患者取侧卧位,常规插管12~14cm,助手用舌钳将舌体拉出,术者即可顺利插管。

4. 保持鼻腔清洁,及时清除鼻腔分泌物。长期鼻饲者,可用液体石蜡滴鼻润滑,每天2次,以减轻胃管对鼻腔黏膜的摩擦。胃管固定牢固,防止过度牵拉。

5. 用pH小时试纸测定口腔pH,选用适当的漱口液,每日行两次口腔护理,每周更换胃管一次,晚上拔出,翌晨再由另一鼻孔插入。

6. 可用混合液咽部喷雾法预防,即用2%甲硝唑15ml,2%利多卡因5ml,地塞米松5mg的混合液,加入喷雾器内,向咽部喷雾4次,约2~3ml,Tid。

7. 如出现鼻腔感染,及时更换鼻孔插置胃管,遵医嘱使用抗生素。

六、胃出血

(一)发生原因

1. 重型颅脑损伤患者因脑干、自主神经功能障碍,胃肠血管痉挛,黏膜坏死,发生神经源性溃疡致消化道出血。

2. 灌注食物前抽吸负压过大,使胃黏膜局部充血,微血管破裂所致。

3. 患者躁动不安,体位不断变化,胃管的长期刺激引起胃黏膜损伤。

(二)临床表现

轻者胃管内可抽出少量鲜血,出血量较多时可抽出陈旧性咖啡色血液,严重者血压下降、脉搏细速,出现休克。

(三)预防及处理

1. 插置胃管后,尽早鼻饲,采用间断鼻饲法,以减轻胃酸对胃黏膜的刺激,预防应激性溃疡的发生。

2. 少量出血时,给予少量冷流质饮食;严重者禁食,暂停鼻饲,做胃液潜血试验,遵医嘱应用质子泵抑制剂静脉注射。

3. 患者出血停止48小时后,无腹胀、肠麻痹,能闻及肠鸣音,胃空腹潴留液<100ml时,方可慎重开始喂养,初量宜少,每次<15ml,每4~6小时一次。

4. 胃出血时可用冰盐水洗胃,凝血酶200U胃管内注入,3次/天。出血量较大时,可行内镜下电凝、氩离子止血术。

七、胃潴留

(一)发生原因

1. 重型颅脑损伤患者均有不同程度的缺氧,胃肠黏膜也出现缺氧,胃肠蠕动减慢,胃排空障碍,影响胃肠道正常消化,营养液潴留于胃内。

2. 长期卧床患者,活动量减少,胃肠蠕动减弱,胃排空延迟,灌注的鼻饲液过多,易导致胃潴留。

(二)临床表现

患者出现腹胀,空腹时腹部有振水声,鼻饲液输注前抽吸胃液可见胃潴留量>150ml。鼻饲4小时后,可从胃管自胃腔抽出食物则获证实。胃肠钡餐检查时,钡剂在4小时后仍存留50%,或6小时后仍未排空。

(三)预防及处理

1. 每次鼻饲前先抽吸,以评估患者对鼻饲液的耐受性,了解胃是否排空,若残余量>100ml,提示有胃潴留,需要延长鼻饲间隔时间或行胃负压引流。

2. 患者病情许可的情况下,鼓励其多在床上及床边活动,促进胃肠功能恢复,并可依靠重力作用使鼻饲液顺肠腔运行,预防和减轻胃潴留。

3. 注意控制鼻饲液的量,对于重型颅脑损伤及长期卧床患者每餐不超过200ml。

4. 有胃潴留的重病患者,遵医嘱给予胃肠道动力药如多潘立酮、甲氧氯普胺等,促进胃肠道排空。

八、呼吸、心搏骤停

(一)发生原因

1. 患者既往有心脏病、高血压病等病史,合并有慢性支气管炎的老年患者,当胃管进入咽部即产生剧烈的咳嗽反射,重者可致呼吸困难,进而诱发严重心律失常。

2. 插管时恶心、呕吐较剧,引起腹内压骤升,内脏血管收缩,回心血量骤增,导致心脏负荷过重所致。

3. 患者有重型颅脑损伤症状,脑组织缺血缺氧,功能发生障碍。胃管刺激咽部,使迷走神经兴奋,反射性引起患者屏气和呼吸道痉挛,致通气功能障碍;同时患者出现呛咳、躁动等,使机体耗氧增加,进一步加重脑缺氧。

4. 咽部由喉上神经支配,反射敏感,插胃管时的机械性接触和胃管温度的异常均会对其形成较强的刺激,引起迷走神经的张力增强,诱发心搏骤停。

5. 反复插置胃管,反复刺激咽部可以反射性引起心律失常。

(二)临床表现

插管困难,患者突发恶心、呕吐,抽搐,双目上视,意识丧失,面色青紫,血氧饱和度下降,继之大动脉(颈动脉、股动脉)搏动消失,呼吸停止。

(三)预防及处理

1. 插置胃管前,详细评估患者的病情。对有心脏病、高血压等病史的患者插胃管须谨慎小心,床边备好急救药物、急救设备。

2. 插置胃管时动作要轻柔、准确、快速,以减少对患者咽部的刺激。插置胃管时患者的头部向后仰,当胃管进入患者的鼻腔约 15cm 后,其头颈部宜尽力前倾,使其喉咽腔呈弧形,帮助胃管顺利进入胃腔。在搬动患者的头颈部时,动作要轻柔,同时要密切观察患者的呼吸情况,避免患者因头颈部过度前倾而影响呼吸。

3. 在患者生命垂危,生命体征极不稳定时,应避免插胃管,防止意外发生。如因病情需要必须进行,要持谨慎态度,操作前备好抢救用物,在医生指导下进行。插管前可将胃管浸泡在 70℃ 以上的开水中 20 秒,使胃管温度保持在 35～37℃,减少胃管的物理刺激和冷刺激。对于昏迷、不能合作的患者,可采用患者取侧卧位置管法。

4. 必要时在胃管插入前予咽喉部黏膜表面麻醉,先用小喷壶在咽喉部喷3～5 次利多卡因,当患者自觉咽喉部有麻木感时再进行插管,以减少刺激和不良反应。操作要轻稳,快捷、熟练,尽量一次成功,避免反复刺激。操作中严密监测生命体征,发现异常,立即停止操作,并采取相应的抢救措施。

5. 对合并有慢性支气管炎的老年患者,插管前 10 分钟可选用适当的镇静剂或阿托品肌注,床旁备好氧气,必要时予氧气吸入。

6. 一旦患者出现呼吸、心搏骤停,立即停止插置胃管,进行心肺复苏,同时立即报告医生进行抢救。

九、血糖紊乱

(一)发生原因

1. 患者自身疾病的影响,如重型颅脑损伤患者,早期机体处于应激状态,肾上腺素水平增高,代谢加快,血糖升高;再者,大量鼻饲高糖溶液也可引起血糖增高。特别是有糖尿病史患者。

2. 低血糖症多发生于长期鼻饲饮食忽然停止者,因患者已适应吸收大量高浓度糖,忽然停止,但未以其他形式加以补充。

(二)临床表现

高血糖症患者表现为餐后血糖高于正常值。低血糖症可出现出汗、手颤抖、头晕、恶心、呕吐、心动过速等。

(三)预防及处理

1. 对于高血糖症患者,要密切观察血糖的变化,早期每日监测血糖、尿糖各 3 次,当血糖高于 15mmol/l 时给予胰岛素,并改用低糖饮食。同时调整鼻饲配方,即根据食品交换分类表中的等值食品交换来调整鼻饲配方,必要时配合药物治疗控制血糖。

2. 对葡萄糖不耐受时,可补给胰岛素或改用低糖饮食或口服降糖药物,还可降低输注速度和鼻饲液浓度,同时加强血糖监测。

3. 为避免低血糖症的发生,应缓慢停用要素饮食,或同时补充其他形式的糖。一旦发生低血糖症,立即静脉注射高渗葡萄糖。

十、水、电解质紊乱

(一)发生原因

1. 患者由饥饿状态转入高糖状态或由于渗透性腹泻引起高钠血症性脱水,多见于重型颅脑损伤患者。

2. 尿液排出多,水、盐摄入不足,鼻饲液的营养不均衡。

(二)临床表现

1. 高钠血症性脱水主要表现为口渴、尿少及细胞脱水,尤其是脑细胞脱水的综合征。失水 > 失钠,血清钠溶度 > 150mmol/L,血浆渗透压 > 310mmol/L,伴有细胞内、外液量的减少。

2. 低血钾患者可出现神经系统症状,表现为中枢神经系统抑制和神经-肌肉兴奋性降低症状,早期烦躁,严重者神志淡漠、嗜睡、软弱无力,腱反射减弱或消失和软瘫等。循环系统可出现窦性心动过速,心悸、心律不齐、血压下降。血清电解质检查钾 <3.5mmol/L。

(三)预防及处理

1. 逐渐增加膳食的浓度与量,密切监测血清电解质的变化及尿素氮的水平,严格记录出入量。

2. 发生高钠血症者,限钠补液,给予排钠利尿剂如呋塞米,定时从胃管内注入白开水。鼻饲高蛋白流质饮食中,应补充一定水量。

3. 尿量多的患者除给予含钾高的鼻饲液外,必要时给予静脉补钾,防止出现低血钾。

十一、呃逆

又称"打嗝",是膈肌不自主地间歇性收缩,使之急骤吸气,因声门关闭而突然停止吸气。

(一)发生原因

膈神经受刺激而产生的反应。

（二）临床表现

喉间呃呃连声,持续不断,声短而频频发作,令人不能自制。轻者数分钟或数小时,重者昼夜发作不停,严重影响患者的呼吸、睡眠、休息。

（三）预防及处理

1. 留置胃管每天需做口腔护理,注意不用冷水刺激,以免加重呃逆,可用温开水,棉球不要过湿。

2. 一旦发生呃逆,可首先采用分散注意力的方法,如给患者突然提问或交谈等。或轮流拇指重按患者攒竹穴,每侧一分钟,多能缓解。亦可将两示指分别压在患者左右耳垂凹陷处的翳风穴,手法由轻到重,压中带提,以患者最大耐量为佳,持续 1 分钟后缓慢松手即可止呃。

3. 舌下含服硝苯地平片 10mg,或予甲氧氯普胺 20～40mg 肌注,严重者可予氯丙嗪 50mg 肌注。

十二、食管狭窄

（一）发生原因

1. 鼻饲时间长,反复插管及胃管活动的刺激造成食管黏膜损伤发炎、萎缩所致。

2. 胃食管反流导致反流性食管炎,严重时发生食管狭窄。

（二）临床表现

拔管后饮水出现呛咳、吞咽困难。食管钡餐造影显示狭窄段食管不光滑,凹凸不平,黏膜破坏或有龛影,有时可见食管裂孔疝。

（三）预防及处理

1. 尽量缩短鼻饲的时间,尽早恢复正常饮食。

2. 插管时动作要轻、快、准,尽量提高首次置管成功率。插管后让患者取舒适体位,胃管固定牢固,并做好标记,禁止来回牵拉,对躁动患者适当约束。改进传统胃管固定方法,可采用鼻翼和耳垂双固定法、3M 胶布 Y 型固定法固定胃管。

3. 拔管前让患者带管训练喝奶、喝水,直到吞咽功能完全恢复即可拔管。

4. 食管狭窄者行食管球囊扩张术,饮食从流质、半流质逐渐过渡。

十三、误入气管

（一）发生原因

1. 多见于精神极度紧张、不合作者及不能合作的患者如昏迷患者,插置胃管时易误入气管。

2. 操作者对上消化道的解剖结构不清楚,操作不熟练,易将胃管插置入气管。

3. 少数患者如昏迷、使用镇静药物后、全身麻醉术后、支气管哮喘或慢性喘息性支气管炎患者使用茶碱类药物后因气管和支气管黏膜对刺激反应较弱,使呛咳反射消失,发生胃管误入气管时缺乏呛咳、发绀、呼吸窘迫等典型的临床表现,加之插置胃管后传统的三种确认胃管在胃内的验证方法可靠性差。

4. 患者自身疾病如鼻咽癌术后、食管癌等行放疗后,导致咽喉部纤维结缔组织增生、食管狭窄,引起插管困难而误入气管。

（二）临床表现

大多数患者出现剧烈呛咳、面红耳赤，并有憋气、发绀、呼吸困难等症状。少数患者无明显临床症状，但监测血氧饱和度明显下降。

（三）预防及处理

1. 对于精神极度紧张、不合作者的患者，插管前要耐心讲解操作的目的、方法、注意事项及配合要点，争取患者的合作。必要时，使用镇静药物。

2. 培训操作者熟练掌握上消化道的解剖结构及插置胃管操作技术。

3. 对于昏迷患者，可采用侧卧位置管法、侧卧位拉舌置管法、托下颌置管法；对于难置性胃管，可采用气管导管引导法、胃镜引导下置管法、咽喉镜下置管法导丝辅助置管法，以提高插置胃管的成功率。

4. 对于昏迷、使用镇静药物后、全身麻醉术后等患者，插置胃管后，除用传统的三种方法验证胃管是否在胃内外，还要应用抽取液 pH 和胆红素测定法或胸腹部 X 线片确认胃管在胃内，同时监测患者的血氧饱和度的变化。

5. 一旦发现胃管误入气管，应立即拔出胃管，休息片刻后重新插管。

十四、阻塞性黄疸

（一）发生原因

由于患者采取侧卧位，身体蜷曲，测量胃管长度不准确，导致胃管插入过深，置管时间过长，胃管阻塞了胆总管出口，造成胆汁无法排入十二指肠，引起阻塞性黄疸。

（二）临床表现

患者皮肤呈暗黄或绿褐色，皮肤瘙痒，因搔、挠而多有搔痕，粪色变淡或呈陶土色，脂肪泻、出血倾向等。

（三）预防及处理

1. 插置胃管前操作者帮助患者摆正体位，准确测量患者发际至剑突的长度，以确定插入胃管的长度，尽量减少误差，不能凭主观臆断、习惯及经验盲目操作。

2. 插管结束后，应三种以上方法检测胃管是否在胃内，确认在胃内后，牢固固定胃管，以防止胃管松动。

3. 若患者出现阻塞性黄疸症状，排除其他病理性因素外，应考虑为胃管插入过深所致。可将胃管拔除后观察患者的症状，一旦梗阻原因解除，患者的黄疸症状便可自然消失。

十五、鼻饲管堵塞

（一）发生原因

1. 食物残渣或药物未充分研碎，或药物磨碎混合后形成凝块，如碾碎的氯化钾控释片、硫糖铝等尤易引起胃管堵塞。

2. 鼻饲的营养液黏度大，鼻饲后管道冲洗不彻底，导致鼻饲管堵塞。

3. 鼻饲管在口腔内扭曲或在胃内打结。

（二）临床表现

鼻饲前抽吸胃管负压大，无胃液或食物残渣抽出；灌注时推入有阻力或无法灌注。使用滴入法时，鼻饲液不滴或滴速过慢。

(三)预防及处理

1. 鼻饲食物应制作精细,食物与药物均要充分研碎,完全溶解。不同药物分开注入,注意药物之间的化学反应与配伍禁忌。每次鼻饲前后均给予温开水 30ml 冲洗鼻饲管。每次鼻饲结束,将胃管末端上提,以避免鼻饲液积存在管腔中。

2. 灌注高黏度的营养液不宜选用细孔径胃管,应选用 16 号以上柔软、稳定性好的鼻饲管。且鼻饲的速度不宜过慢。

3. 插入胃管的长度不可过长,防止打结。若确定鼻饲管在胃内打结,可更换胃管。

4. 若鼻饲前抽吸胃管负压大,无胃液抽出,应认真查找原因。检查胃管固定是否牢固、胃管外露的长度,胃管是否盘曲在口腔等,若确定胃管在口腔内盘曲,可将胃管向外拉直后,重新置管后牢固固定。若确定为胃管堵塞,可用注射器吸温水接胃管反复做推、吸动作,无效时应报告医生,重新置管。

十六、鼻饲管脱落

(一)发生原因

1. 多因患者烦躁时自行拔管或患者反复咳嗽,呕吐,翻身、下床活动时不慎脱落。

2. 胶布固定不牢,如固定方法不正确;患者出汗或口鼻分泌物多,浸湿胶布;胶布长期使用,失去黏性等,导致鼻饲管脱落。

(二)临床表现

鼻饲管往外脱出,管道外露长度明显增加,管上固定的胶布松脱,或管道被完全拔出。

(三)预防及处理

1. 向患者及家属解释置管的重要性,有预见性地说明置管时及置管期间的不适,让患者及家属有充分的思想准备。对于意识不清、烦躁不安的患者,适当予以约束,或遵医嘱用药镇静处理。

2. 插管后协助患者取舒适体位,管上做好标识,禁止来回牵拉,告知患者在咳嗽、呕吐、翻身、下床活动时,先固定好胃管,防止胃管牵拉脱出。

3. 改进鼻饲管固定的方法。①采用一般系带法,即用细绳中间固定于胃管标记处,两端绕过患者枕部相系。②采用鼻翼和耳垂双固定法,并每日观察插入长度的标记,避免了鼻饲管的脱出。③用宽 3M 透明胶布撕成 Y 形,从鼻根部至鼻尖处粘贴鼻梁,另两端螺旋绕于胃管上。④使用新型鼻饲固定带,该固定带由固定座、固定头带(由弱性硅胶圆管制成)、固定调整夹(由弹性非金属材料制成)三部分组成。鼻饲管外周上套装固定座,弹性固定头带配连在固定座上,固定调整夹设置安装在弹性固定头带两端上,将弹性固定头带夹紧呈密闭环形。使用方法:将鼻饲管插入到位后,根据鼻饲管的位置情况,移动固定座在鼻饲管的合适位置定位。打开固定调整夹,在上、下通孔中拉移弹性固定头带,当弹性固定头带的环形带符合患者头部大小要求时,锁定钩关闭固定调整夹,利用左、右固定凸台配合关系,把弹性固定头带套在患者头上或耳后即可。⑤取 7cm×5cm 医用胶布一条,在一端的 3cm 处两侧向内剪至胶布宽的 1/3 处,将 A 部分剪成人头状,B 部分是长方形。将 A 部分粘贴在鼻翼部,将 B 部分绕鼻饲管一周,直接粘贴在鼻饲管上,鼻饲管末端固定如常规法。该方法固定牢固,不易脱落。

4. 对于长期鼻饲的患者,注意观察鼻饲管的固定情况,定期更换固定的胶布,如发现胶布被浸湿或失去黏性,随时更换。

5. 若出现鼻饲管往外脱出一部分,在未被污染的情况下,可按插置胃管法将管道直接插入胃内。若鼻饲管完全拔出,则需更换鼻饲管,从另一侧鼻孔重新插管。

附6-1　鼻饲法操作规程

1. 评估

(1)评估患者病情、年龄、意识、生命体征、医疗诊断、置管目的、营养状态等。

(2)患者鼻腔黏膜有无损伤,有无鼻中隔偏曲、鼻腔炎症、阻塞、脑脊液鼻漏及其他不宜插管疾病,有无活动性义齿。

(3)患者的心理状态以及对插胃管鼻饲的耐受能力、合作程度、知识水平等。

(4)评估鼻饲液的安全性,有无过期、变质、受污染,有无食物过敏和不耐受。评估鼻饲液的浓度、温度、量等。

2. 用物准备

(1)治疗盘内:鼻饲包(内含治疗碗、胃管或硅胶管、镊子、止血钳、压舌板、50ml注射器、治疗巾、纱布)、液体石蜡、无菌棉签、胶布、夹子或橡皮圈、安全别针、手电筒、听诊器、弯盘、试纸、鼻饲流食(38~40℃)、温开水适量(也可取患者饮水壶内的水)、水温计。按需准备漱口或口腔护理用物及松节油。

(2)治疗车下层准备以下物品:污物桶2个,一个放置感染性废弃物(用过的注射器、棉签等),一个放置生活垃圾(用过的注射器、棉签等的外包装)。

3. 环境准备　环境清洁、无异味、安静、光线适宜。

4. 操作步骤

(1)洗手、戴口罩,必要时做好职业防护。

(2)将备齐用物携至患者床旁,核对患者床号、姓名,对神志清醒的患者,向患者或家属解释操作目的、方法、注意事项及配合要点,以取得合作。

(3)有义齿者取下义齿。能配合者取坐位或半坐卧位,不能坐起者取右侧卧位,昏迷患者取去枕平卧位,头向后仰。

(4)再次核对;将治疗巾围于患者颌下,弯盘放于便于取用处。检查鼻孔是否通畅,黏膜有无破损。选择通畅一侧,用棉签清洁鼻腔。

(5)测量胃管插入的长度,一般取前额发际至胸骨剑突处或由鼻尖经耳垂至胸骨剑突下的距离,成人约45~55cm,做好标记,润滑胃管前端10~20cm。

(6)左手持纱布托住胃管,右手持镊子夹住胃管前端,沿选定侧鼻孔轻轻插入,约插入10~15cm(咽喉部)时,根据患者的具体情况进行插管:①清醒患者:嘱患者做吞咽动作,深呼吸,随患者吞咽动作顺势将胃管向前推进,至预定长度。②昏迷患者:左手将患者头托起,使下颌靠近胸骨柄,缓缓插入胃管至预定长度。若插管过程中患者作呕感持续,可用手电筒、压舌板检视口腔后部有无管子卷曲卡住;如有呛咳、发绀、喘息等误入气管征象,应立即拔出,稍事休息后再插;清醒患者可鼓励患者饮少量温开水,在患者吞咽的同时送管,不要强行插管。如遇阻力或患者有作呕噎塞、发绀等现象,立即停止插管并将管轻轻拔出少许,检查管的位置,稍后旋转进管,以防损伤黏膜,食管静脉曲张者不宜插管。

(7)确认胃管是否在胃内:①注射器抽取胃内容物,用试纸检查是否呈酸性。②用注射器快速注入 10～20ml 空气,同时用听诊器在胃区听气过水声。③置管末端于盛水的治疗碗中,看有无气泡逸出。④如果上面三种方法不能验证胃管在胃内,可做 X 线透视或 X 线照片检查。

（8）确定胃管在胃内后,用胶布固定胃管于鼻翼及颊部。

（9）灌注食物。连接注射器于胃管末端,抽吸见有胃液抽出,再注入少量温开水,然后缓慢注入鼻饲液或药液,每次不超过 200ml,温度宜在 38～40℃。鼻饲完毕后,再注入 20～30ml 温开水,并抬高胃管末端,避免鼻饲液积存在管腔中变质。

（10）将胃管末端反折,用纱布包裹管口,用橡皮筋扎紧或用夹子夹紧,如果胃管末端有塞子直接塞紧,用安全别针固定于枕旁或患者衣领处。

（11）协助患者清洁鼻孔、口腔,维持原卧位 20～30 分钟,整理床单位。

（12）洗净鼻饲用的注射器,放于治疗盘内,用纱布盖好备用。

（13）洗手,并做好记录。

（14）拔管。当患者停止鼻饲或长期鼻饲者需要更换胃管时,末次喂毕拔管:①向患者解释后,置弯盘于患者颌下。②夹紧胃管末端,轻轻揭去固定的胶布。③用纱布包裹近鼻孔处的胃管,嘱患者深呼吸,在患者呼气时拔管,边拔边用纱布擦胃管,到咽喉处快速拔出。④将胃管放于弯盘内,移出患者视线。检查胃管是否完整,防止管内残留液误吸入气管。⑤清洁患者口鼻、面部,擦去胶布痕迹,协助患者漱口,采取舒适卧位。⑥整理床单位,清理用物。⑦洗手,记录拔管时间和患者反应。

5. 注意事项

（1）插管时动作应轻柔,避免损伤食管黏膜,尤其是通过食管 3 个狭窄部位时。

（2）每次鼻饲前应证实胃管在胃内且通畅,并用少量温开水冲管后再进行喂食,鼻饲完毕后再次注入少量温开水,防止鼻饲液凝结。24 小时连续灌注期间,每 4～5 小时冲洗一次。

（3）固体药物充分研碎,完全溶解方可注入。注入多种药物时,应将各类药物分别溶解注入,每注入一种药物后即用 5ml 温开水冲洗一次,不可将其混合注入,或与食物混合。注意药物间的配伍禁忌。

（4）高热量、高蛋白营养要素膳食易溶解,配制时用凉开水,不要一次放足量水,否则不易充分溶解,凝聚成颗粒状,造成喂养管堵塞。新鲜果汁与牛奶应分别注入,防止产生凝块。

（5）长期鼻饲者应每日进行口腔护理 2 次,并定期更换胃管,普通胃管每周更换一次,硅胶胃管每月更换一次。

（6）准确掌握鼻饲禁忌证,如食管静脉曲张、食管梗阻、新生儿和乳儿、胃肠功能不全或出血、小肠广泛切除或短肠综合征患者、空肠瘘、严重吸收不良综合征等。

第四节 造瘘口管饲法操作并发症

造瘘口管饲饮食是将食物制成流质或糊状,通过胃或肠道的造瘘口输入胃肠道,以保证患者获得所需的营养素。常用于各种原因导致的不能经口进食,需要长期营养支持及留置鼻胃管超过 1 个月,或不耐受鼻胃管者;长期昏迷不能自行进食的患者,尤其是多种常见的神经系统疾病患者;需行胃肠内营养支持的患者。造瘘口管饲饮食根据导管插入的途径,可分为:胃造瘘管——导管经造瘘口插入胃内,空肠造瘘管——导管经空肠造瘘口插至空肠内两种。胃造瘘有外科手术和经皮内镜下胃造瘘术两种方法,后者创伤较小,仅需局麻即可解决问题,是一种简便、安全、有效的方法,临床应用日益广泛。造瘘口管饲饮食操作简便,安全快捷,并发症少,符合机体生理要求,可有效地保持长期肠内营养,对患者创伤小,有效地提高了患者的生活质量。但由于医护人员的技术操作水平、术后护理不当或患者自身疾病的影响,常可发生一些并发症,需引起大家的注意。

一、造瘘口感染

(一)发生原因

1. 操作过程中未严格执行无菌原则,未及时更换造瘘口敷料,导管部位长期污染导致细菌过度生长。

2. 术后导管固定过紧导致皮肤缺血、缺氧;压迫过松,消化液渗出腐蚀皮肤,易导致切口皮肤感染。

3. 患者营养不良,机体抵抗力差。

4. 应用的营养液未做到现配现用,被致病菌污染。

(二)临床表现

造瘘口不愈合,局部皮肤红、肿、热、痛,有渗出液,甚至有脓肿形成;严重者出现寒战、高热、腹泻等全身感染症状,若发现和处理不及时,可引起腹壁感染性坏死,甚至死亡。外周血检验白细胞计数升高。

(三)预防及处理

1. 严格遵守操作规程,加强无菌操作观念。对于身体虚弱、营养不良、免疫力差的患者术前 2 小时内预防性使用抗生素。每日彻底清洗、消毒喂饲管,并更换所有喂饲用品。

2. 保持造瘘口伤口敷料干净,每天将外垫松开 1 次,用碘伏棉签将管口周围擦洗干净。外垫下面无需放置敷料,以免固定不牢。但对皮肤过敏、渗液较多的患者可在外垫下垫无菌纱布并及时更换,以保护造瘘口周围皮肤。严密观察置管处有无红、肿、热、痛及分泌物,如造瘘口导管周围发红时,将外垫适当收紧,并保持造瘘口周围干燥,有污染应随时更换。

3. 导管固定松紧恰当。一般在术后当天固定稍紧以压迫胃壁,防止出血及渗液引起炎症不适。术后 7~10 天内窦道未形成前,内垫应紧贴胃壁,窦道形成后患者可根据自身的感觉将外垫固定在合适的位置;为防止导管牵拉引起疼痛,可用线、胶布或布带将导管相对固定。

4. 监测体温每 4 小时一次,发现不明原因的发热或血象升高,要注意是否有管道感染。严密观察造瘘口渗漏,尤其是术后 2 周内需严密观察造瘘口有无消化液渗入腹腔引起的腹痛、腹肌紧张等腹膜炎症状。

5. 室温下配制管饲饮食,管饲食物必须新鲜配制,储存时间不超过 6 小时。夏季需现配现用。

6. 每日输完营养液后用无菌纱布包裹造瘘管开口端。

7. 已发生感染者,应查明引起感染的原因。如为造瘘口周围皮肤化脓感染,可穿刺或切开排脓,每天换药,用无菌纱布敷盖,脓液送细菌培养;如为造瘘管管腔污染引起,则应更换造瘘管。同时加用抗生素抗感染治疗,密切观察体温变化,高热者予以物理或药物降温,擦干汗液,更换衣被;腹泻者予以对症处理。皮肤保护膜局部外涂治疗造瘘口周围皮肤轻、中度损伤效果好,对长期胃肠造瘘患者能预防和减少因造瘘口周围渗液对皮肤的损伤,减少感染。

二、造瘘管堵塞

(一)发生原因

1. 注入未充分研碎的药物、黏性大的食物和药物,或药物与营养液反应产生沉淀,形成凝块堵塞管腔。

2. 注入食物或药物后未用温水冲洗管道,致使黏稠成分黏附在管壁上。

3. 应用输液瓶持续输注营养液时发生沉淀未及时摇匀或营养液过浓过稠导致造瘘管堵塞。

(二)临床表现

管饲时有阻力,回抽无胃内容物或肠液引出;或应用输液瓶输注营养液时,滴注不畅。

(三)预防及处理

1. 一般情况下不允许经胃造瘘管与空肠造瘘管给药,必要时管饲所用的药物及食物要充分研碎,完全溶解后方可注入。为防止药物与食物之间潜在的相互作用,尽量单独给药。要注意药物间的配伍禁忌,对 pH 较低的酸性药物,在注入前后均需用 20℃温开水冲洗管道,以防止堵塞。

2. 经空肠造瘘管喂养时,因管径细,容易堵管,且营养液直接进入空肠,宜采用持续滴注的方式。滴注过程中,每小时观察液体滴速,速度明显变慢时,可挤压茂菲滴管,并摇匀营养液。根据营养液的黏稠度,每 4 ~ 8 小时用注射器抽取 30ml 温开水冲管。营养液用毕后,先用注射器予 20℃温开水 10ml 以脉冲式注入后再向管腔注入 20ml 并夹管,将冲洗液保留于管腔内。

3. 在使用瓶装营养液持续输注时,要经常摇匀营养液以防沉淀。

4. 配制管饲营养液时,可用水进行稀释,切勿过浓过稠。

5. 一旦发生堵塞,应及时用 20ml 注射器抽吸温开水反复冲吸,不能疏通时可采用 5% 碳酸氢钠溶液冲管,并将溶液置入导管中浸泡。胰酶也有助于营养凝块的分解,有条件时可将胰酶溶于碳酸氢钠后冲管。堵塞部位不深时,可用导丝将堵块搅碎,通常可以疏通管道。注意导丝进入的长度不能超过造瘘管长度。若不能疏通的患者,须在内镜下重新置管。

三、腹泻

(一)发生原因

1. 食物污染,各种营养素搭配不当,含纤维素过多,用水冲调的营养素浓度过高。

2. 食物温度过低、注入速度过快、注入量过多,导致营养吸收障碍而引起腹泻。

3. 患者对营养液中某种蛋白质过敏。

4. 肠功能未恢复患者使用含未水解蛋白质的营养品。

5. 配制的营养液内含脂肪过多引起脂性腹泻。

6. 造瘘管污染引起胃肠炎。

(二)临床表现

患者主诉腹胀、腹痛;排便次数频繁;大便次数增多,每天排便超过 3 次,大便量增多、性状改变;粪便中含有未消化的食物。

（三）预防及处理

1. 配制管饲营养液时,严格无菌操作,避免污染食物;现用现配,或现打开包装现喂;配制好的食物在室温下放置不宜超过 6 小时,以减少细菌污染机会;喂剩的食物弃去;保持管饲器具的清洁,每次管饲结束用清水冲洗干净,每次喂饲之前用开水烫洗,每天用开水煮沸消毒。

2. 根据患者肠功能及消化吸收功能情况,选择合适的肠内营养品。

3. 输注营养液时,开始浓度要稀、速度宜慢、首次量不宜过多,以免胃、肠不适应而引起腹泻;输注的营养液如低于室温,可用医用输注恒温器加温输入,减少过冷营养液对肠道刺激致蠕动增加引起的腹泻;管饲及空肠造瘘管营养液温度宜 41~42℃,管饲或滴注速度每小时由 50ml 增加到 120ml,最快不宜超过 150ml,尽可能 24 小时保持恒定滴速。

4. 在管喂饮食期间,严密观察腹部情况,如有腹胀、腹痛、腹泻等症状,应调整灌注液浓度、量及速度。

5. 管饲营养液前,先询问患者的药物、食物过敏史,管饲过程中发现患者对某种蛋白质过敏时应立即停止输注,适当应用止泻药物。

6. 严格遵守无菌操作原则,如发现造瘘管管腔污染,则应更换造瘘管。

7. 出现腹泻,应观察大便的量、性状,并留取标本送检。

8. 同时做好肛门处护理:用温水擦拭,涂氧化锌或鞣酸软膏,防止皮肤溃烂发炎,保持肛周皮肤干燥,避免大便频繁刺激肛周皮肤而糜烂。

9. 遵医嘱应用抗生素、止泻剂及补充水电解质。

四、便秘

（一）发生原因

1. 管饲牛奶、过浓过稠、少纤维素类食物,致使粪便在肠内滞留过久,水分被过多吸收,造成排便不畅。

2. 管饲水量过少,再加之患者卧床时间长,肠蠕动减弱。

（二）临床表现

腹胀痛,有便意,但排便困难,排便次数少于正常。排出的粪便干结、坚硬,严重者便后感肛门疼痛,出现肛裂、便后滴血。

（三）预防及处理

1. 调整营养液配方,增加含纤维素丰富类食物如蔬菜和水果的摄入。

2. 管饲患者多喂水,管饲后可用温开水冲洗导管,或于两次管饲之间补充水分。

3. 观察粪便的性质、次数和量,以及伴随的症状,如腹痛、腹胀等,鼓励患者养成良好的排便习惯。

4. 对于便秘者,根据病情给予缓泻药、开塞露或针刺疗法通便,必要时可行少量不保留灌肠,切不可随意应用烈性泻药。

5. 老年患者因肛门括约肌较松弛加上大便干结,往往灌肠效果不佳,需人工取便,即用戴手套手指由直肠取出嵌顿粪便。

五、水、电解质紊乱

（一）发生原因

1. 管饲引起感染、腹泻严重者。

2. 长时间管饲，营养液配制不当，饮食结构单一所致。

（二）临床表现

患者出现脱水症状，如皮肤弹性差、脉搏细速、尿量减少等；血液检查示电解质紊乱，临床上常见低钾血症，血钾在3.5mmol/L以下。

（三）预防及处理

1. 严密检测水电解质失衡的情况，对重症患者应每日检测电解质变化，并根据结果调整营养液的配方。

2. 脱水者经造瘘口补充液体，必要时给予静脉补液。低钾血症者，可管饲10%氯化钾溶液，每次10ml，亦可从静脉补钾。

3. 长时间管饲的患者注意营养液配制，避免饮食结构单一。饮食原则：各种营养素必须充分，食谱必须保持平衡。每日进食总量、次数、间隔时间由主管医师决定。食谱内容：①补充动物蛋白质和脂肪，可给予混合奶、鸡蛋黄、糖、油和盐。②补充热能和植物蛋白质，可给予混合粉（含面粉、黄豆粉和油）。③补充碳水化合物和水，可给予稠米汤。④补充无机盐和维生素，给予蔬菜汁。⑤另外可给予匀浆饮食（含米糊、面糊、碎菜、胡萝卜、猪肝、鸡、瘦肉等）。

4. 定期进行营养状态评定：管饲开始1周内每2天测1次，以后每3天测1次。并定期检查血中电解质、糖、血浆蛋白，尿中糖、电解质、氮等，准确记录24小时出入量，为调整营养液配方提供依据，以便及时纠正营养失调。如果患者处于昏迷状态或不能起床活动，无法测量体重，可采取测量臂肌围法评估营养状况。评定方法：臂肌围＝臂围（cm）－0.314×TSF（cm）。皮褶厚度（skin-fold thickness，TSF）测定部位在肩胛骨喙突与尺骨鹰嘴之间连线的中点处，左右臂均可。上肢自然放松下垂，检测者用拇指和示指捏起皮肤和皮下组织，使皮肤皱褶方向与上臂长轴平行，用卡尺分别测量3次，取平均值。臂围测定部位与TSF测定部位在同一水平，即用软尺在上臂中点围上臂1周测量。由于臂围个体差异较大，难以采用统一标准来判断是否正常。对同一患者自身管饲前后对照进行动态观察，即管饲前侧臂肌围作为对照标准。

六、食物反流

（一）发生原因

1. 多发生于胃造瘘者。管饲营养液的速度过快、量过多，造成胃或空肠内容物潴留，尤其是老年患者由于消化器官退行性改变，或危重病患者胃动力不良或发生逆蠕动，容易出现反流。

2. 管饲后在胃未排空时，发生使腹内压增高的情况，搬动患者、体位改变、呛咳、憋气等均可引起反流。

3. 昏迷患者因胃肠蠕动减弱，消化液分泌减少，如管饲速度过快，易出现反流。

(二)临床表现

食物从口、鼻或造瘘管口中流出;或有人工气道者,从人工气道中吸出管饲的食物。

(三)预防及处理

1. 开始管饲前,评定营养状态及计算营养素需要量,决定输入途径、方式与速度。输注的膳食应从低浓度与低速率开始,经 4~5 日浓度逐渐加至 20%~25% 及速度;100~125ml/小时。中途遇有不耐受情况,回复至上次的浓度与速率,不必终止。对老年患者采取间断、分次、缓慢滴注法,数量也应由少渐多并予稀释。一般第 1 天 500ml,待患者适应后增至所需的管饲量。

2. 管饲前应吸尽气道内痰液,有人工气道者将气管插管(或套管)的气囊适度充气。

3. 搬动患者、翻身等使腹内压增高的动作应轻柔,减慢速度。

4. 管饲时和管饲后取半卧位,借重力和坡度作用可防止反流。

5. 昏迷患者管饲应缓慢逐步开始。做法是第 1 天,每 2 小时给 50ml 温开水,第 2 天,用稀释的管饲食物(25ml 开水 +25ml 管饲食物)每 2 小时一次,如无反流腹胀,第 3 天可每 2~3 小时管饲食物 200~250ml。

6. 如以较粗硬的橡皮管或塑料管作胃内输注时,一次输注后与第二次输注前须观察胃排空情况;胃内残留大于 150ml 时,示有胃潴留,连续输注时每日观察该项指标 4~8 次。如以细孔径软管作胃内灌注时,事先应观测胃排空情况。肠内喂养不必观察胃排空情况。

7. 出现反流时,应尽快吸尽气道及口鼻腔内反流物,行口腔护理;同时暂时停止管饲,记录反流量;必要时行气管切开。

七、包埋综合征

(一)发生原因

多见于经皮内镜下胃造口术患者。术后为了防止胃内容物漏出,确保胃和腹壁之间贴牢,往往过于提拉造瘘管,造成局部压力过大,使内、外垫之间腹壁组织缺血、坏死,最终导致内垫脱出。过度的牵拉和固定是导致包埋综合征的根本原因。

(二)临床表现

患者主诉有局部疼痛不适,检查导管头部(内垫)从胃腔移位到皮下。

(三)预防及处理

1. 术后 7~10 天内造瘘管固定略紧,但以外垫和皮肤之间没有缝隙为准,不可将皮肤压陷;窦道形成后可稍微放松,以无消化液渗出为准。

2. 术后每天将导管推进 1~2cm 再拖回原位,胃造瘘管可转动,为防止打折,不要转动肠造瘘管。

3. 术后 2 周后如患者主诉有局部钝痛不适,要注意检查导管,及时移动导管可防止内垫包埋。

4. 一旦出现包埋综合征,通过胃镜不能将内垫取出时,可根据其位置手术取出。

八、造瘘管断裂、脱落

(一)发生原因

1. 导管放置时间过长,胃酸的长期腐蚀,管道老化;导管折叠;导管堵塞后反复加压冲管等机械性损伤,导致导管断裂。

2.由于空肠造瘘管置于空肠内,末端没有固定,可随肠管的逆蠕动而脱入胃内,剧烈的呕吐、咳嗽、翻身等动作可导致导管脱出。

3.患者烦躁,意识不清时自行拔管。

(二)临床表现

导管断裂成两截;导管往外脱出,留置在体外管道的长度比原来增加。若空肠造瘘管脱出时,营养液潴留在胃内,患者可出现腹胀,不能耐受肠内营养。

(三)预防及处理

1.根据造瘘管使用、维护的情况,定期更换造瘘管。加强导管的维护,注入营养液前后均需用少量温开水冲洗管道,以防止导管堵塞。导管堵塞后,冲洗时压力不可太大,以防导管断裂。

2.对于带管出院者,须加强患者出院后的导管护理和宣教工作,指导患者及家属导管的护理要点,告知患者避免导管折叠、弯曲可延长其使用寿命。

3.妥善固定造瘘管,可用线、胶布或别针将导管相对固定在衣服上;亦可在患者衣服上缝个小洞,导管从洞口穿出,有利于保暖。注意避免牵拉、折叠及弯曲导管。在导管与皮肤接触处做好标记,以便及时发现导管脱出。

4.保持营养液温度和输注速度恒定,能有效地预防呕吐。

5.帮助患者翻身时先固定造瘘管,动作不要太大,要轻柔。

6.患者烦躁,意识不清时给予适当约束。

7.一旦造瘘管脱出,尽快通知医生。如导管断裂在胃腔以外,可将造瘘管缓慢拔出;如经造影显示断裂在胃腔以内,应及时在胃镜直视下将造瘘管取出,再次行经皮内镜下胃造口取出与更换术。

附6-2　造瘘口管饲法操作规程

1.评估

(1)评估患者病情、年龄、意识、生命体征、医疗诊断、置管目的、营养状态、饮食习惯等。

(2)评估患者造瘘管是否通畅、有无脱出,周围皮肤是否感染等。

(3)评估患者对营养液的耐受性、血糖值、营养液的性质、浓度、温度、胃残液量、患者的消化能力等。

(4)患者的心理状态、合作程度、知识水平等。

2.用物准备

(1)治疗盘内:治疗巾、注射器、治疗碗、无菌纱布、胶布、管饲的营养液(38～40℃)、温开水适量(也可取患者饮水壶内的水)、水温计。按需准备造瘘口换药用物。

(2)治疗车下层准备以下物品:污物桶2个,一个放置感染性废弃物(用过的注射器、纱布等),一个放置生活垃圾(用过的注射器、纱布等的外包装)。

3.环境准备　环境清洁、无异味、安静、光线适宜。

4.操作步骤

(1)洗手、戴口罩,必要时做好职业防护。

(2)将备齐用物携至患者床旁,核对患者床号、姓名,对神志清醒的患者,向患者或家属解释操作目的、方法、注意事项及配合要点,以取得合作。

（3）患者取平卧位,抬高床头 30°～45°,治疗巾平铺在造瘘口的下方。

（4）管饲前用温开水 20ml 冲洗管道。

（5）管饲方法:①分次灌注法:用注射器分次灌注,抽取适宜温度的营养液缓缓注入造瘘管,每 2～3 小时 1 次,每次 200～250ml,每日总量 1500～2000ml 或遵医嘱,营养液温度为 41～42℃。管饲后予 30℃温开水 10～20ml 冲洗管道,以防食物在管中腐败发酵或堵塞,于 2 次之间补充水分或果汁。②缓慢滴注法:是用输液管插入瓶中,间断分次或连续不断滴注。每日总量 1500～2000ml,滴注过程中用加温器保温。夏天连续滴注过程中应注意流质密封,防止污染。

（6）协助患者清洁造瘘口,维持原卧位 20～30 分钟,整理床单位。

（7）洗净管饲用的注射器,放于治疗盘内,用纱布盖好备用。

（8）洗手,并做好记录。

5. 注意事项

（1）管饲时抬高床头 30°～45°。

（2）各种食物应按照规定煮熟;胃、肠造瘘口营养液温度宜在 41℃左右,喂食后应用温开水冲洗管道,避免食物堵塞;药物磨碎后用水稀释经管道注入,以免堵塞造瘘管。

（3）如需要高蛋白饮食,可加用奶粉、麦乳精、鱼粉、肉粉等;如果加用酸性饮料,要避免和奶一起注入,防止凝成小块。

（4）管饲的量适中、浓度由稀至浓、注入速度宜慢,避免因食物过冷、浓度过高、量过多、注入速度过快而引起腹泻,从而导致营养吸收障碍。

（5）气管切开的患者,注食前宜将气囊充气 2～5ml,喂食 1 小时内尽量少搬动患者,以免营养液反流引起误吸。

（6）注意清洁及消毒工作,所有用具要预先清洗消毒,食物原料要保证质量,配制好的营养液应放入专用冰箱内保存备用。

（7）管饲的方式有三种:分次注入（用注射器）、间歇滴注、连续滴注。

（8）密切观察及记录患者的反应,按病情随时调整饮食配方。

第五节 胃肠减压术操作并发症

胃肠减压术是外科常用的主要治疗措施和护理技术操作之一。胃肠减压术是利用负压吸引和虹吸作用的原理,将胃管经鼻腔插入胃内,外接胃肠减压器,将积聚于胃肠道内的气体及液体吸出,用于预防腹部手术中呕吐、窒息及腹胀,利于手术操作;减轻胃肠道内压力,解除或避免腹胀,改善胃肠壁的血液循环,促进胃肠功能恢复;减轻吻合口或伤口的张力,促进愈合;观察判断有无消化道出血的发生。因此适用范围很广,常用于肝、胆、胰、脾、胃肠道手术,外科急腹症,如腹部创伤、肠梗阻及各种原因引起的肠穿孔、急性单纯性胰腺炎及急性出血坏死性胰腺炎、急性化脓性胆管炎、急性胆囊炎、急性胃扩张、胃十二指肠穿孔或出血等,是腹部外科的重要治疗措施之一。此项技术看起来简单,但在实际操作中,由于操作者的技术水平、患者自身配合及减压装置质量等原因,常会出现一些并发症,如引流不畅、插管困难、呼吸困难、败血症等。本节进行详细论述。

一、引流不畅

(一)发生原因

1. 置入胃管时患者的吞咽动作与操作人员送管动作配合不当、送管速度太快,胃管进入胃内太长造成胃管在胃内盘曲、折叠、打结。

2. 昏迷患者吞咽反射减弱或消失,对咽部的刺激不敏感,插管时不能配合吞咽,胃管不易进入食管上段,或进入食管后缺少吞咽的动作而盘旋在咽部或食管上段。

3. 胃管置入过浅,胃管侧孔未能完全浸没在液面下,导致引流不畅;胃管置入过深,多见于胃肠吻合术时,胃管置入吻合口下的肠腔内,致使引流不畅。

4. 胃内容物消化不彻底,食物残渣或胃液黏稠、血凝块阻塞胃管。

5. 使用时间过长使胃管老化、变脆,管腔内粘连。

6. 胃管或负压吸引器放置不合适,胃管的前端紧贴胃壁,持续负压吸引时直接吸附胃黏膜,导致引流不畅。

7. 胃肠减压装置故障如负压吸引器密封性差,漏气或与胃管衔接不紧密,致使负压吸引装置内的负压不够或无负压。负压吸引器内引流物未及时倾倒,引流物过满,导致引流装置负压过小,造成引流不畅。

8. 患者烦躁不安,胶布固定胃管不牢,使胃管向外滑出脱离胃腔。

(二)临床表现

腹胀无缓解或加剧,检查负压引流装置,无引流物引出,或引流物突然减少;引出的胃液量明显低于正常胃液分泌量;(正常人24小时分泌的胃液量为1200~1500ml);注射器回抽时阻力增大;注气时胃部听诊无气过水音;冲洗胃管,引流量明显小于冲洗量。

(三)预防及处理

1. 对于清醒的患者在插管过程中,耐心向其说明插管的目的和步骤,告知插管过程中配合的注意事项(如吞咽的速度、呕吐时的处理办法等),医护人员的插管速度尽量与患者的吞咽速度相吻合,以免胃管在患者的口腔内盘曲;工作中加强责任感,定时检查胃管,及时发现和纠正滑出的胃管。

2. 为昏迷患者插胃管时,插管前先撤去患者的枕头,头向后仰,以免胃管误入气管;当胃管插入15cm时,将患者头部托起,使下颌靠近胸骨柄,以增大咽喉部通道的弧度,便于胃管顺利通过会厌部,可防止胃管在咽部或食管上段盘旋。体位不当引起胃管引流不畅时可用改变体位的方法使引流通畅。

3. 定时更换胃管。普通胃管一周更换一次,硅胶胃管一个月更换一次,以防止胃酸长时间腐蚀胃管,使其变质从而发生粘连,造成胃管不通畅。

4. 对于昏迷、烦躁的患者进行适当约束,以减少胃管滑脱,防止胃管被拔除。如因胶布固定不牢引起,可采用一种有效的粘贴胃管的方法(图6-3):

将胶布1的部分贴在鼻翼的两侧,将胶布2缠绕在胃管出鼻侧。这样可以使胶布2牢固的粘在胃管上,胶布1对胃管产生一个向内的拉力,胃管既不容易与胶布脱落,患者也不易将胃管拉出。

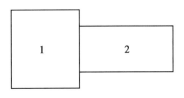

图6-3 剪裁的胶布式样

5. 医护人员熟悉操作技术,确定胃管进入胃腔方可行负压引流,并注意插入的长度要适中(发际到剑突的长度再插进 4~5cm)。

6. 维持有效负压。使用前检查引流装置有无漏气,发现有漏气的装置要及时更换,避免连接管道打折。发现装置内引流物较多时要及时将引流物清除干净,重新将负压装置压下 2/3,相当于 -7~-5kPa。胃肠道术后患者一次性负压吸引器压力值调整为 -7~-5kPa,负压不宜过大或过小。

7. 禁止多渣黏稠的食物、药物注入胃管内。

8. 如从胃管内注入药物,需定时用生理盐水冲洗胃管。

9. 如发现胃管阻塞可先将胃管送入少许,如仍无液体引出再缓缓地将胃管退出,并边退边回抽胃液;每天定时转动胃管,并轻轻将胃管变动位置以减少胃管在胃内的粘连。

10. 如确定为食物残渣或血凝块阻塞胃管,可用 α-糜蛋白酶加碳酸氢钠注射液从胃管注入以稀释和溶解黏稠的胃液、食物残渣或血凝块。

11. 如上述处理均无效,则拔除胃管,更换胃管重新插入。

12. 若因胃液过少而不能引出时,可更换体位进行抽吸,对于此类的患者应结合腹部的症状来判断胃肠减压的效果。

13. 胃肠减压器的位置应低于胃部,以利于引流。胃肠减压装置使用前认真仔细检查,如发现质量不合格而引起漏气,则更换胃肠减压器。

二、插管困难

(一)发生原因

1. 多见于急性肠梗阻患者,因其在无任何刺激的情况下已经频繁地呕吐,当胃管刺激咽部黏膜,呕吐反射加剧,胃管随着呕吐冲力冲出口腔。

2. 患者精神紧张,在插管中出现过度换气、头后仰等自卫动作,胃管进入咽喉部不能顺利进入食管,使插管失败。

3. 合并慢性支气管炎的老年患者,当胃管进入咽部,即产生剧烈的咳嗽反射,迫使操作停止。

4. 昏迷患者吞咽反射消失或减弱,对咽部刺激不敏感,插管时不能配合吞咽,胃管不易进入食管上段。

5. 胃管反复使用、硅胶老化,缺乏韧性和弹性,导致插管中途盘旋。

6. 胃管不够润滑:润滑剂不够或涂抹不均,或在空气中暴露时间稍长。

7. 医护人员对上消化道解剖与生理欠熟悉,操作技术欠熟练,导致插管困难。

(二)临床表现

在插管的过程中不能顺利进行,连续 3 次插管不成功。插管困难可致鼻黏膜和咽部黏膜的水肿、损伤甚至出血;反复插管引起剧烈的咳嗽,严重者出现呼吸困难。

(三)预防及处理

1. 插管前做好患者心理护理,介绍插管经过、配合的要求,指导患者作有节律的吞咽动作,使患护配合默契,保证胃管的顺利插入;同时插管的动作要轻柔。

2. 对呕吐剧烈者,操作者可以双手拇指按压患者双侧内关穴 3~5 分钟,由重到轻,然后插入胃管;另可嘱其张口呼吸,暂停插管让患者休息;或选用适当的镇静剂或阿托品肌注,10

分钟后再试行插管。

3. 对合并有慢性支气管炎的患者,插管前应用镇静剂或阿托品肌注,再进行插管。

4. 昏迷患者可采用昏迷患者插胃管法。

5. 选用质地优良的硅胶胃管,切忌同一胃管反复使用。

6. 使用液体石蜡充分润滑胃管后,及时插管。

7. 培训医护人员熟练掌握专业知识及专科操作技能。

8. 对咽反射消失或减弱者,可在气管镜或胃镜的配合下进行插管。反复插管困难者,可用胃管内置导丝辅助插管。

三、上消化道出血

(一)发生原因

此类并发症并不多见,但一经发生后果较为严重。发生原因多是由于插管动作粗暴或患者剧烈恶心、呕吐时强行插管,损伤食管、胃黏膜;患者凝血机制差;胃管附着在胃黏膜上,负压吸引致使胃黏膜缺血、坏死形成溃疡所致。

(二)临床表现

负压引流液由墨绿色变成咖啡色、暗红色甚至鲜红色;伴或不伴有呕血;出血量较大时,患者排柏油样便,严重者有晕厥、出汗和口渴等失血过多的表现。胃液潜血和大便潜血检查呈阳性,出血量较多时血液常规化验红细胞和血红蛋白水平下降。胃镜检查可提示食管、胃黏膜损伤。

(三)预防及处理

1. 插管操作动作熟练、轻柔,必要时使用专业导丝内置,增加一次性置管成功率,但要注意防止机械性损伤;患者出现剧烈恶心、呕吐时,暂停插管,让患者休息片刻,待恶心、呕吐缓解后再缓缓将胃管送入,切勿强行插管。

2. 对于凝血机制差的患者,插管时要动作轻柔,避免反复插管;吸引时不要用力过猛,以免引起胃黏膜出血或脱垂。

3. 负压引流无液体引出时,要检查胃管是否通畅,如不通畅可向胃管内注入少许的生理盐水再回抽,不可盲目回抽。

4. 如发现引流液有鲜红色血液,应停止吸引,及时报告医生,遵医嘱给予补充血容量及制酸、止血治疗。同时加强口腔护理。早期可行急诊胃镜检查,及早确定出血部位。根据引起出血的原因,采取不同的胃镜下介入治疗方法,如给予冰盐水加去甲肾上腺素,冲洗胃腔以促进止血;钛夹止血;生物蛋白胶喷洒止血;注射止血合剂止血等。

5. 如上述措施无效,出血不止者可考虑选择性血管造影,采用明胶海绵栓塞出血血管;内科治疗无效者,行外科手术治疗。

四、声音嘶哑

(一)发生原因

1. 由于胃管过粗、留置胃管时间过长或反复插管使声带损伤,如充血、水肿、闭合不全。

2. 胃管质地较硬,在往下插管的过程中损伤喉返神经。

3. 胃肠减压过程中由于患者剧烈咳嗽、呕吐等原因致使胃管移动引起局部的摩擦或胃管的机械刺激导致喉头组织水肿,压迫喉返神经,造成声带麻痹。

（二）临床表现

主要表现为声带闭合不全和发音困难。根据嘶哑程度和性质的不同可分为:毛:极轻微的嘶哑,一般在讲话时并不察觉,仅在发某一高音时出现;沙:是在发某一字时出现嘶哑;轻:只能发较低的声音;粗:指在发声时有强烈的气流冲击的声音;哑:由于不同程度的声门闭合不全所致;失声:近似耳语的声音;全哑:不能发出任何声音。

（三）预防及处理

1. 选择粗细合适、质地较柔软、表面光滑的胃管以减轻局部的刺激。勿强行插管,不宜来回抽插胃管及反复插管。

2. 胃肠减压过程中,嘱患者少说话或禁声,使声带得到充分的休息。遇剧烈咳嗽、呕吐时,先用手固定胃管,以防胃管上下移动,必要时使用止咳、止吐药物,以减轻咳嗽、呕吐症状。

3. 及时评估患者的病情,在病情允许情况下,尽早拔除胃管。

4. 出现声音嘶哑者,注意嗓音保健,加强口腔护理,保持局部的湿润。避免刺激性的食物（如辣椒、烟酒等）,不宜迎风发声,避免受凉,拔除胃管后的发音应由闭口音练到张口音。

5. 长时间插管引起的声带慢性的炎症和黏膜的肥厚可用超声波理疗和碘离子透入法,促使局部组织的血液循环以软化肥厚的组织。亦可使用 B 族或类固醇激素（如地塞米松）及抗生素喷喉或雾化吸入,以减轻水肿,营养神经。注意雾化结束后及时漱口。

五、呼吸困难

（一）发生原因

1. 插管过程中由于患者不配合,当胃管从鼻腔进入时,患者突然产生头后仰、后伸的自卫动作,导致胃管顺着头后仰所形成的弧度较小的声门口进入气道。

2. 昏迷患者,吞咽反射消失或减弱,对咽部刺激不敏感,胃管误入气管。

3. 胃管脱出盘旋在口咽部。

4. 反复插管或长时间胃肠减压留置胃管而引起喉头水肿。

（二）临床表现

患者出现呼吸困难,呼吸的节律、频率变快及幅度加深,呼吸困难加重后呼吸变浅、发绀、频繁咳嗽、血氧饱和度下降;呼吸困难刺激心脏使心率加快;出现焦虑、恐惧等心理反应。

（三）预防及处理

1. 插管前耐心向患者作好解释,讲解插管的目的及配合方法,以取得其理解和配合。插管过程中,严密观察病情变化,如患者出现呛咳、呼吸困难等症状,立即停止插管,检查胃管有无盘旋在口腔内或误入气管,一旦证实立即拔出胃管,让患者休息片刻再重新插管。

2. 对于昏迷患者可按昏迷患者胃管插入法进行插管,如插管困难,可在胃管内置导丝或请医生在胃镜配合下插管。

3. 插管后用三种方法观察并确定胃管是否在胃腔内。

4. 病情允许情况下,尽早拔除胃管。

5. 反复多次插管或长时间胃肠减压留置胃管的患者可给予糜蛋白酶或地塞米松雾化以消除喉头水肿。

6. 根据引起呼吸困难原因,采取相应的处理措施,必要时给予氧气吸入。

六、吸入性肺炎

(一)发生原因

1. 胃肠减压过程中由于咽喉部分泌物增加而患者又不敢咳嗽易致吸入性肺炎。

2. 胃肠减压患者长期卧床引起胃肠道蠕动功能减弱或逆蠕动,或胃肠减压引流不畅导致胃食管反流,造成吸入性肺炎。

3. 胃肠减压期间患者禁食、禁水致使细菌在口腔内大量繁殖,口腔护理清洗欠彻底,细菌向呼吸道蔓延引起肺部感染。

(二)临床表现

高热,体温可高达 40.5℃,面颊绯红,皮肤干燥,同时伴有寒战,胸部疼痛、咳嗽、痰黏稠,呼吸增快或呼吸困难。肺部听诊可闻及湿啰音及支气管呼吸音;胸部 X 线检查可见肺部有斑点状或云片状的阴影;痰中可以找到致病菌,血象检查可见白细胞增高;严重者血气分析可有呼吸衰竭的表现。

(三)预防及处理

1. 如患者咽喉部有分泌物聚积时,鼓励患者咳嗽、排痰,咳嗽前先固定好胃管及胃肠减压装置。不能自行咳痰的患者加强翻身、拍背,促进排痰。

2. 保证胃肠减压引流通畅,疑引流不畅时及时予以处理,以防止胃液反流。

3. 每日口腔护理 2 次,彻底清洗干净,以保持口腔清洁、湿润。

4. 病情允许情况下尽早拔除胃管。

5. 发生吸入性肺炎者,结合相应的症状对症处理。患者需卧床休息,高热可采用物理降温或用小量退热剂;气急、发绀者可给予氧气吸入;咳嗽、咳痰可用镇咳祛痰剂鼻饲;咳嗽或胸部剧痛时可酌用可待因;腹胀可给予腹部热敷和肛管排气。同时密切观察患者尤其是老年体弱者的呼吸、心率、心律、体温、血压的情况,根据痰和血培养的结果选择敏感的抗生素进行治疗。

七、低钾血症

(一)发生原因

多见于持续胃肠减压的患者。胃肠减压持续时间过长,大量胃液引出,而患者禁食、钾盐补给不足,导致低血钾。

(二)临床表现

神经系统症状:早期烦躁,严重时神志淡漠或嗜睡,往往勉强叫醒后随即入睡。同时肌肉软弱无力、腱反射减弱或消失,严重时出现软瘫。消化道症状:可有口苦、恶心、呕吐和腹胀症状,肠鸣音减弱或消失。循环系统症状:心动过速、心悸、心律失常、血压下降,严重时可发生心室纤颤而停搏。心电图出现 U 波,T 波降低、变宽、双向或倒置,随后出现 ST 段降低、QT 间期延长。血液化验血钾在 3.5mmol/L 以下。

(三)预防及处理

1. 病情允许情况下,尽早拔除胃管以减少从胃液中丢失钾。

2. 持续胃肠减压患者,经常检测血钾的浓度,发现不足及时静脉补充氯化钾,常用 10%

氯化钾溶液,静脉滴注含钾浓度一般不超过0.3%,因浓度过高可抑制心肌,且对静脉刺激甚大,患者不能忍受,并有引起血栓性静脉炎的危险。禁止直接静脉推注。成人静脉滴入速度每分钟不超过60滴。

八、败血症

(一)发生原因

1. 患者有某些基础病,如糖尿病酮症酸中毒并发急性胃炎等,抵抗力低下,反复插管造成食管胃黏膜损伤,或持续胃肠减压过程中,负压吸引导致胃黏膜充血、水肿等炎症反应。而致病菌如克雷伯菌主要寄生在人的胃肠道,其荚膜具有特异抗原,在体内不易被吞噬细胞吞噬,细胞繁殖力大,致病力强。病原菌及其产物进入血流造成医源性感染。

2. 使用的胃管消毒不严格或受到污染。

3. 某些药物,如甲氰咪胍、雷尼替丁等能使胃液 pH 改变,细菌在上消化道内繁殖引起败血症,造成多器官功能不全。

4. 长期留置胃管胃肠减压,细菌由胃管进入胃内,在抵抗力降低情况下诱发感染。

(二)临床表现

主要症状有突发寒战、高热、四肢颤抖,反复呈现规律性发作;呕吐、腹泻、烦躁不安等。化验室检查白细胞计数进行性增高,伴有核左移;血及胃液培养可找到致病菌如肺炎克雷伯菌生长。

(三)预防及处理

1. 必须使用无菌胃管进行操作,各种物品必须严格消毒。选用密闭性好的胃肠减压装置,每日更换负压引流盒时,严格无菌操作,能有效防止胃内液体的外流,也能防止细菌通过胃管污染胃腔,从而减少条件致病菌所诱发的感染。

2. 胃肠减压过程中,经常检查胃管引流是否通畅,密切观察引出液的颜色、性质及量,并做好记录。不要使胃管贴在胃壁上,尤其是急性胃肠炎患者,以免负压损伤胃黏膜引起充血、水肿而导致感染。

3. 疑有感染者,拔除胃肠减压管。

4. 发生败血症者,根据血及胃液培养结果选择敏感的抗生素进行抗感染治疗。给予对症处理,体温过高时予以退热药并采用物理降温;腹泻时予以止泻,保持肛门及肛周皮肤清洁干燥。同时,提高机体抵抗力,如输注免疫球蛋白等。

附6-3　胃肠减压术操作规程

1. 评估

(1)评估患者病情、年龄、意识、生命体征、医疗诊断、置管目的、过敏史等。

(2)患者鼻腔黏膜有无损伤,有无鼻中隔偏曲、鼻腔炎症、阻塞、脑脊液鼻漏及其他不宜插管疾病,有无活动性义齿。

(3)患者的心理状态以及对插胃管胃肠减压的耐受能力、合作程度、知识水平等。

2. 用物准备

(1)无菌治疗盘内:治疗碗、胃管或硅胶管、镊子、止血钳、压舌板、50ml 注射器、治疗巾、纱布、液体石蜡。无菌治疗盘外:无菌棉签、胶布、安全别针、手电筒、听诊器、弯盘、试纸、温开水适量(也可取患者饮水壶内的水)、水温计、负压引流盒或胃肠减压器。

(2)治疗车下层准备以下物品:污物桶2个,一个放置感染性废弃物(用过的注射器、棉签等),一个放置生活垃圾(用过的注射器、棉签等的外包装)。

3. 环境准备　环境清洁、安静、光线适宜。

4. 操作步骤

(1)同鼻饲法操作规程(1)~(8)。

(2)用注射器抽尽胃内容物,正确连接管道和负压引流盒或胃肠减压器。

(3)检查负压引流盒引流无异常后,用安全别针固定于枕旁或患者衣领处。

(4)清洁患者鼻孔、口腔;病情允许的情况下,协助患者取半坐卧位。

(5)整理床单位,清理用物。

(6)洗手,并做好记录。

5. 注意事项

(1)保持有效引流:①经常检查管道和胃肠减压器的通畅情况,避免导管曲折、堵塞、漏气。②保证负压,负压吸力不可过强。应用电动胃肠减压器时,负压不要超过6.67kPa,否则引起消化道黏膜损伤或胃管孔堵塞。③为防止管腔被内容物堵塞或导管屈曲,每4小时用生理盐水冲洗胃管1次。

(2)持续胃肠减压时,注意患者的口腔卫生,每日口腔护理2次,减少谈话和不必要的刺激;每日给予雾化吸入以保护口咽部黏膜,减少对咽喉的刺激。

(3)监测引流液的性质、颜色、量及胃肠减压的效果,并详细记录。判断有无并发症,如感染、出血、吻合口瘘等;有无因引流量过多而造成水电解质、酸碱平衡紊乱等表现。如有鲜血引出,应暂停吸引,及时通知医生处理。

(4)胃肠减压期间应禁食,必须经胃管给药者,先确定胃管在胃内且通畅,再将药片碾碎充分溶解后注入,并用温开水20~40ml冲洗胃管,夹管暂停减压30分钟~1小时,以免药物被吸出。

(5)做好拔管准备和拔管前护理。拔管时间由医生决定,普通腹部手术一般术后2~3天,食管及胃肠道手术一般术后5~7天,胃肠引流量减少、肠蠕动恢复、肛门排气后可考虑拔管。如系双腔管先将气囊内空气抽尽,但双腔管仍留在肠内以备反复施行胃肠减压术,直至腹胀无复发的可能时,方可将胃管拔出。

(6)拔管后注意观察患者有无腹痛、腹胀、恶心、呕吐及鼻腔黏膜有无因胃管压迫致损伤等。

(7)长期置管患者,根据胃管使用期限及胃管的材质,定期更换胃管。

第六节　全胃肠外营养操作并发症

全胃肠外营养是指患者被禁食时,所需营养素和全部能量均通过中心静脉途径提供,包括氨基酸、脂肪、各种维生素、电解质和微量元素的一种营养支持方法,使患者在无法正常进食的状况下仍可以维持营养状况、体重增加和创伤愈合,幼儿可以继续生长、发育。全胃肠外营养分为两类:一类是作为营养支持,针对一些不能进食、不想进食、不允许进食、进食不足的患者;另一类是作为治疗的重要手段,对于术后胃肠道需要休息、减少胃肠道消化液分泌的患者,可促进胃肠道伤口愈合和炎症消退。TPN 能使患者不需要经消化即能得到营养,亦是治疗危重患者的重要措施。主要适用于:①胃肠道功能不良、肠瘘(尤其是高位高流量)、短肠综合征、克隆病、溃疡性结肠炎、严重腹部创伤、腹膜炎、麻痹性肠梗阻等。②超高代谢状态、严重创伤、广泛烧伤。③患其他各种病症时对患者的营养补充,如肿瘤、营养不良患者的术前准备和术后支持等。

胃肠外营养的并发症可根据其性质和发生的原因归纳为机械性、感染性和代谢性。机械性并发症有气胸、血气胸、血肿形成、继发血栓形成、导管阻塞、空气栓塞、胸腹腔积液、心包填塞、导管折断、神经损伤等,感染性并发症有穿刺部位感染、导管性败血症等,这些并发症的发生原因、临床表现、预防及处理与中心静脉置管操作并发症基本相同,本节不予重复叙述。现将代谢性并发症进行详细叙述。

一、糖代谢紊乱

(一)发生原因

1. 当单位时间内或 24 小时内输入的葡萄糖或高渗溶液总量过多或速度过快时,超过机体的耐受能力,内源性或外源性胰岛素的供给相对不足时,易发生高血糖、糖尿、高渗性利尿,甚至出现高渗性非酮性高血糖性昏迷。

2. 糖尿病患者进行静脉营养治疗时,未及时给予足量的外源胰岛素。

3. 应用胃肠外营养治疗一段时间后,体内胰岛素分泌增加,机体对糖的耐受也增加,未及时停用或调整外源性胰岛素的用量。

4. 由于胰岛素的作用可维持数小时,静脉营养液静滴速度过慢、静脉输注管道堵塞或突然停用含糖的静脉营养液,改用无糖的液体,有可能导致血糖急骤下降,发生低血糖反应,严重者可致昏迷,甚至死亡。

5. 在全营养液输注中后段时,由于胰岛素溶液流经输液管以洗脱为主,液体中胰岛素浓度高于标准浓度,使胰岛素输入集中在后阶段,此时机体对于糖原的调节水平低于胰岛素浓度的变化,可引起低血糖的发生。

(二)临床表现

1. 高糖血症 早期或轻者没有特殊的临床表现,只是在监测血糖时发现血糖异常,大于 11.1mmol/L(200mg/dl);后期或症状较重者,出现大量尿糖。

2. 高渗性非酮性高血糖性昏迷 神志改变,如烦躁、嗜睡、定向力障碍甚至昏迷;脱水征明显,血压下降,病理反射阳性。高血糖 >33.3mmol/L;有效血浆渗透压 >320mOsm/L;尿酮体(-)或(+)~(++)。

3. 低血糖 口唇四肢麻木、浑身无力、口渴、头晕、焦虑、心悸、饥饿、出汗、心动过速、收缩压升高、舒张压降低、震颤,一过性黑矇,意识障碍,甚至昏迷。血糖 <2.8mmol/L(50mg/dl)。

(三)预防及处理

1. 所有输注的高渗液体应均匀分配在 24 小时内输入,输入一般从少量开始,可根据葡萄糖总量调节其摄入速度,一般成人的输入速度为 30 ~ 60 滴/分钟,每小时输入液体的量不能超过总量的 10%。输注过程中,每隔 1 小时摇晃一下营养液,以防止胰岛素分布不均匀。每 2 小时监测血糖,使血糖控制 4 ~ 10mmol/L。

2. 使用输液泵控制输液速度。一般标准静脉营养液,以 125ml/h 的时速输入,即可供给患者 3000ml/d 液体和 1800~3000J/d 热量的需要,但一般不超过 200ml/h。

3. 注意配药顺序。配制 3L 袋营养液时,应先将葡萄糖、氨基酸混合后再依次加入磷酸盐、微量元素,充分混合后再加入电解质和脂肪乳剂,最后加入维生素和胰岛素后混匀。配制全营养液产品时,应先将脂溶性维生素加入脂肪乳剂中,再加入水溶性维生素混匀,然后依次混合葡萄糖、氨基酸及脂肪乳剂。三种溶液全部混匀后再将微量元素、电解质和胰岛素加入混合液中。因阳离子可中和脂肪乳颗粒上磷脂的负电荷,使脂肪颗粒相互靠近,发生聚合和融合,致水油分层。在 TPN 营养液中加入维生素和电解质后再加胰岛素,可使输液器对胰岛素的吸附作用有所减弱,相对保持了胰岛素浓度的稳定性。

4. 在胃肠外营养的实施中,切忌突然换用无糖溶液。如果暂不需要静脉营养液,可用 20% 葡萄糖液替代输入,当需停止 TPN 治疗时,输液速度应在 2~3 天内逐渐减量。

5. 在 TPN 实施过程中,密切观察血糖的变化,并根据血糖的变化来调节胰岛素的用量。

6. 若葡萄糖总量较大,超过能自然耐受的限度,则需加用外源胰岛素协助调节。为避免输液袋及输液管道对胰岛素的吸附而致剂量偏差,胰岛素应以皮下注射为妥。

7. 对糖尿病患者则应及时给予足量的外源胰岛素,防止高血糖和高渗性非酮性高血糖性昏迷的发生。

8. 严格掌握葡萄糖的使用,密切注意出入水量,防止造成脱水。当血糖高于 22.2mmol/L,或持续多尿 >100ml/h,需积极纠正失水,停用高渗葡萄糖液并加用适量胰岛素治疗,以防止高渗性昏迷的发生。

9. 对于已经发生高渗性非酮性高血糖性昏迷的患者,治疗以纠正脱水为主,降低血糖为辅。给予大量低渗盐水纠正高渗透压状态,同时加用适量的胰岛素。

10. 发生低血糖者,仔细查找原因,如因营养液输注速度过慢引起,立即加快输液速度,迅速补充葡萄糖。如胰岛素使用过量,则调整胰岛素用量。如因突然停止 TPN 引起,则立即给予输注葡萄糖液,及时调整外源性胰岛素的用量,定时监测血糖。

二、代谢性酸中毒

(一)发生原因

氨基酸制剂含有赖氨酸和精氨酸的盐酸盐。TPN 过程中,氨基酸用量过大,在体内代谢后释放的盐酸将导致代谢性酸中毒。酸中毒时肾小管上皮细胞排 H^+ 增多,竞争性地抑制排 K^+,是高钾血症的机制之一。代谢性酸中毒引起神经系统功能障碍其发病机制可能与下列因素有关:①酸中毒时脑组织中谷氨酸脱羧酶活性增强,故 γ-氨基丁酸生成增多,该物质对中枢神经系统有抑制作用。②酸中毒时生物氧化酶类的活性减弱,氧化磷酸化过程也因而减弱,ATP 生成也就减少,因而脑组织能量供应不足。

(二)临床表现

患者口唇呈樱桃红、呼吸加深加快、心率较快、心音较弱、血压偏低、头痛、头晕、表情淡漠、嗜睡等症状,严重者可发生昏迷。血 pH 低于 7.35,二氧化碳结合力降低,HCO_3^- 下降、BE 负值增大。尿呈强酸性。

(三)预防及处理

1. 根据患者的病情,合理配制 TPN 营养液。输液过程中,密切监测水、电解质及酸碱平衡情况,防止酸中毒的发生。

2. 积极防治引起代谢性酸中毒的原发病,纠正水、电解质紊乱,恢复有效循环血量,改善组织血液灌流状况,改善肾功能等。

3. 严重酸中毒危及生命,要及时补充碱性溶液治疗。临床上常用5%碳酸氢钠溶液以补充HCO_3^-、缓冲H^+。乳酸钠也可用,不过在肝功能不全或乳酸酸中毒时不用,因为乳酸钠经肝代谢方能生成碳酸氢钠。亦常用三羟甲基氨基甲烷,因其不含Na^+、HCO_3^-或CO_2。

4. 酸中毒常伴有高钾血症,酸中毒纠正后常可恢复正常,如血钾升高严重,应在给碱纠正酸中毒的同时处理高钾血症。可静脉输入高渗葡萄糖液及胰岛素,可使K^+随糖原合成进入细胞。

三、电解质紊乱

(一)发生原因

TPN患者内环境比较脆弱,由于营养液供给不足或过量应用,同时高血糖可导致水、电解质丢失,钾泵入细胞内,故易发生水、电解质紊乱,以低钾血症最常见。另外胃肠外营养制剂一般不含磷酸盐和钙,长期进行胃肠外营养支持治疗易发生低磷、低钙的情况。

(二)临床表现

低钾血症表现为肌肉软弱无力、肠道功能减弱、心动过速、心悸、血压下降等。低磷血症时早期症状为四肢无力和关节痛、区域性或肢端麻木,言语模糊不清,最后可发生到神志不清和昏迷,氧离曲线左移。低钙血症表现为下肢肌肉痉挛或抽搐等。化验钾、磷、钙均低于正常。

(三)预防及处理

1. 定期监测电解质、血糖、血微量元素的变化。由于高渗糖的代谢和蛋白质的合成都需要钾的参与,所以必需补充足够的钾。但也要注意防止过量,造成高钾血症,威胁生命。

2. 电解质需要量应根据机体丢失量及摄取不足量补充。一般每天应补钠40～160mmol、钾60～100mmol、钙4～5mmol、镁2～10mmol、磷4～9mmol。微量元素和多种维生素也可在每日的全营养混合液(TNA)中补充。

3. 由于胃肠外营养制剂一般不含磷酸盐和钙,使用TPN 10天后就可出现低磷血症,因此需补充更多磷酸盐,同时给予浓维生素A、D。低钙在临床上较易发现,可静滴或静推10%葡萄糖酸钙或氯化钙纠正。因钙与磷混合易发生沉淀反应,故两者不可混在一起输入。

4. 对于高消耗性疾病的患者,应补充足够热量的氮,每日体液量超过3000ml。对于年老和既往有心脏病的患者,输液不可过快,不宜过多,以免造成心功能不全。

5. 准确记录24小时液体出入量,收集24小时内的尿及其他排泄物标本,及时送检验。

四、必需脂肪酸缺乏

(一)发生原因

1. 全营养混合液配制不当,长期使用未加脂肪乳剂的静脉营养,造成必需脂肪酸摄入不足。

2. 持续输注大量葡萄糖而引起高胰岛素血症,发生肝内糖原和脂肪的蓄积过多,导致肝功损害及脂肪肝,同时抑制脂肪分解,阻碍脂肪组织中储存的必需脂肪酸释放入血。

（二）临床表现

婴幼儿可见到皮肤脱屑、毛发稀疏、免疫力下降、血小板减少等症状。成人则多表现为血液生化方面的改变,如血中出现甘油三烯酸,以及三烯酸与花生四烯酸的比值升高(正常为0.4)等。

（三）预防及处理

1. 医护人员配制全营养混合液时,注意处方中各成分配比。由脂肪和糖提供的"双能源",其热卡一般为1:1,血脂偏高者可适当降低脂肪占有比例。

2. 因阳离子可中和脂肪颗粒上磷脂的负电荷,使脂肪颗粒相互靠近,发生聚集和融合,导致水油分层,影响吸收。

3. 持续输注葡萄糖时,可给予小剂量胰岛素,以促进糖的利用。

4. 在静脉营养中注意给予补充脂肪乳,至少每周给予脂肪乳剂500~1000ml。

五、肝功能损害

（一）发生原因

1. TPN液中若糖和氮类比例失衡,使脂蛋白的合成下降,肝脏内三酰甘油输出减少,而大量在肝内堆积,从而导致肝脂肪变化。

2. 长期禁食是TPN相关胆汁淤积的最主要原因。因禁食时,消化道缺乏食物刺激,可引起胆囊收缩分泌降低,神经刺激减少;禁食又可致胆汁酸的肠肝循环障碍,使胆汁酸在肠道停留时间延长,在肠道细菌的作用下,增加石胆酸的形成,石胆酸重吸收到肝脏,对肝细胞产生毒素作用。

（二）临床表现

成人以脂肪变和脂肪性肝炎最常见,表现为疲倦乏力、恶心、呕吐、腹胀、内分泌失调、周围神经炎、舌炎、口角炎、皮肤瘀斑、角化过度等症状。儿童以胆汁淤积为主,主要症状是黄疸和皮肤瘙痒,继发表现有:脂肪吸收障碍导致的脂肪泻,脂溶性维生素D、K、A吸收不良导致的骨病、夜盲症和出血倾向等。实验室检查:结合胆红素升高;血清碱性磷酸酶升高是胆汁淤积最具特征的肝功能异常。

（三）预防及处理

1. 避免输入过高热量物质,在TPN时应注意氮与蛋白热量之比,维持在1:150为宜。

2. 在病情允许的情况下,尽早恢复口服饮食。

3. 出现肝功能损害时,多数患者停TPN后可恢复正常。

4. 选用支链氨基酸或必需氨基酸为主的复方氨基酸,可以改善肝功能。可使用药物谷胱甘肽、腺苷蛋氨酸等治疗。

附6-4 全胃肠外营养输注(经中心静脉)操作规程

1. 评估

(1)评估患者病情、年龄、意识、生命体征、医疗诊断、治疗目的、营养状态等。

(2)评估患者中心静脉置管管道情况,确认导管无破损、固定牢靠,局部皮肤无红肿,无脓性分泌物。

(3)患者的心理状态、合作程度、知识水平等。

(4)评估营养液的安全性,有无过期、变质、受污染,有无过敏和不耐受。评估营养液的浓度、温度、量等。

2. 用物准备

(1)用物准备同深静脉置管术。

(2)一次性静脉营养袋(3L袋)及根据医嘱配制营养液所需的药液,必要时备输液泵。

(3)空气净化工作台或层流空气罩;或专门TPN配液室。

(4)治疗车下层准备以下物品:污物桶3个,一个放置损伤性废弃物(用过的注射器针头),一个放置感染性废弃物(用过的注射器、棉签等),一个放置生活垃圾(用过的注射器、棉签等的外包装)。

3. 环境准备 环境清洁、无异味、安静、光线适宜。

4. 操作步骤

(1)洗手、戴口罩。再洗手后不再接触其他物品,穿灭菌工作服,戴无菌手套。

(2)认真检查药液有无过期,安瓿有无裂缝等。锯安瓿后用2%碘酊、75%酒精擦拭后掰开(严禁用镊子敲击安瓿),然后抽吸药液,加入3L袋,在瓶签上注明姓名、床号、加入药物名称、剂量及加药时间并签名。有条件者,在静脉输液配制中心完成。

(3)将备齐用物携至患者床旁,核对患者床号、姓名,对神志清醒的患者,向患者或家属解释操作目的、方法、注意事项及配合要点,以取得合作。

(4)准备输液架,嘱患者先解大小便。

(5)抬高茂菲滴管下端的输液管,挤压茂菲滴管使溶液迅速流至滴管1/2～2/3满时,稍松调节器,手持针栓部,使液体顺输液管缓慢下降直至排尽导管和针头内的空气,关闭调节器。

(6)选择静脉进行穿刺置管,同深静脉置管术操作(2)～(8)。

(7)将每日输液总量按24小时计算滴速,一般40～60滴/分钟,使液体于24小时内持续、均匀滴入。如有输液泵,采用输液泵调节速度。

(8)输注过程中,每4小时用生理盐水20ml冲管一次,预防管道堵塞。

(9)协助患者取舒适卧位,整理床单位,清理用物。

(10)洗手,并做好记录。

5. 注意事项

(1)配制营养液时,必须严格遵守无菌技术操作,现配现用。

(2)配制好的营养液尽量及时输注,如不能及时输注,要求储存于4℃的冰箱内备用,若存放超过24小时,则不宜使用。

(3)输液导管及输液袋每12～24小时更换1次;导管进入静脉处的敷料每24小时应更换1次。使用3M敷贴每24～48小时更换1次,如发现置管处有渗血及敷贴污染时应及时用0.5%安多福液消毒穿刺处皮肤并更换敷贴。更换时严格无菌操作,注意观察局部皮肤有无异常征象。

(4)输液过程中加强巡视,注意输液是否通畅,开始时缓慢,逐渐增加滴速,保持输液速度均匀。一般成人首日输液速度60ml/小时,次日80ml/小时,第3日100ml/小时。输液浓度也应由较低浓度开始,逐渐增加。输液速度及浓度可根据患者年龄及耐受情况加以调节。

(5)输液过程中,应防止液体中断或导管脱出,防止发生空气栓塞。

（6）静脉营养液输注通道严禁输入其他液体、药物及血液，以免影响营养液的稳定性，也不可在此处采集血标本或监测中心静脉压。

（7）使用前及使用过程中要对患者进行严密的实验室监测，每日记录出入液量，观察血常规、电解质、血糖、氧分压、血浆蛋白、尿糖、酮体及尿生化等情况，根据患者体内代谢的动态变化，及时调整营养液配方。

（8）密切观察患者临床表现，注意有无并发症的发生。若发现异常情况，及时与医生联系，配合处理。

（9）停用胃肠外营养时，应提前 2~3 天逐渐减量。

（罗伟香　冯锦尚　李　威）

参 考 文 献

1. 陈娟,金小慧,王安兰,等.皮肤保护膜在胃肠造瘘口周围皮肤使用中的疗效.实用医学杂志,2012,12（28）:2089

2. 陈锐锋,王芝钧,汤骥敖,等.全胃肠外营养并发症的治疗.当代医学,2012,7(18):93-94

3. 范槐芳,李海燕,方毕飞.鼻肠管鼻饲法在老年吸入性肺炎患者中的应用效果观察.护理与健康,2012,2（11）:159-160

4. 龚利平.重型颅脑损伤患者肠内外营养支持的并发症分析及护理.中国误诊学杂志,2010,8（10）:1801-1802

5. 胡桂梅,黄慕怡.危重患者胃管留置方法研究进展,护理学报,2007,14(5);25-27

6. 孔令珍.228 例胃肠减压患者胃管引流不畅的因素分析及护理措施探讨.中国现代药物应用,2012,14（6）:101-102

7. 李葆华.全胃肠外营养并发症的观察及护理.现代中西医结合杂志,2010,19(1):106-107

8. 李小寒,尚少梅.基础护理学.第 4 版.北京:人民卫生出版社,2012

9. 刘艳荣,何雪琳,赵雅荣.鼻饲的护理进展.护理研究,2007,21(3 月下旬版):759-761

10. 潘夏蓁,林碎钗,邵利香,等.鼻胃管肠内营养应用于重症患者的研究进展.中华护理杂志,2007,42（3）:268-270

11. 彭刚艺,刘雪琴.临床护理技术规范(基础篇).第 2 版.广州:广东科技出版社,2013

12. 王洪霞.胃肠减压 60 例失败原因分析及护理对策.中国社区医师,2011,21(13):272-274

13. 吴柯.输液器间歇滴入营养液预防鼻饲所致胃肠道不良反应.护理学杂志,2009,2(24):82~83

14. 许伍娣,素苗.胃肠减压引流不畅的原因分析.现代医院,2010,9(10):70-71

15. 弋晓萍.胃造瘘术后并发症的原因分析及护理对策.中国实用神经疾病杂志,2011,14(22):95-96

16. 张红娟,许丽丽.留置胃管的护理进展.解放军护理杂志,2010,27(6A):834-836

17. 张垅,张科.胃肠减压并发症分析及护理措施.河北联合大学学报(医学版),2013,2(15):242-243

18. 张雪玲.124 例胃肠减压术患者的护理干预.中国实用医药,2013,6(8):212-213

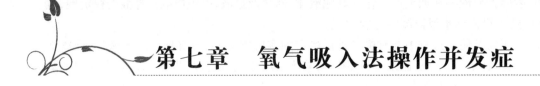

第七章　氧气吸入法操作并发症

氧为生命活动所必需,如组织得不到足够的氧或不能充分利用氧,组织的代谢、功能,甚至形态结构都可能发生异常改变,这一过程称为缺氧。氧气吸入法又称氧疗,通过给患者吸氧,提高动脉血氧分压(PaO_2)和动脉血氧饱和度(SaO_2),增加动脉血氧含量(CaO_2),纠正各种原因造成的缺氧状态,促进组织的新陈代谢,维持机体生命活动,并监测其疗效的一种治疗方法。患者使用氧疗的目的是为了纠正缺氧,以维持人体代谢和生理需要。氧气吸入法根据吸氧流量的大小分为低流量给氧和高流量给氧。氧气吸入法根据吸氧的方式,分为鼻导管吸氧法、鼻塞法、面罩法、氧气头罩法、氧气枕法五种,可根据患者的病情选择不同的吸氧方法。在氧气吸入操作过程中,如果应用方法、剂量、疗程及监测疗效不到位,可引起一些并发症,不仅不能改善症状,反而使患者病情恶化。本章分别予以详细叙述。

第一节　呼吸系统解剖与生理

呼吸系统的主要功能是进行气体交换,即吸入氧,排出二氧化碳。呼吸系统根据其结构和功能分为呼吸道和肺两大部分以及呼吸的辅助装置——胸膜和胸膜腔。呼吸道包括鼻、咽、喉、气管及左、右主支气管。呼吸道有骨和软骨做支架,使管壁不致塌陷,保证气体的畅通。除此之外,还有吞咽、湿化、加温、净化空气、嗅觉和发音的功能。临床上通常把鼻、咽、喉称为上呼吸道,气管以下称为下呼吸道。肺包括支气管和在肺内的各级分支及大量的肺泡,是气体交换的场所。

一、鼻解剖与生理

(一)鼻的结构

鼻由外鼻、鼻腔、鼻窦三部分构成。

1. 外鼻　为颜面中央隆起的器官,似三棱锥体构造。外鼻由骨、软骨构成支架,外覆软组织和皮肤,略似锥形,由鼻根、鼻尖、鼻梁、鼻翼、鼻前孔、鼻小柱等几个部分组成。在平静呼吸的情况下,鼻翼无显著活动,当呼吸困难时可出现鼻翼扇动,为病理体征。外鼻下方有两个开口称鼻孔,为气体出入的门户。

2. 鼻腔　鼻腔为一顶窄底宽的狭长腔隙,前起前鼻孔,后止于后鼻孔,与鼻咽部相通。由骨和软骨作支架,外面盖以皮肤和肌肉,内面被覆皮肤和黏膜,被鼻中隔分隔成左右两个鼻腔。鼻腔可分为鼻前庭和固有鼻腔两部分(图7-1)。

(1)鼻前庭:系指鼻腔前段较阔部分。鼻前庭表面覆盖着皮肤,富于皮脂腺和汗腺,且有鼻毛密生,防止异物侵入,并借以过滤、净化空气的作用。

(2)固有鼻腔:固有鼻腔为鼻腔的主要部分,根据其结构和功能特点,分为呼吸区和嗅区。呼吸区为上鼻甲以下的部分,是空气出入的通道。嗅区为上鼻甲平面以上包括鼻中隔相应的部分。鼻中隔在多数成年人存在着明显的弯曲,如弯曲部位高,可阻塞上、中鼻道,压迫中鼻甲,使窦口引流受阻,引起鼻窦炎。如鼻导管吸氧时,强行插管易致鼻出血。

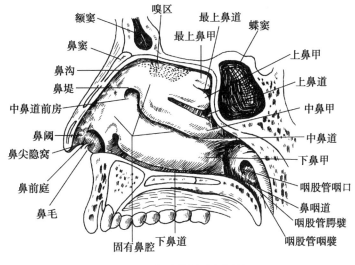

图 7-1 鼻腔外侧壁(右侧)

(二)鼻的血管和神经

外鼻的静脉经内眦静脉及面静脉汇入颈内、颈外静脉,内眦静脉与眼上静脉、眼下静脉相通,最后汇入颅内海绵窦。鼻腔的主要动脉来自眼动脉分出的筛前、筛后动脉和来自上颌动脉分出的蝶腭动脉。从鼻腔来的淋巴,注入沿颈内静脉纵行配布的颈深淋巴结。鼻腔呼吸道的感觉神经,来自神经的筛前、筛后神经和来自上颌神经的蝶腭神经节的分支。

二、咽解剖与生理

咽上起颅底,下达第 6 颈椎平面和环状软骨下缘,为一上宽下窄,略呈漏斗形的肌膜管,长约 12cm,是呼吸道和消化道的共同通道。咽前通鼻腔、口腔和喉腔,后壁与椎前筋膜相邻,下端相当于环状软骨下缘与食管口相连。以硬腭与舌骨延线为界,分为鼻咽、口咽和喉咽三部分。

咽壁由黏膜、纤维膜、肌层和外膜组成。其黏膜无黏膜肌,由厚而致密的弹力纤维代替,向下在咽与食管连接处,弹力纤维比较薄,接近消化管的一般结构。

三、喉解剖与生理

喉既是呼吸道的一部分,又是发音器官,位于颈前正中,舌骨下方,上借喉口通咽的喉部,下借环气管韧带与气管相连。它的上界为会厌上缘,下界为环状软骨下缘。成年人喉位于第 3~6 颈椎平面之间。女性略高于男性;婴儿比成人高,位于第 1、2 颈椎交界处至第四颈椎下缘平面之间,随年龄增长喉的位置逐渐下降。

喉的各壁主要由喉软骨和喉肌构成。各喉软骨借关节、韧带及纤维膜连接,构成喉的支架,防止塌陷,以利气流通过。喉肌附于喉软骨,是喉运动的主要动力。喉腔是由喉壁围成的管形腔。喉壁由喉软骨、韧带和纤维膜,喉肌及喉黏膜等构成。营养喉的动脉有甲状腺上、下动脉。静脉在喉内形成静脉丛。静脉伴同名动脉离喉,也可经甲状腺中静脉直接流入颈内静脉。

四、气管及主支气管解剖与生理

(一)气管

1. 一般形态　气管始于喉的环状软骨下缘,通过胸腔入口进入上纵隔,在第五胸椎上缘水平分为左、右支气管。气管由软骨、平滑肌纤维和结缔组织构成,并与食管前壁紧密附着。气管内面覆以黏膜,向上与喉黏膜相续。气管周围绕以疏松结缔组织,故其活动性较大。气管的长度为 10~12cm,横径 1.6~2.5cm,前后径约为 1.5~2cm。气管的下端可见气管隆嵴,为左右主支气管的分界,是支气管镜检查时的重要解剖标志。

2. 气管的血液供给　颈段气管主要由甲状腺下动脉供应,胸段气管有胸廓内动脉的气管分支,后方有支气管动脉的分支,也有来自食管血管的分支。气管的静脉呈网状分布于气管壁,回流入头臂静脉及奇静脉。

(二)主支气管

主支气管是位于气管杈与肺门之间的管道,左右各一。气管分为左右主支气管,分杈处称气管杈,其平面位于 4~6 胸椎体,以平第 5 胸椎者最多,占58%。主支气管壁的构造与气管类似,由主支气管环,平滑肌纤维及结缔组织构成。

1. 左主支气管　左主支气管较右主支气管细而长,平均长度约为 4.72cm,男性平均4.80cm,女性平均 4.50cm。左主支气管由气管杈起始向左外下方,在食管、胸导管和胸主动脉之前约平第 6 胸椎体处,经左肺门进入左肺。主动脉弓绕过左主支气管中段的上方,在气管镜检查时,可见主动脉弓的搏动。左肺动脉由左主支气管的前方绕向上方。

2. 右主支气管　右主支气管较左主支气管短粗而陡直,平均长度约 2.04cm,男性平均长约 2.10cm,女性为 1.90cm。右主支气管自气管杈行向下右,行程较陡直,经过上腔静脉之后,约在第 5 胸椎体高度进入右肺门。由于右主支气管陡直、宽,偏斜度小于左侧的占80%,因而吸入性异物易落入右主支气管。右肺特别是右下叶的感染或脓肿的发病率较高。此外,支气管镜或支气管插管时易置入右主支气管。

3. 主支气管的血管、淋巴管及神经　左、右主支气管的动脉主要来自胸主动脉的支气管动脉、肋间动脉以及胸廓内动脉的纵隔前动脉。左、右主支气管的静脉经气管前静脉汇入甲状腺下静脉;经支气管前静脉汇入无名静脉;经支气管后静脉汇入奇静脉。淋巴管很丰富,主要注入气管支气管淋巴结。神经是由迷走神经的分支和喉返神经,支气管前、后支,以及交感神经分布到平滑肌和腺体。

五、肺解剖与生理

肺是呼吸系统中最重要的器官,位于胸腔内,纵隔两侧,分为左肺和右肺。

(一)肺的形态

肺近似半圆锥形,上端为肺尖,下面为肺底(膈面),内侧面为纵隔面,外侧面为肋面。肋面与纵隔面在前方的分界线为前缘,后方的分界线为后缘,膈面与肋面和纵隔面的分界线为下缘。肺门在肺的前纵隔部,心压迹的后上方,是支气管和肺血管等出入肺的门户,临床上常称第一肺门,并将肺叶支气管、动脉、静脉、淋巴管及神经出入肺叶之处,称第二肺门。肺根为出入肺门诸结构的总称,包括主支气管、肺动脉、肺静脉,支气管动、静脉,神经,淋巴管、淋巴结等,借疏松结缔组织联结,由胸膜包绕组成。

（二）肺的组织结构

每个肺叶含有 50～80 个肺小叶,在肺小叶之间夹有由结缔组织形成的小叶间隔,其中含有血管、淋巴管和神经纤维等。支气管在肺内的分支,直径在 1mm 以下,称为细支气管。管径在 0.35～0.5mm 时,称为终末细支气管。继续分支后,管壁出现肺泡,开始有呼吸功能,称为呼吸性细支气管。再分支称为肺泡管,肺泡管末端膨大,即称为肺泡囊。肺泡是支气管树的终末部分,是构成肺的主要结构。肺泡为半球形小囊,开口于呼吸细支气管、肺泡管或肺泡囊,是肺进行气体交换的场所。在终末细支气管以下包括呼吸性细支气管、肺泡管、肺泡囊和肺泡等,为肺的呼吸部;而叶支气管、小支气管、细支气管和终末细支气管构成了肺的导气部。

（三）肺的血管和神经

进入肺的血流是双重的,这是肺血流的特点。一是组成小循环的肺动脉和肺静脉,是肺的功能血管,具有完成气体交换的作用;二是属于大循环的支气管动脉和静脉,是肺的营养血管。肺共有三种神经纤维支配,分别是迷走神经的传入神经纤维、迷走神经的传出神经纤维（副交感神经）、交感神经传出纤维。

第二节　氧气吸入法操作并发症

氧气吸入适用于呼吸系统疾患而影响肺活量者,如哮喘、支气管、肺气肿、肺不张等;心功能不全,使肺部充血而致呼吸困难者,如心力衰竭时出现的呼吸困难;各种中毒引起的呼吸困难,使氧不能由毛细血管渗入组织而产生缺氧,如巴比妥类药物中毒、一氧化碳中毒等;昏迷患者如脑血管意外或颅脑损伤患者;某些外科手术后患者,大出血休克患者,分娩产程过长胎心音异常等。血气分析检查是用氧的指标,当患者 PaO_2 低于 6.6kPa 时（正常值 10.6～13.3kPa,6.6kPa 为最低限值）,则应给予吸氧。氧气吸入法虽然作为一种治疗手段已广泛应用于临床实践中,但由于供氧装置问题、医务人员的操作及患者自身原因,可出现无效吸氧、氧中毒、肺不张、呼吸道分泌物干燥及肺组织损伤等一系列的并发症。

一、无效吸氧

（一）发生原因

1. 中心供氧站或氧气瓶气压低,吸氧装置连接不紧密。

2. 吸氧管扭曲、堵塞、脱落。

3. 吸氧流量未达到病情要求。

4. 气管切开患者采用鼻导管（鼻塞）吸氧,氧气从套管溢出,未能有效进入气管及肺。

5. 气道内分泌物过多,氧气不能进入呼吸道。

（二）临床表现

患者烦躁、呼吸急促、胸闷,缺氧症状无改善,氧分压下降。呼吸频率、节律、深浅度均发生改变,患者自感空气不足、呼吸费力、胸闷烦躁、不能平卧,口唇及指（趾）甲床发绀、鼻翼扇动等。

（三）预防及处理

1. 检查氧气装置、供氧压力、管道连接是否漏气，发现问题及时处理。

2. 吸氧前检查吸氧管的通畅性，将吸氧管放入冷开水内，了解气泡溢出情况。吸氧管要妥善固定，避免脱落、移位。在吸氧过程中随时检查吸氧导管有无堵塞，尤其是对使用鼻导管吸氧者，鼻导管容易被分泌物堵塞，影响吸氧效果。

3. 遵医嘱或根据患者的病情调节吸氧流量。

4. 对气管切开的患者，采用气管套管供给氧气。

5. 及时清除呼吸道分泌物，保持气道通畅。分泌物多的患者，宜取仰卧位，头偏向一侧。

6. 吸氧过程中，严密观察患者缺氧症状有无改善，如患者是否由烦躁不安变为安静、心率是否变慢、呼吸是否平稳、发绀有无消失等。并定时监测患者的血氧饱和度。

7. 一旦出现无效吸氧，立即查找原因，采取相应的处理措施，恢复有效的氧气供给。

二、气道黏膜干燥

（一）发生原因

1. 氧气湿化瓶内无湿化液或湿化液不足，氧气湿化不充分，尤其是患者发热、呼吸急促或张口呼吸，导致体内水分蒸发过多，加重气道黏膜干燥。

2. 吸氧流量过大，氧浓度 >60%。

3. 因氧气是一种干燥气体，长期、持续吸氧易引起呼吸道黏膜干燥。

（二）临床表现

气道黏膜干燥，分泌物黏稠，不易咳出。部分患者有鼻出血。

（三）预防及处理

1. 对于长期吸氧者，氧气吸入前一定要先湿化再吸入，以减轻刺激作用。

2. 吸氧过程中，要及时补充氧气湿化瓶内的湿化液。对发热患者，及时做好对症处理。对有张口呼吸习惯的患者，做好解释工作，争取其配合改用鼻腔呼吸，利用鼻前庭黏膜对空气有加温加湿的功能，减轻气道黏膜干燥的发生。对病情严重者，可用湿纱布覆盖口腔，定时更换。

3. 根据患者缺氧情况调节氧流量，轻度缺氧 1～2L/min，中度缺氧 2～4L/min，重度缺氧 4～6L/min，小儿 1～2L/min。吸氧浓度控制在 45% 以下。

4. 加温加湿吸氧装置能防止气道黏膜干燥，如使用新型一次性加湿吸氧管，利用凝胶作为湿化物质，仿生学原理模拟呼吸道黏膜进行表面湿化。

5. 及时动态评估患者的缺氧情况，病情允许的情况下，及时停止吸氧或将长期、持续吸氧改为间歇性吸氧，密切观察患者的呼吸、血氧饱和度变化。

6. 对于气道黏膜干燥者，给予超声雾化吸入，因超声雾化器可随时调节雾量的大小，并能对药液温和加热。

三、氧中毒

（一）发生原因

1. 氧疗中氧中毒临床上极为少见。患者在情绪波动、精神紧张、睡眠不足等情况下都能降低对高压氧的耐受性。

2. 患者运动量过大,体力活动过强,因劳动强度加大促使氧中毒的发生。

3. 患者高热,因高温可降低机体对高压氧的耐受性。

4. 吸氧持续时间超过 24 小时、氧浓度高于 60%,或在高压氧环境下,超过 5 小时有可能发生氧中毒。高浓度氧进入人体后产生的过氧化氢、过氧化物基、羟基和单一态激发氧,能导致细胞酶失活和核酸损害,从而使细胞死亡。这种损伤最常作用于肺血管细胞,早期毛细血管内膜受损,血浆逸入间质和肺泡中引起肺水肿,最后导致肺实质的改变。

(二)临床表现

氧中毒的程度主要取决于吸入氧气的氧分压及吸入时间。氧中毒的特点是肺实质改变,如肺泡壁增厚、出血。一般情况下连续吸纯氧 6 小时后,患者即可有胸骨下不适、疼痛、灼热感,继而出现呼吸增快、恶心、呕吐、烦躁、干咳;吸氧 24 小时后,肺活量可减少;吸纯氧 1~4 天后可发生进行性呼吸困难。有时可出现视力或精神障碍。

(三)预防与处理

1. 严格掌握吸氧指征、停氧指征。避免长时间氧疗,恰当选择给氧方式。

2. 严格控制吸氧浓度、吸氧的压强和总时程。一般吸氧浓度不超过 45%。根据氧疗情况,及时调整吸氧流量、浓度和时间,避免长时间高流量吸氧。

3. 对氧疗患者做好健康教育,告诫患者吸氧过程中勿自行随意调节氧流量。

4. 采用间歇吸氧,即将吸氧分阶段进行,在两次吸氧之间吸空气 5~10 分钟。较短的间歇时间能够预防较长吸氧时间可能导致的氧中毒,从而可以延长吸氧的总时程,达到最大限度利用氧的目的。

5. 做好患者的心理疏导,以缓解患者的紧张情绪,必要时,适当使用镇静剂。

6. 吸氧时,尽量减少不必要的体力活动。

7. 对于正在吸氧的高热患者,及时采取有效的降温措施。

8. 吸氧过程中,经常做血气分析,动态观察氧疗效果。一旦发现患者出现氧中毒,立即降低吸氧流量,并报告医生,采取相应的对症处理。

四、晶体后纤维组织增生

仅见于新生儿,以早产儿多见。是一种增殖性视网膜病变,其特征为视网膜新生血管形成、纤维增殖以及由此产生的牵引性视网膜脱离,最终导致视力严重受损甚至失明。

(一)发生原因

新生儿,尤其是早产低体重儿,早产儿视网膜尚未发育完整,以周边部最不成熟。长时间高浓度氧气吸入,使患儿处于高氧环境下,视网膜血管收缩、阻塞,使局部缺血、缺氧,诱发视网膜血管异常增生,从而引起渗出、出血、机化等一系列改变。吸氧时间越长,发病率越高。

(二)临床表现

临床上分成活动期及纤维膜形成期,根据病情进展的不同而有不同的临床表现。主要表现为视网膜变性、脱离、并发性白内障,继发性青光眼、斜视、弱视,最后出现不可逆的失明。

(三)预防及处理

1. 对新生儿,尤其是早产低体重儿严格限制用氧浓度和用氧时间,是唯一的有效预防措施,除非因发绀而有生命危险时,才可以给以 40% 浓度的氧,时间亦不宜太长。

2. 早期大剂量应用维生素可有一定的预防作用。

3. 对需较长时间吸氧的新生儿,尤其是早产低体重儿应定期行眼底检查。及早发现,及时施行冷凝或激光光凝治疗,能阻止病变进一步恶化。

4. 为了预防继发性青光眼的发生,活动期重症病例,必须经常予以散瞳,以免虹膜后粘连。

5. 如果虹膜前后粘连已经形成,而且比较广泛,则可给予抗青光眼手术。

五、腹胀

(一)发生原因

1. 多见于新生儿,鼻导管插入过深,因新生儿上呼吸道相对较短,易误入食管。

2. 全麻术后患者咽腔收缩、会厌活动度、食管入口括约肌松弛,舌体后移,咽腔因插管而水肿,使气体排出不畅,咽部成为一个气体正压区。此时氧气的吸入流量大,正压更加明显,迫使气体进入消化道。

(二)临床表现

缺氧症状加重。患者烦躁、腹胀明显,腹壁张力大,呼吸急促表浅、胸式呼吸减弱、口唇青紫、脉搏细速,呈急性表现,严重者危及生命。

(三)预防及处理

1. 正确掌握鼻导管的使用方法。插管不宜过深,成人在使用单鼻孔吸氧时鼻导管插入的深度以 2cm 为宜。新生儿鼻导管吸氧时,必须准确测量长度,注意插入方法、插入鼻导管时可将患儿头部稍向后仰,避免导管进入食管,插入不可过深。

2. 用鼻塞吸氧法、鼻前庭或面罩吸氧法能有效地避免此并发症的发生。

3. 如发生急性腹胀,及时进行胃肠减压和肛管排气。

六、感染

(一)发生原因

1. 传统的吸氧装置由于长期频繁使用,不易消毒处理,导致吸氧管道、氧气湿化瓶、湿化瓶内湿化液等容易发生细菌生长而造成交叉感染。

2. 插管动作粗暴导致鼻腔黏膜破损,而患者机体免疫力低下,抵抗力差,易发生感染。

3. 患者鼻腔分泌物多,吸氧的鼻导管被分泌物包绕而未及时、彻底清洁。

(二)临床表现

患者出现局部或全身感染症状,如畏寒、发热、咳嗽、咳痰、败血症等。

(三)预防及处理

1. 每日更换吸氧管、氧气湿化瓶及湿化瓶内湿化液,传统的湿化瓶每日消毒。

2. 湿化瓶内的湿化液使用灭菌处理的冷开水、蒸馏水。

3. 每日口腔护理 2 次,注意鼻导管的清洁。如果鼻腔分泌物多,鼻导管被分泌物结痂包绕,清洗困难,则需及时更换鼻导管。

4. 有条件者,使用:①新型一次性使用加湿吸氧管,以仿生学氧气"大面积拂水凝胶湿化"方式,有效抵御病原微生物污染的风险,一个吸氧装置只供一个患者使用,杜绝了吸氧装置系统导致的污染。②一次性除菌吸氧管,在湿化瓶的进气和出气端均配制了高效除菌过滤器,吸氧时可有效滤除集中供氧管道的粉尘及吸氧管本身带有的塑料异味,能有效滤除氧气中 98% 的细菌或气体病原体,以及湿化液中滋生的细菌。

5. 插管动作宜轻柔,以保护鼻腔黏膜的完整性,避免发生破损。

6. 如有感染者,去除引起感染的原因,应用抗生素抗感染治疗。

七、鼻出血

(一)发生原因

1. 部分患者鼻中隔畸形,插鼻导管动作过猛或反复操作,易导致鼻黏膜损伤。

2. 鼻导管过粗或质地差。

3. 长时间吸氧者,鼻导管与鼻咽部分泌物粘连、干涸,在更换鼻导管时,鼻咽部的黏膜被外力扯破导致出血。

4. 长时间较高浓度吸氧,且湿化不足,导致鼻黏膜过于干燥、破裂。

5. 鼻导管固定不牢,患者头部活动时牵拉鼻导管机械刺激鼻黏膜,易导致鼻黏膜损伤、出血。

(二)临床表现

鼻腔黏膜干燥、出血,血液自鼻腔流出,有时可见喷射性或搏动性小动脉出血,鼻腔后部出血常迅速流入咽部,从口吐出。

(三)预防及处理

1. 正确掌握插管技术,插管时动作轻柔。如有阻力,要排除鼻中隔畸形的可能,切勿强行插管。必要时改用鼻塞法吸氧或面罩法吸氧。

2. 选择质量合格、粗细合适的吸氧管。

3. 长时间吸氧者,注意保持室内湿度,做好鼻腔湿化工作,防止鼻腔黏膜干燥。拔除鼻导管前,如发现鼻导管与鼻黏膜粘连,应先用湿棉签湿润,再轻摇鼻导管,等结痂物松脱后才拔管。

4. 鼻腔黏膜干燥时,可预防性地往鼻腔里滴入油剂滴鼻液。

5. 插入鼻导管后要用胶布妥善、牢固固定。

6. 如发生鼻出血,及时报告医生,进行局部止血处理。如使用血管收缩剂、局部压迫止血或出血部鼻黏膜表面麻醉,在该部点涂50%硝酸银或三氯醋酸,利用其蛋白凝固作用使破裂的小血管封闭。也可电灼该部,或者应用激光或冷冻治疗。对鼻出血量多,上述处理无效者,请耳鼻喉科医生行后鼻孔填塞。

八、肺组织损伤

(一)发生原因

给患者进行氧疗时,在没有调节氧流速的情况下,直接与鼻导管连接进行吸氧,导致大量高压、高流量氧气在短时间内冲入肺组织。

(二)临床表现

呛咳、咳嗽,严重者产生气胸。

(三)预防及处理

1. 规范吸氧操作。在调节氧流量后,供氧管方可与鼻导管连接。

2. 原面罩吸氧患者在改用鼻导管吸氧时,要及时将氧流速减低。

3. 如已发生肺组织损伤者,立即报告医生,根据病情的轻重程度,采取相应的处理措施。出现气胸者,可给予胸腔闭式引流术。

九、烧伤

(一)发生原因

吸氧装置连接不紧密,导致氧气外漏,室内使用明火,如进行艾灸、拔火罐等操作,或患者用腈纶质地的衣物摩擦易产生静电,导致火灾发生。

(二)临床表现

根据烧伤严重程度,分为不同的临床表现。Ⅰ度:达角质层,轻度红、肿、热、痛,感觉过敏,不起水疱,表面干燥。浅Ⅱ度:达真皮层,剧痛,感觉过敏,温度增高,有水疱,基底潮湿,均匀发红,水肿明显。深Ⅱ度:达真皮深层,有附件残留,可有或无水疱,基底湿润苍白,有出血小点,水肿明显,痛觉迟钝,拔毛时痛。Ⅲ度:损伤至皮肤全层,甚或包括皮下组织、肌肉、骨骼,皮革样,蜡白或焦黄,炭化,感觉消失,无水疱,干燥,干后可见栓塞静脉呈树枝状,痂下水肿,拔毛不痛。

(三)预防及处理

1. 注意安全用氧,室内严禁烟火。

2. 为患者吸氧时要妥善固定吸氧装置,防止氧气外漏。

3. 告知患者吸氧时要着棉质外衣,勿穿着用腈纶材料做的枕巾和衣服,避免由衣服或头发与枕巾摩擦产生静电火花而引起火灾。

4. 一旦发生火灾,要保持冷静,及时关闭氧气开关。如使用氧气筒或氧气袋,则立即将未用完的氧气筒或氧气袋搬离现场。并用床单保护患者,将火扑灭。

5. 如患者发生烧伤,按烧伤进行处理。

十、过敏反应

(一)发生原因

1. 并发急性肺水肿时,使用20%~30%酒精进行氧气湿化,而患者对酒精过敏。

2. 患者对橡胶或塑料材质的吸氧管,或胶布过敏。

(二)临床表现

呼吸困难加重,患者球结膜充血,皮肤瘙痒。或接触吸氧管的鼻腔肿胀、疼痛。面部贴胶布的皮肤瘙痒,起水疱、皮肤溃烂。

(三)预防及处理

1. 详细询问患者过敏史,包括药物、用物等。

2. 对酒精过敏者,湿化液禁用酒精。

3. 对有橡胶或塑料过敏的患者,使用硅胶材质的吸氧管与新型防过敏胶布。

4. 发生过敏反应者,及时去除过敏原,给予抗过敏及对症治疗。

十一、呼吸抑制

(一)发生原因

1. 见于Ⅱ型呼吸衰竭者。因慢性缺氧长期二氧化碳分压高,其呼吸中枢失去了对二氧化碳的敏感性,呼吸的调节主要靠缺氧刺激颈动脉体和主动脉弓化学感受器,沿神经上传至呼吸中枢,反射性地引起呼吸。高浓度给氧,解除缺氧对呼吸的刺激作用,使呼吸中枢抑制加重,甚至呼吸停止,而二氧化碳滞留更严重。

2. 吸氧过程中,患者或家属擅自调节氧气装置,调高吸氧浓度。

（二）临床表现

患者神志模糊,嗜睡,脸色潮红,呼吸浅、慢、弱,皮肤湿润,情绪不稳,行为异常等,严重者出现呼吸停止。

（三）预防及处理

1. 对Ⅱ型呼吸衰竭患者,应给予低流量、低浓度（1~2L/min）持续鼻导管（或）鼻塞吸氧,维持PaO_2在8kPa即可。

2. 加强对患者及家属的健康宣教,反复解释低流量吸氧的特点和重要性,以避免患者或家属擅自加大吸氧流量。

3. 加强病情观察,将慢性呼吸衰竭患者用氧情况列为床边交班内容。

4. 在血气分析动态监测下调整用氧浓度,以纠正低氧血症,不升高$PaCO_2$为原则,一般用氧浓度以24%为宜,若在连续用呼吸兴奋剂时,给氧浓度可适当增大,但不超过29%。

5. 一旦发生高浓度吸氧后出现病情恶化,不能立即停止吸氧,应调整氧流量为1~2L/min后继续给氧,同时应用呼吸兴奋剂。加强呼吸道管理,保持呼吸道通畅,促进二氧化碳排出。

6. 经上述处理无效者应建立人工气道进行人工通气。

十二、吸收性肺不张

（一）发生原因

多见于支气管阻塞患者。肺内含有大量不被血液吸收的氮气,构成肺内气体的主要成分。当患者吸入高浓度氧气时,肺泡气中氮逐渐为氧所取代,PaO_2升高,PO_2增大,肺泡内的气体易被血液吸收而发生肺泡萎缩,引起肺不张。

（二）临床表现

患者有烦躁不安,呼吸、心跳加快,血压下降,刺激性干咳,呼吸困难,发绀等表现,甚至发生昏迷。

（三）预防和处理

1. 预防呼吸道阻塞是防止吸收性肺不张的关键。鼓励患者深呼吸和咳嗽,加强痰液的排出,常改变卧位、姿势,防止分泌物阻塞。

2. 降低吸氧浓度,控制在60%以下。

3. 使用呼吸机的患者可加用呼气末正压通气来预防。

4. 如出现吸收性肺不张症状,给患者取卧位时头低脚高,患侧向上,以利引流;采用适当的物理治疗;鼓励翻身、咳嗽、深呼吸;应用经鼻导管持续气道正压（CPAP）通气等处理。

附7-1 鼻导管吸氧法操作规程

1. 评估

（1）评估患者病情、年龄、意识、治疗情况、呼吸、缺氧程度等。

（2）患者有无口、鼻、呼吸道畸形或损伤。

（3）患者的过敏史,有无对橡胶、胶布、塑料制品过敏。

（4）患者的心理状态,沟通、理解及合作能力。

2. 用物准备

（1）治疗盘内：小药杯（内盛冷开水）、纱布、鼻导管（双侧）、无菌棉签、胶布、别针、橡皮筋、弯盘、扳手、松节油、75%酒精。

（2）治疗盘外：管道氧气装置或氧气筒及氧气压力表装置、用氧记录单、笔。

（3）治疗车下层准备以下物品：污物桶2个，一个放置感染性废弃物（用过的纱布、棉签等），一个放置生活垃圾（用过的纱布、棉签等的外包装）。

3. 环境准备　室温适宜、光线充足、环境安静、远离火源。

4. 操作步骤

（1）洗手、戴口罩。

（2）安装氧气表：将氧气筒置于氧气架上，打开总开关，使小量氧气从气门流出，将气门处灰尘吹净，随即迅速关好，然后将表向后倾斜，接于气门上，先用手初步旋好，再用扳手旋紧。使氧气表直立于氧气筒上。检查有无漏气。

（3）将橡皮管一端接湿化瓶，一端接氧气表。

（4）接上鼻导管，关紧流量开关，打开总开关，再开流量表开关，检查氧气有无漏气及鼻导管是否通畅和全套装置是否完好适用。最后关上流量开关，取下鼻导管放于弯盘内。

（5）将备齐用物携至患者床旁，核对患者床号、姓名，向患者或家属解释操作目的、方法、注意事项及配合要点，以取得合作。

（6）检查鼻腔有无分泌物堵塞及异常，用湿棉签清洁双侧鼻腔。

（7）用纱布包住鼻导管前端，测量鼻尖至耳垂的2/3长度（8～10cm），用胶布定位作标记，将鼻导管轻轻插入患者双侧鼻孔1cm。

（8）将导管环绕患者耳部向下放置，如固定不紧，即加用胶布固定于上唇或鼻翼两侧。

（9）视病情轻重调节流量。

（10）连接鼻导管，用别针将输氧管固定于枕上。记录给氧开始时间及流量。操作者签名。

（11）整理患者床单位。清理用物。

（12）观察病情及输氧效果。

（13）停用氧气时，先取下鼻导管。

（14）将患者取舒适体位，整理床单位。

（15）关氧气筒总开关，放出余气后，关流量开关后卸表。

（16）用物处理，洗手并记录。

5. 注意事项

（1）注意安全，切实做好四防：防震、防火、防热及防油。氧气筒内氧气是以150个大气压灌入，筒内压力很高，在撇运及放置氧气筒时要稳当，避免撞击、倾倒，防止爆炸。氧气能助燃，氧气筒应放于阴凉处。在氧气筒周围严禁烟火及易燃物品，至少距离火炉5m，暖气1m，以防引起氧气燃烧。氧气压力表、减压阀绝对禁油，也不能在氧气筒的螺旋或扳手上抹油。否则，高压氧通过时会引起燃烧爆炸。筒上应挂有安全标记。

（2）使用氧气前必须检查输氧管与湿化瓶的连接是否正确，各衔接有无漏气。

（3）严格遵守操作规程，使用时，先调节好氧流量再插入鼻导管。吸氧过程中需调节氧流量或停止给氧时，均应先分离导管，然后调节流量再连接或关闭氧气。以免由于调节不当，大量氧气骤然进入呼吸道而损伤肺组织。

(4)吸氧过程中,应严密观察患者病情及氧疗效果。若呼吸变慢,精神抑制或烦躁不安,应注意有无二氧化碳潴留。缺氧症状无改善,则应检查有无漏气、导管是否松脱、流量是否足够。对持续缺氧患者还须注意有无恶心、烦躁不安、面色苍白、进行性呼吸困难等氧中毒症状,以便及时处理。

(5)防止交叉感染:鼻导管、面罩、鼻塞用后应立即洗净消毒(若用鼻塞法最好用一次性塑料鼻塞全套装置),传统的湿化瓶每日消毒及更换蒸馏水(更换病种使用氧气时,湿化瓶也须消毒),否则可成为传染源,造成交叉感染。

(6)筒内氧气切勿用尽,压力表至少要保留 0.5mPa($5kg/cm^2$),以防止灰尘进入筒内,再次充气时引起爆炸的危险。并以"空"字标明,便于更换及避免急用时搬错而影响抢救。

(7)对未用完或已用尽的氧气筒,应悬挂"满"或"空"标记,定点放置,便于急用时搬运,提高抢救速度。

(黄　莉　吴惠平　王　歌)

参 考 文 献

1. 陈兵,张春红,马丹薇.患者术后氧气雾化吸入与超声雾化吸入的效果观察.微量元素与健康研究,2013,30(4):74

2. 陈秀军.一次性新型吸氧装置在心胸外科的应用.中华医院感染学杂志,2013,23(3):534

3. 醋爱英,李春红.两种不同氧气吸入器在雾化吸入治疗中的效果观察.齐鲁护理杂志,2011,17(27):122-123

4. 高杰.慢性呼吸衰竭的氧疗护理.中国误诊学杂志,2008,8(5):1029-1031

5. 黄建芬,张丹如,程健.高流量湿化氧疗在呼吸系统感染性疾病的应用研究.护士进修杂志,2012,27(17):1611-1613

6. 江方正,李雪,叶向红,等.持续加温湿化氧疗在气管切开患者脱机中的应用.中华护理杂志,2011,46(2):128-130

7. 李丽,邵雪晴,刘玉华,等.机械通气患者湿化温度设定对湿化效果的影响.中华护理杂志,2008,43(11):1009-1010

8. 李小寒,尚少梅.基础护理学.第4版.北京:人民卫生出版社,2012

9. 缪静波,冯琦蔚,王佩珍,等.三种不同呼吸道湿化方法对呼吸机相关肺炎发生率的影响.解放军护理杂志,2009,26(3B):5-7,10

10. 刘玉梅,蒋伟荣,徐淼.一次性除菌吸氧管的应用效果.护理学杂志,2012,7(9综合版):23

11. 童建华.氧气湿化液的细菌培养调查.中华医院感染学杂志,2006,16(7):741

12. 王盛枝.空氧混合鼻塞持续气道正压治疗新生儿呼吸窘迫综合征的观察护理.护士进修杂志,2012,27(1):57-58

13. 吴凯红.零感OT-MⅡ型一次性使用加湿吸氧管在护理中的应用.实用心脑肺血管病杂志,2011,19(8):1403

14. 许逢非.改良式鼻导管氧气吸入法在婴幼儿的应用.护士进修杂志.2012,27(12):1131

15. 曾倩.慢性呼吸衰竭患者氧气吸入的护理.中国社区医师,2013,15(1):282

16. 郑玉婷,黄晓岭,陶薇,等.改进氧气湿化瓶消毒方法的临床效果观察.解放军护理杂志,2009,26(6B):11-13

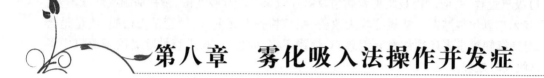

第八章 雾化吸入法操作并发症

雾化吸入法是应用雾化装置将药液分散成细小的雾粒或微粒以气雾状喷出,其悬浮在气体中经鼻或口由呼吸道呼入的方法。吸入药物除了对呼吸道局部产生作用外,还通过肺组织吸收而产生全身性疗效。雾化吸入的目的是湿化气道,常用于呼吸道湿化不足、痰液黏稠、气道不畅者,也可作为气管切开术后常规治疗手段;控制呼吸道感染,消除炎症,减轻呼吸道黏膜水肿,稀释痰液,帮助祛痰。常用于咽喉炎、支气管扩张、肺炎、肺脓肿、肺结核等患者;改善通气功能,解除支气管痉挛,保持呼吸道通畅。常用于支气管哮喘等患者;预防呼吸道感染,常用于胸部手术前后的患者。目前临床常用的雾化吸入法有超声雾化吸入法、氧气雾化吸入法、压缩雾化吸入法和手压式雾化器雾化吸入法四种。虽然雾化吸入用药具有奏效较快、药物用量较小、不良反应较轻等优点,但在临床操作过程中,由于医护人员的操作、药物及患者病情等原因,还是会产生一些并发症。本章分别予以详细叙述。

第一节 呼吸系统解剖与生理

详见第七章第一节。

第二节 雾化吸入法操作并发症

超声雾化吸入法是应用超声波声能将药液变成细微的气雾,再由呼吸道吸入的方法。其雾量大小可以调节,雾滴小而均匀,药液可随深而慢的吸气到达终末支气管和肺泡。氧气雾化吸入法是借助高速氧气气流,使药液形成雾状,随吸气进入呼吸道的方法。压缩式雾化吸入法是利用压缩空气将药液变成细微的气雾(直径 $3\mu m$ 以下),使药物直接被吸入呼吸道的治疗方法。手压式雾化吸入法是利用拇指按压雾化器顶部,使药液从喷嘴喷出,形成雾滴作用于口腔及咽部气管、支气管黏膜而被其吸收的方法。在临床操作过程中,无论采取哪种雾化吸入的方法,因操作者的操作技术、药物使用不当或患者本身疾病等原因,会出现一些并发症,如过敏反应、感染、呃逆、缺氧、呼吸困难等并发症。

一、过敏反应

(一)发生原因

1. 操作者在雾化吸入前未询问患者的药物过敏史。
2. 患者对雾化吸入的药物在使用的过程中出现过敏,过敏的原因与其他途径给药一致。

(二)临床表现

在雾化吸入的过程中患者出现喘息,或原有的喘息加重,全身出现过敏性的红斑并伴有全身的寒战,较少会出现过敏性休克。

（三）预防及处理

1. 在行雾化吸入前,必须仔细询问患者有无药物过敏史。对于首次吸入抗生素的患者,应进行过敏试验,治疗中及治疗后 20 分钟之内要仔细观察,并准备好急救药品,使用的雾化液要新鲜配制。

2. 如患者出现过敏的症状时,立即停止雾化吸入。

3. 观察患者的生命体征,建立静脉通道,协助医生进行抗过敏治疗和对症支持治疗,如应用抗过敏药物、抗组胺类药物等。

二、感染

（一）发生原因

1. 最常见的原因是雾化后患者未漱口,雾化液残留在口腔,易造成口腔溃疡。

2. 雾化器消毒不严格,雾化治疗结束后没有将口含嘴（或面罩）、治疗罐及管道及时清洗和消毒。

3. 雾化吸入的药液浓度较高,使咽喉部受到刺激,吸入气体湿化不足加上反复咳嗽用力,导致患者咽喉部黏膜损伤,抵抗力下降而发生感染。

4. 年老体弱的患者自身免疫功能减退,较长时间用抗生素雾化吸入,可诱发口腔的真菌感染。

（二）临床表现

1. 患者自身免疫力下降引起的口腔感染,则多为真菌感染,常为双侧罹患,口角区的皮肤与黏膜发生皲裂,邻近的皮肤与黏膜充血,皲裂处常有糜烂和渗出物,或结有薄痂,患者张口时疼痛或溢血,甚至拒绝饮食。

2. 雾化器消毒不严格引起的感染主要是肺部感染,表现为不同程度的高热、咳嗽;肺部听诊有啰音;肺部 X 线片有炎症的改变;痰细菌培养可见细菌生长。

（三）预防及处理

1. 告知患者每次雾化治疗结束后,要用温开水漱口,以减少药液在口腔内残留。

2. 将雾化罐、口含嘴及管道用清水洗净,晾干备用,个人专用且一次性使用者不须用 500PPM 的含氯消毒剂浸泡消毒。

3. 雾化吸入的药液浓度不能过高,吸入速度由慢到快,雾化量由小到大,使患者逐渐适应,以减少对咽喉部的刺激。

4. 如发生口腔真菌感染,需注意口腔卫生,加强局部治疗:①用 1% ～4% 碳酸氢钠溶液漱口或用无菌棉签蘸 1% ～4% 碳酸氢钠溶液涂擦洗口腔,注意擦洗时动作要轻柔。碳酸氢钠使口腔呈碱性,能抑制真菌生长。②取制霉菌素一粒研成粉末和碳酸氢钠混均涂搽在患处。③2.5% 制霉菌素甘油涂于患处,每日3～4 次,有抑制真菌的作用。④氯己定:0.12% 溶液或 1% 凝胶局部涂布,冲洗或含漱,也可与制霉菌素配伍成软膏或霜剂。此外,亦可用 1% 双氧水或复方硼砂液、10% 碘化钾溶液含漱,局部涂敷锡类散、青梅散、溃疡糊剂等药物可缓解症状。一般无需全身使用抗真菌药。

5. 给予含有大量维生素或富有营养的食物。

6. 肺部感染者选择适当的抗菌药物治疗。

7. 长期进行药物雾化吸入者,告知患者治疗前后刷牙或用生理盐水漱口,以减少口腔残留的食物残渣对药物的吸收;减少口腔唾液、黏液中残留的药物,减少黏膜对药物的吸收,同时采用碳酸氢钠溶液反复漱口,改变口腔的酸性环境,减少细菌的定植及口腔黏膜的损害,有利于对患者口腔环境的保护,减少药物的残留及口腔黏膜微环境的稳定。

三、呃逆

(一)发生原因

1. 雾化吸入时,吸入的大量气雾颗粒通过食管时刺激膈肌。

2. 气雾颗粒刺激迷走神经、膈神经,反射性或直接诱发膈肌痉挛。

3. 盲目加大药量和长期应用,导致膈肌、肋间肌等呼吸肌的阵发性痉挛。

(二)临床表现

患者出现顽固性呃逆,频繁发作时,伴随有胸痛不适等症状。由于呃逆时伴有声带的闭合,所以常常发出一种特殊的声音。

(三)预防及处理

1. 雾化时雾量可适当调小。

2. 对于轻度或短暂发作的呃逆,一般无须治疗,常可自然停止发作。发生顽固性呃逆时,可采用以下措施:①让患者深吸一口气后憋住气,并用力做呼气动作(腹部用力鼓起,但不要将空气呼出),持续10秒左右再将气体呼出,此法可反复多次进行。②用棉签或压舌板、筷子等物刺激咽后壁或腭垂,诱发患者出现恶心或呕吐动作,可反射性地使呃逆突然停止。③可在患者胸锁乳突肌上端压迫膈神经或饮冷开水200ml,颈部冷敷。④应用作用较弱的呼吸中枢兴奋剂哌甲酯(哌醋甲酯)注射液肌内注射、静脉推注或静脉滴注。

3. 在上述多种方法治疗无效时,可考虑应用利多卡因或氯丙嗪静脉滴注治疗,目的是终止呃逆的反射弧,并解除膈肌、呼吸肌的持续性痉挛收缩,常可取得较好效果。方法为葡萄糖或生理盐水100ml中加入利多卡因100mg,缓慢静滴,并严密观察病情及心率及节律变化,当呃逆停止时即可停药。也可采用氯丙嗪25~50mg加入葡萄糖或生理盐水100ml中缓慢静滴,并严密观察病情及血压变化,呃逆一旦终止即可停药。

四、呼吸困难

(一)发生原因

1. 由于黏稠的分泌物具有吸水性,长期积聚支气管内的干稠分泌物因雾化吸入吸水后膨胀,使原部分堵塞的支气管完全堵塞。

2. 超声雾化吸入水分过多,引起急性肺水肿的发生,导致了呼吸困难(见于儿童雾化引起的溺水反应)。

3. 雾化吸入时间较长使机体处于慢性缺氧状态,组织细胞代谢障碍,供给肌肉运动的能量不足,呼吸肌容易疲劳,而雾化吸入又需要患者做深慢吸气快速呼气,增加了呼吸肌的负担。

4. 高密度均匀气雾颗粒可分布到末梢气道,若长时间吸入(超过20分钟)可引起气道湿化过度或支气管痉挛而导致呼吸困难。

5. 老年患者细支气管功能减退,肺泡内气体交换功能减退,动脉血氧随年龄增加而下降,雾量过大不仅影响氧气进入,也不利于二氧化碳的排出,加重患者缺氧。而且老年患者呼吸道应急能力差,如开始吸入时雾化量及湿度过大,大量冷雾气急剧进入气道,可诱发支气管痉挛,引起呼吸困难。

6. 患者对雾化吸入的药液过敏,导致喉头水肿、支气管痉挛,引起呼吸困难。

7. 雾化吸入时,患者所取的体位不当。如仰卧位雾化吸入时,膈肌上移,胸廓活动度减小,潮气量低,吸气费力,易疲劳,引起支气管痉挛,导致呼吸困难。

（二）临床表现

患者主观上有空气不足或呼吸费力的感觉,而客观上表现为呼吸频率、深度和节律的改变。雾化吸入过程中患者出现胸闷、呼吸急促、气喘、心慌、不能平卧,口唇、颜面发绀,表情痛苦,甚至烦躁,出汗等。

（三）预防及处理

1. 根据患者的病情选择合适的体位,对症状轻、咳痰有力者采用半坐卧位或坐位;对症状重、无力咳嗽者或老年患者采用侧卧位,将床头抬高30°~50°,使膈肌下降,静脉回心血量减少,肺淤血减轻,增加肺活量,以利于呼吸。

2. 行雾化吸入前,必须仔细询问患者的药物过敏史。

3. 雾化吸入从小雾量、低湿度开始,吸入1~2分钟待气道适应后,再逐渐增加雾量,直至吸完所需治疗药液,并采用间歇雾化吸入法,既能提高患者的耐受性,间隔时间又能指导患者有效咳嗽、咳痰,必要时给予叩击背部排痰,促进痰液排出,保持呼吸道通畅。

4. 在雾化吸入的过程中,不但要吸氧,还要加大氧流量,可将一次性鼻导管与口含嘴一起由口腔放入,使氧气由口腔吸入,以免雾化吸入过程中血氧分压下降。对于气管切开患者,可采用带有延长导管和雾化面罩的微雾喷雾器雾化吸入,既能保证人体的氧气供应又能充分湿化气道。

5. 加强营养,以增加患者的呼吸肌储备能力。

6. 选择合适的雾化吸入器,严重阻塞性肺疾病患者不宜用超声雾化吸入,可选择射流式雾化器或氧气面罩雾化吸入器,氧气流量<6L/min,吸入时间应控制在5~10分钟,及时吸出湿化的痰液,以免阻塞呼吸道,引起窒息。哮喘患者可使用定量雾化吸入器,以缩短吸入的时间,保证吸入的药液量。

7. 如发生雾化吸入致使分泌物将支气管完全堵塞,则立即停止雾化吸入,给予吸痰,以保持呼吸道通畅。同时加大吸氧流量。

五、缺氧及二氧化碳潴留

（一）发生原因

多见于使用超声雾化吸入者。

1. 超声雾化吸入雾的冲力比空气中氧的冲力大,加上吸入气含氧量低于正常呼吸时吸入气体氧含量,容易导致缺氧。

2. 超声雾化雾滴的温度低于体温,大量低温气体的刺激,使呼吸道痉挛进一步加重,导致缺氧。

3. 大量雾滴短时间内冲入气管,使气道阻力增大,呼吸变得浅促,呼吸末气道内呈正压,二氧化碳排出受阻,造成缺氧和二氧化碳潴留。

4. 慢性阻塞性肺气肿患者及老年患者的通气及换气功能障碍时,大量超声雾化不仅影响正常的氧气进入,也不利于二氧化碳的排出,加重了缺氧和二氧化碳潴留。

（二）临床表现

一般表现为:记忆力减退、头晕、头痛、耳鸣、眼花、烦躁不安、幻觉、四肢软弱无力、精神错乱等;或者产生恶心、呕吐、心慌、气短、呼吸急促、心跳快而无力;严重者出现嗜睡、意识不清、昏迷等。血气分析结果表明氧分压下降,二氧化碳分压升高。

（三）预防及处理

1. 使用以氧气为气源的氧气雾化吸入,氧流量以 $6 \sim 8L/min$ 为宜。

2. 必须使用超声雾化吸入的患者,雾化的同时给予吸氧。雾化吸入从小雾量、低湿度开始,吸入 $1 \sim 2$ 分钟待气道适应后,再逐渐增加雾量,直至吸完所需治疗药液,并采用间歇雾化吸入法。

3. 由于婴幼儿的喉及气管组织尚未发育成熟,呼吸道的缓冲作用相对较小,对其进行雾化时雾量应较小,为成年人的 $1/3 \sim 1/2$,且以面罩吸入为佳。

4. 严重阻塞性肺疾病患者不宜用超声雾化吸入,可选择射流式雾化器或氧气面罩雾化吸入器。

5. 雾化吸入过程中,密切观察患者的生命体征。若出现缺氧及二氧化碳潴留症状,立即停止雾化吸入,给予持续低流量吸氧,心电监护,通知医生及时处理。同时注意加强安全防护,将患者转移到安全房间,避开窗边,以免出现意外,去除房内的不必要的设备和危险物品,如热水瓶、刀、剪、绳子,以免伤人和自伤。当患者出现脾气改变、情绪暴躁时,应以说服劝导的口气,并配合必要的治疗,切不可用镇静剂使患者安静,否则会加重患者病情,使患者进入昏迷。

六、呼吸暂停

（一）发生原因

1. 患者对雾化吸入的药液过敏,导致喉头水肿、支气管痉挛,引起呼吸困难、呼吸暂停。

2. 雾量过大使整个呼吸道被占据,氧气不能进入呼吸道而导致缺氧状态。

3. 大量低温气体突然刺激呼吸道,反应性引起患者呼吸道血管收缩导致呼吸道痉挛,使有效通气量减少,加重了缺氧而窒息。

4. 蛋白溶解酶的应用和气体湿度增加使气道内黏稠的痰液溶解和稀释,体积增大,如不能及时排出,可造成气道阻塞。

（二）临床表现

雾化过程中突然出现呼吸困难、皮肤、黏膜发绀,严重者可致呼吸、心搏骤停。

（三）预防及处理

1. 行雾化吸入前,必须仔细询问患者的药物过敏史。使用抗生素及生物制剂行雾化吸入时,应注意严密观察患者的病情变化。

2. 正确掌握超声雾化吸入的操作规程,首次雾化及年老体弱患者,雾化吸入从小雾量、低湿度开始,吸入 $1 \sim 2$ 分钟待气道适应后,再逐渐增加雾量,直至吸完所需治疗药液,并采用间歇雾化吸入法。雾化前机器需预热 3 分钟,避免低温气体刺激气道。

3. 如发生雾化吸入致使分泌物堵塞呼吸道,则立即停止雾化吸入,给予吸痰,以保持呼吸道通畅。同时加大吸氧流量。

4. 出现呼吸暂停、心搏骤停,立即给予心肺复苏,同时报告医生,积极配合抢救。

七、哮喘发作和加重

(一)发生原因

1. 患者对所吸入的某种药物发生过敏反应。

2. 原有哮喘的患者,吸入气体诱发支气管痉挛。

3. 哮喘持续状态的患者,因超声雾化吸入气体氧含量较低,缺氧而诱发病情加重。

(二)临床表现

雾化吸入过程中或吸完后短时间内,患者出现喘息或喘息加重,口唇颜面发绀,双肺听诊有哮鸣音。

(三)预防及处理

1. 哮喘持续状态的患者,湿化雾量不宜过大,一般氧气流量 <6L/min 即可;雾化的时间不宜过长,以 5 分钟为宜。必要时,采用间歇雾化吸入法。

2. 超声气雾温度以 30～60℃ 为宜,防止因吸入温度过低的气雾而引起的呼吸道刺激症状。

3. 选择合适的雾化吸入器。可使用氧气面罩吸入器,因其可产生 1.0～5.0μm 药物雾粒沉积于下呼吸道,局部药物浓度高,同时可以雾化多种药物,使用过程中不出现血氧饱和度下降情况。也可使用定量雾化吸入器。

4. 一旦发生哮喘应立即停止雾化,予半坐卧位并吸氧,严密观察病情变化;有痰液堵塞立即清理,保持呼吸道通畅。

5. 经上述处理病情不能缓解,缺氧严重者,应予气管插管,人工通气。

附8-1　超声雾化吸入法操作规程

1. 评估

(1)评估患者病情、年龄、意识、呼吸及治疗情况、用药史、过敏史等。

(2)评估患者呼吸道是否感染、通畅,有无支气管痉挛、呼吸道黏膜水肿、痰液等;患者面部及口腔黏膜有无感染、溃疡等。

(3)患者生活自理能力及自行排痰情况。

(4)患者对超声雾化吸入的认知及合作程度。

2. 用物准备

(1)超声波雾化器一套,其结构:①超声波发生器:通电后输出高频电能,其面板上有电源和雾量调节开关,指示灯及定时器。②水槽与晶体换能器:水槽盛冷蒸馏水,其底部有一晶体换能器,接发生器输出的高频电能,并将其转化为超声波声能。③雾化罐(杯)与透声膜:雾化罐盛药液,其底部是一半透明的透声膜,声能可透过此膜与罐内药液作用,产生雾滴喷出。④螺纹管和口含嘴(或面罩)。超声波雾化器的作用原理:超声波发生器通电后输出的高频电能通过水槽底部晶体换能器转换为超声波声能,声能震动并透过雾化罐底部的透声膜,作用于雾化罐内的药液,使药液的表面张力破坏而成为微细雾滴,通过导管在患者深吸气时进入呼吸道。

(2)治疗盘内盛:50ml 注射器、型号合适的针头、砂轮、启瓶器、无菌棉签、2% 碘酊、75%

酒精、水温计、冷蒸馏水、生理盐水、纸巾、治疗巾、弯盘。

（3）药物：按医嘱备药，常用药物有：①控制呼吸道感染，消除炎症：庆大霉素、卡那霉素等抗生素。②解除支气管痉挛：氨茶碱、沙丁胺醇等。③稀释痰液，帮助祛痰：α-糜蛋白酶、乙酰半胱氨酸溶液等。④减轻呼吸道黏膜水肿：地塞米松等。

（4）治疗车下层准备以下物品：污物桶3个，一个放置损伤性废弃物（用过的注射器针头），一个放置感染性废弃物（用过的注射器），一个放置生活垃圾（用过的注射器外包装）。按需要备电源插座。

3. 环境准备　环境清洁、安静，光线、温湿度适宜。

4. 操作步骤

（1）洗手、戴口罩。

（2）检查雾化器各部件是否完好，有无松动、脱落等异常情况。

（3）连接雾化器主件与附件。

（4）水槽内加冷蒸馏水，水量视不同类型的雾化器而定，液面高度要求浸没雾化罐底的透声膜。

（5）将药液用生理盐水稀释至30～50ml倒入雾化罐内，将罐盖旋紧，检查无漏水后，把雾化罐放入水槽内，将水槽盖盖紧。

（6）携用物到患者处，核对床号、姓名，协助患者取舒适卧位，按需要询问药物过敏史，向患者解释操作目的、方法、注意事项及配合要点，以取得合作。

（7）接通电源，先开电源开关（红色指示灯亮），预热3～5分钟。

（8）调整定时开关至所需时间。

（9）打开雾化开关，根据需要调节雾量。

（10）将口含嘴放入患者口中（也可用面罩），指导患者做深呼吸。

（11）在使用过程中，如发现水槽内水温超过50℃或水量不足，应关机，更换或加入冷蒸馏水。

（12）治疗毕，取下口含嘴或面罩；关雾化开关，再关电源开关。

（13）擦干患者面部，协助其取舒适卧位，整理床单位。

（14）清理用物，放掉水槽内的水，擦干水槽。将口含嘴、雾化罐、螺纹管浸泡消毒，再洗净晾干备用。

（15）洗手，并记录。

5. 注意事项

（1）使用前，先检查机器各部有无松动，脱落等异常情况。机器和雾化罐编号要一致。

（2）注意保护雾化罐底部的透声膜及水槽底部的晶体换能器，因透声膜及晶体换能器质脆易破碎，在操作及清洗过程中，动作要轻，防止损坏。

（3）水槽内应保持足够的水量（虽有缺水保护装置，但不可在缺水状态下长时间开机）；水温不宜超过60℃，水槽和雾化罐切忌加温水或热水。

（4）一般雾化时间为15～20分钟。特殊情况需连续使用，中间须间歇30分钟。

（5）观察患者痰液排出是否困难，若因黏稠的分泌物经湿化后膨胀致痰液不易咳出时，应予以拍背以协助痰排出，必要时吸痰。

附8-2 氧气雾化吸入法操作规程

1. 评估

（1）评估患者病情、年龄、意识、呼吸及治疗情况、用药史、过敏史等。

（2）评估患者呼吸道是否感染、通畅,有无支气管痉挛、呼吸道黏膜水肿、痰液等;患者面部及口腔黏膜有无感染、溃疡等。

（3）患者生活自理能力及自行排痰情况。

（4）患者对氧气雾化吸入的认知及合作程度。

2. 用物准备

（1）氧气雾化吸入器、氧气装置一套或压缩空气机一套。一次性雾化吸入器原理与结构:雾化吸入器为一特制塑料器,其有五个管口,在柱形器内注入药液,管口下接氧气,气流从管口冲出,管口附近空气密度突然降低,形成负压,柱内药液管口的急速气流吹散,形成雾状微粒并从管口喷出经口含嘴吸入。

（2）治疗盘内盛:5ml注射器、型号合适的针头、砂轮、无菌棉签、2%碘酊、75%酒精、生理盐水、纸巾、弯盘。

（3）治疗车下层准备以下物品:污物桶3个,一个放置损伤性废弃物(用过的注射器针头),一个放置感染性废弃物(用过的注射器),一个放置生活垃圾(用过的注射器外包装)。

3. 环境准备 环境清洁、安静,光线、温湿度适宜。

4. 操作步骤

（1）洗手、戴口罩。

（2）检查氧气雾化器各部件是否完好,有无漏气。

（3）将药液用生理盐水稀释至5ml,注入雾化器的药杯内。

（4）携用物到患者处,核对床号、姓名,协助患者取舒适卧位,按需询问药物过敏史,向患者解释操作目的、方法、注意事项及配合要点,以取得合作。

（5）协助患者取舒适体位,连接雾化器的接气口与氧气装置的橡皮管口。

（6）取下氧气湿化瓶,调节氧气流量至6～10L/min。

（7）指导患者手持雾化器,将吸嘴放入口中,紧闭嘴唇深吸气,用鼻呼气,如此反复,直到药液吸完为止。

（8）吸毕,取出雾化器,关闭氧气开关。

（9）协助患者清洁口腔,防口腔真菌感染。

（10）协助患者取舒适卧位,整理床单位。

（11）清理用物,一次性雾化吸入器用后按规定消毒处理备用。

（12）洗手,并记录。

5. 注意事项

（1）正确使用供氧装置。注意用氧安全,室内应避免火源;氧气湿化瓶内勿盛水,以免液体进入雾化器内使药液稀释影响疗效。

（2）观察及协助排痰。注意观察患者痰液排出情况,如痰液仍未咳出,可予以拍背、吸痰等方法协助排痰。

（3）使用雾化器时,应取下湿化瓶。

（4）禁止使用浮标式氧气吸入器进行氧气雾化吸入治疗。

（黄　莉　吴惠平　王　歌）

参 考 文 献

1. 范子英,黄惠琨,陈娟萍．临床中雾化吸入时存在的安全隐患及管理对策．当代护士,2011,5:105-106

2. 葛妤,徐珺．小儿雾化吸入的护理进展．当代护士,2012,1(中旬刊):4-6

3. 赫明伟．口腔护理对药物雾化吸入相关并发症的影响．现代护理,2011,8(20):171-172

4. 李小寒,尚少梅．基础护理学．第4版．北京:人民卫生出版社,2012

5. 苏利蕊,秦灵香,孔素芳．雾化吸入影响因素及护理对策．医学论坛杂志,2007,28(22):112,114

6. 孙莹,杜晓宜．护士对雾化吸入疗法的认知调查．军医进修学院学报,2012,33(4):407-408,414

7. 孙丽玲,陈晓英,孟海涛．应用氧气面罩雾化器雾化治疗哮喘急性发作的护理．黑龙江医学,2009,33(5):395-396

8. 王志娟,韦秀珍,蒋振华,等．哮喘病人定量雾化吸入器使用方法的护理干预．护理研究,2008,22(10B):2654-2656

9. 解秀玲．氧气驱动雾化吸入研究进展．护理研究,2007,21(10中旬版):2643-2645

10. 赵国丽．老年患者超声雾化吸入不良反应及护理对策．当代医学,2010,16(2):115

11. 张娟娟,虞文魁,朱维铭,等．两种雾化吸入方案对老年腹部外科患者术后肺部并发症影响研究．中国实用外科杂志,2012,32(2)152-155

12. 周莉．氧气吸入疗法临床应用新进展．医学信息,2010,2:147-149

13. 左四琴．微雾雾化器持续吸入效果观察．护理学杂志,2009,24(8外科版):71-72

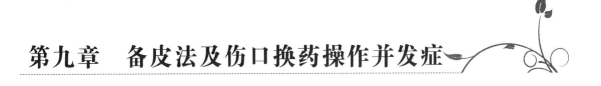

第九章　备皮法及伤口换药操作并发症

术前备皮与换药是外科最常见的操作,对外科患者的康复有着重要的影响。

备皮是指在手术的相应部位剃除毛发并进行体表清洁的手术准备。包括去除手术野毛发和污垢,清洁或消毒等措施,是手术前皮肤无菌准备的重要措施,其目的是利于术区更彻底的消毒以保持术区的无菌,减少外科术后感染的发生率。从 20 世纪 20 年代开始,将剃除手术野的毛发列为患者常规的皮肤准备。备皮范围原则是超出切口四周各 20cm 以上。

伤口换药亦称更换敷料,是对经过初期治疗的伤口(包括手术切口)作进一步处理的总称。其目的是观察伤口变化,保持引流通畅,控制局部感染,保护并促进新生上皮和肉芽组织生长,使伤口顺利愈合。伤口换药是处理伤口十分重要的一环,若未予重视或处理不当,则影响伤口愈合,增加患者痛苦。换药包括检查伤口、清洁伤口、扩大引流、去除引流物及缝合等。

第一节　皮肤解剖与生理

皮肤指身体表面包在肌肉外面的组织,是人体最大的器官,也是人体的一个重要器官,主要承担着保护身体、排汗、感觉冷热和压力的功能。皮肤覆盖全身,它使体内各种组织和器官免受物理性、机械性、化学性和病原微生物性的侵袭。

皮肤由表皮、真皮和皮下组织组成,并含有附属器官(汗腺、皮脂腺、指甲、趾甲)以及血管、淋巴管、神经和肌肉等。

1. 表皮　表皮是皮肤最外面的一层,平均厚度为 0.2mm,根据细胞的不同发展阶段和形态特点,由外向内可分为角质层、透明层、颗粒层、棘细胞层、基底层 5 层。角质层由数层角化细胞组成,含有角蛋白。它能抵抗摩擦,防止体液外渗和化学物质内侵。角蛋白吸水力较强,一般含水量不低于 10% ,以维持皮肤的柔润。如低于此值,皮肤则干燥,出现鳞屑或皲裂。透明层由 2~3 层核已死亡的扁平透明细胞组成,含有角母蛋白。能防止水分、电解质、化学物质的通过,故又称屏障带。此层于掌、跖部位最明显。颗粒层由 2~4 层扁平梭形细胞组成,含有大量嗜碱性透明角质颗粒。棘细胞层由 4~8 层多角形的棘细胞组成,由下向上渐趋扁平,细胞间借桥粒互相连接,形成所谓细胞间桥。基底层又称生发层,由一层排列呈栅状的圆柱细胞组成。此层细胞不断分裂(经常有 3%~5% 的细胞进行分裂),逐渐向上推移、角化、变形,形成表皮其他各层,最后角化脱落。

2. 真皮　真皮来源于中胚叶,由纤维、基质、细胞构成。纤维有胶原纤维、弹力纤维、网状纤维三种,弹力纤维除赋予皮肤弹性外,也构成皮肤及其附属器的支架;网状纤维由于纤维束呈螺旋状,故有一定伸缩性。基质是一种无定形的、均匀的胶样物质,充塞于纤维束间及细胞间,为皮肤各种成分提供物质支持,并为物质代谢提供场所。细胞主要有成纤维细胞、组织细胞、肥大细胞三种,成纤维细胞能产生胶原纤维,弹力纤维和基质;组织细胞是网状内皮系统的一个组成部分,具有吞噬微生物、代谢产物、色素颗粒和异物的能力,起着有效的清除作用;肥大细胞:存在于真皮和皮下组织中,以真皮乳头层为最多。其胞浆内的颗粒,能贮存和释放组织胺及肝素等。真皮的浅部向表皮深面突出形成真皮乳头与表皮紧密相连。真皮乳头内含有丰富的小血管网和感觉神经末梢;真皮的深部与皮下组织,即浅筋膜相连,两者之间无明显界限。

3. 皮下组织　来源于中胚叶,在真皮的下部,由疏松结缔组织和脂肪小叶组成,其下紧邻肌膜。皮下组织的厚薄依年龄、性别、部位及营养状态而异。有防止散热、储备能量和抵御外来机械性冲击的功能。

4. 皮肤的附属器官　皮肤的附属器官有毛发、皮脂腺和汗腺等。毛发以毛根埋于皮肤内,周围有毛囊包绕;毛发除手掌和足底等少数部位外,分布于全身。皮脂腺位于真皮内,开口于毛囊,分泌皮脂,有润滑和保护皮肤与毛发的作用。汗腺位于真皮和皮下组织内,分泌汗液,有排泄废物、调节体温的功能。

5. 血管、淋巴管、神经和肌肉　表皮无血管。真皮层及以下有。动脉进入皮下组织后分支,上行至皮下组织与真皮交界处形成深部血管网,给毛乳头、汗腺、神经和肌肉供给营养。淋巴管起于真皮乳头层内的毛细淋巴管盲端,沿血管走行,在浅部和深部血管网处形成淋巴管网,逐渐汇合成较粗的淋巴管,流入所属的淋巴结。淋巴管是辅助循环系统,可阻止微生物和异物的入侵。

不同部位的皮肤有不同的厚薄。皮肤的厚薄主要是指真皮层的厚薄,在同一局部,背侧的皮肤比腹侧的厚(手足例外),身体的真皮厚度平均为 1～2mm,背部两肩胛骨之间的皮肤最厚,可达 6mm。皮肤内分布有多种感受器,能产生多种感觉。皮肤感觉按其性质可分为触觉、压觉和振动觉、痛觉和痒觉、温觉和冷觉。

第二节　备皮法操作并发症

目前国内外常用的备皮方法有:剃毛备皮法、脱毛剂备皮法、推毛备皮法、不剃毛备皮法。备皮用具包括:刮胡须安全刀片、脱毛剂、电动剃毛器、一次性备皮刀、带导向爪的新型医用备皮刀、自制改进的头部备皮刀等。备皮操作中可因操作不当或患者解剖生理的情况,导致皮肤损伤、切口感染、过敏反应等并发症。

一、皮肤损伤

(一)发生原因

1. 操作中,备皮刀刀片与皮肤角度过大或刀片不锐利,反复多次刮、逆行刮,易刮破皮肤。

2. 患者皮肤过于干燥,备皮前未润滑,易刮破皮肤。

3. 备皮部位皮肤过于松弛,备皮时未绷紧皮肤。

4. 特殊的备皮部位,如腹部手术时脐部,该部位皮肤褶皱多,又较娇嫩,易致皮肤损伤。

(二)临床表现

皮肤有损伤,轻者为肉眼看不见的伤痕,重者可见刮痕,严重者可有渗血。

(三)预防及处理

1. 操作前检查备皮刀刀片的质量,选择锐利的刀片。操作中注意刀片与皮肤所成角度不能过大(<30°),动作要轻柔。

2. 使用备皮刀刀片备皮前,在要备皮区域扑上爽身粉或用肥皂水湿润毛发。

3. 在皮肤松弛与褶皱多的部位操作时,注意绷紧皮肤,备皮从上到下、从左到右,顺着毛发生长的方面进行,不能逆行。

4. 有条件者选用电动剃须刀备皮或化学脱毛剂,可降低刮伤。2010年卫生部印发的《外科手术部位感染预防与控制技术指南(试行)》中的"外科手术部位感染预防要点"指出:术前备皮应当在手术当日进行,确需去除手术部位毛发时,应当使用不损伤皮肤的方法,避免使用刀片刮除毛发。

5. 若操作中不慎刮破皮肤,如有出血,先用无菌敷料压迫止血,再用碘伏消毒后进行包扎,如无出血,则用碘伏消毒后包扎处理。

二、切口感染及切口愈合不良

(一)发生原因

1. 剃毛造成皮肤损伤,人体体表正常有细菌寄居,损伤的部位成为细菌生长繁殖的基地和感染源。

2. 因脐部皮肤皱襞多,较隐蔽且易积垢,寄生菌很多,且有较多致病菌。

3. 公用剃毛刀架不洁,还可引起交叉感染及传播疾病如肝炎及性病等。

(二)临床表现

切口局部出现红、肿、热、痛现象,有渗液或脓,同时伴有体温升高,脉搏增快,白细胞增加等全身反应。

(三)预防及处理

1. 条件允许的情况下在备皮前洗澡、洗发和用温肥皂水将手术区的皮肤洗净;毛发的剃除应当于离手术开始最短的时间进行,以减少伤口感染机会。也可在备皮前用皮肤消毒剂消毒后,再备皮可减少切口感染的机会。

2. 有条件的医院,尽量使用一次性备皮刀,以防交叉感染;没有条件的医院,要做好刀架的消毒,给每个患者备皮后必须更换刀片。

3. 操作中尽量避免损伤皮肤　带导向爪的新型医用备皮刀可减少皮肤的损伤,该备皮刀带导向爪,对于平坦、不平坦、不规则部位的皮肤均可使用,且不会损伤患者皮肤。该新型备皮刀是在原剃须刀的结构基础上进行改进的,即把原备皮刀压力板两边的保护框去掉,使压力板的形状小于刀板和刀片,致压力板与刀片之间配合紧密无间隙,在备皮时为了使刀片与患者皮肤能够保持一定的角度,在压力板两个边的其中一边上设有导向爪,另一边没有导向爪。

4. 应用理发轧刀推掉手术野毛发,由于残留毛发高于剃除毛发,因而可减少皮肤的损伤。对于涉及术野的头发、腋毛、阴毛(>0.5cm)最好使用剪刀剪。

5. 对于无条件洗澡的患者以及急诊患者可用温水反复擦洗手术部位,并根据患者的条件选择清洁剂清洗局部皮肤,脐部用松节油擦去污垢。

6. 在接患者入手术室时,严格检查患者的皮肤准备情况,如不符合外科术前皮肤护理常规,在病情许可的情况下,送回病区,并报告病区护士长。若发现患者术野皮肤有红肿及皮肤损伤,则及时报告医生,必要时延期手术,以防术后感染扩散。

三、过敏反应

(一)发生原因
备皮时应用化学脱毛剂,皮肤对某些化学物质产生变态反应。

(二)临床表现
脱毛部位有灼伤感,出现皮疹及发生过敏性皮炎。

(三)预防及处理
1. 使用化学脱毛剂以前需做皮肤过敏试验,即先在上臂小片皮肤上试用,如果有过敏现象,则禁止用化学脱毛剂。

2. 避免将化学脱毛剂用于眼睛和生殖器附近。

3. 如出现过敏现象,立即停用,并报告医生处理。

附9-1 备皮法操作规程

1. 评估
(1)评估患者病情、年龄、意识、心理状态及备皮的目的等。
(2)患者备皮部位皮肤情况,确认备皮区域无破损、皮疹、感染等。
(3)患者对备皮的认知及合作程度。

2. 用物准备
(1)托盘内盛剃毛刀架及刀片、弯盘、橡皮布及专用巾、毛巾、汽油(松节油)、纱布、棉签、手电筒、治疗碗内有肥皂水及软毛刷,脸盆盛热水。
(2)骨科手术前的备皮还应备75%酒精、无菌巾、绷带。必要时备屏风。

3. 环境准备 清洁、安静、光线适宜或有足够的照明。

4. 操作步骤
(1)将患者接到备皮室,做好解释工作(如在病房备皮需用屏风遮挡),注意保暖及照明。
(2)铺好橡皮布专用巾以保护床单,暴露备皮部位。
(3)用软毛刷蘸肥皂水涂局部,一手用纱布绷紧皮肤,另一手持备皮刀剃毛,分区剃净毛发,注意勿剃破皮肤。
(4)完毕用手电筒照射,仔细检查是否剃净。
(5)用毛巾浸热水洗去局部毛发及肥皂。
(6)腹部手术,应用棉签蘸汽油或松节油清除脐部污垢。
(7)特殊部位备皮要求:①颅脑手术:术前三日剪短头发,每日洗头一次(急症手术例外),术前2小时剃净毛发,用肥皂水洗头,戴清洁帽子。②骨科无菌手术:术前三日开始准备皮肤,每日用肥皂水洗净,75%酒精消毒,术前一日剃净毛发,75%酒精消毒后用无菌巾包扎,术日清晨重新消毒包扎。③病灶在四肢的患者:入院后应指导患者浸泡手脚,如手掌、足趾、指(趾)端及指(趾)间较脏处,每日用温水泡20分钟并用肥皂水刷洗,剪去指(趾)甲,已浸软的胼胝应设法削去,注意勿损伤正常皮肤。④阴囊、阴茎部手术:患者入院后局部每日用温水浸泡,肥皂水洗净,术前一日剃毛。⑤小儿:一般不剃毛,只作清洁处理。

(8)整理用物,安排好患者,注意防止受凉感冒。洗手,作好记录。

5. 注意事项

(1)注意保暖,备皮时尽量少暴露患者。

(2)剃毛刀应锐利,剃毛时,应顺着毛发生长的方向以免损伤毛囊。

(3)剃毛时可先用温热肥皂水浸湿毛发(或扑上爽身粉)后再剃。

(4)皮肤松弛的地方应将皮肤绷紧,操作时动作平稳、轻柔,避免损伤皮肤。

第三节 伤口换药操作并发症

伤口换药是外科的一项基本技术操作,要求严格遵守无菌原则,操作熟练,动作细致。如操作不慎、无菌换药物品受污染、患者营养差以及患有某些疾病,常可引起交叉感染、伤口延迟愈合等并发症。

一、交叉感染

(一)发生原因

1. 环境污染 由于换药室或病室内人员流动频繁,病种复杂,大量各种致病微生物附着于微细的尘埃飞沫中,可使接受换药的患者受到感染,同时室内污物桶消毒不彻底,清扫卫生用具不洁也可导致环境污染。

2. 医源性感染 以医护人员的衣帽口罩,双手不洁而引起的最多。医护人员接触创面、伤口、感染性分泌物,若无菌观念不强,未严格按照无菌原则操作;在给有菌伤口换药后,未严格消毒双手,又给其他人治疗,致使医护人员自身携带的细菌传给他人,使无菌伤口发生感染。

3. 医疗器械消毒不彻底或贮存过程中被污染。

4. 自身感染 正常人皮肤上细菌在体表上一般不致感染,一旦转移到易感染部位如伤口就可引起感染。

(二)临床表现

局部出现红、肿、热、痛和功能障碍等;可有发热,血象改变及头痛,精神不振,乏力,纳差等一系列全身不适症状。严重感染可出现代谢紊乱、营养不良、贫血,甚至发生感染性休克。

(三)预防及处理

1. 强化无菌观念 换药者应严格遵守各项规章制度和无菌操作技术,医护人员着装要整洁,在操作前后注意洗手,以减少患者交叉感染的机会。

2. 保持换药室环境的清洁 每日用紫外线灯消毒 1~2 次,每次 30~40 分钟。室内空气清洁,光线充足,温度适宜。换药时禁止家属及探视人员进入。

3. 能离床的住院患者一律在换药室换药。不能离床的住院患者需在床边换药时,换药期间应减少病室内人员流动,避开打扫病室卫生、晨间和晚间护理、治疗、休息及开饭时间。

4. 严格区分无菌区和非无菌区 无菌物品与非无菌物品分类放置,摆放合理,无菌物品要注明灭菌日期或有效期,定期检查灭菌日期。按无菌物品存放要求进行贮存,使用前先检查无菌物品的有效期,有无破损,如疑有污染或过期,则不能使用。

5. 严格掌握换药原则　先换无菌伤口,后换感染伤口;先换缝合伤口,后换开放伤口;先换轻伤口,后换重伤口;先换一般伤口,后换特异伤口。

6. 凡属高度传染性伤口,应严格执行隔离制度　如破伤风、炭疽、气性坏疽、铜绿假单胞菌等感染的伤口,伤口换药有专人负责处理,用过的器械要单独灭菌,换下的敷料要立即焚烧,工作人员要刷洗双手并浸泡消毒。

7. 伤口有感染时,应以无菌生理盐水或其他消毒溶液冲洗伤口,必要时将缝线拆除一部分,以引流脓液,或插入引流管引流脓液,并且观察引流液的性状和量,根据伤口分泌物的培养结果,给予有效的抗生素治疗。

二、伤口延期愈合

(一)发生原因

1. 换药过于频繁或不正规的换药操作损伤肉芽组织,引起肉芽水肿,不健康的肉芽组织高出于皮肤造成伤口愈合困难。

2. 清创不彻底,异物存留　①医务人员对病情不重视,未详细了解和分析病史,忽视伤口内有异物存在的可能。②坏死组织或异物残留于伤口内,尤其是细小异物或透 X 线的异物,如木屑、碎玻璃等。③手术后伤口感染,深部缝合线或引流物就成了异物。

3. 引流不畅　①脓肿切口位置不当,脓液难以排尽。②引流口过小或经多次换药后伤口周围皮肤生长较快,瘢痕收缩致伤口狭窄,腔内脓液不能排尽。③伤口缝合后留有无效腔,积液不能排出。

4. 过敏反应　常为用药不合理,浓度过高,对伤口刺激性大或用药时间长,引起组织过敏,而出现伤口难以愈合。

5. 结核感染　如误将结核性寒性脓疡或淋巴结结核切开,伤口可长期不愈。

6. 营养补充不足　糖类、蛋白质为伤口愈合所必需的物质;患者术前有营养摄取和代谢方面的问题(糖尿病、溃疡性结肠炎等)而导致术后营养不足,影响伤口愈合。

(二)临床表现

伤口延迟愈合可表现为创面苍白水肿,色暗有苔,肉芽萎缩或肉芽生长过盛等。如深部伤口分泌物排出不畅,线头反应,伤道内肉芽组织增生可形成窦道或瘘。

用药不合理所致的过敏反应,主要表现为伤口渗出增多,皮肤湿疹,并有疼痛。

(三)预防及处理

1. 首先要提高对伤口处理工作重要性的认识,正确的诊断和处理是缩短疗程、减少患者痛苦、改善预后的关键。

2. 对各类伤口要详细了解病史,认真检查与评估,外伤伤口应严格执行清创原则。

3. 应在换药的同时积极治疗原发病。

4. 换药时间依伤口情况和分泌物多少而定　脓液较多的伤口,每日换药至少 1 次或多次,以保持表层敷料不被分泌物湿透。分泌物不多,肉芽生长较好的伤口,可 2～3 天换药 1次。清洁伤口一般在缝合后第 3 天换药 1 次,至伤口愈合或拆线。

5. 对愈合不良的伤口,应视具体情况给予相应的处理。

(1)对窦道或瘘管形成的伤口应根据手术种类、排出物的性质和实验室检查、超声波及造影检查结果进一步明确诊断,确定治疗方案。

（2）用药不合理引起的过敏反应所致的伤口愈合不良,处理方法是停止用药,用生理盐水清洗湿敷,重者可用高渗盐水加氢化可的松湿敷,效果显著。

（3）结核性寒性脓疡或淋巴结结核切开所致伤口长期不愈的患者,应作进一步检查,确诊后在换药的同时应行抗结核治疗,并防止伤口混合感染。

（4）脓肿引流不畅所致伤口长期不愈的患者,其引流口应处于最低位,切口要足够大,切忌瓶颈式引流,必要时行对口引流,有分隔的深部脓肿应彻底分离脓腔间隔,选择恰当的引流物。

附9-2 伤口换药操作规程

1. 评估

（1）评估患者的全身状况,伤口的大小、深浅,有无渗液、出血、脓液,有无引流物（管）,伤口周围皮肤的情况,敷料的数量、种类等。

（2）评估患者的精神状态、心理状态及合作程度。

（3）评估患者对伤口愈合的认识程度。

2. 用物准备

（1）治疗盘内盛:无菌换药碗、弯盘、适量无菌方纱、消毒棉球、75%酒精、2%碘酊、胶布、无菌棉签、无菌剪刀、无菌手套、测量工具,根据评估情况备清洗液、敷料、绷带,必要时备培养管。

（2）治疗车下层准备以下物品:污物桶2个,一个放置感染性废弃物（用过的棉签、棉球等）,一个放置生活垃圾（用过的手套、棉签等外包装）。

3. 环境准备　环境清洁、安静、光线适宜或有足够的照明,有利于伤口换药。必要时备屏风。

4. 操作步骤

（1）通知患者:做好解释,缓解紧张情绪。换药应在换药室内或有遮挡的病室内进行。床前再次核对患者,协助患者尽量取舒适体位,注意遮盖与保暖。

（2）操作准备:严格无菌技术。换药前洗手,戴帽子、口罩,必要时穿隔离服;带无菌手套;铺无菌盘,准备好物品。

（3）清除敷料:充分暴露伤口,铺治疗巾,揭开外层敷料,内层敷料用镊子揭开,如遇内层敷料粘紧伤口,需用生理盐水浸湿后再揭开,以避免引起疼痛、创面出血或撕掉新生上皮组织。

（4）伤口评估:评估伤口类型、部位、大小、伤口基底颜色、渗液量,伤口周围皮肤情况等。

（5）清洗伤口:非感染性伤口清洁由内向外清洗;感染性伤口,先根据细菌培养结果选择合适的消毒、抗菌清洗液,由外向内清洗,再用生理盐水清洗干净伤口。有坏死组织的伤口,根据伤口情况,可采用外科清创或自溶性清创等方法清除坏死组织后,生理盐水清洗干净,再用无菌方纱抹干（由内向外）。

（6）观察:伤口渗液多少及周围皮肤有无浸渍,伤口进展情况等。

（7）置引流物:以伤口深度和创面情况选用适宜的引流物。

（8）选择敷料:根据伤口评估情况,选择合适的敷料,固定。

（9）包扎伤口:据伤口分泌物量,加盖纱布,至少6～8层以上,用贴膏粘牢后酌情用绷带等包扎。

(10)换药后处理:安置好患者,妥善处理污物,消毒或焚烧。器械类予以药物浸泡消毒后洗涤,高压灭菌备用。

(11)洗手,记录换药情况。

5. 注意事项

(1)严格执行无菌操作技术。

(2)揭开污染敷料应从上至下,不可从敷料中间揭开。

(3)评估时,要观察伤口有无感染症状,伤口内有无潜行、窦道及瘘管等存在。

(4)根据伤口类型不同,选择不同的清洗消毒液,无菌伤口清洗消毒应从内向外,感染伤口则相反。感染伤口按要求进行细菌培养及药敏试验。

(5)冲洗时保持适当的压力,避免损伤组织。

(6)需作清创处理的伤口,根据伤口的分类和病情选择适宜的清创方法,注意保护重要的肌腱及血管,以防损伤。特殊伤口如肿瘤伤口及特殊部位的伤口如足跟,清创要谨慎。

(7)选择敷料要在全面评估伤口的基础上根据伤口愈合的阶段和渗液等情况下进行。

(8)肢体伤口在包扎时,注意松紧适宜,以免影响血液循环。需使用绷带包扎时应从肢体远端向近端包扎,促进静脉回流。

(9)腹部伤口应以腹带保护,减少患者因咳嗽等动作造成伤口张力过大,使患者舒适。

(10)准确记录伤口愈合阶段,伤口内各种组织比例,使用的敷料及需注意的问题。

附9-3　湿性愈合原理与湿性愈合敷料

1. 湿性愈合理论　在1962年,动物生理学家Winten通过研究发现聚乙烯薄膜覆盖的伤口,其愈合时间较暴露伤口缩短50%,并提出了伤口湿性愈合理论——认为在一定的条件下采用保湿敷料对伤口进行保湿处理,可与创面周围皮肤紧密贴合形成微酸、低氧、湿润的环境,从而抑制创面细菌的生长,减轻疼痛,保护创面,从而促进肉芽组织生长,缩短伤口愈合时间,降低感染率。

2. 湿性愈合敷料

(1)水凝胶敷料:它是一种聚合物,其中含水一般在80%~90%,呈半透明,无黏性,具有强大的坏死组织水合能力,能有效发挥自溶性清创作用。主要适用于伤口基底呈现黑色或黄色腐肉以及渗液少干燥的伤口。

(2)藻酸盐敷料:这类敷料添加了亲水能力强的羧甲基纤维钠颗粒的海藻提炼纤维,能促进肉芽组织生长,并能吸收18倍自身重量的渗液,具有强大的快速吸收能力;还可通过钙、钠离子交换,达到止血功能。临床上用于黄色、渗液多、有深坑的伤口。

(3)水胶体敷料:这类敷料能给伤口提供一个湿性愈合的环境,加速肉芽生长,吸收渗出液的性能优越。种类较多,包含了溃疡贴、透明贴、减压贴、溃疡糊、溃疡粉、水胶体油纱等。临床上可选择不同类型水胶体敷料用于减压或中等量渗出的伤口。

(4)泡沫敷料:此类敷料能快速吸收大量渗液,促进肉芽生长,具有一定的厚度,能有效缓冲伤口的局部压力。在临床上用于大量渗出期的伤口。

（田素萍　曾　洪）

参 考 文 献

1. 胡爱玲,郑美春,李伟娟. 现代伤口与肠造口临床护理实践. 北京:中国协和医科大学出版社,2010
2. 黄爱微,潘莘莘,赵秀芬. 上腹部手术野备皮方法改进的临床探讨. 中华医院感染学杂志,2009,19 (22):3078-3079
3. 蒋小平,蒋林峻,郑显兰. 新型伤口敷料用于儿童下肢慢性伤口换药中的护理. 护士进修杂志,2012,27 (18):1721-1723
4. 李乐之,路潜. 外科护理学. 北京:人民卫生出版社,2012
5. 李淑芬,杨婷. 脱毛剂备皮降低切口感染的临床研究. 中国微生态学杂志,2010,22(8):736-737
6. 李宗婷. 术前皮肤准备的研究进展. 天津护理,2009,17(1):58-59
7. 林萍. 手术前皮肤准备的现状与研究进展. 护士进修杂志,2008,23(1):19-22
8. 谭亚蒲,刘海燕,李小琼,等. 湿性愈合疗法治疗慢性溃疡性伤口的效果观察. 护理学杂志,2008,23 (22):24-25
9. 王庆军,李武平,王蕾,等. 手术前备皮去毛方法与术后切口感染. 护理学杂志,2008,23(24):68-70
10. 吴冬梅,蒋晓莲. 术前剃毛备皮的循证护理. 护士进修杂志,2008,23(19):1770-1771
11. 杨戈. 慢性伤口护理研究进展. 实用医院临床杂志,2011,8(1):131-133
12. 姚鸿,陈立红. 伤口湿性愈合理论的临床应用进展. 中华护理杂志,2008,43(11):1050-1052
13. 袁云鹏,蒋永进,王跃胜,等. 新型脑外科备皮刀的制作与使用. 中华护理杂志,2007,42(9):860-860
14. 张美丽. 外科伤口换药方法及护理. 全科护理,2012,10(5):1287-1288
15. Alexander JW,Fischer JE,Boyajian M,et al. The influences of hair-removal methods on wound infect ions. Cochrane Central Register of Controlled Trials,2008,Issue 1
16. Celik SE,Kara A. Does shaving the incision site in crease the infect- ion rat e after spinal surgery. Cochrane Central Register of Cont- rolled Trials,2008,Issue 1

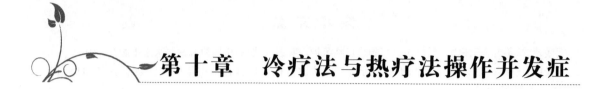

第十章　冷疗法与热疗法操作并发症

冷、热疗法是通过高于或低于人体温度的物质作用于体表皮肤,达到局部和全身疗效的一种治疗方法。冷疗可使局部血管和毛细血管收缩,减轻局部充血或出血,控制炎症扩散;可抑制细胞活动,使末梢神经的敏感性降低,而减轻疼痛;冷直接接触皮肤,通过物理作用,达到降低体温;热疗可使局部血管扩张,改善血循环,促进炎症的消散或局限;温热能降低痛觉神经的兴奋性,有解除疼痛作用;还可使局部血管扩张,减轻深部组织充血;对老年人,婴幼儿,体温过低,末梢循环不良者,可用热进行保暖,使患者舒适。在冷、热疗法的操作过程中可能会因为使用方法不当或观察不及时而导致某些并发症。

第一节　皮肤解剖与生理

见第九章第一节。

第二节　冷疗法操作并发症

冷疗是利用冷刺激皮肤和皮下组织,以达到减轻疼痛、肌肉痉挛和炎症的效果。临床常用的冷疗方法有局部冷疗(如冰袋、冰帽等)和全身冷疗(如冰毯、温水拭浴、酒精拭浴等)。由于冷疗法是利用低温刺激而发挥作用,如使用不当,亦可引起一些并发症,如局部冻伤、全身反应、局部压疮、对冷过敏等。

一、局部冻伤

(一)发生原因

1. 末梢循环不良、组织营养不足,低温下维持血供的小动脉容易发生痉挛,加重血液循环障碍,造成局部组织缺血、缺氧而坏死。

2. 冰袋温度低,持续冰敷用冷时间过长,使局部营养、生理功能及细胞代谢均发生障碍,严重者会发生组织坏死。多见于老年和幼小、感觉迟钝患者及昏迷患者。

(二)临床表现

局部冻伤可表现为局部皮肤颜色变青紫,感觉麻木,疼痛,局部僵硬,变黑,甚至组织坏死。

(三)预防及处理

1. 同一部位冷疗时间不能过长,每次不超过 30 分钟。需长时间使用者,间隔 1 小时后再重复使用;用于降温,30 分钟后测量体温;体温低于 38℃时,停止冷疗。

2. 进行冷疗进时,要经常巡视患者,观察冷疗局部皮肤颜色和感觉,如肤色变青紫、感觉麻木,表示静脉血淤积,必须停止冷疗,及时处理,以防组织坏死。

3. 大面积组织受损、休克、周围血管病变、动脉硬化、糖尿病、神经病变、水肿、全身微循环障碍、对冷过敏、慢性炎症或深部化脓病灶者,禁止使用冷疗。

4. 冷疗部位一般选择在头、颈、腋窝、腹股沟、胸(避开心前区)、腹或四肢,一般不选择枕后、耳郭、阴囊处,以免引起冻伤。

5. 一旦发现局部冻伤,立即停止冷疗,轻者予保暖可逐渐恢复,重者按医嘱给予相应的治疗。

二、全身反应

(一)发生原因

冷疗温度过低,持续时间过长。多见于年老体弱患者及婴幼儿。

(二)临床表现

寒战,皮肤苍白、青紫,体温降低。

(三)预防及处理

1. 根据不同的使用目的,掌握冷疗使用时间,用于治疗原则上不超过 30 分钟。定时监测体温变化。

2. 密切观察患者的反应,询问患者的感觉,如有无寒战、皮肤苍白,有无麻木、疼痛等,如有不适及时处理。

3. 一旦出现全身反应,立即停止冷疗,给予保暖等处理。对于感染性休克、末梢循环不良患者,禁止使用冷疗,尤其对老幼患者更应慎用。

三、局部压疮

(一)发生原因

翻身时不慎将冰块、冰袋压在身体下,而冰块、冰袋硬度高、有菱角,与体表面积接触少,受压时间过长,可引起局部压疮。

(二)临床表现

局部压痕或呈紫红色,皮下产生硬结,可有水疱形成,患者有疼痛或麻木感。

(三)预防及处理

1. 翻身时,注意避免将冰块、冰袋压在身体下,可将冰袋吊起,使其底部接触所敷部位,以减轻压力。

2. 根据冷疗的目的,掌握冷疗时间,经常更换冰敷部位。

3. 将冰块打碎后用水冲去棱角后才能置于冰袋中,或改用化学冰袋或盐水冰袋。

4. 密切观察患者冷疗部位的情况,发现异常及时处理。如已发现局部压疮,立即解除局部压迫,按压疮护理常规进行处理。

四、化学制冷袋药液外渗损伤皮肤

(一)发生原因

化学制冷袋破损,导致药液外渗。

(二)临床表现

皮肤潮红或水疱形成。

（三）预防及处理

1. 使用前仔细检查化学制冷袋,确保制冷袋完好无渗漏。

2. 使用过程中经常巡视、观察,如嗅到氨味立即更换。

3. 如出现皮肤潮红,局部用食醋外敷;出现水疱者在水疱基底部用75%酒精消毒后,用无菌注射器抽空水疱渗出液,加盖无菌纱块或按外科换药处理。

五、冷过敏

（一）发生原因

少数患者为过敏体质,对寒冷刺激产生异常的免疫反应。

（二）临床表现

寒冷刺激局部引起皮肤出现红斑、荨麻疹、瘙痒、关节疼痛、肌肉痉挛等过敏症状。

（三）预防及处理

1. 冷疗前,询问患者的过敏史。

2. 冷疗期间,密切观察患者局部皮肤感觉、皮温、血运的情况,检查局部皮肤是否出现风团块、红斑、皮疹等症状。

3. 一旦出现冷过敏,立即停止冷疗,并向医生汇报。冷过敏可按过敏反应治疗,可应用抗过敏药物如抗组胺药进行治疗。

附10-1 冰袋使用操作规程

1. 评估

（1）评估患者病情、年龄、意识、体温、治疗情况,对冷的敏感性和耐受性,有无感觉迟钝、障碍等。

（2）患者冷疗部位皮肤颜色、温度,确认冷疗部位皮肤颜色正常,无皮疹、硬结、淤血、破溃、感染、疼痛等。

（3）患者的活动能力及合作程度。

2. 用物准备

（1）治疗盘内盛:冰袋(囊,帽)、布套、毛巾。

（2）治疗盘外盛:冰块、木槌、冷水、帆布袋、盆、勺。

3. 环境准备　室温适宜,酌情关闭门窗,避免对流风直吹患者。

4. 操作步骤

（1）洗手,戴口罩。

（2）携用物至患者床旁,核对患者床号、姓名。

（3）协助患者取舒适体位或卧位,告知患者及家属实施冰敷的目的、方法;操作过程中可能出现的不适、并发症及注意事项。

（4）准备冰袋:①将冰放于帆布袋中用木槌敲成核桃大小,倒入盆中用水冲去棱角。②用勺将冰块装入冰袋1/2或1/3满,排出袋内空气。③将冰袋口扎好,擦干外壁水迹,倒提冰袋,检查无破损、无漏水后,即可将冰袋装入布套内或以毛巾包裹。

（5）再次核对患者后将冰袋置于治疗部位或邻近部位。高温降温置冰袋于前额、头顶部和体表大血管流经处(颈部两侧、腋窝、腹股沟等);控制炎症扩散、减轻局部水肿和疼痛,置于所需部位;扁桃体摘除术后将冰囊置于颈前颌下。

（6）放置时间不超过30分钟。

（7）密切观察患者的反应及冰袋的情况,如冰块融化,应及时更换。

（8）用后将冰袋内冰水倒空,袋口朝下晾干,吹少量空气,夹紧袋口放阴凉处备用;布袋送洗。

（9）洗手,并做好记录。

（10）冰敷降温后30分钟应测量体温,并及时向医生反馈。

5. 注意事项

（1）局部血液循环明显不良时,慢性炎症或深部有化脓病灶时,以及在枕后、耳郭(耳廓)、阴囊处忌用冷疗法。心前区不可用冷,以防反射性心率减慢、心律失常;腹部不可用冷,以免引起腹痛、腹泻等不适;足底禁忌用冷,以防引起反射性的冠状动脉收缩,尤其是心脏病患者。

（2）对冷敏感、心脏病及年老体弱者应慎用。

（3）随时观察、检查冰袋有无漏水,是否夹紧。冰块融化后应及时更换,保持布袋干燥。

（4）如为降温,冰袋使用后30分钟需测体温,当体温降至39℃以下时,应取下冰袋,并在体温单上做好记录。不宜在放置冰袋的腋下测量体温。

（5）发现局部皮肤发紫,有麻木感,则停止使用,防止冻伤。

附10-2 温水拭浴操作规程

1. 评估

（1）评估患者病情、年龄、意识、体温、治疗及皮肤情况,对冷的耐受性和敏感性等。

（2）患者的活动能力。

（3）患者的心理反应及合作程度。

2. 用物准备

（1）治疗盘内盛:大毛巾、小毛巾、热水袋及套、冰袋及套。

（2）治疗盘外盛:盆内盛放32～34℃温水,2/3满。必要时备衣裤、屏风、便器。

3. 环境准备　调节室温,关闭门窗,必要时用围帘或屏风遮挡患者。

4. 操作步骤

（1）洗手,戴口罩。

（2）携用物至患者床旁,核对患者床号、姓名。

（3）协助患者取舒适体位或卧位,告知患者及家属实施温水拭浴的目的、方法、注意事项及配合要点;操作过程中可能出现的不适与并发症。

（4）松开床尾盖被,协助患者脱去上衣。

（5）再次核对患者后,将冰袋置于患者头部,热水袋置于患者足底。

（6）将大毛巾垫于擦拭部位下,小毛巾浸入温水中,拧至半干,缠于手上呈手套状,以离心方向拭浴:①双上肢:患者取仰卧位,按顺擦拭:颈外侧→上臂外侧→手背,侧胸→腋窝→上臂内侧→手心,拭浴毕,用大毛巾擦干皮肤。②腰背部:患者取侧卧位,从颈下肩部→臀部,拭浴毕,穿好上衣。③双下肢:患者取仰卧位,脱裤拭浴:外侧:髂骨→大腿外侧→足背;内侧:腹股沟→大腿内侧→内踝;后侧:臀下→大腿后侧→腘窝→足跟,拭浴毕穿好裤子。

（7）每侧(四肢、腰背部)3～5分钟,全过程20分钟以内。

(8)密切观察患者有无出现寒战,面色苍白,脉搏、呼吸异常。

(9)拭浴毕,取下热水袋,整理床单位,用物处理后备用。

(10)洗手,并做好记录。

(11)拭浴后30分钟测量体温,并及时向医生反馈。若低于39℃,取下头部冰袋。

5. 注意事项

(1)拭浴过程中,注意观察局部皮肤情况及患者的反应。

(2)胸前区、腹部、后颈、足底为拭浴的禁忌部位。

(3)拭浴时,用力均匀,以拍拭(轻拍)方式进行,避免摩擦方式,因摩擦易生热。

(4)擦至腋窝、腹股沟、腘窝等血管丰富处,停留时间应稍长,以助散热。

第三节　热疗法操作并发症

热疗是利用热刺激皮肤和皮下组织,以达到减轻疼痛、肌肉痉挛和炎症的效果。常用的热疗方法有热水袋、烤灯、湿热敷、坐浴等。由于热疗是利用热刺激而发挥作用,在操作的过程中,会产生一些并发症,如烫伤、局部过敏反应、大面积坏死等并发症。

一、烫伤

烫伤是热疗最常见的并发症。

(一)发生原因

1. 可因局部温度过高引起局部烫伤。在临床工作中,医护人员没有使用水温计测量水的温度,只凭手的感觉,造成温度不准确;热疗器具与皮肤直接接触或用太薄的布包裹热疗器具与皮肤相隔,特别是使用玻璃瓶盛装热水,其导热效果强,更易发生烫伤。

2. 热疗器具(热水袋或玻璃瓶)破损,导致高温液体外渗直接作用于皮肤而引起烫伤。

3. 热疗器械(如红外线灯或鹅颈灯)使用不当,距离过近,照射时间过长,或其他原因导致高温的热疗器械直接接触患者皮肤而导致烫伤。

4. 末梢循环不良者、老年人、婴幼儿、感觉迟钝或障碍者、精神障碍者、麻醉未清醒者和昏迷患者感知反应差,由于患者肢体移动后不经意直接接触热敷器具,容易导致局部烫伤。

(二)临床表现

烫伤的临床表现分为局部和全身,局部表现主要取决于烫伤的深度,全身表现则取决于烫伤的深度和面积。轻者损伤肌肤,受伤部位出现红、肿、热、痛,皮肤干燥,或起水疱,剧痛;重度烫伤则可损伤神经、肌肉,使痛觉消失,创面如皮革样,或蜡白、焦黄或炭化;严重烫伤,则创面过大,除有局部症状外,可出现烦躁不安,发热,口干渴,尿少等,甚至死亡。

(三)预防及处理

1. 操作前应向患者解释目的、意义及注意事项,取得患者的合作,以保证热疗安全。

2. 保持严谨、科学的工作作风,热水灌入前要准确测量水温,不能只凭感觉;根据患者的体质状态、局部组织对热的耐受力不同,选择水温,一般在60~70℃,老年人、婴幼儿、精神障碍、知觉迟钝及昏迷患者水温不超过50℃。

3. 热疗前应检查热疗器具性能良好,热水袋无破损,热疗器械各关节无故障。

4. 正确使用热水袋。热水袋应用毛巾包裹或置于两层毯或薄被之间,切不可直接接触患者皮肤。

5. 使用热疗器械时需调节合适高度(一般灯距为 30 ~ 50cm),温热为宜(用手试温)。并告知患者不得随意调整器械高度。

6. 医护人员要加强责任心,严格执行交接班制度,热疗过程中严密观察皮肤反应及生命体征变化,定时检查局部皮肤颜色,如有皮肤发红、疼痛,及时予以处理,避免烫伤的发生。

7. 出现局部皮肤潮红、疼痛,应立即停止热疗,并在局部涂凡士林以保护皮肤或可给予冷疗;根据烫伤的严重程度,按烫伤分期给予相应的处理。

二、局部过敏反应

(一)发生原因

由于对热敷的适应证掌握不当出现一些并发症,如肌注青霉素后,因注射局部产生硬结,为促进药物吸收,进行局部热敷或理疗导致局部过敏反应,其过敏原可能是青霉素加热后的分解产物。青霉素的分解产物有青霉烯酸、青霉胺和青霉酸等。这些分解产物并无抗菌作用,但却有一定程度的抗原性。而且青霉素的分解速度随温度的增高而加快。研究证明,温度每增高 10℃,青霉素的分解速度约增加 2 ~ 3 倍。

(二)临床表现

热敷所致青霉素局部过敏反应表现为局部发红,外观酷似急性炎症表现,但不痛、不肿,仅感发痒。无感染化脓发生。停止热敷后 3 ~ 5 天,上述症状逐渐消退。

(三)预防及处理

1. 根据热敷的适应证正确选择热敷。

2. 热敷所致青霉素局部过敏反应一般较轻。如停止热敷,即可逐渐自行消退。如病情需要使用青霉素,应选择在另一侧臀部进行注射。

3. 对于注射青霉素局部产生的硬结,可采用云南白药外敷法、土豆片贴敷法、冰片涂擦法及仙人掌外敷等方法。

三、大面积坏死

(一)发生原因

化疗药物外漏后热敷致使大面积坏死,其原因是热刺激降低了痛觉神经的兴奋性,可减轻局部疼痛,但它使局部血管扩张,可增加局部血流和使血管通透性增加,加重药液外渗,致使发生大面积坏死。

(二)临床表现

外渗部位局部皮肤剧痛、发热、肿胀、变色,继之出现色素沉着,皮肤感觉麻木迟钝,严重者局部皮肤发黑,发生大面积皮下组织坏死。

(三)预防及处理

1. 根据外渗药液的性质选择冷疗或热疗。大部分化疗药物渗出后宜采用局部冷疗;但对于足叶乙苷、草酸铂及长春新碱类化疗药则不宜采用冷。

2. 药液一旦渗漏于皮下,应立即停止输注。局部冷疗,使局部血管收缩,减少外渗药物的吸收,并灭活外渗液。局部肿胀、疼痛明显者,可行 1% 普鲁卡因封闭或 50% 硫酸镁湿敷。早期使用水凝胶敷贴可有效预防组织坏死。若已形成坏死,可按外科常规进行清创、换药、理疗等,待新鲜肉芽组织形成后尽快植皮保护肢体功能。与此同时,加强患者的生活和饮食护理以及良好的心理护理。

四、晕厥

(一)发生原因

热疗使用面积越大,患者的耐受性越差,且会引起全身反应,如大面积热疗,导致广泛性周围血管扩张,血压下降,同时患者通过皮肤挥发丧失大量体液,如未及时补充血容量也会加重血压下降。血压急剧下降,患者容易发生晕厥。

(二)临床表现

患者可出现口干、出汗、面色苍白、心慌、头晕、脉搏微弱、血压下降、四肢无力,突然发生短暂的意识丧失。

(三)预防及处理

1. 严格掌握大面积热疗的适应证。

2. 在使用大面积热疗的时候注意监测生命体征,早期发现患者有效循环血量不足,并及时补充液体,维持血压。

3. 一旦发生晕厥,应立即停止热疗,将患者置于平卧头低足高位,保持患者所在的场所通风,并建立静脉输液通道补充血容量,仔细检查有无外伤等体征。

附10-3 热水袋使用操作规程

1. 评估

(1)评估患者病情、年龄、意识、体温、治疗情况,对热的敏感性和耐受性,有无感觉迟钝、障碍等。

(2)患者局部皮肤情况,确认局部皮肤颜色正常,无皮疹、硬结、淤血、破溃、感染、疼痛等。

(3)患者的活动能力及合作程度。

2. 用物准备

(1)治疗盘内盛:热水袋及套、水温计、毛巾。

(2)治疗盘外盛:水罐、热水。

3. 环境准备　调节室温,酌情关闭门窗,避免对流风直吹患者。

4. 操作步骤

(1)洗手,戴口罩。

(2)携用物至患者床旁,核对患者床号、姓名。

(3)协助患者取舒适体位或卧位,告知患者及家属使用热水袋的目的、方法;操作过程中可能出现的不适、并发症及注意事项,以取得配合。

(4)测量、调节罐内水温。成人60～70℃,昏迷、老年人、婴幼儿、感觉迟钝、循环不良等患者,水温应低于50℃。

(5)备热水袋:①放平热水袋,去塞,一手持袋口边缘,一手灌水。灌水1/2～2/3满。②将热水袋缓慢放平,排出袋内空气,旋紧塞子。③用毛巾擦干热水袋,倒提抖动,检查无破损、无漏水后,即可套上布袋。

（6）再次核对患者后将热水袋置于所需部位,袋口朝身体外侧。悬挂热水袋使用标志。

（7）放置时间不超过30分钟。

（8）密切观察患者的反应及热水袋的情况。

（9）用毕热水袋应将水倒空,倒挂,晾干,吹气,旋紧盖子,置阴凉处;布袋送洗后备用。

（10）洗手,并做好记录。

5. 注意事项

（1）婴幼儿、老年人、昏迷、意识不清等患者,应用热水袋时需多包一层包布,或放于两层毯子中间,使热水袋不直接接触患者的皮肤。

（2）使用热水袋要严格执行交接班制度,经常巡视观察皮肤颜色,如有皮肤潮红,应即停止使用,并在局部涂凡士林以保护皮肤。

（3）需持续用热水袋时,应注意经常保持热水袋温度,及时更换热水。

（4）经常检查热水袋有无破损,热水袋与塞子是否配套,以防漏水。

（5）急性腹部疼痛尚未明确前、面部危险三角区感染时、各种脏器内出血时、软组织挫伤或扭伤的初期(48小时内)忌用热疗法。

（6）炎症部位热敷,热水袋灌水1/3满,以免压力过大,引起疼痛。

附10-4　烤灯使用操作规程

1. 评估

（1）评估患者病情、年龄、意识、治疗情况,对热的敏感性和耐受性,有无感觉迟钝、障碍等。

（2）患者局部皮肤情况,确认局部皮肤颜色正常,无皮疹、硬结、淤血、破溃、感染、疼痛等。

（3）患者的活动能力及合作程度。

2. 用物准备　红外线灯或鹅颈灯。必要时备有色眼镜或纱布、屏风。

3. 环境准备　调节室温,酌情关闭门窗,必要时屏风遮挡。

4. 操作步骤

（1）洗手,戴口罩。

（2）携用物至患者床旁,核对患者床号、姓名。

（3）协助患者取舒适体位或卧位,告知患者及家属使用热水袋的目的、方法;操作过程中可能出现的不适、并发症及注意事项,以取得配合。

（4）必要时用围帘或屏风遮挡患者,暴露患处。

（5）再次核对患者后调节灯距、温度,一般灯距为30～50cm,打开烤灯开关,用前臂内侧试温,温热为宜。

（6）悬挂烤灯使用标志。询问患者的感受,观察局部皮肤情况和患者的反应。

（7）照射时间20～30分钟。前胸、颈前照射时,应戴有色眼镜或用纱布遮盖,以保护眼睛。

（8）照射完毕,关烤灯,整理用物。

（9）洗手,并做好记录。

5. 注意事项

（1）根据治疗部位选择不同功率灯泡：胸、腹、腰、背：500～1000W；手、足部：250W（鹅颈灯40～60W）。

（2）意识、精神障碍，局部感觉障碍，血液循环障碍，老年人，婴幼儿，瘢痕者，治疗时应加大灯距，防止烫伤。

（3）治疗过程中，定时巡视患者，告知患者及家属不要随意移动烤灯或移动体位。专人负责，治疗结束方可离开。

（4）由于眼内含有较多的液体，对红外线吸收较强，一定强度的红外线直接照射可引发白内障。因此，前胸、面颈部照射时，应戴有色眼镜或用纱布遮盖。

（5）红外线多次治疗后，治疗部位皮肤可出现网状红斑，色素沉着。

（田素萍 曾 洪）

参 考 文 献

1. 边慧娟,李志伟,郭雅琼. 热射病10例的护理体会. 中国实用医药,2011,6(7):218-219

2. 曹志坤,井永敏,张静. 冷敷疗法在膝关节功能障碍恢复期的应用护理体会. 护理实践与研究,2011,8(10):107-108

3. 代红. 安普贴膏剂联合红外线烤灯在Ⅲ、Ⅳ期压疮中的应用及效果观察. 医学信息,2011,9:4266

4. 何梅凤. 红外线烤灯治疗早产新生儿红臀的疗效观察. 医学理论与实践,2012,25(17):2143-2144

5. 李小寒,尚少梅. 基础护理学. 第4版. 北京:人民卫生出版社,2012

6. 彭刚艺,刘雪琴. 临床护理技术规范(基础篇). 第2版. 广州:广东科技出版社,2013

7. 温冬兰,孙学琴. 冷热疗法在关节置换术后功能康复中的应用. 护士进修杂志,2008,23(21):2009-2010

8. 徐明侠. 热敷缓解静脉注射托拉塞米致痛的效果观察. 中华护理杂志,2009,44(12):1130-1131

9. 杨丽,蒲桂玉,黄秀菊. 局部冷敷预防腔镜甲状腺手术后并发症的研究. 护士进修杂志,2011,26(7):599-600

10. 袁莉华,唐霞珠,朱海萍. 系列实用型冷敷护理袋应用于高热患者的临床观察. 实用临床医学,2010,11(5):94-95

11. 张红,孙凤英. 碘伏配合冷敷治疗儿童白血病化疗性静脉炎效果观察. 护理学杂志,2010,25(7 综合版):56-57

12. 郑芳,林伟茹,潘兰兰. 早期冷疗联合定痛膏热敷治疗软组织闭合性损伤120例护理观察. 临床合理用药,2012,5(7A):169

第十一章　导尿术操作并发症

导尿术是在严格无菌操作下,将导尿管经尿道插入膀胱引出尿液的方法。其主要目的是为尿潴留患者引流出尿液,以减轻痛苦;协助临床诊断,如留取不受污染的尿标本作细菌培养,测量膀胱容量、压力及检查残余尿液,进行尿道或膀胱造影;为膀胱肿瘤患者进行膀胱腔内化疗等。导尿术是一项侵入性操作,由于患者自身、导尿材料及操作者的技术水平等原因可产生各种并发症,如:尿道黏膜损伤、尿道出血、尿路感染、虚脱、暂时性性功能障碍等。本章将分别进行叙述。

第一节　尿道及膀胱解剖与生理

一、男性尿道解剖与生理

男性尿道全长 18～20cm,在阴茎未勃起状态下,呈"S"形,有三个狭窄,即尿道内口、膜部和尿道外口;两个弯曲,即耻骨下弯和耻骨前弯。耻骨下弯固定无变化,而耻骨前弯则随阴茎位置不同而变化,如将阴茎向上提起,耻骨前弯即可消失。尿生殖隔将尿道分为前后两部分。前尿道由尿道口起,至尿生殖隔下缘止;后尿道由尿生殖隔下缘到尿道内口止。

(一)前尿道

前尿道位于两个阴茎海绵体的腹侧,有尿道海绵体包绕。它分为下列三部分:

1. 阴茎头部尿道,由尿道口至冠状沟平面。尿道口开口于阴茎头部下面,呈纵行裂口,是尿道最狭窄的部位。周径 21～27mm。进入尿道口后即扩张,扩张部分叫舟状窝。

2. 悬垂部尿道,又称阴茎部尿道,周径 27～33mm,是尿道最活动的部位,受伤机会较少。在耻骨联合下缘尿道随着阴茎悬韧带固定于耻骨上,形成尿道的第一个弯曲。

3. 球部尿道,起于耻骨弓下,止于尿生殖隔,位于会阴部,周径为 33～36mm,该部尿道海绵体膨大,比较固定。常因骑跨致伤,该部血循环丰富,尿道球腺开口于该段的末端。

(二)后尿道

后尿道分为两部分:

1. 膜部尿道　即尿道穿过尿生殖隔的部位,周径 27mm,为尿道最固定的部位,也是除尿道口外,最狭窄的部位,周围有尿道括约肌。它与球部尿道连接部,是尿道的第二个弯曲。行尿道内器械检查或导尿时,易损伤该部。

2. 前列腺部尿道　位于尿生殖上筋膜与尿道内口之间,周围有前列腺包围,完全位于盆腔内,是尿道最宽的部位,周径约 47mm,但前列腺增生患者,该部位变窄,致使导尿管不易通过。后尿道具有括约肌功能。

(三)血液供应

后尿道主要靠膀胱下动脉前列腺支供应,并有痔中动脉及阴部内动脉的小分支穿过前列腺至后尿道。供应前尿道的动脉是阴部内动脉的分支阴茎动脉。后尿道的静脉不伴随动脉而行,回流至膀胱前列腺静脉丛。前尿道的静脉回流至阴部内静脉,再至髂内静脉丛。

二、女性尿道解剖与生理

女性尿道位于耻骨联合之后,阴道前壁下部之前,周围由筋膜及韧带固定,不活动,开口于前庭。成人尿道长3.4~4.8cm,平均为4.04±0.8cm,在排尿时尿道变成近似圆锥形,尿道外口最细,成人膀胱颈部尿道周径为35mm,尿道外口周径为26~30mm。女性尿道较男性尿道短、直、粗,富于扩张性,尿道外口位于阴蒂下方,与阴道口、肛门相邻,比男性容易发生尿道感染。

(一)女性尿道组织结构

女性尿道可分为上、中、下三段。

1. 上段　膀胱颈部环状肌和上1/3尿道环状肌是彼此连贯的。在颈部则特别肥厚,形成内括约肌,收缩力较强。

2. 中段　在平滑肌层处有随意状肌,虽然此肌层不太明显,但也有一些外括约肌的作用。

3. 下段　即尿道开口部,此段无肌肉,只有2~3层纤维组织。

提肛肌、会阴深层肌肉和三角韧带对女性膀胱尿液的控制亦有辅助作用。

尿道中部及外部黏膜为复层柱状上皮,上部转变为与膀胱颈部相同的移行上皮,尿道口为复层鳞状上皮。尿道黏膜及黏膜下层形成尿道黏膜皱襞。黏膜下层和肌层之间有疏松的结缔组织。

(二)尿道周围的腺体

尿道黏膜下层有许多小的尿道腺,其导管开口于尿道黏膜的表面,腺管发育大小不等,其中最大的一些腺体即尿道旁腺位于尿道周围的5及7点的位置。它们的腺泡向膀胱颈部延伸,进入尿道阴道隔。

(三)血管供应

尿道的血管主要由膀胱下动脉、子宫动脉及阴部内动脉的分支分布,分为三段。在膀胱颈部膀胱下动脉的分支灌流尿道上1/3。尿道中1/3是接受阴道中动脉的血液供应。尿道下1/3是由阴部动脉的分支分布。这些血管彼此吻合。静脉血流入膀胱静脉丛和阴部静脉丛,最后注入髂内静脉。

三、膀胱解剖与生理

膀胱为储存尿液的有伸展性的囊状肌性器官,位于小骨盆内、耻骨联合的后方。其形状、大小、位置均随尿液充盈的程度而变化。膀胱可分为膀胱体及膀胱底,膀胱底的内面有三角区,该区之上缘为输尿管间嵴,微隆起,其后微凹陷,称三角区后窝。该区之尖即尿道内口之后唇。三角区为膀胱之重要标志,其特点是微微隆起,黏膜与肌层之间无黏膜下层,紧密粘连,空虚亦无皱襞。膀胱体肌层与黏膜下层,充盈时黏膜伸展,空虚时形成皱襞(图11-1)。

(一)逼尿肌

传统把逼尿肌分为内纵行肌、中环行肌及外纵行肌三层,三层互相交织成网状。逼尿肌肌束之间疏松,其间有纤维组织。

（二）三角区

三角区由浅、深两层肌肉组成。浅层肌肉越过膀胱后唇,男性止于精阜,女性止于尿道外 1/3 处,该肌又名 Bell 肌。浅层之下为三角区深层。深浅二层排列方向一致。尖止于尿道内口,构成膀胱颈之后唇。两层之间易于分离。两层纤维致密,富有纤维组织。

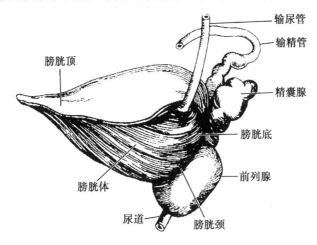

图 11-1　空虚的膀胱

（标注：输尿管、输精管、精囊腺、膀胱顶、膀胱底、膀胱体、前列腺、尿道、膀胱颈）

（三）膀胱颈

膀胱与尿道交接部称膀胱颈,习惯于把该部的括约功能称为内括约肌,实际上该部并不存在内括约肌,而仅具有括约肌的功能。

（四）血液供应

膀胱之血供主要来自髂内动脉前支。膀胱之血液供给十分丰富,一旦出血十分严重。膀胱之静脉于膀胱壁形成网状,与前列腺静脉丛或膀胱颈静脉丛相沟通,回流至阴部内静脉及髂内静脉。这些静脉丛损伤,亦可引起严重出血。

第二节　导尿术操作并发症

导尿术是一项基础护理操作,在临床应用广泛。但如果不遵守无菌技术操作原则,导尿术容易引起医源性感染,如在导尿的过程中因操作不当造成膀胱、尿道黏膜的损伤;使用的导尿物品被污染;操作过程中违反无菌原则等均导致泌尿系感染。由于男性、女性的尿道解剖结构不同,在为男性患者插置导尿管时,更容易出现一些并发症,如尿道黏膜损伤、尿道出血、暂时性性功能障碍等。

一、尿道黏膜损伤

（一）发生原因

1. 男性尿道长,存在弯曲和狭窄部位,也存在着个体差异,不易掌握插管深度。

2. 操作者不熟悉气囊导尿管常识及病理情况下男性尿道解剖。

3. 患者因害羞、担心、焦虑、恐惧等不良心理,造成精神高度紧张,插尿管时可出现尿道括约肌痉挛。

4. 下尿路有病变时,尿道解剖发生变化,如前列腺增生症,由于前列腺各腺叶有不同程度的增生,使前列腺部尿道狭窄、扭曲变形,此时插入导尿管易致尿道损伤。

5. 患者难以忍受导尿管所致的膀胱、尿道刺激而自行拉扯导尿管甚至强行拔管。

6. 所使用的导尿管粗细不合适或使用质地僵硬的橡胶导尿管,导尿管置入时易引起尿道黏膜的损伤,反复插管引起尿道黏膜水肿、损伤出血。

7. 使用气囊导尿管时,导尿管末端未进入膀胱或刚进入膀胱,即向气囊内注水,此时,导尿管虽有尿液流出,但气囊部分仍位于后尿道部,胀大的气囊压迫后尿道。

(二)临床表现

尿道外口出血,有时伴血块;尿道内疼痛,排尿时加重,伴局部压痛;部分患者有排尿困难甚至发生尿潴留;有严重损伤时,可有会阴血肿,尿外渗,甚至直肠瘘;并发感染时,出现尿道流脓或尿道周围脓肿。

(三)预防及处理

为防止尿道黏膜损伤,操作者除需熟悉男性尿道解剖特点和严格按常规操作外,还需注意以下各点:

1. 插管前常规润滑导尿管,尤其是气囊处的润滑,以减少插管时的摩擦力;操作时手法宜轻柔,插入速度要缓慢,切忌强行插管,不要来回抽插及反复插管。

2. 对于下尿路不全梗阻的患者,导尿前可先用右手取已备好的润滑止痛胶,挤出少许润滑软管尖端及尿道外口,再轻柔地将尖嘴插入尿道,拇指用力一次性推压,促使软管内胶液进入尿道并达到尿道膜部,退出软管尖嘴后,以左手拇指、示指、中指三指加压关闭尿道外口1~2分钟。亦可用去除针头的注射器将润滑剂注入尿道口,或在导尿管后端接润滑剂注射器,边插边注射润滑剂,易获成功。

3. 对于前列腺增生者,遇插管有阻力时,将预先吸入注射器的灭菌液体石蜡5~10ml,由导尿管末端快速注入,插管者用左手将阴茎提起与腹壁成60°,右手稍用力将液体石蜡注入,同时借助其润滑作用将尿管迅速插入,即可顺利通过增生部位。

4. 选择粗细合适、质地软的导尿管,如硅胶尿管。

5. 插管时延长插入长度,见尿液流出后继续前进5cm以上,充液后再轻轻拉回至有阻力感处,一般为2~3cm,这样可避免导尿管未进入膀胱,球囊充液膨胀而压迫、损伤后尿道。

6. 耐心解释,如患者精神过度紧张,可遵医嘱插管前肌内注射地西泮10mg、阿托品0.5~1mg,待患者安静后再进行插管。

7. 导尿所致的黏膜损伤,轻者无需处理或经止血、镇痛等对症治疗即可痊愈。偶有严重损伤者,需要尿路改道、尿道修补等手术治疗。

二、尿路感染

(一)发生原因

1. 操作者的无菌技术不符合要求,细菌逆行侵入尿道和膀胱。

2. 导尿法作为一种侵袭性操作常可导致尿道黏膜损伤,破坏了尿道黏膜的屏障作用。

3. 导尿管作为异物刺激机体,引起患者尿道分泌物增加,利于患者局部细菌生长繁殖。

4. 操作者技术不熟练,导尿管插入不顺利而反复多次插管。

5. 随着年龄的增加,男性常有前列腺肥大,易发生尿潴留,增加了感染的机会。

6. 所使用的导尿管受细菌污染,或患者的尿道口分泌物多,操作前清洁消毒不彻底。

（二）临床表现

主要症状为尿频、尿急、尿痛,当感染累及上尿道时可有寒战、发热,尿道口可有脓性分泌物。尿液检查可有红细胞、白细胞,细菌培养可见阳性结果。

（三）预防及处理

1. 用物必须严格灭菌,插管时严格执行无菌操作,动作轻柔,注意会阴部清洁消毒,可在置管前将2%碘伏溶液3～5ml从尿道口注入,以消毒尿道远端,同时可以起润滑作用。如患者尿道口分泌物多,可用无菌生理盐水反复冲洗后再消毒。

2. 尽量避免留置导尿管,尿失禁者可用吸水会阴垫或尿套。

3. 应用硅胶和乳胶材料的导尿管代替过去的橡胶导尿管。用0.1%己烯雌酚无菌棉球作润滑剂涂擦导尿管,可减轻泌尿系刺激症状;导尿管外涂上水杨酸可抑制革兰阴性杆菌,阻止细菌和酵母菌黏附到硅胶导尿管,预防泌尿系感染。

4. 当发生尿路感染时,必须尽可能拔除导尿管,并根据病情鼓励患者多饮水,以冲洗尿道,采用合适的抗菌药物进行治疗。必要时,留尿标本作细菌培养。

三、尿道出血

（一）发生原因

1. 上述各种导致尿道黏膜损伤的原因,严重时均可引起尿道出血。

2. 患者有凝血机制障碍。

3. 药物引起尿道黏膜充血、水肿,使尿道易致机械性损伤。

4. 严重尿潴留导致膀胱内压升高的患者,如大量放尿,膀胱内突然减压,使黏膜急剧充血、出血而发生血尿。

（二）临床表现

导尿后出现肉眼血尿或镜下血尿,同时排除血尿来自上尿道,即可考虑为导尿损伤所致。

（三）预防及处理

1. 因导尿所致的尿道出血几乎都发生在尿道黏膜损伤的基础上,所有防止尿道黏膜损伤的措施均适合于防止尿道出血。

2. 凝血机制严重障碍的患者,导尿法前应尽量予以纠正。

3. 对有尿道黏膜充血、水肿的患者,尽量选择口径较小的导尿管,插管前充分做好尿道润滑,操作轻柔,尽量避免损伤。

4. 插入导尿管后,放尿不宜过快,第一次放尿不超过1000ml。

5. 镜下血尿一般不需特殊处理。如出现肉眼血尿,嘱患者大量饮水或吃西瓜等,以增加尿量,防止形成血块,阻塞尿道;还可在会阴部放置冰袋或敷冷水毛巾,有利于止血,减轻、减缓出血。如血尿较为严重,持续给予生理盐水膀胱冲洗,防止血块堵塞;静滴氨甲苯酸、酚磺乙胺、维生素 K_1 等止血药及抗感染治疗。

四、虚脱

（一）发生原因

大量放尿,使腹腔内压力突然降低,血液大量滞留腹腔血管内,导致血压下降而虚脱。

（二）临床表现

患者突然出现恶心、头晕、面色苍白、呼吸表浅、全身出冷汗、肌肉松弛、周身无力、往往突然瘫倒在地，有时伴有意识不清。

（三）预防及处理

1. 对膀胱高度膨胀且又极度虚弱的患者，第一次放尿不应超过 1000ml。

2. 发现患者虚脱，应立即取平卧位或头低脚高体位。

3. 给予温开水或糖水饮用，并用手指掐压人中、内关、合谷等穴位。或是针刺合谷，足三里等，都有助于急救患者。

4. 如经上述处理无效，应及时建立静脉通道，并立即通知医生抢救，必要时使用中枢兴奋药。

五、暂时性性功能障碍

（一）发生原因

1. 患者可能有引起性功能障碍的原发病。

2. 由于男性的尿道与生殖系统密切相关，因此所有其他导尿法并发症都可成为男性患者性功能障碍的原因。

3. 导尿术本身作为心理因素对男性性功能的影响。

（二）临床表现

男性性功能障碍如阳痿、早泄、不射精、逆行射精、男性性欲低下、男性性欲亢进等，均可见于导尿后，但属少见情况。

（三）预防及处理

1. 导尿前反复向患者做好解释工作，使患者清楚导尿本身并不会引起性功能障碍。

2. 熟练掌握导尿技术，动作轻柔，避免发生任何其他并发症。

3. 一旦发生性功能障碍，给予心理辅导，如无效，由男性科医生给予相应治疗。

六、尿道假性通道形成

（一）发生原因

多见于脊髓损伤患者，反复、间歇性插置尿管，损伤膜部尿道。

（二）临床表现

尿道疼痛、尿道口溢血。尿道镜检查发现假性通道形成。

（三）预防及处理

1. 操作前充分评估患者的病情，插置导尿管时手法要缓慢、轻柔，并了解括约肌部位的阻力，当导尿管前端到达此处时，稍稍停顿，再继续插入，必要时可向尿道内注入 2% 利多卡因。

2. 严格掌握间歇的时间，导尿次数为 4 ~ 6 小时一次，每日不超过 6 次，避免膀胱过度充盈，每次导尿时膀胱容量不得超过 500ml。

3. 已形成假性通道者，必须进行尿道镜检查，借冲洗液的压力找到正常通道，然后向膀胱内置入一根导丝，在导丝引导下将剪去头部的气囊导尿管送入膀胱，保留 2 ~ 3 周，待假通道愈合后再拔除，以防尿道狭窄。

七、误入阴道

误入阴道是女患者导尿法特有的并发症。

（一）发生原因

女性患者导尿通常无困难，但在老年妇女与多次生产导致会阴多次撕裂而又未处理的妇女也会出现导尿失败或误入阴道的情况。老年妇女由于会阴部肌肉松弛，阴道肌肉萎缩牵拉，使尿道口陷于阴道前壁中，造成尿道外口异位。会阴多次撕裂而又未处理的妇女由于会阴部正常的生理结构发生改变，致使尿道外口难以寻找。

（二）临床表现

导尿管插入后无尿液流出，而查体患者膀胱充盈、膨胀。

（三）预防及处理

1. 如为找不到尿道外口引起的导尿失败，则应仔细寻找尿道外口。寻找方法：常规消毒外阴，戴手套，左手示指、中指并拢，轻轻插入阴道 1.5～2cm 时，将指端关节屈曲，而后将阴道前壁拉紧、外翻，在外翻的黏膜中便可找到尿道口，变异的尿道口一般不深。

2. 导尿管误入阴道，应更换导尿管重新正确插入。

附 11-1　男性患者导尿术操作规程

1. 评估

（1）患者的年龄、病情、临床诊断、心理状况、意识状态、生命体征、导尿的目的、过敏史等。

（2）患者的膀胱充盈度、会阴部皮肤黏膜及清洁情况，有无膀胱、尿道、前列腺疾病。

（3）尿管的种类、材质等特性。

（4）患者生活自理能力，对导尿的认知及合作程度等。

2. 用物准备

（1）治疗盘内备：无菌导尿包（内装 8 号和 10 号气囊导尿管各 1 根、血管钳 2 把、小药杯内置棉球、液体石蜡棉球瓶、洞巾、弯盘 2 只、有盖标本瓶或试管）、无菌持物钳、无菌手套、苯扎溴铵酊溶液、治疗碗（内盛消毒液棉球数个、血管钳或镊子 1 把）、消毒手套 1 只或指套 2 只、弯盘、小橡胶单及治疗巾（或一次性尿垫）、纱布 2 块。

（2）毛毯、屏风。

（3）治疗车下层准备以下物品：便盆及便巾，污物桶 3 个，一个放置损伤性废弃物（用过的镊子），一个放置感染性废弃物（用过的棉球），一个放置生活垃圾（用过的导尿包等外包装）。

3. 环境准备　酌情关闭门窗，围帘或屏风遮挡患者。保持合适的室温。光线充足或有足够的照明。

4. 操作步骤

（1）洗手、戴口罩。备齐用物携至床边，核对患者床号、姓名，向患者及家属解释导尿的目的、意义、过程、注意事项、可能出现的不适及缓解不适的方法，以取得配合。关闭门窗，用屏风遮挡。

（2）移开床旁椅至操作同侧的床尾，将便器放在床尾床旁椅上，打开便器巾。

（3）松开床尾盖被,帮助患者脱去对侧裤腿,盖在近侧腿部,并盖上浴巾,对侧腿用盖被遮盖。

（4）协助患者取屈膝仰卧位,两腿略外展,露出外阴。

（5）将小橡胶单和治疗巾垫于患者臀下,弯盘置于近外阴处。

（6）操作者戴上手套一手持血管钳夹取消毒液棉球进行初步消毒,依次为阴阜、阴茎、阴囊。另一手用无菌纱布裹住阴茎将包皮向后推,以显露尿道口,自尿道口由内向外向后旋转擦拭消毒尿道口、龟头及冠状沟,每只棉球限用1次。

（7）在治疗车上打开导尿包外层包布,置于患者两腿之间再打开导尿包内层包布,倒消毒液于小药杯内,戴无菌手套,铺洞巾,用液体石蜡棉球润滑导尿管。一手提起阴茎使之与腹壁成60°（图11-2）,将包皮向后推以露出尿道口,用苯扎溴铵酊棉球如前法消毒尿道口、龟头及冠状沟。

（8）手持血管钳夹导尿管,对准尿道口轻轻插入20~22cm(相当于导尿管长度的1/2),见尿液流出后再插入1~2cm,用弯盘接取尿液。

（9）因膀胱颈部肌肉收缩而产生阻力,可稍停片刻,嘱患者张口缓慢深呼吸,再徐徐插入导尿管,切忌暴力。

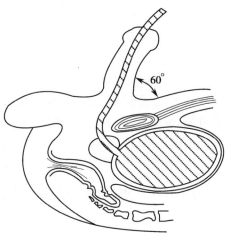

图11-2　男患者导尿术

（10）当弯盘内盛2/3满尿液,用血管钳夹住导尿管尾端,将尿液倒入便器内,再打开尿管继续放尿。

（11）若需作尿培养,用无菌标本瓶接取中段尿5ml,盖好瓶盖,放置合适处。

（12）导尿完毕,轻轻拔出导尿管,撤下洞巾,擦净外阴,脱去手套至弯盘内,撤去患者臀下的小橡胶单和治疗巾放治疗车下层。协助患者穿好裤子,整理床单位。

（13）清理用物,测量尿量,尿标本贴好标签后送检。

（14）洗手,并做好记录。

5. 注意事项

（1）严格执行无菌操作技术原则及查对制度,导尿管一经污染或拔出均不得再使用。

（2）插入导尿管时,动作要轻柔,男性尿道有3个狭窄处,切忌插管过快、用力过猛而损伤尿道黏膜。

（3）男性尿道长,为减轻患者疼痛和不适,导尿前最好使用润滑止痛胶。包皮和冠状沟易藏污垢,要彻底清除污垢,预防感染。

（4）包皮口、尿道口窄小、尿道狭窄以及尿道痉挛等常可引起置管困难,发生此种情况应:①对包皮口、尿道口窄小的患者:先用注射器将5ml润滑油经包皮口、尿道口注入后试插导尿管;不进时,则更换小号规格导尿管或硅胶导尿管;还不进,则用尖嘴手术止血钳扩张后再插管。②尿道狭窄的患者:操作前应先了解狭窄的原因、部位和程度。然后,先用注射器将5ml润滑油经外尿道口注入尿道后插导尿管;当导尿管前进受阻时,可再从导尿管口缓缓注入润滑止痛胶,边注,边插,边调整导尿管方位及阴茎的角度;还无效,则需更换小号规格导尿管或硅胶导尿管;若仍插不进,应改用动脉留置针金属导丝或尿道扩张器导引或扩张后再插导尿管。

③对尿道痉挛的患者:操作前应先了解引起痉挛的原因。对麻醉不全的患者应加强麻醉;对清醒患者要讲清导尿与治病的关系,消除患者的紧张心理,取得患者的合作;对高度紧张或敏感性很强的患者,可行尿道黏膜麻醉(0.5%丁卡因或利多卡因5ml)或适量注入润滑油。

(5)在操作过程中注意保护患者的隐私,并采取适当的保暖措施防止患者着凉。

附11-2 女性患者导尿术操作规程

1. 评估

(1)患者的年龄、病情、临床诊断、心理状况、意识状态、生命体征、导尿的目的、过敏史等。

(2)患者的膀胱充盈度、会阴部皮肤黏膜及清洁情况,有无膀胱、尿道疾病。

(3)尿管的种类、材质等特性。

(4)患者生活自理能力,对导尿的认知及合作程度等。

2. 用物准备

(1)治疗盘内备:无菌导尿包(内装8号和10号导尿管各1根、血管钳2把、小药杯内置棉球、液体石蜡棉球瓶、洞巾、弯盘2只、有盖标本瓶或试管)、无菌持物钳、无菌手套、苯扎溴铵酊溶液、治疗碗(内盛消毒液棉球数个、血管钳或镊子1把)、消毒手套1只或指套2只、弯盘、小橡胶单及治疗巾(或一次性尿垫)、纱布2块。

(2)毛毯、屏风。

(3)治疗车下层准备以下物品:便盆及便巾,污物桶3个,一个放置损伤性废弃物(用过的镊子),一个放置感染性废弃物(用过的棉球),一个放置生活垃圾(用过的导尿包等外包装)。

3. 环境准备 酌情关闭门窗,围帘或屏风遮挡患者。保持合适的室温。光线充足或有足够的照明。

4. 操作步骤

(1)~(5)同男性患者导尿。

(6)操作者戴上手套一手持血管钳夹取消毒液棉球进行初步消毒,依次为阴阜、大阴唇。另一手分开大阴唇,消毒小阴唇和尿道口,每只棉球限用一次。

(7)在治疗车上打开导尿包外层包布,置于患者两腿之间再打开导尿包内层包布,倒消毒液于小药杯内,戴无菌手套,铺洞巾,用液体石蜡棉球润滑导尿管。一手分开并固定小阴唇,一手持血管钳夹取消毒棉球,分别消毒尿道口、小阴唇、尿道口。

(8)嘱患者张口呼吸,用另一血管钳夹持导尿管对准尿道口轻轻插入尿道4~6cm,见尿液流出再插入1cm左右,松开固定小阴唇的手固定导尿管,将尿液引入弯盘内(图11-3)。

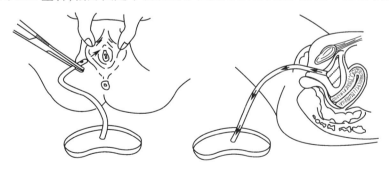

图11-3 女患者导尿术

(9)同男性患者导尿(10)~(14)。

5. 注意事项

(1)固定小阴唇的手不可触及无菌导尿管。

(2)插管时嘱患者张口呼吸,动作轻柔,避免损伤尿道黏膜。

(3)避免误入阴道,女婴导尿必要时请专科医生插管。若误入阴道应换管插管。疑有污染应立即更换。

(4)对膀胱高度膨胀者,一次放尿不得超过 1000ml,以防发生虚脱或血尿。

第三节　留置导尿管术操作并发症

留置导尿管术是在导尿后,将导尿管保留在膀胱内,引流出尿液的方法。其目的是抢救危重、休克患者时正确记录尿量、测尿比重,以密切观察患者病情变化;为盆腔手术前排空膀胱,使膀胱持续保持空虚状态,避免术中误伤;某些泌尿系统疾病手术后留置导尿管,便于持续引流和冲洗,并可减轻手术切口的张力,促进切口的愈合;为尿失禁或会阴部有伤口的患者引流尿液,保持会阴部的清洁干燥;为尿失禁患者行膀胱功能训练。导尿管留置后由于护理或观察不当可能会发生一系列并发症,如尿路感染、后尿道损伤、尿潴留、拔除尿管后排尿困难等,本节将作详细介绍。

一、尿路感染

(一)发生原因

1. 操作者的无菌观念不强,无菌技术操作不符合要求。

2. 留置导尿管期间尿道外口清洁、消毒不彻底。

3. 使用橡胶材料的、较硬的、劣质的、易老化的导尿管。

4. 引流装置的密闭性欠佳,更换引流袋时消毒不严格。

5. 尿道黏膜损伤。

6. 导尿管留置时间与尿路感染的发生率有着密切的关系,随着留置时间的延长,发生感染的机会明显增多。

7. 机体免疫功能低下。

8. 留置导尿管既影响尿道正常的闭合状态,易逆行感染;又刺激尿道使黏膜分泌增多,且排出不畅,细菌容易繁殖。

9. 导尿管和气囊的刺激,易引起膀胱痉挛发作,造成尿液从导管外排出,也是诱发尿路感染的重要因素。

10. 尿袋位置过高导致尿液反流也是造成感染的原因之一。

(二)临床表现

主要症状为尿频、尿急、尿痛,当感染累及上尿道时可有寒战、发热,尿道口可有脓性分泌物。尿液检查可有红细胞、白细胞,细菌培养可呈阳性结果。

(三)预防及处理

1. 尽量避免留置导尿管,尿失禁者用吸水会阴垫,阴茎套式导尿管等。必须留置导尿管时,尽量缩短留置时间。若需长时间留置,可采取耻骨上经皮穿刺置入导尿管导尿或行膀胱造瘘。

2. 严格无菌操作,动作轻柔,避免损伤尿道黏膜,保持会阴部清洁,每天 2 次用 2‰醋酸氯己定或 2% 碘伏清洗外阴,同时用碘伏纱布包绕导管与尿道口衔接处。尿道口分泌物多时,可用无菌生理盐水冲洗。每次大便后及时清洗会阴和尿道口,避免粪便中的细菌对尿路的污染。鼓励患者多饮水,无特殊禁忌时,每天饮水量在 2000ml 以上。

3. 尽量采用硅胶和乳胶材料的导尿管。采用 0.1% 己烯雌酚无菌棉球作润滑剂涂擦导尿管,可降低泌尿道刺激症状;在导尿管外涂上水杨酸可抑制革兰阴性杆菌,阻止细菌和酵母黏附到硅胶导尿管,达到预防泌尿系感染的目的。

4. 采用抗反流密闭式引流装置,减少引流装置的更换频率,尽量避免分离尿管与集尿袋接头。

5. 保持引流尿液通畅。随时注意观察尿液颜色、尿量,注意避免尿管、引流袋弯曲受压,保持其通畅,引流管和集尿袋的位置应低于耻骨联合,防止尿液反流,一旦发生尿道口污染,应进行早期局部治疗,防止细菌逆行感染。

6. 目前已生产出具有阻止细菌沿导尿管逆行功能的储尿器,初步应用认为可减少长期留置导尿管患者的尿路感染发生率,有条件者可采用。

7. 减少或避免膀胱冲洗。对留置导尿的患者,在病情许可情况下鼓励多饮水,通过多排尿而达到生理性膀胱冲洗的目的。每日饮水不少于 1500～2000ml,平均每小时尿量 50ml 左右。

8. 在留置导尿管过程中、拔管时、拔管后进行细菌学检查,必要时采用抗生素局部或全身用药,但不可滥用抗生素,以免细菌产生耐药性,引发更难控制的感染。环丙沙星预防与导尿有关的尿路感染效果较好。

二、后尿道损伤

(一)发生原因

多发生于前列腺增生患者,由于后尿道抬高、迂曲、变窄,导尿管不易插入膀胱,而导尿管头部至气囊的距离约有 3cm,如果插管时一见尿液流出即向气囊注水,可因气囊仍位于前列腺部尿道而导致局部撕裂、出血;非泌尿专科人员使用金属导丝插管或者操作粗暴,均可导致膜部尿道穿透伤。

(二)临床表现

下腹部疼痛、血尿、尿外渗或排尿困难及尿潴留、导尿管堵塞等。

(三)预防及处理

1. 尿道长短变化较大,与身高、体型、阴茎长短有关,老年前列腺肥大者后尿道延长。因此对于老年男性患者,导尿管插入见尿后应再往前送 8～10cm,注水后牵拉导尿管能外滑 2～3cm 比较安全。

2. 一旦发生后尿道损伤,如所采用为不带气囊导尿管,应尽早重新插入气囊导尿管,以便牵拉止血或作为支架防止尿道狭窄。后尿道损伤早期,局部充血、水肿尚不明显,在尿道黏膜麻醉及充分润滑下重新插管,一般都能顺利通过。无排尿困难者,仅用抗生素预防局部感染;有排尿困难或出血者,需留置导尿管,试插导尿管失败者,可单纯耻骨上造瘘。

三、尿潴留

(一)发生原因

1. 引流管不通畅,扭曲、打折,导致尿液无法正常引出。

2. 由于膀胱内血块或絮状沉淀物堵塞尿管开口,导致尿液无法正常引流,引起尿潴留。

3. 气囊充盈不充分,在外力作用下导尿管容易向外滑脱离开膀胱而不能引流尿液。

(二)临床表现

膀胱内充满尿液不能排出,胀痛难忍,辗转不安,有时从尿道溢出部分尿液,但不能减轻下腹部疼痛。严重时,下腹疼痛难忍,膀胱明显充盈胀大。

(三)预防及处理

1. 保证引流管通畅,无扭曲、打折。

2. 对留置导尿管患者的护理,除观察尿色、尿量外,还应定时检查患者膀胱区有无膨胀情况。

3. 对尿液浑浊或有大量血尿时,用生理盐水进行持续膀胱冲洗,以稀释尿液,防止形成血块或絮状物堵塞尿管开口。

4. 一旦患者诉有强烈尿意,应叩诊膀胱区,判断是否有浊音及大致范围。同时挤压尿管与引流袋连接处,有时可见成团的絮状物或暗红色的血凝块引出,随即大量尿液引出,患者感觉憋尿症状缓解;如经上述处理无效,则需用50ml注射器或专用膀胱冲洗注射器反复抽吸,并注入生理盐水冲洗,直至将堵塞物吸出;如果仍无法疏通尿管,则需要更换新的导尿管,甚至在膀胱镜下清除膀胱内血块。

四、拔除尿管后排尿困难

(一)发生原因

1. 长期留置导尿管开放引流,导致膀胱平滑肌失用性功能障碍,排尿困难。

2. 由于导尿管对尿道黏膜的压迫,导致充血、水肿、拔尿管的过程中可能引起尿道黏膜的损伤,排尿时疼痛、括约肌敏感性增加,发生痉挛,导致导尿管拔除后出现排尿困难。

3. 泌尿系感染时,尿路刺激症状严重者,可影响排尿致尿潴留。

(二)临床表现

拔尿管后无法自主排尿,或在排尿初期由于疼痛而中断排尿。

(三)预防及处理

1. 长期留置导尿管者,采用个体化放尿的方法:即根据患者的尿意和(或)膀胱充盈度决定放尿时间。

2. 尽可能早地拔除导尿管。

3. 拔除导尿管后及时做尿液分析及培养,对有菌尿或脓尿的患者使用致病菌敏感的抗生素;对尿路刺激症状明显者,可予口服碳酸氢钠以碱化尿液。

4. 如患者二周后仍有排尿困难,可选用氯贝胆碱、酚苄明、α_1受体阻滞剂如哌唑嗪治疗。

5. 经上述措施处理,若患者排尿困难仍无法解决者,需导尿或重新留置导尿管。

五、导尿管拔除困难

(一)发生原因

1. 气囊导尿管变性、老化致管腔阻塞,无法顺利抽空气囊。

2. 气囊及注、排气接头与埋藏于导尿管壁内的约 1.5mm 内径的细管相连,此细小通道经常可因脱落的橡皮屑或其他沉淀物堵塞而使气囊内空气或液体排出困难,易造成拔管困难。

3. 气囊内气体或者液体没有抽净,或者是气囊嵌顿在尿管,导致注气管道被迫关闭,注气管道发生断裂使气体或者液体不能回抽,或者是气囊内注入 0.9% 氯化钠溶液或葡萄糖注射液时间过长,液体形成结晶堵塞了气道。

4. 气囊的注、排气口是根据活瓣原理设计的,如导尿前未认真检查导尿管气囊的注、排气情况,将气囊排气不畅的导尿管插入,可造成拔管困难。

5. 患者精神极度紧张,造成尿道平滑肌痉挛。

6. 尿管周围结晶形成。长期卧床导尿的患者缺乏合理的膀胱冲洗,或饮水量不足,服用某些药物后尿液浓缩,沉淀结晶物增加,可使尿垢样物质附着于气囊表面,造成拔管困难,另外,长期留置导尿管,可引起泌尿道感染,细菌可积聚在导尿管的内外面,有些产生尿素酶的细菌如变形杆菌,产生尿素,形成氨盐,使泌尿道 pH 升高,也可使尿中结晶形成。

7. 尿管插入过深,气囊未充气前易导致尿管在膀胱内打结,尤其是小号尿管。

(二)临床表现

抽不出气囊内气体或液体,拔除导尿管时,患者感尿道疼痛,常规方法不能顺利拔出导尿管。

(三)预防及处理

1. 选择硅胶或乳胶材料导尿管,导尿前认真检查气囊的注、排气情况。

2. 气囊内常规注入蒸馏水,尽量不用葡萄糖、生理盐水及加入药物的液体。

3. 女性患者可经阴道固定气囊,用麻醉套管针头经阴道前壁穿刺膀胱刺破气囊,拔出导尿管。男性患者则可在 B 超引导下经腹壁膀胱刺破气囊,然后再行拔管。

4. 因气囊腔堵塞致导尿管不能拔出者,可由导尿管尾部开始逐渐向近尿道外口处剪断导尿管,有时可去除阻塞部位,使囊内液体在气囊的压力下自动流出,但在剪断导尿管前,一定要固定好近端尿管,以防导尿管回缩入尿道。如气囊腔堵塞位于尿道口以外的尿管段,气囊内的水流出后即可顺利拔出,可通过肛门指压气囊有助于排净气囊内水。如气囊腔因阀门作用,只能注入而不能回抽,则可强行注水胀破气囊,或在 B 超引导下行耻骨上膀胱穿刺,用细针刺破气囊拔出导尿管。

5. 采用尿管附带导丝或细钢丝(可用输尿管导管导丝)经气囊导管插入刺破气囊将导尿管拔出,这种丝较细,可以穿过橡皮屑堵塞部位刺破气囊壁,囊液流出而拔出尿管,在膀胱充盈状态下对膀胱无损伤。

6. 对于精神极度紧张的患者,要稳定其情绪,适当给予镇静剂,使患者尽量放松,或给予阿托品解除平滑肌痉挛后一般均能拔出。

7. 尽量让患者多饮水,每日 1500 ~ 2500ml;采用硅胶导尿管;每次放尿前要按摩下腹部或让患者翻身,使沉渣浮起,利于排出。还可使用超滑导尿管,减少尿垢沉积。

8. 给小儿导尿时,避免插入过深,气囊充气以前避免放尿,以免尿管打折。

六、尿道狭窄

(一)发生原因

1. 多发生于男性患者,与其球部尿道的解剖结构有关。留置导尿管后,导尿管在耻骨下弯前壁、耻骨前弯后壁压迫,可导致尿道黏膜缺血坏死;而患者休克或体外循环时,血容量降低,尿道黏膜血容量亦显著降低,此时尿道上皮细胞对插管更为敏感,即使短时间留置导尿也极易引起尿道狭窄。

2. 导尿管过粗压迫尿道黏膜,导致尿道黏膜的损伤可致尿道狭窄。

3. 尿路感染　除了导尿管的化学毒性外,细菌易附着于导尿管表面,形成逆行感染。

(二)临床表现

排尿困难,尿频、尿急、排尿不尽,并逐渐出现剩余尿,最终出现尿潴留或充盈性尿失禁。

(三)预防及处理

1. 长期留置导尿管应定期更换,每次留置时间不应超过 3 周。

2. 选择导尿管不宜过粗。

3. 患者尿道口用 2% 碘伏清洁 1~2 次/天,保持引流通畅,用 1:5000 呋喃西林溶液冲洗膀胱,1~2 次/天。鼓励患者多饮水,增加尿量冲洗膀胱,每天更换 1 次引流袋,及时倒尿,观察尿液颜色、性状,发现异常及时报告医生。

4. 已出现尿道狭窄者,可行尿道扩张术,应用滚动式汽化电刀切除尿道瘢痕。

七、引流不畅

(一)发生原因

1. 导尿管引流腔堵塞。

2. 导尿管在膀胱内"打结"。

3. 导尿管折断。

4. 气囊充盈过度,压迫刺激膀胱三角区,引起膀胱痉挛,造成尿液外溢。

5. 引流袋位置过低,拉力过大,导尿管受牵拉扭曲、打折、变形,直接影响尿液引流。

(二)临床表现

无尿液引出或尿液引出量减少,导致不同程度尿潴留。

(三)预防及处理

1. 留管期间应指导患者适当活动,无心、肾功能不全者,应鼓励多饮水,成人饮水量每天 1500~2000ml。

2. 长期留置导尿管者,每月至少更换导尿管 1 次。

3. 用导尿管附带的塑料导丝疏通引流腔,如仍不通畅,则需更换导尿管。

4. 引流袋放置不宜过低,导尿管不宜牵拉过紧,中间要有缓冲的余地。经常巡视、检查导尿管与引流袋的引流情况。

5. 导尿管在膀胱内"打结",可在超声引导下细针刺破气囊,套结自动松解后拔出导尿管。亦可于尿道口处剪断导尿管,将残段插入膀胱,在膀胱镜下用 Wolf 硬异物钳松套结取出。

6. 导尿管折断者,可经尿道镜用异物钳完整取出。

7. 有膀胱痉挛者,给予溴丙胺太林或颠茄合剂等解痉药物口服。

八、血尿

(一)发生原因

1. 持续放尿使膀胱处于排空状态,增加了尿道顶端与膀胱内壁的接触,由于异物刺激,膀胱持续呈痉挛状态,造成缺血缺氧,形成应激溃疡。

2. 留置导尿管的患者如导尿管过紧,气囊内充液少,患者翻身时导尿管过度牵拉,气囊变形嵌顿于尿道内造成尿道撕裂。

3. 长期留置导尿管,造成逆行感染,也是血尿的原因之一。

(二)临床表现

尿道疼痛,尿液外观为洗肉水样、血样或有血凝块从尿道流出或滴出;尿液显微镜检查红细胞数每高倍镜视野多于 5 个。

(三)预防及处理

1. 长期留置导尿管的患者,应采取个体化、间断放尿的方法,以减少导尿管对膀胱的刺激。

2. 气囊内注入液体要适量,以 5～15ml 为宜,防止牵拉变形进入尿道。

3. 引流管应留出足以翻身的长度,防止患者翻身时过于牵拉导尿管,致尿道内口附近黏膜及肌肉受损伤。

4. 定期更换导尿管和集尿袋,并行膀胱冲洗及使用抗生素以预防泌尿系感染。

5. 有条件者使用具有阻止细菌沿导尿管逆行功能的储尿器,可减少长期留置导尿管患者的尿路感染发生率。

九、膀胱结石

(一)发生原因

1. 主要原因是导尿管留置时间过长导致尿路感染,尿路感染时形成的细菌团块、脓块与尿酸、草酸等容易在膀胱内形成晶体的颗粒聚集起来从而形成结石。特别是长期卧床患者更容易发生。

2. 使用劣质导尿管或注水量超过气囊所承受的容量,可导致气囊自发破裂,若有碎片残留形成结石核心,可形成膀胱结石。

(二)临床表现

通常有尿流突然中断,伴剧烈疼痛,且放射至会阴部或阴茎头,改变体位后又能继续排尿或重复出现尿流中断。排尿困难伴尿频、尿急和尿痛。继发感染时,症状加重,甚至出现脓尿。亦可伴有血尿,以终末血尿多见。

(三)预防及处理

1. 长期留置导尿管应定期更换,每次留置时间不应超过 3 周,长期卧床者应多喝水并定期行膀胱冲洗,预防尿路感染。

2. 选择质量过关的导尿管,插管前仔细检查导尿管及气囊,并注水观察气囊容量。

3. 导尿管滑脱时应仔细检查气囊是否完整,以免异物残留于膀胱,形成结石核心。

4. 因留置导尿管而形成的膀胱结石,多为感染性结石,其生长速度比较快,所以比较松散,运用各种方法碎石效果均良好。对直径较小、质地较疏松的结石可采用经尿道膀胱镜下碎石术。对直径为 1～2cm 的结石,可应用体外冲击波碎石。

5. 如结石大于 4cm 者,可行耻骨上膀胱切开取石术。

十、尿道瘘

(一)发生原因

偶发生于男性截瘫患者。长期留置导尿管使具有抑菌作用的前列腺液流入尿道受阻,致尿道黏膜免疫力下降;患者在脊髓损伤后,皮肤、黏膜神经营养障碍;有些患者在骶尾部压疮修补术后长期采用俯卧位,尿道易在耻骨前弯和耻骨下弯处形成压疮,并发感染后长期不愈,终致尿道瘘。

(二)临床表现

局部疼痛,尿液外渗至阴囊、皮下组织等。

(三)预防及处理

1. 截瘫患者尽早采用间歇导尿以预防尿道压疮的发生。

2. 对于俯卧位者,将气囊导尿管用胶布固定于下腹一侧,以避免在尿道耻骨前弯处形成压疮。

3. 已形成尿道瘘者,可采用外科手术修复。

十一、过敏反应和毒性反应

(一)发生原因

1. 患者对乳胶过敏或过敏体质者。

2. 乳胶尿管中含有一种对人体有毒的物质。

(二)临床表现

全身反应有荨麻疹、鼻炎、哮喘、结膜炎、休克及支气管痉挛;局部反应表现为皮肤红斑、瘙痒、胶鳞屑、水疱及丘疹等。

(三)预防及处理

1. 选用硅胶气囊导尿管。

2. 发生过敏者,马上拔除导尿管,并换用其他材料导尿管。给予抗过敏的药物,如氯苯那敏、氯雷他定等;出现休克者,按过敏性休克抢救。

十二、耻骨骨髓炎

(一)发生原因

偶见于骨盆手术或创伤后长期留置导尿管的患者,由于细菌感染引起。

(二)临床表现

全身表现:不明原因发热,脉搏快、乏力、食欲减退,可有寒战,严重者呈败血症表现。局部表现:早期患部疼痛、肿胀和压痛,骨质因炎症而变松,常伴有病理性骨折。病变部位常可发现窦道口,窦道口常有肉芽组织增生。

（三）预防及处理

1. 对于需长期留置导尿管者,采用间歇导尿术。

2. 在急性期,宜早期、大剂量、联合使用抗生素。

3. 改善全身状况,静脉输液补充营养,必要时少量多次输注新鲜血,提高机体抵抗力。

4. 病灶的处理:摘除死骨,封闭无效腔,有效引流。

十三、梗阻解除后利尿

（一）发生原因

导尿后梗阻解除,大量的尿液丢失,可使血容量减少,电解质失衡。

（二）临床表现

偶发生于慢性尿潴留肾功能不全的患者,尿量明显增加,严重者可致低血压、昏迷、甚至死亡。

（三）预防及处理

导尿后应严密观察尿量及生命体征,根据尿量,适当补充水、电解质,以免发生低钠、低钾及血容量不足,但不宜按出入量对等补充,以免延长利尿时间。

附11-3 留置导尿管术操作规程

1. 评估 同导尿法术。

2. 用物准备

（1）同导尿术,为防止导尿管脱落,以选择硅胶气囊导尿管(16~18号)为宜。

（2）备10ml或20ml无菌注射器1副,无菌生理盐水10~40ml,无菌引流袋(又称无菌集尿袋)1只,橡皮圈1个,安全别针1个。普通导尿管需备宽胶布一段。

3. 环境准备 酌情关闭门窗,围帘或屏风遮挡患者。保持合适的室温。光线充足或有足够的照明。

4. 操作步骤

（1）导尿前先剃去阴毛,以便于粘贴胶布固定导尿管。

（2）插置尿管同导尿术(1)~(8)。

（3）排尿后,夹住导尿管尾端。①胶布固定法:女性:用宽4cm、长12cm胶布一块,上1/3贴于阴阜上,下2/3剪成三条分别贴于导尿管及两侧大阴唇上。亦可用2~3条胶布分别将导尿管固定在一侧大阴唇和大腿内侧上1/3处。男性:用蝶形胶布粘贴于阴茎两侧,再用细长胶布作半环形(开口处向上)固定蝶形胶布,在距离尿道口1cm处用细绳将导尿管与蝶形胶布的折叠端扎住,剪去线头。导尿管交替固定于大腿内侧或腹壁上(固定于腹壁可以比较自然地保持尿道的解剖位置,避免损伤)。②带气囊导尿管固定法:将导尿管插入膀胱后,向气囊内注入无菌生理盐水5ml,即夹紧气囊末端,轻拉导尿管以证实导管已固定(图11-4)。③将导尿管末端与集

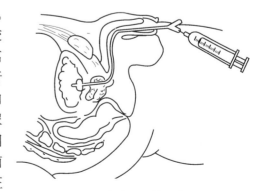

图11-4 气囊导尿管固定法

尿袋相连。引流管应留出足以翻身的长度,用橡皮圈和安全别针固定在床单上,以防止翻身牵拉使导尿管滑脱。

(4)协助患者取舒适卧位,整理床单位,清理用物。

(5)洗手,并做好记录。

5. 注意事项

(1)反复向患者及其家属解释留置导尿管的目的和护理方法,使其认识到预防泌尿道感染的重要性。

(2)双腔气囊导尿管固定时要注意膨胀的气囊不能卡在尿道内口,以免气囊压迫膀胱壁,造成黏膜的损伤。

(3)男性患者留置导尿管采用胶布加固蝶形胶布时,不得作环形固定,以免影响阴茎的血液循环,导致阴茎的充血、水肿甚至坏死。

(4)保持引流通畅。引流管应放置妥当,避免受压、扭曲、堵塞等造成引流不畅,以致观察、判断病情失误。

(5)防止逆行感染:①保持尿道口清洁,女患者用消毒液棉球擦拭外阴及尿道口,每日1~2次,如分泌物过多,可先用0.02%高锰酸钾溶液清洗,再用消毒液棉球擦拭;男患者用消毒液棉球擦净尿道口、龟头及包皮周围皮肤。②每日定时更换集尿袋,及时倾倒,记录尿量,集尿袋及引流管位置应低于耻骨联合,防止尿液反流。③每月至少更换导尿管一次。

(6)鼓励患者多饮水,并协助更换卧位。发现尿液混浊、沉淀、有结晶时应作膀胱冲洗,每周作尿常规检查一次。

(7)训练膀胱反射功能。拔管前采用间歇性引流夹管方式,使膀胱定时充盈排空,促进膀胱功能的恢复。

(8)患者离床活动时,导尿管及集尿袋应妥善安置。

第四节　膀胱冲洗法操作并发症

膀胱冲洗是利用三通的导尿管,将溶液灌入到膀胱内,再借用虹吸原理将灌入的液体引流出来的方法。膀胱冲洗的目的是对留置导尿管的患者,保持其尿液引流通畅;清洁膀胱,清除膀胱内的血凝块、黏液、细菌等异物,预防感染;治疗某些膀胱疾病,如膀胱炎、膀胱肿瘤;泌尿外科的术前准备和术后护理。但如果操作不当或因患者自身疾病的原因,亦可引起一些并发症。

一、感染

(一)发生原因

1. 导尿破坏了泌尿系局部的防御机制,尿道分泌物无法排除,细菌在局部繁殖,逆行感染。

2. 膀胱冲洗破坏了引流系统的密闭状态,增加了逆行感染的机会。

3. 没有严格遵守无菌操作技术原则。

4. 引流管的位置过高,致使尿液反流回膀胱,引起逆行感染。

5. 冲洗液被细菌污染。

（二）临床表现

排尿时尿道烧灼感,常有尿急、尿频、尿痛、排尿不畅、下腹部不适等膀胱刺激症状,急迫性尿失禁,膀胱区压痛,尿常规检查可见脓尿、血尿。尿培养细菌阳性。

（三）预防及处理

1. 安抚患者,加强心理护理。

2. 留置导尿管的时间尽可能缩短,减少膀胱冲洗的次数或尽可能不作膀胱冲洗。

3. 如有必要冲洗膀胱时,应在冲洗前严格遵守无菌操作原则,进行尿道口护理。

4. 密切观察冲洗情况,使冲洗管的位置低于患者膀胱位置约 15~20cm。

5. 不使用过期的冲洗液,冲洗液使用前应仔细观察瓶口有无松动、瓶身有无裂缝及溶液有无沉淀等。

6. 如发生感染,鼓励患者多饮水,必要时局部或全身使用抗生素。

二、血尿

（一）发生原因

1. 插导尿管损伤尿道黏膜。

2. 冲洗液灌入过多、停留时间过长后放出,导致膀胱内突然减压,使黏膜急剧充血而引起,一般常见于昏迷患者。

3. 继发于膀胱炎。

（二）临床表现

尿外观呈洗肉水状,甚至有血凝块,尿常规每高倍镜视野红细胞多于 5 个。

（三）预防及处理

1. 预防及处理同导尿法并发症。

2. 每次灌注的冲洗液以 200~300ml 为宜,停留时间以 5~10 分钟为宜。

三、膀胱刺激症状

（一）发生原因

1. 泌尿系感染。

2. 冲洗液温度过低。

（二）临床表现

患者出现尿频、尿急、尿痛等症状。

（三）预防及处理

1. 如由感染引起,给予适当的抗感染治疗。

2. 碱化尿液对缓解症状有一定作用。

3. 遇寒冷气候,冲洗液应加温至 38~40℃,以防冷刺激膀胱。

四、膀胱痉挛

（一）发生原因

1. 膀胱内有异物(如血凝块)阻塞导尿管致使引流不畅,导致膀胱压过高。

2. 冲洗液选择错误　例如尿道前列腺电切术后的患者,由于手术部位疼痛、愈合不良,膀胱充盈欠佳,这时如选用无菌生理盐水冲洗会导致膀胱痉挛。

3. 冲洗液温度过低易刺激膀胱平滑肌,引起膀胱痉挛。

4. 手术创伤。

5. 导尿管的刺激。

6. 前列腺增生的患者,由于长期膀胱出口部梗阻,膀胱逼尿肌代偿性增生、肥厚,膀胱内压增高,以致出现膀胱高敏性,不稳定膀胱以及顺应性降低,手术切除后易出现逼尿肌无抑制性收缩。

7. 气囊注水量过多时,气囊内压力过大,对膀胱颈及尿道内压力大,易致膀胱痉挛。

8. 患者精神极度紧张。

(二)临床表现

导尿管通畅的情况下,突然出现强烈的尿意不能控制,伴有耻骨区、会阴、尿道的阵发性、痉挛性疼痛,肛门坠胀,导尿管及膀胱造瘘管周围溢液,患者焦躁不安。

(三)预防及处理

1. 做好心理护理,缓解患者的紧张情绪,术前对患者进行疾病的详细讲解,使患者对疾病有充分的认识,同时保持一个良好的心态;术后引导患者转移注意力。

2. 在病情允许的情况下尽早停止膀胱冲洗,减轻患者的痛苦。

3. 冲洗时密切观察,保持管道的通畅,注意冲洗液的温度(以38～40℃较为合适)和速度(60～80滴/分钟,每15～30分钟快速冲洗半分钟为宜),以免对膀胱造成刺激而引起痉挛。

4. 必要时给予镇静剂或局麻药。经导尿管向膀胱内注射10%利多卡因20ml,可迅速缓解膀胱痉挛,以减轻患者的痛苦。

5. 插导尿管动作要轻柔,以减少对患者的刺激。

6. 酌情减少导尿管气囊内的气体(或液体),以减轻对膀胱三角区的刺激。

7. 教会患者应对膀胱痉挛的方法:如深呼吸法、屏气呼吸法等。

8. 导尿术前选用光滑、组织相容性强、型号合适的硅胶导尿管。

五、膀胱麻痹

(一)发生原因

某些冲洗液如呋喃西林冲洗液被吸收后,可干扰神经组织的糖代谢,引起周围神经炎,导致膀胱麻痹。

(二)临床表现

既往无排尿困难,拔除导尿管后意识清醒的患者不能自行排尿,出现明显的尿潴留症状和体征,并能排除尿路梗阻。

(三)预防和处理

1. 重新导尿,必要时留置导尿管。

2. 停用某些膀胱冲洗液,如呋喃西林冲洗液,改用温生理盐水冲洗膀胱。

3. 局部热敷、针灸等治疗。

附11-4 膀胱冲洗法操作规程

1. 评估

(1)患者的年龄、病情、临床诊断、膀胱冲洗的目的、意识状态、心理状况、生命体征等。

（2）患者生活自理能力,对膀胱冲洗的认知及合作程度等。

2. 用物准备

（1）治疗盘内备:治疗碗 1 个、镊子 1 把、75% 酒精棉球数个、无菌膀胱冲洗器 1 个、血管钳 1 把。

（2）治疗车上层备:上层放置启瓶器 1 个、输液调节器 1 个、输液架 1 个、输液吊篮 1 个。治疗车下层放置便器及便器巾,污物桶 3 个,一个放置损伤性废弃物(用过的针头),一个放置感染性废弃物(用过的棉球),一个放置生活垃圾(用过的膀胱冲洗器等的外包装)。

（3）遵医嘱准备冲洗溶液,常用冲洗溶液有:生理盐水、0.02% 呋喃西林溶液、3% 硼酸溶液、0.1% 新霉素溶液及 3% 硼酸溶液。灌入溶液温度约为 38～40℃。若为前列腺肥大摘除术后患者,用 4℃ 左右的 0.9% 氯化钠溶液灌洗。

3. 环境准备　酌情屏风遮挡。

4. 操作步骤

（1）洗手、戴口罩。备齐用物携至床边,核对患者床号、姓名,向患者及家属解释膀胱冲洗的目的、方法、注意事项、可能出现的不适及缓解不适的方法,以取得配合。酌情用屏风遮挡。

（2）排空膀胱。

（3）核对医嘱,用开瓶器启开冲洗液铝盖中心部分,常规消毒瓶塞,打开膀胱冲洗器,将冲洗导管针头插入瓶塞,将冲洗液倒挂于输液架上,排气后关闭导管。

（4）再次核对患者,分开导尿管与集尿袋引流管接头处,消毒导尿管口和引流管接头,将导尿管和引流管分别与"Y"形管的两个分管相连接,"Y"形管的主管连接冲洗导管。

（5）关闭引流管,开放冲洗管,使溶液滴入膀胱,调节滴速。待患者有尿意或滴入 200～300ml 溶液后,关闭冲洗管,放开引流管,将冲洗液全部引流出来后,再关闭引流管。

（6）按需要如此反复冲洗。

（7）冲洗完毕,取下冲洗管,消毒导尿管口和引流接头并连接。如需更换引流袋,按更换引流袋操作程序进行。

（8）清洁外阴部,固定好导尿管。

（9）冲洗过程中要注意观察患者的反应,如患者不适及时予以处理;如冲洗液引出有异常,应作详细记录(冲入量、引出量、引出液性状、颜色、患者的不适及处理)。

（10）协助患者取舒适卧位,整理床单位,清理用物。

（11）洗手,并做好记录。

5. 注意事项

（1）冲洗时,嘱患者深呼吸,尽量放松,以减少疼痛。若患者出现腹痛、腹胀、膀胱剧烈收缩等情形,应暂停冲洗。

（2）避免用力回抽造成黏膜损伤。若引流的液体量少于灌入的液体量,应考虑是否有血块或脓液阻塞,可增加冲洗次数或更换导尿管。

（3）冲洗滴速一般为 60～80 滴/分钟,滴速不宜过快,以免引起患者强烈尿意,迫使冲洗液从导尿管侧溢出尿道外。

（4）冲洗后如出血较多或血压下降,应立即报告医生给予处理,并注意准确记录冲洗液量及性状。

第五节　膀胱灌注法操作并发症

膀胱内灌注化疗药物是应用无菌技术将化疗药物或免疫增强剂注入膀胱,并在膀胱内停留一定时间后将其排出体外,用于预防膀胱癌术后肿瘤复发的措施。但由于灌注疗程长,灌注次数频繁,加上化疗药物普遍存在较强的毒副作用,所以膀胱灌注后会出现一些并发症,如膀胱刺激征、血尿、膀胱挛缩、尿道狭窄等。

一、膀胱刺激征

(一)发生原因

1. 化疗药物刺激膀胱黏膜下层神经使膀胱敏感性增高,出现尿频、尿急。

2. 配制膀胱灌注药物浓度过高或在膀胱内停留时间过长,药物对膀胱黏膜刺激作用增加。

3. 化疗药物透过膀胱黏膜下层血管进入血液并刺激该处神经所致。

(二)临床表现

膀胱灌注后数小时即出现尿频、尿急、尿痛或血尿,多为一过性,持续时间短。

(三)预防和处理

1. 严格按照说明书配制膀胱灌注液,禁止擅自减少稀释液。

2. 膀胱灌注后药液在膀胱内保留时间不得超过药物说明书规定的时间。

3. 在膀胱灌注期间,鼓励患者多饮水,每日饮水量大于4000ml,以增加尿量,多排尿以减少化疗药物对膀胱黏膜下层神经的刺激。

4. 对出现尿频、尿急的患者,做好心理护理,解释出现该症状的原因,缓解紧张情绪。可在置入导尿管后注入20%利多卡因在膀胱内保留5分钟连同尿液一同排尽,可减少膀胱刺激症状。

5. 膀胱刺激征较重者可给予口服清热利湿的中成药及α-受体阻滞剂如盐酸坦索罗辛、特拉唑嗪等,以减轻尿频、尿急症状,耐受继续灌注治疗。特别严重者,适当使用抗生素,延长灌注时间或暂停灌注。

二、血尿

(一)发生原因

1. 化疗药物透过膀胱黏膜下层的血管进入血液,黏膜水肿,毛细血管脆性增高,易发生破裂出血而出现血尿。

2. 选用了质地较硬的导尿管或插尿管时动作粗暴,损伤了尿道黏膜。

(二)临床表现

患者在膀胱灌注期间出现肉眼血尿,多数较轻微,个别较重甚至出现大量血尿或血块形成。

(三)预防和处理

1. 选用质地较柔软的尿管,在操作中动作轻柔,尽量避免损伤尿道黏膜。

2. 观察血尿的情况,轻者嘱多饮水可自行缓解,重者需用止血药物,同时延长膀胱灌注间隔时间。

三、膀胱挛缩

(一)发生原因

药物刺激膀胱引起化学性膀胱炎,使膀胱逼尿肌顺应性减低,膀胱容量减少,严重者可使膀胱黏膜固有层和肌肉纤维化导致膀胱挛缩。

(二)临床表现

膀胱容量持续减少,每次排尿量明显减少,且伴有膀胱区隐痛。

(三)预防和处理

1. 嘱患者在膀胱灌注术后和灌注期间大量饮水,在病情允许的情况下每天饮水超过4000ml,以达到生理性膀胱冲洗的目的,减轻化疗药物对膀胱黏膜的刺激作用。

2. 膀胱刺激症状较重者可适当延长灌注间隔时间。

3. 膀胱挛缩严重者需采取手术治疗。

四、尿道狭窄

(一)发生原因

1. 插导尿管后尿道黏膜损伤未愈合,化疗药物经尿道行膀胱灌注时,药物刺激尿道黏膜易致尿道狭窄。

2. 采用不插导尿管直接经尿道注入药物的方式使尿道内药液压力过大,药液在尿道内长时间停留,刺激尿道,易引起尿道黏膜损伤,瘢痕形成,致尿道狭窄。

3. 患者抵抗力下降,灌注过程中未严格执行无菌操作技术,引起尿路感染,导致尿道狭窄。

4. 尿管的化学毒性破坏了尿道黏膜正常结构。

(二)临床表现

在行膀胱灌注期间或膀胱灌注疗程结束之后出现尿线逐渐变细,甚至排尿困难,导尿管插入困难,尿道造影提示尿道狭窄。

(三)预防和处理

1. 在膀胱灌注中选用质地柔软、表面硅处理良好的尿管,以减轻对尿道黏膜的损伤。严格无菌操作。

2. 禁止将药物通过尿道外口直接注入膀胱内。

3. 嘱患者在每次膀胱灌注后多饮水,多排尿,以起到自身冲洗的作用,减少化疗药物对尿道黏膜的刺激。

4. 灌注后要用生理盐水冲净导尿管,夹住导尿管外口拔出,以免导尿管中残留的药液流入尿道,损伤尿道黏膜。

5. 指导患者观察排尿通畅情况及尿流粗细,早期发现患者尿道狭窄现象,并及时处理。

6. 尿道狭窄初期可以定期行尿道扩张术,多数患者可治愈,严重者需行尿道内切开术。

附11-5   膀胱灌注法操作规程

1. 评估

(1)患者的年龄、病情、临床诊断、膀胱灌注的目的、意识状态、心理状况、生命体征等。

（2）膀胱灌注药物的性质、作用、配制方法及不良反应。

（3）膀胱灌注的周期及疗程。

（4）患者有无膀胱刺激征。

（5）患者对膀胱灌注的认知及合作程度等。

2. 用物准备

（1）治疗盘内备：无菌导尿包（内装10～14号单腔尿管一根、血管钳2把、小药杯内置棉球、液体石蜡棉球瓶、洞巾、弯盘2只、有盖标本瓶或试管）、无菌持物钳、无菌手套、苯扎溴铵酊溶液、治疗碗（内盛消毒液棉球数只、血管钳1把）、消毒手套1只或指套2只、弯盘、小橡胶单及治疗巾（或一次性尿垫）纱布2块。

（2）治疗车下层放置：便盆及便巾，污物桶2个，一个放置感染性废弃物（用过的棉球），一个放置生活垃圾（用过的导尿包等的外包装）。

（3）毛毯、屏风。

3. 环境准备　酌情关闭门窗，围帘或屏风遮挡患者。保持合适的室温。光线充足或有足够的照明。

4. 操作步骤

（1）洗手、戴口罩。备齐用物携至床边，核对患者床号、姓名，向患者及家属解释膀胱灌注的目的、方法、注意事项、可能出现的不适及缓解不适的方法，以取得配合。酌情用围帘或屏风遮挡。

（2）排空膀胱。

（3）插入导尿管，操作步骤同导尿术。

（4）确认导尿管在膀胱内，待膀胱残余尿液排尽后注入化疗药物。灌注时，导尿管与注射器紧密连接，保证药液不外漏。

（5）注完化疗药物后，再从导尿管内注入5～10ml空气，使导尿管内药液能全部注入膀胱内。

（6）抬高导尿管的末端快速拔出导尿管。

（7）根据灌注药物说明书规定的时间内然后按照左侧卧位、右侧卧位、俯卧位、头低足高位、坐位顺序变换体位，让药液充分接触膀胱黏膜的各个部位，以便增加疗效。

（8）体位更换完毕后，立即排空膀胱，并饮水1000ml，以减少药物对膀胱黏膜的刺激。

（9）协助患者取舒适卧位，整理床单位，清理用物。

（10）洗手，并做好记录。

5. 注意事项

（1）由于膀胱灌注药物多为化疗药物，在配制的过程中需注意防护，避免药液暴露至空气中，引起伤害。

（2）操作前需向患者解释清楚膀胱灌注的目的、意义及注意事项。避免膀胱灌注后过早排尿影响疗效或延迟排尿加重膀胱刺激征。

（田素萍　吴惠平）

参 考 文 献

1. 车媛,王岩,张丽芳. 持续性植物状态伴长期留置尿管的护理. 护士进修杂志,2009,24(3):234-235

2. 程旭,李清.膀胱癌术后膀胱灌注疗法的不良反应与处理.临床泌尿外科杂志,2007,22(5):389-390

3. 冯军,王立静,王芳.留置导尿存在的风险因素研究及护理对策.现代中西医结合杂志,2010,19(18):2309-2310

4. 高颖.腺性膀胱炎电切术后羟基喜树碱定期膀胱灌注16例的护理.中国误诊学杂志,2011,11(11):2725

5. 李乐之,路潜.外科护理学.北京:人民卫生出版社,2012

6. 李小寒,尚少梅.基础护理学.北京:人民卫生出版社,2012

7. 连艳丽.常见气囊尿管拔除困难原因分析及护理对策.护士进修杂志,2010,25(16):1460-1462

8. 林世红,黄琦,韦成信,等.留置气囊导尿管患者无痛拔尿管方法的研究.护士进修杂志,2011,26(24):2218-2220

9. 陆倩霞.导尿及留置导尿管的护理研究进展.微创医学,2013,8(1):89-91

10. 毛永霞,胡守娥,文彩霞.膀胱冲洗液温度对留置尿管患者生命体征的影响.护理学杂志,2008,23(15):39-40

11. 潘菊银.长期留置导尿患者导尿管最佳更换时间的循证护理评价.临床医药,2011,20(3):62-63

12. 谭创,黄秀良.留置导尿管与尿路感染的监测分析及护理.中华医院感染学杂志,2009,19(13):1671-1672

13. 王先军,姚启盛,陈从波,等.经尿道电切联合羟基喜树碱灌注治疗腺性膀胱炎疗效观察.现代泌尿外科杂志,2010,15(4):154

14. 魏杰.老年男性患者留置气囊导尿管致尿道损伤的原因分析及护理.中国医学工程,2012,20(11):28-31

15. 吴小燕,石云,崔日珍,等.老年性留置气囊导尿管注水量与尿液渗漏相关因素分析及对策.临床和实验医学杂志,2008,7(7):127-128

16. 袁龙梅,张秀琴,熊金红.膀胱癌术后吡柔比星膀胱灌注62例围术期护理.齐鲁护理杂志,2011,17(26):51-52

17. 张立国,刘晓伟,于晓磊.前列腺切除术后膀胱冲洗的护理.护士进修杂志,2010,25(4):375-376

18. 周丽红.留置气囊导尿管的护理进展.临床护理杂志,2010,9(1):52-54

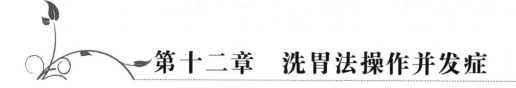

第十二章 洗胃法操作并发症

洗胃法是将胃管插入患者胃内,反复注入和吸出一定量的溶液,以冲洗胃内容物,减轻或避免吸收中毒的胃灌洗方法。临床上常用来清除胃内毒物或刺激物,减少毒物吸收,利用不同灌洗液进行中和解毒;对于幽门梗阻的患者,通过洗胃能将胃内滞留食物洗出,同时给予生理盐水冲洗,可减轻胃黏膜水肿与炎症;还可用于手术或某些检查前的准备。强腐蚀性毒物(如强酸、强碱)中毒、肝硬化伴食管胃底静脉曲张、胸主动脉瘤、近期内有上消化道出血、食管阻塞、胃穿孔、胃癌等患者禁忌洗胃,昏迷患者洗胃宜谨慎。目前,洗胃法有电动吸引洗胃法、漏斗洗胃法、注洗器洗胃法及全自动洗胃机洗胃法四种,可根据患者的病情及医院的条件选用。由于洗胃过程并发症多,在洗胃过程中应随时观察患者的病情变化,及时采取有效措施。如果护理不当,后果严重,甚至危及生命。

第一节 胃的解剖与生理

详见第六章第一节。

第二节 洗胃法操作并发症

洗胃法是危急情况下的急救措施之一,医护人员必须迅速、准确、轻柔、敏捷的操作来完成洗胃的全过程,以尽最大努力来抢救患者的生命。由于洗胃法是一项侵入性操作,不论采取哪种方法洗胃,因患者自身、操作者的技术水平等原因均可产生一些并发症,如急性胃扩张、上消化道出血、窒息、吸入性肺炎、电解质紊乱、急性水中毒等。

一、急性胃扩张

(一)发生原因

1. 洗胃管孔被食物残渣堵塞,造成活瓣作用,使洗胃液体只进不出,多灌少排,进液量明显大于出液量,导致急性胃扩张。

2. 患者精神紧张、疲惫或意识障碍,反复洗胃造成大量溶液潴留在胃内。

3. 洗胃过程中未及时添加洗胃液,药液吸空或胃管吸头一部分甚至全部浮出药液面,使空气吸入胃内,造成急性胃扩张。

4. 由于洗胃方法不当,体位不正确,胃管盘曲且大量灌注洗胃液,使水难以排出,不能保持出入液量平衡,导致急性胃扩张。

(二)临床表现

腹部高度膨胀,上腹或脐周隐痛,持续性恶心、呕吐(但昏迷患者呕吐反射消失),洗胃液吸出困难。随着病情的加重,严重者可出现脱水、碱中毒,并表现为烦躁不安、呼吸急促、手足抽搐、血压下降和休克。突出的体征为上腹膨胀,可见毫无蠕动的胃轮廓,局部有压痛,叩诊过度回响,有振水声,脐右偏上出现局限性包块,外观隆起,触之光滑而有弹性,轻压痛,其右下边界较清,此为极度扩张的胃窦,称"巨胃窦症"。实验室检查可发现血液浓缩,低血钾、低血氯和碱中毒,立位腹部 X 线片可见左上腹巨大液平面和充满腹腔的特大胃影及左膈肌抬高。

(三)预防及处理

1. 遇餐后中毒,洗胃前应先刺激咽喉部,加速催吐,以防食物堵塞胃管。

2. 对昏迷患者,小剂量灌洗更为安全可靠。

3. 洗胃过程中,保持灌入液量与抽出液量平衡。当抽吸无液体流出时,及时判断是胃管阻塞、盘曲还是胃内液体抽空。如属前者,可上下移动或转动胃管,做适当调整;应用电动吸引法或自动洗胃机洗胃则关掉"自控",打开"手冲"、"手吸",反复几次,直至液体流出通畅。如系胃内液体抽空,及时换档,由"手吸"改为"手冲",保持出入液量平衡,并准确记录洗胃出入液量。

4. 洗胃前备好足量药液,以防洗胃过程中因药液不足导致空气吸入胃内。

5. 采取正确的洗胃方法,洗胃液进出 3 ~ 4 个来回后应断开胃管与机器的连接,使胃管尾端低于胃部,同时逆向挤压胃部,变动胃管位置,胃内潴留的液体会随重力作用而流出。

6. 正确掌握手术切开洗胃指征,对呕吐反射减弱和消失的昏迷患者,洗胃过程中只能灌入不能抽出者,应立即请外科会诊切开洗胃。

7. 洗胃过程中应严密观察病情变化,如神志、瞳孔、呼吸、血压及上腹是否膨隆,患者有无液体自口、鼻腔流出及呕吐情况等。

8. 对于已发生急性胃扩张的患者,协助患者取半卧位,将头偏向一侧,并查找原因对症处理。如因洗胃管孔被食物残渣堵塞引起,立即更换胃管重新插入将胃内容物吸出;如为洗胃过程中空气吸入胃内引起,则应用负压吸引将空气吸出。

二、上消化道出血

(一)发生原因

1. 插管过程中创伤。如胃管过粗、插管动作粗暴及操作不正确。

2. 有慢性胃病经毒物刺激使胃黏膜充血、水肿、糜烂。

3. 患者剧烈呕吐造成食管黏膜撕裂。

4. 当胃内容物吸、排尽后,胃腔缩小,胃前后壁互相贴近,使胃管直接吸附于局部胃黏膜,极易因洗胃机的抽吸造成胃黏膜破损和脱落而引起胃出血。

5. 对于烦躁、不合作的患者,强行插管引起食管、胃黏膜出血。

6. 洗胃前未评估洗胃禁忌证。

(二)临床表现

洗出液呈淡红色或鲜红色,清醒患者主诉胃部不适、胃痛,严重者脉搏细弱、四肢冰凉、血压下降、呕血、黑便等。

(三)预防及处理

1. 选择粗细合适、多侧孔的胃管,成人一般选择 20 ~ 28 号胃管,如空腹服毒者稍细,餐后服毒者较粗。

2. 插胃管时应充分润滑胃管,动作轻柔,切勿用力过猛。对于烦躁、牙关紧闭、不合作者不宜粗暴使用开口器;清醒者取得其配合,不可强行及暴力插管。深度要适宜,成人距门齿 50cm 左右。

3. 插胃管时,如遇有阻力时,轻轻转动胃管,或改变患者体位,或重新插管,或在喉镜直视下插管。

4. 做好心理疏导,尽可能消除患者过度紧张的情绪,积极配合治疗,必要时加用适当镇静剂。

5. 抽吸胃内液时负压适度,洗胃机控制在正压 0.04MPa,负压 0.03MPa。对昏迷、年长者应选用小胃管、小液量、低压力(0.01~0.02MPa)抽吸。

6. 严格掌握洗胃禁忌证,有强腐蚀性毒物(如强酸、强碱)中毒、胸主动脉瘤、严重胃溃疡、食管胃底静脉曲张、胃穿孔、胃癌等患者禁止洗胃。

7. 洗胃过程中,严密观察洗出液的颜色、量、性状,观察生命体征特别是血压、脉搏变化,及时发现上消化道出血症状。

8. 如发现吸出液混有血液应暂停洗胃,经胃管灌注胃黏膜保护剂、制酸剂和止血药,严重者立即拔出胃管,肌注镇静剂,用生理盐水加去甲肾上腺素 8mg 口服,静脉滴注止血药。

9. 大量出血导致失血性休克者,立即快速输液,及时输血,以补充血容量。按失血性休克进行抢救处理。

三、窒息

(一)发生原因

1. 清醒患者可因胃管或洗胃液的刺激引起呕吐反射,昏迷患者因误吸而窒息。

2. 口服毒物对咽喉部的刺激损伤造成喉头水肿,尤其是严重有机磷中毒的患者,气道分泌物增多,导致呼吸道阻塞,造成呼吸困难缺氧。

3. 胃管的位置判断错误,插管时误入气管,洗胃液进入气管引起窒息。

4. 洗胃时患者所取体位不正确,平躺时易将口腔呕吐物及分泌物吸入气管。

5. 没有验证胃管是否进入胃内,胃管盘在口中就进行洗胃操作。

6. 洗胃机向胃内进水时拔管,使液体进入气管。

7. 大量洗胃液潴留胃内,引发胃内容物反流,误入气道。

(二)临床表现

躁动不安、呼吸困难、发绀、呛咳,严重者可致心跳骤停。

(三)预防及处理

1. 插管前在胃管上涂一层液体石蜡,以减少对咽喉部的摩擦和刺激。

2. 选择合适的体位,使头偏向一侧成 90°,并设专人固定,防移动,或采取头稍低,偏向一侧,升高床尾 15~20cm。及时吸出口腔及鼻腔分泌物,保持呼吸道通畅。

3. 培训医护人员熟练掌握胃管置入技术,严格按照证实胃管在胃内的 3 种方法进行检查,确认胃管在胃内后,方可进行洗胃操作。

4. 胃管插入后验证是否在胃内,并标记长度,妥善固定。

5. 洗胃过程中,严密观察面色、呼吸频率、节律、血氧饱和度。

6. 胃管脱出或拔出时应先关闭洗胃机或反折胃管外端。

7. 备好氧气、吸引器、气管插管、呼吸机、心脏起搏器等装置。如发现患者出现窒息症状,立即停止洗胃,清理呼吸道,给予氧气吸入,及时报告医生,进行心、肺复苏抢救及必要的措施。

四、咽喉、食管黏膜损伤、水肿

(一)发生原因

1. 患者在插管过程中不合作,反复拔出后强行插管,致使咽部及食管黏膜损伤。
2. 插管过程中创伤。如胃管过粗、插管动作粗暴及操作不正确。

(二)临床表现

口腔内可见血性分泌物,洗胃后 1 天诉咽喉疼痛,吞咽困难。

(三)预防及处理

1. 清醒的患者做好解释工作,尽量取得配合,告知患者不可强行拔管。
2. 评估患者的病情,选择型号合适的胃管。
3. 培训医护人员熟练掌握插胃管技术。
4. 合理、正确使用开口器,操作必须轻柔。插胃管时应充分润滑胃管,切勿用力过猛。
5. 咽喉部黏膜损伤者,可予消炎药物雾化吸入;食管黏膜损伤者可适当使用制酸剂及黏膜保护剂。

五、吸入性肺炎

(一)发生原因

1. 轻中度昏迷患者,因意识不清,洗胃不合作,洗胃液大量注入未被吸出,引起反射性呕吐,洗胃液被吸入呼吸道。
2. 插胃管时,胃管刺激咽部引起呕吐,可将呕吐物吸入气道。
3. 拔除胃管时没有捏紧胃管末端,而使胃管内液体流入气管内导致吸入性肺炎。
4. 老年人反应性差,更易发生吸入性肺炎。

(二)临床表现

患者表现为呛咳或痉挛性咳嗽伴气急;神志不清者,吸入后常无明显症状,但于 1～2 小时后可突发呼吸困难,出现发绀,常咳出浆液性泡沫状痰,可带血,两肺可闻及湿啰音和哮鸣音或水泡音,出现严重低氧血症,可产生急性呼吸窘迫综合征(ARDS),并可伴二氧化碳潴留和代谢性酸中毒。

(三)预防及处理

1. 插胃管时,动作轻柔,以减少对患者的刺激。洗胃时采用左侧卧位,头稍低偏向一侧。
2. 烦躁患者可适当给予镇静剂。
3. 昏迷患者洗胃前行气管插管,将气囊充气,可避免胃液吸入呼吸道。
4. 洗胃过程中,保持灌入液量与抽出液量平衡,严密观察并记录洗胃出入液量。
5. 一旦有误吸,立即停止洗胃,取头低右侧卧位,给予高浓度氧吸入,吸出气道内吸入物,应用纤维支气管镜或气管插管将异物吸出,气管切开者可经气管套管内吸引。
6. 洗胃毕,协助患者多翻身、拍背,以利于痰液排出,有肺部感染迹象者及时应用抗生素。

六、电解质紊乱

(一)发生原因

1. 洗胃时大量胃液丢失,洗胃液一次性灌入过多,大量水分进入肠腔,经肠黏膜吸收,引起电解质紊乱,如低血钠、低血钾等。

2. 洗胃液量多、时间长,使胃液大量丢失,K^+、Na^+被排出,同时因脱水治疗及应用激素和输入过多葡萄糖等,可引起和加重低血钾。

(二)临床表现

患者表现为神志不清、躁动,甚至昏迷、抽搐。低血钾患者可出现恶心、呕吐、腹胀、神志淡漠和低钾血症的心电图改变。

(三)预防及处理

1. 可选用温生理盐水代替温开水洗胃。

2. 严格保持出入液量平衡,并准确记录洗胃出入液量。

3. 洗胃过程中,密切观察患者的病情变化,注意有无恶心、呕吐,有无抽搐等。

4. 洗胃后常规检查血清电解质,若有丢失应及时补充,如补充钾、钠等。

七、急性水中毒

临床上把脑细胞水肿、肺水肿、心肌细胞水肿统称为水中毒。

(一)发生原因

1. 洗胃时,食物残渣堵塞胃管,洗胃液不易抽出,多灌少排,导致胃内水贮存,压力增高,洗胃液进入肠内吸收,超过肾脏排泄能力,血液稀释,渗透压下降,从而引起水中毒。

2. 洗胃导致失钠,水分过多进入体内,使机体水盐比例失调,发生水中毒。

3. 洗胃时间过长,增加了水的吸收量。

(二)临床表现

主要表现为无力、嗜睡、恶心、水肿、抽搐、昏迷等。早期患者出现烦躁,神志由清楚转为嗜睡,重者出现球结膜水肿,呼吸困难,癫痫样抽搐、昏迷。肺水肿者出现呼吸困难、发绀,呼吸道分泌物增多等表现。

(三)预防及处理

1. 选用粗胃管,对洗胃液量大的患者常规使用脱水剂、利尿剂。

2. 对昏迷患者用小剂量灌洗更为安全。洗胃时每次灌注液量300～500ml,并保持灌洗出入量平衡。

3. 洗胃过程中应严密观察病情变化,如神志、瞳孔、呼吸、血压及上腹是否饱胀,有无循环负荷过重情况,如心率加快,呼吸急促等。对洗胃时间相对较长者,应在洗胃过程中常规查血电解质,并随时观察有无球结膜水肿及病情变化等,以便及时处理。

4. 为急性中毒患者洗胃时,如相应的洗胃液不容易取得,最好先用1000～1500ml温清水洗胃后,再用0.9%～1%的温盐水洗胃至清亮无味为止,以免造成低渗体质致水中毒。

5. 一旦出现水中毒应及时处理,轻者禁水可自行恢复,重者立即给予3%～5%的高渗氯化钠溶液静脉滴注,以缓解细胞外液的低渗状态。

6. 如已出现脑水肿,及时应用20%甘露醇、地塞米松纠正。

7. 出现抽搐、昏迷者,立即用开口器、舌钳(纱布包缠)保护舌头,同时加用镇静药,加大吸氧流量,并应用床栏保护患者,防止坠床。

8. 肺水肿严重、出现呼吸衰竭者,及时行气管插管,给予人工通气。

八、胃肠道感染

(一)发生原因

洗胃物品、水不洁引起。

(二)临床表现

洗胃后一天内出现恶心、呕吐、腹泻、发热等。

(三)预防及处理

1. 选用无菌胃管,避免细菌污染洗胃用物及洗胃液。

2. 洗胃液可选用温开水、生理盐水,禁止使用被细菌污染的水。

3. 发生胃肠炎后及时应用抗生素治疗。

九、虚脱及寒冷反应

(一)发生原因

洗胃过程中患者恐惧、躁动不安、恶心、呕吐,机械性刺激迷走神经,张力亢进,心动过缓加之保温不好,洗胃液过凉等因素造成。

(二)临床表现

患者面色苍白、口唇发绀、周身皮肤湿冷、寒战、脉搏细弱。

(三)预防及处理

1. 清醒患者洗胃前做好心理疏导,尽可能消除患者紧张恐惧的情绪,以取得合作,必要时加用适当镇静剂。

2. 注意给患者保暖,及时更换浸湿衣物。

3. 洗胃液温度应控制在25～38℃。

十、顽固性呃逆

(一)发生原因

洗胃液温度过低刺激膈神经;胃部反复机械性冲洗影响膈肌功能。

(二)临床表现

喉间呃呃连声,持续不断,声短而频频发作,令人不能自制。轻者数分钟或数小时,重者昼夜发作不停,严重影响患者的呼吸、休息、睡眠。

(三)预防及处理

1. 洗胃液温度要适宜,以25～38℃为宜。

2. 一旦发生呃逆,拇指轮流重按患者攒竹穴,每侧1分钟,多能缓解,或舌下含服硝苯地平片10mg。

3. 如上述措施仍不能缓解,可应用盐酸氯丙嗪25～50mg肌内注射。

十一、急性胃穿孔

（一）发生原因

1. 多见于误食强酸强碱等腐蚀性毒物而洗胃者。

2. 患者患有活动性消化道溃疡、近期有上消化道出血、肝硬化并发食管静脉曲张等洗胃禁忌证者。

3. 洗胃管堵塞，出入量不平衡，短时间内急性胃扩张，继续灌入液体，导致胃壁过度膨胀，造成破裂。

4. 医护人员操作不慎，大量气体被吸入胃内致胃破裂。

（二）临床表现

腹部隆起，剧烈疼痛，腹肌紧张，肝浊音界消失，肠鸣音消失，脸色苍白，脉细速等。腹部平片可发现膈下游离气体，腹部 B 超检查可见腹腔有积液。

（三）预防及处理

1. 误服腐蚀性化学品者，禁止洗胃。

2. 加强培训医护人员洗胃操作技术，洗胃过程中，保持灌入与抽出液量平衡，严格记录洗胃出入液量。

3. 洗胃前详细询问病史，准确掌握洗胃的适应证与禁忌证，有洗胃禁忌证者，一般不予洗胃。有消化道溃疡病史但不处于活动期者洗胃液应相对减少，一般 300ml/次左右，避免胃穿孔。

4. 电动洗胃机洗胃时压力不宜过大，保持在 100mmHg 左右。

5. 洗胃过程中应严密观察病情变化，如神志、瞳孔、呼吸、血压及上腹是否饱胀，有无烦躁不安、腹痛等。

6. 如出现急性胃穿孔，立即予禁食、止痛、吸氧、静脉输液、持续胃肠减压、应用抗生素、抑酸药等，急诊行手术治疗。

十二、中毒加剧

（一）发生原因

1. 洗胃液选用不当，如敌百虫中毒者，应用碱性洗胃液，使敌百虫转化为毒性更强的敌敌畏。

2. 洗胃液灌入过多，造成急性胃扩张，增加胃内压力，促进毒物吸收。

3. 洗胃液温度过高，易烫伤食管、胃黏膜或使血管扩张，促进毒物吸收。

（二）临床表现

清醒患者意识可逐渐变模糊，昏迷患者脉搏细速、血压下降等。

（三）预防及处理

1. 首先注意了解患者中毒的情况，如患者的中毒时间、途径、毒物的种类、性质、量等。毒物的理化性质不明者，选用温开水洗胃。

2. 洗胃时先抽吸胃内浓缩的毒物后再灌注洗胃液，避免毒物被稀释后进入肠道内吸收。

3. 保持灌入与抽出液量平衡，严格记录洗胃出入液量。

4. 洗胃液温度要适宜，以 25～38℃为宜。

5. 洗胃过程中,严密观察病情变化。若出现中毒加剧,立即查找原因,给予对症处理,配合医生积极抢救。

十三、急性胰腺炎

(一)发生原因

大量的洗胃液能促进胰腺分泌,十二指肠乳头水肿,胆道口括约肌痉挛,胰管梗阻致急性胰腺炎。

(二)临床表现

中上腹疼痛,发热、恶心、呕吐,血、尿淀粉酶增高。腹部 B 超或 CT 检查可发现胰腺水肿,严重者胰腺坏死液化,胸、腹腔积液。

(三)预防及处理

1. 洗胃过程中,注意保持灌入与吸出液量平衡,严格记录出入洗胃液量。

2. 如有急性胰腺炎症状者,及时给予禁食、胃肠减压,使用抑制胰腺分泌药物如生长抑素,解痉止痛药物如阿托品、654-2 等治疗。

十四、呼吸心搏骤停

(一)发生原因

1. 心脏病患者,可由于插管给患者带来痛苦、不适、呕吐甚至挣扎,情绪紧张,心脏负荷加重,诱发心衰。

2. 胃管从口腔或鼻腔插入经食管移行处时,刺激迷走神经,反射性引起呼吸心搏骤停。

3. 患者处于深昏迷、抽搐、呼吸衰竭状态,强行洗胃可致缺氧加重心搏骤停。

4. 有机磷农药中毒患者呼吸中枢被抑制,大量分泌物堵塞呼吸道,插管过程中因咽喉部黏膜受刺激迷走神经兴奋,反射性引起心搏骤停。

(二)临床表现

患者意识丧失,大动脉搏动和心音消失,呼吸停止。

(三)预防及处理

1. 昏迷及心脏病患者洗胃宜慎重。

2. 对于重度中毒患者,要反复向患者家属交代洗胃可能引起的严重并发症,尤其是诱发心搏骤停,让患者家属有充分的思想准备。

3. 洗胃过程中,予持续心电监护,严密观察呼吸、心跳情况。

4. 一旦发现呼吸、心搏骤停,立即拔出胃管,给予吸氧、气管插管,行心肺复苏,必要时电除颤等方法进行抢救。

附 12-1　电动吸引器洗胃法操作规程

1. 评估

(1)评估患者病情、年龄、意识、生命体征、医疗诊断等。

(2)患者口鼻黏膜有无损伤,有无活动性义齿,有无洗胃和插胃管的禁忌证。

(3)患者的心理状态以及对洗胃的耐受能力、合作程度、知识水平、既往病史等。

(4)毒物的种类、性质、量及服毒时间等。

2. 用物准备

(1)治疗盘内:无菌洗胃包(内有胃管、镊子、纱布或使用一次性胃管)、灌洗溶液(按需要准备)、夹子、液体石蜡、无菌棉签、50ml 注射器、胶布、塑料围裙或橡胶单、治疗巾、检验标本容器或试管、量杯、水温计、压舌板、听诊器、手电筒、弯盘,必要时备开口器、牙垫、舌钳放于治疗碗内。

(2)洗胃设备(图 12-1):电动吸引器(包括安全瓶及 5000ml 容量的贮液瓶)、Y 形三通管、调节夹或止血钳、输液架、输液器、输液导管。

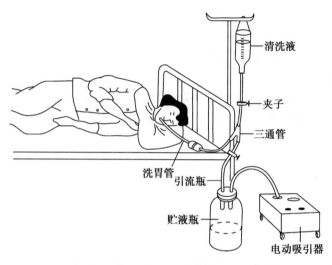

清洗液

夹子

三通管

洗胃管

引流瓶

贮液瓶

电动吸引器

图 12-1　洗胃设备

(3)治疗车下层准备以下物品:污物桶 2 个,一个放置感染性废弃物(用过的注射器、棉签等),一个放置生活垃圾(用过的注射器、棉签等的外包装)。

(4)水桶 2 只,分别盛洗胃液、污水。

3. 环境准备　整洁、安静、光线明亮、温度适宜。

4. 操作步骤

(1)洗手、戴口罩,必要时做好职业防护。

(2)将备齐用物携至患者床旁,核对患者床号、姓名,向患者或家属解释操作目的、方法、注意事项及配合要点,以取得合作。

(3)接上电源,检查吸引器的功能。

(4)安装灌洗装置:输液管与 Y 形管主管相连,洗胃管末端及吸引器贮液瓶的引流管分别与 Y 形管两分支相连,夹紧输液管,检查各连接处有无漏气。将灌洗液倒入输液瓶内,挂于输液架上。

(5)再次核对;协助患者取左侧卧位,危重或昏迷者可取平卧位,头偏向一侧,将塑料围裙围于胸前,并用压舌板、开口器撑开口腔,置牙垫于上、下磨牙之间,如有舌后坠,可用舌钳将舌拉出;如有活动义齿应先取下,置弯盘于患者口角处。

(6)用液体石蜡润滑胃管前端,润滑插入长度的 1/3;由口腔插入 55~60cm,插入长度为前额发际至剑突的距离。

(7)在插胃管过程中遇患者出现恶心或呛咳,应立即将胃管拔出,休息片刻后再插,避免误入气管。

（8）用3种检测方法确定胃管确实在胃内。证实胃管在胃内后,用胶布固定,开动吸引器,负压宜保持在13.3kPa左右,将胃内容物吸出。当中毒物质不明时,应将吸出物送检。

（9）吸尽胃内容物后,将吸引器关闭。夹紧贮液瓶上的引流管,开放输液管,使溶液流入胃内约300~500ml,液量一次不可超过500ml。夹紧输液管,开放贮液瓶上的引流管,开动吸引器,吸出灌入的液体。

（10）反复灌洗,直至吸出的液体呈澄清无气味为止。

（11）在洗胃过程中,随时观察患者面色、脉搏、呼吸和血压的变化,一旦出现异常,立即停止操作,与医生联系,采取相应的急救措施。

（12）洗胃完毕,反折胃管迅速拔出。

（13）协助患者漱口、擦脸,整理床单位,清理用物。

（14）洗手,记录灌洗液名称、液量和洗出液的颜色、性质、液量、气味以及患者全身反应。

5. 注意事项

（1）首先了解患者中毒情况,如患者中毒的时间、途径、毒物种类、性质、量等,来院前是否已有呕吐。

（2）准确掌握洗胃禁忌证和适应证:①适应证:非腐蚀性毒物中毒,如有机磷、安眠药、重金属类、生物碱及食物中毒等。②禁忌证:强腐蚀性毒物(如强酸、强碱)中毒,肝硬化伴食管胃底静脉曲张,胸主动脉瘤,近期内有上消化道出血及胃穿孔,胃癌等。患者吞服强酸、强碱等腐蚀性药物,禁忌洗胃,以免造成穿孔。上消化道溃疡、食管静脉曲张等患者一般不洗胃,昏迷患者洗胃应谨慎。

（3）急性中毒病例,应紧急采用"口服催吐法",必要时进行洗胃,以减少毒物的吸收。插管时,动作要轻、快,切勿损伤食管黏膜或误入气管。

（4）选择洗胃液时应考虑:当中毒物质不明时,洗胃溶液可选用温开水或生理盐水。待毒物性质明确后,再采用对抗剂洗胃。

（5）经口中毒后4~6小时内洗胃效果最好,中毒时间越短,洗胃效果越好。饱餐后、中毒量大或减慢胃排空的毒物,超过6小时仍要洗胃。

（6）洗胃过程中注意保暖。密切观察患者的面色、生命体征、意识、瞳孔变化、口鼻黏膜情况、口中气味及洗胃液的出入量平衡、患者是否出现腹胀、腹痛等情况。

附12-2　漏斗胃管洗胃法操作规程

1. 评估

（1）评估患者病情、年龄、意识、生命体征、医疗诊断等。

（2）患者口鼻黏膜有无损伤,有无活动性义齿,有无洗胃和插胃管的禁忌证。

（3）患者的心理状态以及对洗胃的耐受能力、合作程度、知识水平、既往病史等。

（4）毒物的种类、性质、量及服毒时间等。

2. 用物准备

（1）治疗盘内:无菌洗胃包(内有胃管、镊子、纱布或使用一次性胃管)、漏斗洗胃管(图12-2)、灌洗溶液(按需要准备)、夹子、液体石蜡、无菌棉签、50ml注射器、胶布、塑料围裙或橡胶单、治疗巾、检验标本容器或试管、大水罐、量杯、水温计、压舌板、听诊器、手电筒、弯盘,必要时备开口器、牙垫、舌钳放于治疗碗内。

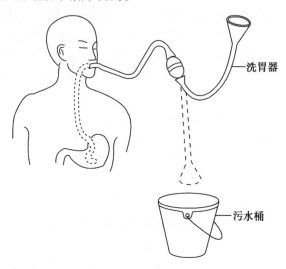

图 12-2 漏斗胃管洗胃法

（2）治疗车下层准备以下物品:污物桶 2 个,一个放置感染性废弃物(用过的注射器、棉签等),一个放置生活垃圾(用过的注射器、棉签等的外包装)。

（3）水桶 2 只,分别盛洗胃液、污水。

3. 环境准备　整洁、安静、光线明亮、温度适宜。

4. 操作步骤

（1）洗手、戴口罩,必要时做好职业防护。

（2）将备齐用物携至患者床旁,核对患者床号、姓名,向患者或家属解释操作目的、方法、注意事项及配合要点,以取得合作。

（3）再次核对;协助患者取左侧卧位,危重或昏迷者可取平卧位,头偏向一侧,将塑料围裙围于胸前,并用压舌板、开口器撑开口腔,置牙垫于上、下磨牙之间,如有舌后坠,可用舌钳将舌拉出;如有活动义齿应先取下,置弯盘于患者口角处。

（4）插胃管同电动吸引器洗胃法。

（5）证实胃管已在胃内后,即可洗胃。先将漏斗放置低于胃部的位置,挤压橡胶球,抽尽胃内容物,必要时留取标本送验。

（6）举漏斗高过头部约 30～50cm,将洗胃液缓慢倒入漏斗约 300～500ml,当漏斗内尚余少量溶液时,迅速将漏斗降至低于胃的位置,倒置于污水桶内,利用虹吸原理引出胃内灌洗液。若引流不畅时,可挤压橡胶球,再高举漏斗注入溶液。

（7）如此反复灌洗,直至流出液呈澄清无气味为止。

（8）洗胃完毕,反折胃管,迅速拔出。

（9）协助患者漱口、擦脸,整理床单位,清理用物。

（10）洗手,记录灌洗液名称、液量和洗出液的颜色、性质、液量、气味以及患者全身反应。

附 12-3　注洗器洗胃法操作规程

1. 评估

（1）评估患者病情、年龄、意识、生命体征、医疗诊断等。

（2）患者口鼻黏膜有无损伤,有无活动性义齿,有无洗胃和插胃管的禁忌证。

（3）患者的心理状态以及对洗胃的耐受能力、合作程度、知识水平、既往病史等。

（4）毒物的种类、性质、量及服毒时间等。

2. 用物准备

（1）治疗盘内:无菌洗胃包(内有胃管、镊子、纱布或使用一次性胃管)、50ml 注洗器、灌洗溶液(按需要准备)、夹子、液体石蜡、无菌棉签、胶布、塑料围裙或橡胶单、治疗巾、检验标本容器或试管、大水罐、量杯、水温计、压舌板、听诊器、手电筒、弯盘,必要时备开口器、牙垫、舌钳放于治疗碗内。

（2）治疗车下层准备以下物品:污物桶 2 个,一个放置感染性废弃物(用过的注洗器、棉签等),一个放置生活垃圾(用过的注洗器、棉签等的外包装)。

（3）水桶 2 只,分别盛洗胃液、污水。

3. 环境准备　整洁、安静、光线明亮、温度适宜。

4. 操作步骤

（1）洗手、戴口罩,必要时做好职业防护。

（2）将备齐用物携至患者床旁,核对患者床号、姓名,向患者或家属解释操作目的、方法、注意事项及配合要点,以取得合作。

（3）再次核对;协助患者取左侧卧位,危重或昏迷者可取平卧位,头偏向一侧,将塑料围裙围于胸前,并用压舌板、开口器撑开口腔,置牙垫于上、下磨牙之间,如有舌后坠,可用舌钳将舌拉出;如有活动义齿应先取下,置弯盘于患者口角处。

（4）插胃管同电动吸引器洗胃法。

（5）证实胃管在胃内后,用注洗器吸尽胃内容物,注入洗胃液约 200ml,再抽出弃去。如此反复冲洗,直至洗净为止。

（6）冲洗完毕后反折胃管,迅速拔出。

（7）协助患者漱口、擦脸,整理床单位,清理用物。

（8）洗手,记录灌洗液名称、液量和洗出液的颜色、性质、液量、气味以及患者全身反应。

附 12-4　自动洗胃机洗胃法操作规程

1. 评估

（1）评估患者病情、年龄、意识、生命体征、医疗诊断等。

（2）患者口鼻黏膜有无损伤,有无活动性义齿,有无洗胃和插胃管的禁忌证。

（3）患者的心理状态以及对洗胃的耐受能力、合作程度、知识水平、既往病史等。

（4）毒物的种类、性质、量及服毒时间等。

2. 用物准备

（1）治疗盘内:无菌洗胃包(内有胃管、镊子、纱布或使用一次性胃管)、灌洗溶液(按需要准备)、夹子、液体石蜡、无菌棉签、50ml 注射器、胶布、塑料围裙或橡胶单、治疗巾、检验标本容器或试管、量杯、水温计、压舌板、听诊器、手电筒、弯盘,必要时备开口器、牙垫、舌钳放于治疗碗内。

（2）洗胃设备:全自洗胃机,洗胃机的操作面有电子钟,调节药量的开关键以及停机、手吸、手冲、自动和清洗键。机正面有药管、胃管和污管键。机内有滤清器(防止食物残渣堵塞管道)。机背面有电源插头。

(3)治疗车下层准备以下物品:污物桶2个,一个放置感染性废弃物(用过的注射器、棉签等),一个放置生活垃圾(用过的注射器、棉签等的外包装)。

(4)水桶2只,分别盛洗胃液、污水。

3. 环境准备　整洁、安静、光线明亮、温度适宜。

4. 操作步骤

(1)洗手、戴口罩,必要时做好职业防护。

(2)将备齐用物携至患者床旁,核对患者床号、姓名,向患者或家属解释操作目的、方法、注意事项及配合要点,以取得合作。

(3)接上电源,检查机器功能完好,并连接各种管道,将3根橡胶管分别与机器的药管(进液管)、胃管、污水管(出液管)相连。

(4)插胃管同电动吸引器洗胃法。

(5)准备洗胃液,将胃管与患者连接,将已配好的洗胃液倒入水桶内,药管的另一端放入洗胃液桶内,污水管的另一端放入空水桶内,胃管的另一端与已插好的患者胃管相连,调节药量流速。

(6)按"手吸"键,吸出胃内容物,吸出物送检,再按"自动"键。机器开始对胃进行自动冲洗。冲洗时"冲"红灯亮,吸引时"吸"红灯亮。待冲洗干净后,按"停机"键,机器停止工作。

(7)洗胃过程中,如发现有食物堵塞管道,水流减慢,不流或发生故障,即可交替按"手冲"和"手吸"两键,重复冲洗数次直到管路通畅后,再将胃内存留液体吸出,按"自动"键,自动洗胃即继续进行。

(8)自动洗胃,直至洗出液澄清无味为止。

(9)洗毕,反折胃管,迅速拔出。

(10)协助患者漱口、洗脸、取舒适卧位;整理床单位,清理用物。

(11)机器处理。将药管、胃管和污水管同时放入清水中,手按"清洗"键,机器自动清洗各管腔,待清洗完毕,将胃管、药管和污水管同时提出水面,待机器内的水完全排净后,按"停机"键并关机。

(12)洗手,记录灌洗液名称、液量和洗出液的颜色、性质、液量、气味以及患者全身反应。

附12-5　各种药物中毒的灌洗溶液(解毒剂)和禁忌药物

表 12-1　各种药物中毒的灌洗溶液(解毒剂)和禁忌药物

毒物中类	灌洗溶液	禁忌药物
酸性物	镁乳、蛋清水[①]、牛奶	强酸药物
碱性物	5%醋酸、白醋、蛋清水、牛奶	强碱药物
敌敌畏	2%~4%碳酸氢钠、1%盐水、1:15 000~20 000高锰酸钾	

续表

毒物中类	灌洗溶液	禁忌药物
1605、1059、4049（乐果）	2%～4%碳酸氢钠	高锰酸钾②
敌百虫	1%盐水或清水、1∶15 000～20 000高锰酸钾	碱性药物③
DDT、666	温开水或生理盐水洗胃，50%硫酸镁导泻	油性泻药
除虫菊酯类	催吐、2%碳酸氢钠溶液洗胃、活性炭60～90g用水调成糊状注入胃内、硫酸钠或硫酸镁导泻	
氰化物	1∶15 000～20 000高锰酸钾④洗胃	
苯酚（石炭酸）、煤酚皂溶液	用温开水、植物油洗胃至无酚味，并在洗胃后多次服用牛奶、蛋清，保护胃黏膜	液体石蜡
巴比妥类（安眠药）	1∶15 000～20 000高锰酸钾洗胃、硫酸钠⑤导泻	硫酸镁
异烟肼	1∶15 000～20 000高锰酸钾洗胃、硫酸钠导泻	
灭鼠类 1. 抗凝血类（敌鼠钠等）	催吐、温水洗胃、硫酸钠导泻	碳酸氢钠溶液
2. 有机氟类（氟乙酰胺类）	0.2%～0.5%氯化钙或淡石灰水洗胃、硫酸钠导泻，饮用豆浆、蛋白水、牛奶等	
3. 磷化锌	1∶15 000～20 000高锰酸钾洗胃、0.5%硫酸酮洗胃；0.5%～1%硫酸铜溶液⑥每次10ml，每5～10分钟口服一次，并用压舌板刺激舌根催吐	牛奶、鸡蛋、脂肪及其他油类食物
发芽马铃薯、毒蕈	1%～3%鞣酸	
河豚、生物碱	1%活性炭悬浮液	

　　说明：①蛋清水、牛奶等可黏附于黏膜或创面上而起到保护作用，并可减轻患者疼痛。②1605、1059、4049（乐果）等，禁用高锰酸钾洗胃，否则可氧化成毒性更强的物质。③敌百虫遇碱性药物可分解出毒性更强的敌敌畏，其分解过程随碱性的增强和温度的升高而加速。④氧化剂能将化学性毒品氧化，改变其性能，从而减轻或去除其毒性。⑤巴比妥类药物采用碱性硫酸钠导泻，是利用其在肠道内形成的高渗透压，阻止肠道水分和残存的巴比妥类药物的吸收，促使其尽早排出体外。硫酸钠对心血管和神经系统没有抑制作用，不会加重巴比妥类药物的毒性。⑥磷化锌中毒时，口服硫酸铜可使其成为无毒的磷化铜沉淀，阻止吸收，并促使其排出体外。磷化锌易溶于油类物质，故忌用脂肪性食物，以免促使磷的溶解吸收。

（罗伟香　魏道儒）

参 考 文 献

1. 陈海燕，李金香，刘绍芳，等．风险评估在强制洗胃中的应用．华西医学，2012，27（5）：738-740

2. 高碧秀．洗胃操作时易产生的并发症及其预防．中国现代药物应用，2011，5（24）：121-122

3. 黄小兰．急性口服中毒洗胃的研究进展．中华现代护理杂志，2011，17（4）：480-482

4. 金丽萍，宁永金，何雅娟，等．间歇脱机抽液洗胃法在口服中毒患者抢救中的应用．中华护理杂志，2007，3（5）：253

5. 李玉凤. 洗胃并发症原因分析及护理对策. 实用临床医药杂志,2011,15(6):42-43

6. 李小寒,尚少梅. 基础护理学. 第4版. 北京:人民卫生出版社,2012

7. 刘淼,赵毅,陈冬梅,等. 洗胃常见并发症的原因分析及护理对策. 华北国防医药,2007,4(19):59

8. 骆彬彬. 持续质量改进在急诊洗胃中的应用. 解放军护理杂志,2011,28(9B):59-60

9. 马香蕊,尤红,封阿菊,等. 洗胃常见并发症原因分析及护理对策. 河北医药,2011,33(1):148-149

10. 沈国美,李剑平. 急性口服中毒洗胃并发症的预防新进展. 检验医学与临床,2010,7(7):658-660

11. 杨蔚,席文. 口服中毒插管洗胃的研究新进展. 国际护理学杂志,2012,31(9):1553-1557

12. 裔雅萍,王晨霞,韩惠芳. 集束化护理历年在中毒患者洗胃中的应用. 护士进修杂志,2012,27(15):1428-1429

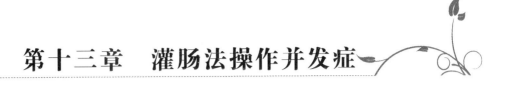

第十三章　灌肠法操作并发症

灌肠法是将一定量的液体通过肛管,由肛门经直肠灌入结肠,以帮助患者清洁肠道、排便、排气或由肠道供给药物或营养,达到确定诊断和进行治疗的目的方法。根据灌肠的目的可分为不保留灌肠和保留灌肠两种。不保留灌肠又根据灌入的液体量分为大量不保留灌肠和小量不保留灌肠。如果为了达到清洁肠道的目的,而反复使用大量不保留灌肠,至排出的灌肠液较清,无粪便残渣,则为清洁灌肠。小量不保留灌肠适用于腹部或盆腔手术后的患者及危重患者、年老体弱、小儿、孕妇等。小量不保留灌肠的目的是软化粪便,解除便秘;排除肠道内的气体,减轻腹胀。保留灌肠法是指自肛门灌入药物,保留在直肠或结肠内,通过肠黏膜吸收,达到治疗的目的方法。因灌肠法是一项侵入性操作,由于患者自身、灌肠材料、操作者的技术水平等各种原因可产生相应的并发症,本章将对大量不保留灌肠法和保留灌肠法分别进行叙述。

第一节　大肠解剖与生理

大肠是指由盲肠至肛门之间的粗大肠管,是人体参与排便运动的主要器官。通常围绕在小肠袢的周围。全长约1.5m,行程自右髂窝开始,沿右季肋区,在肝右叶的下方转向左,横过腹上区,达左季肋区。在脾的下方转向下,沿左腰部下行至左髂窝,转向右上方至骶骨岬处,再转向下,沿骨盆后壁下行,约在第三骶椎高度续为直肠。根据大肠结构的特点和分布的位置,可将其分为盲肠(包括阑尾)、结肠(包括升结肠、横结肠、降结肠和乙状结肠)、直肠和肛管四部分。

一、盲肠解剖与生理

盲肠主要位于右髂窝内,全部为腹膜被覆,稍可移动。投影于腹股沟韧带外侧半的上方,随着肠腔充盈的程度稍有变化。盲肠平均7.3cm。末端与回肠相连,续为升结肠。盲肠有两个口:阑尾口、回盲口。回盲瓣对回盲口有括约功能,回肠正向蠕动时瓣口开大,使小肠内容物进入盲肠;在生理上能控制食糜,防止过快进入大肠,使其在小肠内得到充分的消化和吸收,同时也防止大肠内容物反流入小肠。

二、结肠解剖与生理

(一)结肠的解剖

结肠是盲肠向上的延续,起自右髂窝,围绕在小肠周围,界于盲肠和直肠之间的部分。按其所处位置和形态,可分为升结肠、横结肠、降结肠和乙状结肠四部分。升结肠和降结肠仅在其前面和两侧有腹膜覆盖,因此后壁受外伤穿破时可引起严重的腹膜后感染。乙状结肠呈S形弯曲,长40~45cm,借乙状结肠系膜系于左髂窝,属腹膜内位器官,活动度大。有人系膜过长,可导致扭转。盲肠、横结肠和乙状结肠(图 13-1)则具有系膜,活动性大。结肠的肠壁分为浆膜层、肌层、黏膜下层和黏膜层,其外层纵肌聚集成三条纵行的结肠带,结肠带之间的肠壁呈许多囊状膨出,称"结肠袋"。

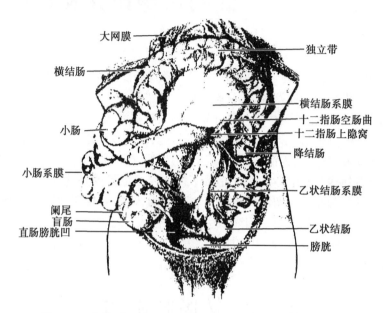

图 13-1　将横结肠翻向上,小肠翻向右,示降结肠与乙状结肠

(二)结肠的血液供应和神经支配

1. 右半结肠由肠系膜上动脉所供应,分出回结肠动脉、右结肠动脉和中结肠动脉;左半结肠由肠系膜下动脉所供应,分出左结肠动脉和数支乙状结肠动脉。静脉与动脉相似,分别经肠系膜上静脉和肠系膜下静脉而汇入门静脉。

2. 支配结肠的副交感神经左、右侧不同,迷走神经支配右半结肠,盆腔神经支配左半结肠。交感神经纤维则分别来自肠系膜上和肠系膜下神经丛。

(三)结肠的生理

结肠的生理功能主要是吸收水分,储存和转运粪便,吸收葡萄糖、电解质和部分胆酸。吸收功能主要在右侧结肠。另外分泌碱性的黏液以润滑黏膜,以及数种胃肠系激素。

三、直肠解剖与生理

(一)直肠的解剖

直肠是大肠的末端,结肠的延续,位于盆腔内。全长 13～19cm,平均 16cm。直肠在矢状面及额状面上均有不同程度的弯曲。比较明显的是矢状面上的两个弯曲,即骶曲和会阴曲。在额状面上直肠时常出现三个偏离中线的侧曲,自上而下依次突向右侧,而后转向左,再折向右,最后回到正中平面,其中向左的侧曲比较显著。在临床行乙状结肠镜检查时,须注意这些生理弯曲,以免造成肠壁的损伤。直肠向下肠腔显著扩张,称为直肠壶腹,具有储存粪便的功能。壶腹的下端,肠腔突然变窄,该段缩窄的肠管,传统上被称为肛管。直肠与肛管交界处形成一条不整齐的线,称为齿状线。

（二）直肠的血液供应和神经支配

供应直肠的动脉主要是肠系膜下动脉的终端——直肠上动脉,其次是来自髂内动脉的直肠下动脉和骶正中动脉。直肠上静脉经肠系膜下静脉回流入门静脉,因该静脉内无瓣膜,静脉丛易曲张成痔。神经主要由交感神经和副交感神经支配。

（三）直肠的生理

直肠有排便、吸收和分泌功能。可以吸收少量的水、盐、葡萄糖和一部分药物;也能分泌黏液以利排便。在正常情况下,直肠内无粪便,肛管呈关闭状态。排便时,结肠蠕动,储存于乙状结肠内的粪便下行进入直肠,使直肠壶腹膨胀,引起便意和肛管内括约肌反射性松弛,机体自主松弛肛管外括约肌,同时屏气增加腹压,粪便排出体外。

四、肛管解剖与生理

（一）肛管的解剖

肛管是消化道的末端,上起齿状线,下至肛缘,长约 3～4cm。肛管周围有肛管内、外括约肌环绕,平时呈环状收缩封闭肛门。肛管内括约肌属于不随意肌。仅有协助排便的作用,无括约肛门的功能。肛管外括约肌属于随意肌。由肛门外括约肌的浅、深部,耻骨直肠肌,肛门内括约肌以及直肠壁纵行肌层的下部等,在肛管与直肠移行处的外围,共同构成的强大肌环,称肛直肠环。此环对括约肛门有重要作用,手术时若不慎被切断,可引起大便失禁。直肠指检时可扪到肛管内括约肌和肛管外括约肌皮下部之间的一环形浅沟,称为白线,相当于肛管中下 1/3 的交界线。

（二）肛管的血液供应和神经支配

肛管的动脉供应为肛管动脉。静脉为直肠下静脉丛,在直肠、肛管的外侧汇集成直肠下静脉和肛管静脉,分别通过髂内静脉和阴部内静脉回流到下腔静脉。神经由阴部内神经的分支支配,主要的神经分支有肛直肠下神经、前括约肌神经、会阴神经和肛尾神经。肛直肠下神经的感觉纤维异常敏锐,故肛管的皮肤为"疼痛敏感区"。

（三）肛管的生理

肛管的生理功能主要是排泄粪便。排便过程是非常复杂的神经反射。直肠下端是排便反射的主要发生部位,是排便功能中的重要环节。

第二节　大量不保留灌肠法操作并发症

大量不保留灌肠的目的是彻底清除肠道粪便,解除便秘、肠胀气;清洁肠道,为肠道手术、检查或分娩做准备,防止术中污染和术后感染;稀释并清除肠道内的有害物质,减轻中毒;灌入低温液体,为高热患者降温等。由于大量不保留灌肠灌入的药液量大,所选择的肛管较粗,加上患者自身的原因,在灌肠过程中会产生一些并发症,如肠道黏膜损伤、肠出血、肠穿孔、肠破裂、排便困难、大便失禁等。

一、肠道黏膜损伤

（一）发生原因

1. 肛门插管增加了肠道的摩擦,液体石蜡润滑不够,常会遇到插管困难,若强行插入,易引起肠道黏膜的损伤。

2. 使用的肛管粗细不合适或质地较硬,反复插管会引起肠道黏膜水肿、损伤出血。

3. 患者不配合,精神紧张可致提肛肌收缩和外括约肌痉挛,插入困难而致损伤。

4. 患者因不能忍受肛管在肠道的刺激,自行拔除,动作粗暴而致损伤。

5. 年老体弱、身体一般情况较差、便秘的患者。因患者高龄,腹肌及肠肌力减退;盆底松弛,直肠前突,直肠前壁紧贴于肛管上部,容易造成患者直肠前壁损伤。

(二)临床表现

灌肠致肛管、直肠黏膜损伤的临床症状主要为肛门疼痛和便血,肛管皮肤损伤表现为插管时肛门部疼痛;直肠损伤表现为胀痛。损伤严重时可见肛门外出血或粪便带血丝;甚至排便困难。

(三)预防及处理

1. 灌肠前认真、全面评估患者的一般情况　包括患者的年龄、患者的病情(是否有便秘、腹水、慢性咳嗽等导致腹压增高的基础疾病,有无肠炎及肠腔溃疡史,了解肛管、直肠有无内痔、息肉、肿瘤,女性患者生育情况、子宫位置等)、灌肠的目的、意识状态、生命体征、心理状况、平时常用的药物,以判定患者的耐受程度、灌肠效果及存在的风险。

2. 做好解释工作,取得患者的配合　插管前,向患者详细解释灌肠的目的、方法、注意事项、灌肠的感受及配合要点,消除患者的顾虑,使之接受并配合操作。

3. 选择粗细合适、质地柔韧的肛管　建议使用硅胶肛管,硅胶肛管表面光滑圆润,管壁柔软,导管头端及旁侧开孔,软硬适中,在使用前用液体石蜡充分润滑肛管头端,以减少插管时的摩擦力,使肛管顺利插入。应用马应龙痔疮膏涂于肛管前端,润滑效果较好。有些特殊患者可结合实际情况,可采用导尿管、胃管、一次性吸痰管、气囊肛管替代。

4. 注意插管角度与插管方法　操作时顺应肠道解剖结构,注意肛管角度、直肠生理弯曲及其变化,插管时将肛管顶端从肛门朝向肚脐方向插入肛管内3cm左右有落空感(表示通过肛肠环)后停止推进,需将肛管向前偏移与肛直肠偏角相同的角度即约68°后再插入直肠。注意手法轻柔,进入要缓慢,忌强行插入,不要来回抽插及反复插管。

5. 改进患者灌肠方法　传统灌肠方法患者取左侧位,灌肠器液面距肛门40～60cm,成人插入深度约7～10cm,小儿插入深度约4～7cm,每次灌入液量为500～1000ml。此法患者容易接受,但灌肠时结肠、直肠处在同一水平,两者间不存在压力差,常常边灌边流,每次灌入液量很少,灌肠液只停留在直肠、结肠下段即开始排便,保留时间短,不能软化结肠内粪便,导致灌肠次数增加,容易引起肠道黏膜充血水肿。采用头低臀高侧卧位和膝胸卧位法灌肠可以使灌肠液易流向结肠;增加肛管插入长度,达15～25cm,可使肛管达到乙状结肠时灌肠液在结肠中充分软化大便,减少对直肠的刺激,减轻患者的不适。

6. 出现肛门疼痛和已发生肠道出血者,立即停止灌肠,密切观察患者面色、意识、腹痛、便血等情况,监测生命体征,遵医嘱予以止痛、止血等对症治疗。

二、肠道出血

(一)发生原因

1. 操作者不熟悉肠道解剖结构,操作时不能顺应解剖结构,强行插入,损伤肠道黏膜,引起疼痛和出血。

2. 患者有痔疮、直肠息肉、肿瘤、肛门或直肠畸形、凝血机制障碍等异常,插管时增加了肛门的机械性损伤。

3. 当患者精神紧张,不能理解、配合时,出现肛门括约肌痉挛,插管时损伤了肠道黏膜。

4. 肛管粗细不合适或质地较硬,润滑不彻底,刺激损伤肠道黏膜,引起疼痛和出血。

5. 重复多次插入肛管,肛门出现水肿,导致直肠黏膜出血。

(二)临床表现

肛管头端有血迹、肛门滴血或排便带有血丝、血凝块,严重出血会造成患者失血性贫血,影响患者康复。

(三)预防及处理

1. 灌肠前认真全面评估患者的心身情况　包括患者的年龄、患者的病情、灌肠的目的、意识状态、生命体征、心理状况、平时常用的药物,有无禁忌证等,以判定患者的耐受程度、灌肠效果及存在的风险。

2. 做好解释工作,取得患者的配合　插管前,向患者详细解释清洁灌肠的目的、方法、注意事项、配合要点及灌肠的感受,解除患者的思想顾虑及恐惧心理。

3. 保护患者隐私　操作时,注意使用围帘或屏风遮挡,以保护患者个人隐私,维持个人形象,保护患者自尊。

(1)充分润滑肛管,动作轻柔　插管前必须用液体石蜡或马应龙痔疮膏充分润滑肛管,插管动作要轻柔,忌暴力。

(2)当患者精神紧张,不能理解、不配合时出现肛门括约肌痉挛,可用带指套的示指蘸液体石蜡轻轻按摩肛门及肛周,待肛门括约肌松弛后再轻柔插入。

4. 发生肠道出血应仔细查看肛管头端有无血迹,追踪观察患者排便情况,必要时进行纤维结肠镜检查,既可明确诊断,又可进行救治。根据病情采取相应的止血药物或局部治疗。

三、肠穿孔、肠破裂

(一)发生原因

1. 年老体弱,身体一般情况较差者　因患者高龄,腹肌及肠肌张力减退、肠蠕动减弱,故直肠内常积滞较多干结大便,压迫肠壁引起肠腔壁充血水肿,肠壁易破。

2. 某些疾病如慢性炎症导致直肠瓣肥大,肛管容易插破肠壁　有直肠溃疡病史(如溃疡性结直肠炎),肠壁薄弱,灌肠时易导致穿孔;有便秘病史,慢性便秘时,坚硬粪块长期压迫使肠壁变薄,加上肠系膜对侧肠壁血供差,该处易形成疝和缺血以致溃疡、坏死、穿孔;坚硬粪块通过较细的乙状结肠时划破肠管,进而引起穿孔;女性患者子宫后倾后曲,压迫直肠前壁时,直肠前壁变薄导致灌肠时易发生穿孔。

3. 患者恐惧、紧张　可致肛提肌收缩、外括约肌痉挛,使肛管插入困难,同时患者扭动又可能改变肛管插入方向,损伤肠壁。

4. 操作者专业知识缺乏,未按操作规程操作　如:未充分评估者的风险因素;选择肛管材质的粗硬,粗细不合适;操作时动作粗暴,用力过猛,反复多次插管;灌入液量过多,肠道内压力过大;未关注患者主诉,强行操作。

217

（二）临床表现

灌肠过程中患者突然觉得腹胀、腹痛，查体腹部有压痛或反跳痛，严重者可导致休克和死亡。CT或腹部平片检查示膈下游离气体征或B超可发现腹腔积液。

（三）预防及处理

1. 严格掌握灌肠的适应证　除急腹症、消化道出血等灌肠禁忌证外，对50岁以上、一般情况差、有长期慢性便秘史、近期又多日未解大便者，采用肥皂水行大量不保留灌肠应慎重。可口服液体石蜡等缓泻剂润肠通便，或用油类保留灌肠，2～3小时后再行清洁灌肠，必要时用液体石蜡润滑手指后把干燥粪便抠出或在直肠镜下取便。

2. 灌肠前详细评估患者情况　包括患者的年龄、患者的病情、灌肠的目的、意识状态、生命体征、心理状况、排便情况，平时常用的药物，有无禁忌证等，以判定患者的耐受程度、灌肠效果及存在的风险。

3. 灌肠前进行肛门指诊，以了解肛管纵轴的走向，以及大便的位置、坚硬度，与医生及患者沟通后再决定解除便秘的方式。

4. 灌肠前，了解患者的心理状态及配合程度，做好解释工作　如患者的紧张情况仍不能缓解，出现肛门括约肌痉挛时可用带指套的示指蘸石蜡油轻轻按摩肛门及肛周，待肛门括约肌松弛后再轻柔插入。

5. 选择质地适中，大小、粗细合适的肛管　建议使用硅胶肛管，因硅胶管表面光滑圆润，管壁柔软，导管头端及旁侧开孔，软硬适中，在使用前用液状石蜡或马应龙痔疮膏充分润滑肛管头端，能使肛管顺利插入。

6. 护理人员要熟练掌握灌肠技术　熟练掌握直肠的解剖知识，插入肛管应顺肠道纵轴方向缓慢进入，注意肛直肠角及其变化。插管时注意手法轻柔，进入要缓慢，忌强行插入，不要来回抽插及反复插管。若插管遇有阻力时，可稍移动肛管或嘱患者变动一下体位。液体灌入速度适中，灌肠袋液面距患者肛门高度约45～60cm。

7. 操作过程中及操作后要随时观察病情变化　注意患者的面色、意识、腹痛等情况，发现脉速、面色苍白、出冷汗或剧烈腹痛、心悸、气急者，应立即停止操作，并及时报告医生。对于高度怀疑肠穿孔、肠破裂者，立即遵医嘱禁食、胃肠减压，行腹平片检查。一旦确诊，立即行剖腹探查和肠修补术。

四、水中毒、电解质紊乱

（一）发生原因

1. 反复用清水或盐水等灌肠液灌肠时，大量液体经大肠黏膜吸收。

2. 灌肠后排便异常增多，丢失过多的水、电解质致脱水或低钾、低钠血症。

（二）临床表现

水中毒者早期表现为烦躁不安，继而嗜睡、抽搐、昏迷，查体可见球结膜水肿；脱水患者诉口渴，查体皮肤干燥、心动过速、血压下降、小便减少、尿色加深；低钾血症者诉软弱无力、腹胀、肠鸣音减弱、腱反射迟钝或消失，可出现心律失常，心电图可见ST-T改变和出现U波。

（三）预防及处理

1. 全面评估患者的身心状况，对患有心、肾疾病、老年或小儿等患者尤应注意。

2. 清洁灌肠前，嘱患者合理有效的饮食（肠道准备前3～5天进无渣流质饮食），解释饮食对灌肠的重要性,使患者配合,为顺利作好肠道准备打好基础。

3. 清洁灌肠时禁用一种液体如清水或盐水反复多次灌洗。

4. 灌肠时可采用膝胸卧位,便于吸收,以减少灌肠次数。

5. 腹泻不止者可给予止泻剂、口服补液或静脉输液。低钾、低钠血症可予口服或静脉补充电解质液。

五、虚脱

(一)发生原因

1. 年老体弱、全身状况差或患有严重心肺疾患者。

2. 灌肠液温度过低,致使肠道痉挛。

3. 灌肠次数过多,速度过快,液量过大。

4. 灌肠后排便异常增多,丢失过多的水、电解质使患者发生虚脱。

(二)临床表现

患者突然表现有恶心、头晕、面色苍白、呼吸表浅、全身出冷汗、肌肉松弛,往往瘫倒在地,甚至晕厥、意识不清。

(三)预防及处理

1. 耐受力差的患者灌肠液温度应稍高于体温,约 39~41℃,不可过高或过低(高热患者灌肠降温者除外)。

2. 灌肠速度应根据患者的身体状况、耐受力调节合适的流速与液量,采取低压力、慢流速、低液量的灌肠方法。

3. 灌肠过程中注意观察患者是否出现恶心、头晕、面色苍白、全身出冷汗等现象,一旦发生立即平卧休息,给予温热的糖水饮服,用手指掐人中、内关、针刺合谷、足三里等。必要时,应用中枢兴奋药可拉明、洛贝林等。

4. 腹泻不止者可给予止泻剂、口服补液或静脉输液。

六、排便困难

(一)发生原因

1. 由于排便活动受大脑皮层的控制,插管的不适,导致排便中枢受抑制。

2. 便秘患者,插管过程中,肛管插入粪便内,使肛管堵塞,导致灌肠失败。

3. 对于大便干结的患者,注入的灌肠液短时间内不能使粪便软化、溶解,因此尽管灌肠液进入患者肠腔,但直肠内干结的粪便堵塞肛门及直肠,患者仍感排便困难。

4. 患者长期卧床、顽固性便秘,插管过程中,肛管紧贴肠壁或进入粪块中,阻力增大,如强行插管,则患者不能耐受,导致插管失败。

(二)临床表现

大便量太少、太硬,排出困难,一周内排便次数少于 2~3 次。患者常有头痛、乏力、食欲不佳、腹痛、腹胀、直肠坠胀感。

(三)预防及处理

1. 插管前常规用液体石蜡润滑肛管前端,以减少插管时的摩擦力。

2. 根据灌肠的目的,选择不同的灌肠液和量,常用溶液有清水、生理盐水、肥皂水及为降温用的冷水或冰水。成人用量为 500 ~ 1000ml,小儿用量不得超过 500ml。

3. 灌肠时将肛管自肛门插入 2 ~ 4cm 后打开灌肠夹,在灌肠液流入肠腔的同时将肛管轻轻插入直肠内一定深度(10 ~ 15cm),使灌肠液缓缓流入肠腔。

4. 对于灌肠后出现的排便困难,首先提供适当的排便环境和排便姿势,其次指导患者顺应肠道解剖结构,腹部环行按摩,增加腹内压,促进排便。

5. 插管过程中,若肛管插入粪便内堵塞肛管,可更换肛管重新再插,改变肛管插入的方向。若患者有顽固性便秘,大便干结,可先用液体石蜡润滑手指后把干燥粪便抠出,再行清洁灌肠,或在直肠镜下取便。

6. 若为非器质性便秘,可协助患者建立正常排便习惯;在饮食中增加新鲜水果、蔬菜、粗粮等促进排泄的食物;增加液体摄入量;适当增加运动量及服用一些缓泻药物如开塞露等。

七、肠道感染

(一)发生原因

1. 肛管反复多次使用,易导致交叉感染。

2. 对于年老体弱、危重患者,机体抵抗力差,灌肠术作为一种侵袭性操作常可致肠道黏膜的损伤,降低了其抵抗力。

3. 人工肛、肠造瘘口患者清洁肠道时易发生感染。

(二)临床表现

腹痛、腹胀不适,大便次数增多,大便的量、颜色、性状有所改变。

(三)预防及处理

1. 灌肠时应做到一人一液一管,一次性使用,不得交叉使用和重复使用。

2. 临床上可使用一次性输液器插入装有灌肠液的液体瓶内,排气后一端接适宜的肛管,润滑肛管前端,然后插入肛门达灌肠所需深度即可。这样既可减少交叉污染,同时也避免对肠道黏膜的损伤。

3. 尽量避免多次、重复插管,大便失禁时注意肛门、会阴部位的护理。

4. 肠造瘘口的患者需肠道准备时:①可用 16 号一次性双腔气囊导尿管,插入 7 ~ 10cm,注气 15 ~ 20ml,回拉有阻力后注入灌肠液,夹紧,保留 5 ~ 10 分钟,这样可避免肠道及造瘘口部位的感染。此法也适用于人工肛门的灌肠。②操作者双手戴双重手套,左手涂液体石蜡后,轻柔地插入造口内,用手指沿造口肠壁轻轻探通道口内肠道的方向。手指不退出,用右手将灌肠管轻柔地向该方向沿手指送进长度约15cm,如遇有阻力,不可强行进入,以免损伤肠黏膜。将手指退出,用手纸压住外露灌肠管周围的肠造口处,防止灌肠液外渗。将调节器打开慢慢灌入灌肠液,嘱患者深呼吸,灌入 300 ~ 500ml。可有效避免肠道及造瘘口部位的感染。

5. 将20%甘露醇与庆大霉素、甲硝唑联合应用于肠道清洁的准备。方法如下:术前 3 天口服庆大霉素 4 万 U,每天 3 次,甲硝唑 0.2g,每天 3 次,术前晚、术日早晨禁食,术前 1 天下午 4 时给予 20% 甘露醇 500 ~ 1 000ml + 生理盐水 500 ~ 1 000ml口服,术前 1 小时静滴 0.2% 甲硝唑 250ml。这样可避免清洁灌肠中反复多次插管导致的交叉感染。

6. 若出现肠道感染症状,可根据大便化验和致病微生物情况,选择合适的抗生素。

八、大便失禁

(一)发生原因

1. 长时间留置肛管,降低了肛门括约肌的反应,甚至导致肛门括约肌永久性松弛。

2. 清洁灌肠时,患者心情紧张造成排便反射控制障碍。

3. 操作粗暴,损伤肛管直肠环或其周围的神经,使括约肌失去了括约功能而致大便失禁。

(二)临床表现

大便不由自主地由肛门排出。直肠指诊、内镜检查、排粪造影等检查可发现肛门括约肌闭合不紧,肛周皮肤有湿疹,直肠指诊扪及括约肌收缩减弱。

(三)预防及处理

1. 需肛管排气时,一般不超过 20 分钟,必要时可隔 2~3 小时后重复插管排气。

2. 消除患者紧张不安的情绪,鼓励患者加强意识以控制排便。必要时适当使用镇静剂。

3. 帮助患者重建控制排便的能力,嘱患者收缩肛门(提肛),每天提肛 500 次左右,每次坚持数秒钟,这样可增强肛门括约肌的功能。鼓励患者尽量自己排便,助患者逐步恢复其肛门括约肌的控制能力。

4. 如肛管直肠有炎症,可对症服用抗生素。如肛周皮肤有炎症,应经常保持肛周清洁,使其保持干燥或外用药涂擦。

5. 已发生大便失禁者,床上铺橡胶(或塑料)单和中单或一次性尿布,每次便后用温水洗净肛门周围及臀部皮肤,保持皮肤干燥。必要时,肛门周围涂搽软膏以保护皮肤,避免破损感染。

6. 如发生肛门括约肌损伤引起的大便失禁,可经手术修复括约肌或重建括约肌方法来恢复肛门括约肌的功能。

九、肛周皮肤擦伤

(一)发生原因

1. 长期卧床或年老体弱患者灌肠后排便次数增多。

2. 便器摩擦致使肛周皮肤损伤。

(二)临床表现

肛周皮肤有擦痕,破溃,红肿。

(三)预防及处理

1. 在患者大便后及时洗净、擦干肛周,保持患者肛周局部清洁、干燥。

2. 使用便盆时,应协助患者抬高臀部,不可硬塞、硬拉,必要时在便盆边缘垫以软纸、布垫或撒滑石粉,防止擦伤皮肤。

3. 改进灌肠方法。对特殊患者,采用气管导管或吸痰管连接负压吸引器方式灌肠。

4. 皮肤破溃时可用 TDP 灯照射治疗,每天 2 次,每次 15~30 分钟,再以外科无菌换药法处理伤口。

十、肠梗阻

(一)发生原因

老年人肠管紧张度低,肠壁肌肉萎缩,肠蠕动低下及直肠膨胀受体敏感性差,反应迟钝,造成大剂量液体灌入而无便意,导致液体潴留,肠管扩张而引起麻痹性肠梗阻。

（二）临床表现

患者腹胀、腹痛、呕吐,肛门无排便排气。查体可闻及气过水声。

（三）预防及处理

1. 对于老年患者,尤其是有心脏病、高血压等慢性疾病的老年患者,一次灌入量不超过500ml,且速度宜慢,压力宜低,应注意观察腹部膨胀情况及生命体征等变化。

2. 出现麻痹性肠梗阻者,遵医嘱给予禁食、持续胃肠减压、肛管排气、补充水电解质等措施,如无外科情况可用新斯的明注射、腹部芒硝热敷等治疗。经上述处理,部分患者可缓解。若腹痛加重,呕吐未止,白细胞增高,体温也增高时,则必须要进行手术治疗。

附13-1 大量不保留灌肠法操作规程

1. 评估

（1）评估患者病情、年龄、意识、临床诊断、心理状况、排便情况等。

（2）评估患者肛周皮肤和肛门情况,有无肛门直肠疾患,有无灌肠禁忌证。

（3）灌肠药物的性质、作用及不良反应。

（4）患者对灌肠认知及合作程度。

2. 用物准备

（1）治疗车上层备:灌肠筒一套(橡胶管全长约120cm、玻璃接管、筒内盛灌肠液),肛管,血管钳(或液体调节开关),润滑剂,棉签,卫生纸,手套,橡胶或塑料单,治疗巾,弯盘,水温计。

（2）治疗车下层备:便器,便器巾。污物桶2个,一个放置感染性废弃物(用过的肛管、棉签、手套等),一个放置生活垃圾(用过的肛管外包装等)。

（3）输液架。

3. 环境准备　酌情关闭门窗,屏风遮挡患者。保持合适的室温。光线充足或有足够的照明。

4. 操作步骤

（1）洗手、戴口罩,备好灌肠液。

（2）携用物至患者床旁,核对,向患者解释操作目的、方法、注意事项及配合要点,以取得合作。

（3）协助患者取左侧卧位,双膝屈曲,退裤至膝部,臀部移至床沿。

（4）垫橡胶单和治疗巾于臀下,不能自我控制排便的患者可取仰卧位,臀下垫便器。

（5）盖好被子只暴露臀部,注意保暖。

（6）将灌肠筒挂于输液架上,筒内液面高于肛门40～60cm。伤寒患者灌肠时灌肠筒内液面不得高于肛门30cm,液体量不得超过500ml。戴手套。

（7）连接润滑肛管,润滑肛管前端,排尽气体,夹管。

（8）再次核对;左手垫纸巾分开肛门,暴露肛门口,嘱患者放松,右手将肛管轻轻插入直肠7～10cm,顺应肠道的解剖结构,勿用力,以防损伤肠黏膜。如插管过程中遇到阻力,则应嘱患者深呼吸,进少许灌肠液松弛肛门,再将肛管送入预定深度。小儿插入深度4～7cm。固定肛管。

（9）开放管夹,使液体缓缓流入。

（10）密切观察筒内液体下降速度和患者的情况。

（11）待灌肠液即将流尽时夹管,避免拔管时空气进入直肠及灌肠液和粪便随管流出。用卫生巾包裹肛管轻轻拔出,放入弯盘内,擦净肛门。

（12）协助患者取舒适的卧位,嘱其尽量保留 5 ~ 10 分钟后再排便。

（13）对不能下床的患者,给予便器,将卫生纸、呼叫器放于易取处。辅助能下床的患者上厕所排便。

（14）排便后及时取出便器,擦净肛门,协助患者穿裤,整理床单位,洗手,开窗通风。观察大便性状,必要时留取标本送检。

（15）体温单大便栏目处记录灌肠结果。如灌肠后解便一次为 1/E。灌肠后无大便记为"0/E"。大便失禁记为"＊"。

5. 注意事项

（1）灌肠液选择与配制:常用灌肠液 0.1% ~ 0.2% 肥皂水、生理盐水。配制:20% 软皂液 5 ~ 10ml + 生理盐水 1000ml。肝性脑病患者禁用肥皂液灌肠,以减少氨的产生和吸收;充血性心力衰竭和水钠潴留患者禁用 0.9% 氯化钠溶液灌肠。

（2）灌肠液的温度一般为 39 ~ 41℃,降温用 28 ~ 32℃,中暑用 4℃。

（3）灌肠液的容量:成人每次用量为 500 ~ 1000ml、小儿 200 ~ 500ml、伤寒患者不超过 500ml。

（4）急腹症、消化道出血、妊娠、严重心血管疾病等患者禁忌灌肠。

（5）肛管插入深度:常规成人 7 ~ 10cm、小儿 4 ~ 7cm。

（6）对颅脑疾病、心脏病患者及老年人、小儿灌肠时应慎重,压力要低,速度要慢,并注意病情变化,以免发生意外。

（7）灌肠过程中应随时注意观察患者的病情变化,如发现脉速、面色苍白、出冷汗、剧烈腹痛、心慌气急时,应立即停止灌肠并及时与医生联系,采取急救措施。

附 13-2　小量不保留灌肠法操作规程

1. 评估

（1）评估患者病情、年龄、意识、临床诊断、心理状况、排便情况等。

（2）评估患者肛周皮肤和肛门情况,有无肛门直肠疾患,有无灌肠禁忌证。

（3）灌肠药物的性质、作用及不良反应。

（4）患者对灌肠认知及合作程度。

2. 用物准备

（1）治疗车上层备:注洗器,量杯或小容量灌肠筒,肛管,温开水 5 ~ 10ml,遵医嘱准备灌肠液,止血钳,润滑剂,棉签,弯盘,卫生纸,橡胶单,治疗巾,手套,水温计。

（2）治疗车下层备:便器,便器巾。污物桶 2 个,一个放置感染性废弃物(用过的肛管、棉签、手套等),一个放置生活垃圾(用过的肛管外包装等)。

3. 环境准备　同大量不保留灌肠。

4. 操作步骤

（1）洗手、戴口罩,备好药液。

（2）携用物至患者床旁,核对,向患者解释操作目的、方法、注意事项及配合要点,以取得合作。

（3）协助患者取左侧卧位,双腿屈膝,褪裤至膝部,臀部移至床沿。

（4）垫橡胶单和治疗巾于臀下,不能自我控制排便的患者可取仰卧位,臀下垫便器。盖好被子只暴露臀部,注意保暖。

（5）戴手套,将弯盘置于臀边,用注射器抽吸灌肠液,连接肛管,润滑肛管前端,排气,夹管。

（6）再次核对;左手垫纸巾分开臀裂,暴露肛门,嘱患者深呼吸,右手将肛管轻轻插入直肠7～10cm。

（7）固定肛管,松开血管钳,缓缓注入溶液,注毕夹管,取下注洗器再吸取溶液,松夹后再行灌注。注意注入的速度不得过快过猛,以免刺激肠黏膜,引起排便反射。如用小容器灌肠筒,液面距肛门不得超过30cm。注意观察患者反应。

（8）血管钳夹闭肛管尾端或反折肛管尾端,用卫生纸包裹肛管轻轻拔出,放入弯盘。

（9）擦净肛门,取下手套,协助患者取舒适卧位。嘱其尽量保留溶液10～20分钟再排便。

（10）对不能下床的患者,给予便器,将卫生纸、呼叫器放于易取处。辅助能下床的患者上厕所排便。

（11）整理床单位,清洁用物。洗手,并做好记录。

5. 注意事项

（1）灌肠液选择与配制:常用的灌肠液:"1,2,3"溶液（50％硫酸镁30ml、甘油60ml、温开水90ml）;甘油50ml加等量温开水;各种植物油120～180ml。

（2）灌肠溶液的温度为38℃。

（3）灌肠时插入深度为7～10cm,灌肠液的容量少于500ml,压力宜低,灌肠液注入的速度不得过快。

（4）每次抽吸灌肠液时应反折肛管尾段,防止空气进入肠道,引起腹胀。

（5）急腹症、消化道出血、妊娠、严重心血管疾病等患者禁忌灌肠。

第三节　保留灌肠法操作并发症

保留灌肠法常用于镇静、催眠及治疗肠道感染等。保留灌肠法虽然灌入药量少,也可引起肠道黏膜损伤、肠道出血、肠穿孔等并发症,其发生原因、临床表现及预防处理与大量不保留灌肠基本相同,此处不予重复叙述。另外,保留灌肠还可引起腹泻,本节予以详细叙述。

腹泻

（一）发生原因

1. 心理因素　患者因担心、焦虑、恐惧等不良心理,精神高度紧张,插管时致使肠道痉挛。

2. 灌肠时对肠道黏膜的机械性刺激。

3. 灌肠后患者不能耐受灌肠液的药物性刺激。

（二）临床表现

腹痛、肠痉挛、疲乏或恶心、呕吐、大便次数增多（每天排便可达 10 次以上），且粪便多稀薄或不成形呈液体状。

（三）预防及处理

1. 灌肠前全面评估患者的全身心状况，有无禁忌证。耐心解释保留灌肠的目的、意义，解除其心理负担。

2. 保留灌肠前嘱患者排便，以减轻腹压及清洁肠道，便于灌肠液的保留和吸收。

3. 已发生腹泻者，卧床休息，腹部予以保暖。不能自理的患者应及时给予便盆。保持皮肤的完整性，特别是婴幼儿、老人、身体衰弱者，每次便后用软纸轻擦肛门，温水清洗，并在肛门周围涂油膏保护局部皮肤。腹泻严重者，给予止泻剂或静脉输液。

附 13-3　保留灌肠法操作规程

1. **评估**

（1）评估患者病情、年龄、意识、临床诊断、心理状况、排便情况等。

（2）评估患者肛周皮肤和肛门情况，有无肛门直肠疾患，有无灌肠禁忌证。

（3）灌肠药物的性质、作用及不良反应。

（4）患者对灌肠认知及合作程度。

2. **用物准备**

（1）治疗车上层备：注洗器或小容量灌肠筒，量杯（内盛行灌肠液），肛管（20 号以下），温开水 5～10ml，遵医嘱准备灌肠液，止血钳，润滑剂，棉签，卫生纸，橡胶单，治疗巾，手套，小垫枕，水温计，弯盘。

（2）治疗车下层备：便器，便器巾。污物桶 2 个，一个放置感染性废弃物（用过的肛管、棉签、手套等），一个放置生活垃圾（用过的肛管外包装等）。

3. **环境准备**　同大量不保留灌肠。

4. **操作步骤**

（1）洗手、戴口罩，备好药液。

（2）携用物至患者床旁，核对患者床号、姓名及灌肠溶液，向患者解释操作目的、方法、注意事项及配合要点，以取得合作。

（3）根据病情选择不同体位。慢性细菌性痢疾，病变部位多在直肠或乙状结肠，取左侧卧位。阿米巴痢疾，病变部位多在回盲瓣，取右侧卧位，以提高疗效。

（4）将小垫枕、橡胶单和治疗巾垫与臀下，使臀部抬高约 10cm。

（5）再次核对；戴手套，润滑肛管前端，排气后轻轻插入肛门 15～20cm，缓慢注入药液。

（6）药液注入完毕，再注入温开水 5～10ml，抬高肛管尾端，使管内溶液完全注入，拔出肛管，擦净肛门，取下手套。

（7）嘱患者尽量忍耐，保留药液在 1 小时以上，使药液充分吸收，达到治疗目的。

（8）整理床单位，清理用物。

（9）洗手，并做好记录。

5. **注意事项**

（1）保留灌肠特别是肠道抗感染药物以晚上睡眠前灌肠为宜，因为此时活动减少，药液易于保留吸收,达到治疗的目的。

(2)保留灌肠前嘱患者排便,肠道排空有利于药液吸收。了解灌肠目的和病变部位,以确定患者的卧位和插入肛管的深度。

(3)保留灌肠时,应选择稍细的肛管并且插入要深,液量不宜过多,压力要低,灌入速度宜慢,以减少刺激,使灌入的药液能保留较长时间,利于肠黏膜吸收。

(4)灌肠过程中如有腹胀或便意时,嘱患者作深呼吸。灌肠完毕,要让灌肠药液尽可能地保留1小时以上。灌肠过程中,随时注意观察病情,如发现脉速、面色苍白、腹痛等症状时,应立即停止操作,并报告医生及时处理。

(5)有肛门、直肠、结肠手术的患者及大便失禁的患者,不宜作保留灌肠。

(6)灌肠液的选择:药液与剂量遵循医嘱准备,灌肠溶液量不超过200ml。溶液温度为38℃:①镇静、催眠用10%水合氯醛,剂量按医嘱准备。②抗肠道感染用2%小檗碱,0.5%~1%新霉素或其他抗生素溶液。

附13-4 肛管排气法操作规程

1. 评估

(1)评估患者的病情、临床诊断、意识状态、心理状况等。

(2)评估肠胀气的原因、伴随症状和体征,如腹胀、腹痛、腹部膨隆、肠鸣音情况,询问直肠肛门相关病史。

(3)评估患者对肛管排气的理解及配合能力。

2. 用物准备

(1)治疗盘内备:肛管,玻璃接头,橡胶管,玻璃瓶(内盛水3/4满,瓶口系带)。

(2)治疗盘外备:润滑油,棉签,胶单(10cm×15cm),别针,清洁手套。

(3)治疗车下层备:污物桶2个,一个放置感染性废弃物(用过的肛管、棉签、手套等),一个放置生活垃圾(用过的肛管外包装等)。

3. 环境准备　同大量不保留灌肠。

4. 操作步骤

(1)洗手、戴口罩。

(2)携用物至患者床旁,核对患者床号、姓名,向患者解释操作目的、方法、注意事项及配合要点,以取得合作。

(3)协助患者取左侧卧位,注意遮盖,暴露肛门。

(4)将玻璃瓶系于床边,橡胶管一端插入玻璃瓶液面下,另一端将与肛管相连。

(5)再次核对;戴手套,润滑肛管,嘱患者张口呼吸,将肛管轻轻插入直肠15~18cm,用胶布将肛管固定于臀部,橡胶单留出足够长度用别针固定在床单上,便于患者翻身。

(6)观察排气情况,如排气不畅,帮助患者更换体位或按摩腹部可以促进排气。若有气体排出,可见瓶内液面下有气泡逸出。

(7)保留肛管不超过20分钟,拔出肛管。清洁肛门,取下手套。

(8)协助患者取舒适的体位,并询问患者腹胀有无减轻。

(9)整理床单位,清理用物。

(10)洗手,记录排气时间及效果,患者的反应。

5. 注意事项

(1)操作前确认检查橡胶管插入玻璃瓶液面下,防止空气进入直肠内,加重腹胀。

(2)肛管插入深度为15~18cm,注意动作轻柔。

(3)肛管保留时间不超过20分钟,因为长时间留置肛管,会降低肛门括约肌的反应,甚至导致肛门括约肌永久性松弛。必要时,2~3小时后再行肛管排气。

(4)指导患者及家属合理饮食和运动,指导卧床患者床上运动或变换体位,以减少腹胀的发生。

(蔡月英 罗伟香)

参 考 文 献

1. 柴彩凤. 清洁灌肠操作护理技术进展. 河南外科学杂志,2008,3(2):140-141

2. 陈明慧,李君久,肖梅. 灌肠致医源性直肠穿孔原因分析及护理. 全科护理,2013,3(11):619-620

3. 成东英. 异常情况下灌肠的插管技巧. 中国实用护理杂志,2008,24(1):32

4. 李小寒,尚少梅. 护理学基础. 第4版. 北京:人民卫生出版社,2012

5. 尚艳,何晓伟,王宏. 灌肠插管技巧与效果分析. 护理研究,2007,21(4B):1012

6. 王青. 大剂量清洁灌肠引发肠梗阻1例分析. 中国误诊学杂志,2011,12(16):8933

7. 徐惠萍. 灌肠插管角度对灌肠并发症影响及其护理措施. 医学信息,2012,25(4):156

8. 杨纪美. 输液式灌肠法在老年患者清洁灌肠中的应用. 中国医药指南,2011,9(29):65-66

9. 郑彬彬,林海珍,王丹亮,等. 老年患者清洁灌肠并发症的原因分析与护理. 解放军护理杂志,2006,23(11):92

10. 喻瑛,朱让. 3例清洁灌肠致直肠损伤的经验教训及预防对策. 中国医药指南,2012,1(10):237-238

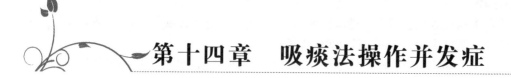

第十四章　吸痰法操作并发症

吸痰法是指经口、鼻腔、人工气道将呼吸道的分泌物吸出，以保持呼吸道通畅，预防吸入性肺炎、肺不张、窒息等并发症的一种方法。吸痰的目的是清除呼吸道分泌物，保持呼吸道通畅；促进呼吸功能，改善肺通气；预防并发症的发生。临床上主要用于年老体弱、危重、昏迷、麻醉未清醒前等各种原因引起的不能有效咳嗽、排痰者。吸痰装置有中心吸引器（中心负压装置）、电动吸引器两种，它们利用负压吸引原理，连接导管吸出痰液。将吸痰管插入气道连接负压吸出气道分泌物的同时，也对气管黏膜形成刺激；吸痰同时也吸出一部分的氧气，影响患者的气体交换，出现一些并发症。本章分别详细叙述。

第一节　呼吸系统解剖与生理

详见第七章第一节。

第二节　吸痰法操作并发症

吸痰是肺部治疗和护理的必需组成部分，对预防肺部感染及已知肺部感染的控制与治疗具有重要作用。吸痰是一项侵入性操作，由于操作者的技术水平、吸痰装置及患者自身等原因，常可引起一些并发症，如：低氧血症、呼吸道黏膜损伤、感染、心律失常、肺不张等。

一、低氧血症

（一）发生原因

1. 吸痰过程中供氧中断，导致缺氧或低氧血症。

2. 气管黏膜受到吸痰管的直接刺激，使巨噬细胞释放炎性介质，迷走神经兴奋，以及在吸痰过程中，患者易产生剧烈咳嗽，均可导致气道痉挛狭窄，使气体经过吸痰管周围进入肺内的阻力增加而发生低氧血症。

3. 吸痰中断了机械通气的正压，加之气道抽吸出现负压，将肺内富含氧的气体吸出，因此从吸痰管周围进入肺泡气体的氧浓度远低于机械通气时或空气中的氧浓度，使肺泡内气体氧浓度降低。

4. 吸痰操作使肺泡内的正压消失，肺泡萎陷而致肺容积下降，氧合面积减少。肺萎陷、肺容积减少导致通气不足，肺内分流增加，即便由于胸内负压及胸腹压差的改变，使回心血量及肺血流量增加，亦可因通气/血流比例失调导致低氧血症。

5. 患者原有肺癌、肺纤维化等影响肺换气功能的器质性疾病，以及气道肿物、慢性阻塞性肺病等影响肺通气功能疾病，原发病本身即易导致低氧血症，吸痰时则可加重缺氧。

6. 吸痰时负压过高、时间过长、吸痰管外径过粗、置管过深等均可造成低氧血症。

7. 使用呼吸机的患者,在吸痰过程中脱离呼吸机的时间过长。

(二)临床表现

根据缺氧程度的不同,其临床表现也有差别。初期表现为呼吸加深加快、脉搏加强、脉率加快、血压升高、肢体协调动作差等;缺氧进一步加重时,表现为疲劳,精细动作失调,注意力减退,反应迟钝,思维紊乱似酒醉者;严重时,出现头痛、发绀、眼花、恶心、呕吐、耳鸣、全身发热,不能自主运动和说话,很快出现意识丧失、心跳减弱、血压下降、抽搐、张口呼吸,甚至呼吸停止,继而心跳停止,导致临床死亡。

(三)预防及处理

1. 吸痰前,通过提高患者吸入气体的氧浓度,以提高机体的血氧饱和度,增加机体的氧储备,补偿吸痰引起的暂时性缺氧。尤其是对于原有肺换气与肺通气功能疾病者。因此,在吸痰前后分别给患者吸入氧浓度为 100% 的气体 1~2 分钟,或在吸痰前后吸入气体氧浓度高于原吸氧浓度 20% 以上,均能有效预防吸痰导致的低氧血症。

2. 把握吸痰的时机　应根据患者需要进行适时吸痰,即患者有咳嗽或有憋气时;床旁听到气道内有痰鸣音时;呼吸机气道内压力升高或报警时;氧分压或血氧饱和度突然下降时等任何一种情况,立即进行吸痰。

3. 选择适当的增氧调节方式　对于机械通气的患者,临床上应用的多数呼吸机有瞬时高浓度氧的供气功能,能提供 2~3 分钟的纯氧或根据病情所设置高浓度氧。吸痰前后只需将开关设置在这一模式即可给患者提供所设置的氧浓度,给氧后呼吸机会自动返回到原设氧浓度。

4. 给机械通气患者吸痰时,应避免断开呼吸机管路　美国呼吸治疗学会 2010 年关于气道内吸引的指南建议,在给应用机械通气的患者吸痰时,应避免断开呼吸机管路吸痰。可应用密闭式吸痰管,与人工气道、呼吸机管路连成一个系统,保持稳定的气道压力,维持通气和氧供;亦可采用半密闭式吸痰,即在人工气道和呼吸回路之间连接一个带吸痰孔的可伸缩式延长管,吸痰时将保护帽打开,吸痰管由该吸痰孔插入,毋须分离人工气道和呼吸回路,不中断机械通气,可有效避免气管内吸痰时患者血氧饱和度下降。

5. 合理调节呼气末正压(PEEP)　PEEP 的调节范围可根据应用目的选择,预防性应用维持肺泡膨胀,增加功能残气量(FRC),可选择 $1~5cmH_2O$;升高氧浓度至 60% 仍不能使 PaO_2 保持在 60mmHg 以上者,可调节 PEEP 至 $5~20cmH_2O$。但因 PEEP 对循环影响较大,需注意使用时间不宜过长。

6. 选择适宜型号的吸痰管　成人可选用 12~16 号,婴幼儿可选用 6~10 号的硅胶吸痰管,其既能够将痰液吸出,又不会阻塞气道。对于机械通气的患者,为避免肺不张的发生,应尽可能使用更小的吸痰管,吸痰管的外径不能超过气管插管内径的 1/2。

7. 吸痰时注意吸力大小　每次吸痰前,先将吸痰管放于无菌生理盐水中,以测试导管是否通畅和吸引力是否适宜,吸引负压不宜过大。

8. 严格掌握吸痰时间　每次吸痰时间 <15 秒,间歇 3~5 分钟,连续吸引的总时间不得超过 3 分钟,以免造成患者缺氧。

9. 注意吸痰管插入的深度　应为插入吸痰管直到遇到阻力再上提 1~2cm 或者测量气管插管深度作为吸痰管应进入气道的深度指标。根据患者的年龄、身高及性别不同,患者的气管长度存在个体差异,可将吸痰管从患者的胸骨角上 2~3cm 测量到气管插管或气管切开套管在体外开口端(或加上连接器)的长度,作为吸痰管的插入长度。

10. 使用呼吸机的患者,在吸痰过程中不宜使患者脱离呼吸机的时间过长,一般应少于15秒。对于一次不能吸净者,应给予连接呼吸机辅助呼吸,待血氧饱和度回升后再吸痰。亦可应用充氧式吸痰管吸痰,充氧式吸痰管在吸痰管(长60cm)的内侧壁黏合一外径3mm的细塑料管作为充氧管,充气管下端突出吸痰管下端3cm,顶端能与吸氧管连接。吸痰时充氧管与吸氧装置相接,在吸痰过程中持续供给氧气,从而减少或避免低氧血症的发生。

11. 吸痰过程中患者若有咳嗽,可暂停操作,让患者将深部痰液咳出后再继续吸痰。

12. 吸痰过程中,须密切监测患者的呼吸频率和节律、心率、心律、动脉血压和血氧饱和度等的变化。

13. 已经发生低氧血症者,立即加大吸氧流量或给予面罩加压吸氧,酌情适时静注阿托品、氨茶碱、地塞米松等药物,必要时进行机械通气。已行机械通气的患者,则使用呼吸机临时高浓度吸氧功能。

二、呼吸道黏膜损伤

(一)发生原因

1. 吸痰管选择不当　吸痰管质量差,质地僵硬、粗糙;吸痰管管径过大,容易损伤气管黏膜。

2. 吸痰次数过多、过频,插管过深,增加对气管黏膜的机械性刺激。

3. 吸痰次序不当　先吸气管内分泌物,后吸口鼻腔分泌物,常引起呛咳,口鼻腔分泌物呛入气道,需再次吸痰,反复吸痰加重黏膜损伤。

4. 负压调节不当　负压过小,痰液难以吸尽,需反复吸引;负压过大,吸痰管易吸附于气道,吸痰管移位时易擦破黏膜。

5. 忽略痰液的黏稠度及位置　痰液越是黏稠,吸痰所需负压越大,负压越大,愈易损伤气道黏膜。痰液所处位置越深,越不容易吸出,吸痰时,会加大负压,增加吸痰的频率。

6. 吸痰操作动作粗暴,吸痰管移位过快,造成气道黏膜机械性损伤。

7. 吸痰前未充分进行体位引流　如患者取仰卧位单纯性吸痰,无论吸痰管插入多深,都很难吸清深部痰液,加重气道黏膜损伤。

8. 固有鼻腔黏膜柔嫩,血管丰富　如有炎症时充血肿胀,鼻腔更加狭窄,加上长时间吸入冷气(氧气),使鼻腔黏膜干燥,经鼻腔吸痰时易造成损伤。

9. 患者不配合　烦躁不安、不合作患者,由于头部难固定,在插吸痰管过程中,其头部摆动过大容易刮伤气管黏膜,造成黏膜损伤。

10. 患者有呼吸道感染　病毒、支原体、真菌感染诱发气道炎症而破坏气道黏膜上皮的完整性,削弱了气道防御能力,吸痰易导致气道黏膜损伤。

(二)临床表现

气道黏膜受损可吸出血性痰。纤维支气管镜检查可见受损处黏膜糜烂、充血肿胀、渗血甚至出血;口唇黏膜受损可见有表皮的破溃,甚至出血。

(三)预防及处理

1. 选择质地合适的吸痰管　使用优质、前端钝圆有多个侧孔、后端有负压调节孔的硅胶吸痰管,吸引前先蘸无菌蒸馏水或生理盐水使其润滑。

2. 选择型号适当的吸痰管　成人一般选用12～16号吸痰管;婴幼儿多选用10号;新生儿常选用6～8号,如从鼻腔吸引尽量选用6号。有气管插管者,可选择外径小于1/2气管插管内径的吸痰管。

3. 掌握吸痰的指征和时机　遵循最小吸痰频次原则,按需吸痰即适时吸痰。在翻身、拍背、雾化等促进痰液引流措施后,立即吸痰,以获得最佳效果。吸痰后听诊肺部,判断是否吸净痰液,若有痰,间隔3～5分钟,待血氧饱和度回升后再吸。

4. 吸痰管的插入长度应适宜　插入的长度为患者有咳嗽或恶心反应即可,有气管插管者,则超过气管插管1～2cm,避免超过深度损伤黏膜。

5. 掌握吸痰的顺序　先吸口鼻腔分泌物,更换吸痰管后再吸气管内分泌物;先吸气管套管内口分泌物,再吸气管深部的分泌物。这样能使吸痰彻底,不需重复吸引,减少了吸痰次数,从而减少了对气管黏膜的损伤。当外露人工气道呼吸机螺纹管有分泌物时,要先使吸痰管带负压由浅入深进行吸痰,直至吸痰管送至气管插管30～35cm或送至气管切开套管10～15cm;然后松开负压,送吸痰管到深部,遇到阻力向外提1cm,再加负压吸引;最后吸口鼻腔分泌物。

6. 调节合适的吸引负压　一般成人40.0～53.3kPa,儿童<40.0kPa,婴幼儿13.3～26.6kPa,新生儿<13.3kPa。在吸引口腔分泌物时,通过手控制负压孔,打开、关闭反复进行,直至吸引干净。

7. 观察痰液的量和性状,根据痰液黏稠度的判断,选择相应的湿化措施　如超声雾化吸入、气道内滴药、气道湿化等稀释痰液后,再进行吸痰。

8. 操作者动作应轻柔　吸痰管插入时动作轻柔,特别是从鼻腔插入时,不可蛮插,不要用力过猛。轻柔旋转式吸痰能减少对气管黏膜的刺激,吸痰管移位适当,动作勿过快过大。

9. 吸痰前和吸痰过程中,可辅以翻身、叩背,定时行雾化吸入,以利于深部痰液向浅部引流。

10. 对于经鼻腔吸痰的患者,吸痰前可应用无菌液体石蜡润滑吸痰管前端,使吸痰管充分润滑,减少插入时的摩擦力和阻力,减轻对鼻腔黏膜的损伤。

11. 取得患者及家属的配合　对于不合作的患儿,可告知家属吸痰的必要性,取得家长的合作,固定好患儿的头部,避免头部摇摆。对于烦躁不安和极度不合作者,吸痰前可酌情予以镇静。

12. 对于有呼吸感染的患者,应积极治疗呼吸道的疾病。

13. 为患者行口腔护理时,仔细观察口腔黏膜无损伤,牙齿有无松脱　如发现口腔黏膜糜烂、渗血等,可用口泰(或朵贝尔液)、双氧水、碳酸氢钠溶液漱口以预防感染。松动的牙齿及时提醒医生处置,以防脱落引起误吸。

14. 鼻腔黏膜损伤者,可外涂四环素软膏。

15. 发生气管黏膜损伤时,可用生理盐水加庆大霉素或丁胺卡那霉素等抗生素进行超声雾化吸入。

三、感染

(一)发生原因

1. 未严格执行无菌技术操作　①没有戴无菌手套。②使用的吸痰管消毒不严格或一次性吸痰管外包装破裂致使吸痰管被污染。③吸痰管和冲洗液更换不及时。④用于吸口鼻咽与吸气管内分泌物的吸痰管混用等。

2. 经口腔吸痰失去了鼻腔对空气的加温作用,特别是黏膜中的海绵状血管,当冷空气流经鼻腔时则发生热交换,将气流的温度提高,未加温的空气直接进入下呼吸道,致使黏膜血管收缩,血供减少,局部抵抗力下降导致感染;失去了鼻腔对空气的清洁作用,致使空气中的细菌进入到肺内;失去了鼻腔对空气的加湿作用,致使下呼吸道分泌物黏稠,使纤毛运动障碍,分泌物不易咳出、结痂,可致下呼吸道炎症改变。

3. 吸痰存在漏吸、误吸。

4. 原发呼吸系统疾患未得到有效控制;患病期间患者机体抵抗力下降。

5. 前述各种导致呼吸道黏膜损伤的原因,严重时均可引起感染。

(二)临床表现

口鼻局部黏膜感染时,出现局部黏膜充血、肿胀、疼痛,有时有脓性分泌物;肺部感染时出现寒战、高热、痰多、黏液痰或脓痰,听诊肺部有湿啰音,X 线检查可发现散在或片状阴影,痰液培养可找到致病菌。

(三)预防及处理

1. 吸痰时严格遵守无菌技术操作原则　采用无菌吸痰管,使用前认真检查有无灭菌,外包装有无破损等。准备两套吸痰管,一套用于吸气管内分泌物,一套用于吸口腔及鼻咽腔分泌物,两者不能混用。如用一条吸痰管,则应先吸气管内的痰后吸口、鼻腔分泌物。吸痰管及用物定专人用,放置有序。每次吸痰前后洗手,吸痰时戴口罩,戴无菌手套或持无菌镊子,吸痰管一次性使用,插管前后必须用生理盐水或灭菌蒸馏水冲洗吸痰管腔,生理盐水或灭菌蒸馏水开启后注明口腔、气道。冲洗液 8 小时更换一次。吸引瓶内吸出液不超过其高度的 70% ~ 80%,及时更换。

2. 条件许可时,采用密闭式吸痰法　密闭式吸痰管一般 24 ~ 48 小时予以更换。

3. 痰液黏稠者,可行超声雾化吸入　应用生理盐水 40ml 加庆大霉素 8 万 U 加糜蛋白酶 4000U 行超声雾化吸入,每日 3 次,必要时根据患者的症状给予地塞米松或氨茶碱,以便稀释痰液,易于排痰或吸痰。

4. 加强口腔护理　一般常规使用生理盐水和 1:2000 洗必泰溶液。当培养出致病菌时,可根据药敏试验结果,选择适当的抗生素局部应用。

5. 加强医护人员的责任感,防止漏吸　吸痰过程中,认真观察吸出液体的颜色、气味、性状及呼吸状况的变化,发现误插或误吸,应立即更换吸痰管再行插管。

6. 积极治疗原发呼吸系统疾患,密切观察体温与血象变化,做好痰培养,以便选择敏感抗菌药物。

7. 防止呼吸道黏膜损伤　吸痰所致的感染几乎都发生在呼吸道黏膜损伤的基础上,所有防止呼吸道黏膜损伤的措施均适合于防止感染。

8. 发生局部感染者,给予对症处理　出现全身感染时,行血培养,做药物敏感试验,根据药敏试验结果选择抗生素静脉用药。

四、心律失常

(一)发生原因

1. 在吸痰过程中,吸痰管在气管导管内反复吸引时间过长,造成患者短暂性呼吸道不完全阻塞以及肺不张引起缺氧和二氧化碳蓄积,引起迷走神经兴奋性增强致冠状动脉痉挛。

2. 吸引分泌物时吸痰管插入较深,吸引管反复刺激气管隆凸引起迷走神经反射,严重时致呼吸心搏骤停。

3. 吸痰的刺激使儿茶酚胺释放增多或导管插入气管刺激其感受器所致。

4. 患者有原发心脏疾病,吸痰导致的低氧血症,加重了心肌的缺氧。

5. 前述各种导致低氧血症的原因,严重时均可引起心律失常甚至心搏骤停。

(二)临床表现

在吸痰过程中患者出现各种快速型或缓慢型心律失常。轻者可无症状,重者可影响血流动力学而致乏力、头晕等症状。原有心脏病者可因此而诱发或加重心绞痛或心力衰竭。听诊心律不规则,脉搏触诊间歇脉搏缺如;严重者可致心搏骤停。确诊有赖于心电图检查。

(三)预防及处理

1. 因吸痰所致的心律失常几乎都发生在低氧血症的基础上,所有防止低氧血症的措施均适合于防止心律失常。

2. 对原有心脏疾病的机械通气患者,如风湿性心瓣膜病术后患者,在吸痰时可使用简易呼吸器操作,将氧流量增至 10L/min,储氧呼吸囊能输送的氧浓度为 95% ~ 100% ,呼吸囊的潮气量为患者平时潮气量的 1.5 倍,能明显提高血氧分压,有效预防低氧血症的发生,防止发生心律失常。

3. 如发生心律失常,立即停止吸引,退出吸痰管,并给予吸氧或加大吸氧浓度。

4. 一旦发生心搏骤停,立即施行准确有效的胸外心脏按压,开放静脉通道,同时准备行静脉、气管内或心内注射肾上腺素等复苏药物。给予高流量面罩经口吸氧,立即准备手控呼吸球囊经口加压给氧。持续心电监测,准备好电除颤器、心脏起搏器,心搏恢复后予以降温措施行脑复苏。留置导尿管,采取保护肾功能措施,纠正酸碱平衡失调和水电解质紊乱。

五、阻塞性肺不张

(一)发生原因

1. 吸痰管直径过大,吸引时氧气被吸出,同时进入肺内的空气过少。

2. 吸痰时间过长、负压过大,导致肺泡内的正压消失,肺泡萎陷而致肺容积下降。

3. 痰痂形成阻塞吸痰管,造成无效吸痰。

(二)临床表现

肺不张的临床表现轻重不一。急性大面积的肺不张,可出现咳嗽、喘鸣、咯血、浓痰、畏寒和发热,或因缺氧出现唇、甲发绀。X 线胸片呈按肺叶、段分布的致密影。

(三)预防及处理

1. 根据患者的年龄、痰液的性质选择型号合适的吸痰管　有气管插管者,选用外径小于气管插管 1/2 内径的吸痰管,有利于空气进入肺内;成年患者用 30 ~ 38(7 ~ 9mm)的气管插管,可选用 10 ~ 16 号(2 ~ 3mm)的吸痰管,预防过度负压而致的肺不张。

2. 控制气管内吸痰的持续时间　吸痰持续时间要根据分泌物的清除情况及患者对吸痰的反应和对缺氧的耐受能力。一般每次吸痰时间不超过 15 秒,间歇 3 ~ 5 分钟。可采用间歇吸引的办法:将拇指交替按压和放松吸引导管的控制口,可以减少对气道的刺激。

3. 调节合适的吸引负压　一般成人 $40.0 \sim 53.3kPa$，儿童 $< 40.0kPa$，婴幼儿 $13.3 \sim 26.6kPa$，新生儿 $< 13.3kPa$，避免压力过高。吸引管拔出应边旋转边退出，使分泌物脱离气管壁，可以减少肺不张和气道痉挛。

4. 插入吸痰管前检测吸痰管是否通畅　吸痰过程中必须注意观察吸痰管是否通畅，防止无效吸痰。

5. 加强肺部体疗　每 $1 \sim 2$ 小时协助患者翻身一次，翻身的同时给予自下而上，自边缘而中央的叩背体疗，使痰液排出。翻身时可以仰卧-左侧卧-仰卧-右侧卧来交替翻身，使痰液易于通过体位引流进入大气道，防止痰痂形成。还可利用超声雾化吸入法湿化气道，稀释痰液。

6. 吸痰前后听诊肺部呼吸音的情况，并密切观察患者的呼吸频率、呼吸深度、血氧饱和度、血气分析结果及心率的变化。

7. 对于机械通气患者，可采用膨肺吸痰法　即一名护士将储氧呼吸囊一端连接氧气管，一端与人工气道连接，然后均匀挤压呼吸囊，潮气量为患者平时潮气量的 1.5 倍，频率 $10 \sim 12$ 次/分钟，每次送气后屏气 $10 \sim 15$ 秒，呼气时以较快的速度放气，使肺内部与外部之间产生压力差，以利分泌物排出。持续 2 分钟后，另一护士按无菌操作迅速插入吸痰管吸痰。按照膨肺—吸痰—膨肺—湿化气道—膨肺—吸痰的循环过程操作，直至把痰吸完。膨肺吸痰时，缓慢吸气使通气量增加，扩大了小气道，使原有塌陷萎缩的肺泡。

8. 肺不张一经明确，根据引起的原因采取必要的措施　如及时行气管切开，以保证进行充分的气道湿化和吸痰，必要时借助纤维支气管镜对肺不张的部位进行充分灌洗、吸引，以排除气道阻塞，并嘱患者深呼吸以促进肺复张。

9. 阻塞性肺不张常合并感染，需酌情应用抗生素。

六、气道痉挛

(一)发生原因
有哮喘病史长期发作的患者，因插管刺激，使气管痉挛加重缺氧。

(二)临床表现
气道痉挛常表现为呼吸困难、胸闷不适、喘鸣和咳嗽。

(三)预防及处理
1. 为防止气道痉挛，对气道高度敏感的患者，可于吸引前用 1% 利多卡因少量滴入，也可给予组胺拮抗剂如氯苯那敏 4mg 口服，每日 3 次。

2. 气道痉挛发作时，应暂停气道吸引，给予 β_2 受体兴奋剂吸入。

七、窒息

(一)发生原因
1. 痰液过于黏稠　黏稠的痰液易形成痰痂阻塞咽喉部，吸痰时难以吸出或无效吸痰，造成窒息。

2. 吸痰次序不当　口鼻分泌物多的患者，先吸气管内分泌物，后吸口鼻腔分泌物，口鼻腔分泌物呛入气道而引起窒息。

3. 痰液黏稠患者，湿化过度　过度湿化可导致干痂分泌物湿化后突然膨胀，阻塞咽喉部引起窒息。

4. 吸痰过程中造成喉头水肿 吸痰管外径过粗,吸痰时插管动作粗暴,损伤患者咽喉部造成喉头水肿,导致窒息。

（二）临床表现

躁动不安、大汗、呼吸困难、呼吸活动度大、呼吸时有很强的声音、发绀、呛咳、脉搏加快等,血氧饱和度急剧降低,严重者可致心搏骤停。

（三）预防及处理

1. 加强气道湿化 ①应用空气湿化器,以保持室内空气湿度60%~70%,避免使用取暖器,气候干燥时室内多洒水。②采用间断湿化法:先将吸痰管插入气道深处,从吸痰管中注入湿化液,以减少逆行污染,加强湿化效果,并且在吸痰后每次注入3~5ml湿化液于气道内。③使用输液泵持续气道湿化法,湿化液滴入的速度为6~8ml/小时。④雾化湿化法,雾化3~4次/天,20分钟/次。⑤对人工气道进行机械通气的患者,采用湿化疗法,湿化罐温度为31~35℃,持续进行气道湿化,以防止痰液过于黏稠。

2. 掌握吸痰的顺序 先吸口鼻腔分泌物,更换吸痰管后再吸气管内分泌物;先吸气管套管内口分泌物,再吸气管深部的分泌物,以防止口鼻腔分泌物呛入气道引起的窒息。吸痰过程中必须注意观察吸痰管是否通畅,防止无效吸痰。

3. 气道湿化与吸痰过程中,严密观察面色、呼吸频率、节律、血氧饱和度变化。

4. 根据患者的年龄、痰液的性质选择型号合适的吸痰管。

5. 培训医护人员熟练掌握吸痰技术 吸痰管插入时动作轻柔,不要用力过猛。应用轻柔旋转式吸痰法。

6. 备好氧气、吸引器、气管插管、呼吸机、心脏起搏器等装置 如发现患者出现窒息症状,立即清理呼吸道,用口咽通气管吸痰法或纤维支气管镜下将口咽部痰液吸出,必要时行紧急气管切开取痰。给予高流量面罩吸氧,及时报告医生,进行心、肺复苏抢救及必要的措施。

八、误入食管

（一）发生原因

1. 吸痰时需要经咽部至气管与支气管,但咽部是呼吸道与消化道共同通道。由于操作者插管技术欠熟练,将吸痰管插入食管。

2. 昏迷患者的舌根后坠,尤其是取平卧位时阻塞咽部,插管时遇阻力,易误入食管。

（二）临床表现

部分患者在插管时出现恶心、呕吐;插管后可抽吸出少量食物残渣或黄绿色胃液,呈酸味。

（三）预防及处理

1. 加强培训医护人员的操作技术。

2. 为昏迷患者吸痰前,先将患者床头抬高30°,头偏向一侧。

3. 吸痰过程中,认真观察吸引出液体的颜色、气味、性质及呼吸状况的变化。发现误入食管,立即更换吸痰管再行插管。

九、吸痰管拔出困难

(一)发生原因

气管插管患者痰液黏稠,使吸痰管在上提时被痰液黏附在气管插管内壁,吸痰管的侧孔与气管插内壁黏在一起,由于负压吸引,加上痰液极其黏稠,使吸痰管前后壁黏合在一起,吸痰管内呈真空状态,吸痰管管腔变扁平,停止负压吸引后,吸痰管管腔亦未能恢复原状,导致吸痰管被紧紧吸附在气管插管内壁而无法拔出。

(二)临床表现

从吸痰管内抽吸不出痰液,负压抽吸后吸痰管管腔变扁平,常规方法不能顺利拔出吸痰管。

(三)预防及处理

1. 对于气管插管痰液黏稠者,吸痰前充分湿化气道　可用生理盐水 + 特布他林 2.5mg + 异丙托溴铵 1ml 雾化吸入,每 4 小时一次。亦可在吸痰前将 1ml 无菌生理盐水沿气管插管内缘环形注入,并用无菌生理盐水充分湿润吸痰管后,再将吸痰管插入气管内吸痰,这样可以减少吸痰管插入气管的阻力,减少痰液与吸痰管、气管插管的黏附。还可采用间歇湿化法。

2. 积极治疗原发病　根据医嘱给予呼吸机辅助通气治疗,积极抗感染、解痉、祛痰、补液等治疗。

3. 如出现吸痰管拔出困难,立即报告医生　先沿气管插管内壁注入无菌生理盐水 1ml 湿化痰液,然后给予气管插管气囊放气,气囊上的痰液松脱落入呼吸道,刺激患者出现呛咳,吸痰管出现松动,立即边吸引边旋转将吸痰管取出。

附 14-1　吸痰法操作规程

1. 评估

(1)评估患者病情、年龄、意识、生命体征、治疗情况、痰液的量和黏稠情况,有无将呼吸道分泌物排出的能力等。

(2)评估患者的呼吸状况:有无呼吸困难和发绀,SpO_2 是否下降,有无痰鸣音等。

(3)评估患者口、鼻腔黏膜情况,有无气管插管,如有气管插管,则评估气管插管位置和固定情况。

(4)患者心理状态及合作程度。

2. 用物准备

(1)中心吸引器或电动吸引器,试管(内盛有消毒液,置于床头栏处,可消毒吸引器上玻璃接管)。

(2)治疗盘内备:有盖罐 2 只(1 只盛无菌生理盐水、1 只盛放已消毒的吸痰管数根或一次性吸痰管数根)、弯盘、消毒纱布、棉签、无菌血管钳及镊子、无菌乳胶手套 1~2 副、治疗巾、250ml 生理盐水 2 瓶和清洁干燥空瓶 1 个。

(3)治疗盘外备:昏迷患者需准备压舌板、开口器、舌钳;气管切开或插管患者准备气管内滴药 1 瓶。必要时备电插板。

(4)治疗车下层准备以下物品:污物桶 2 个,一个放置感染性废弃物(用过的吸痰管、棉签等),一个放置生活垃圾(用过的吸痰管、棉签等的外包装)。

3. 环境准备　环境安静、光线充足、室温适宜。

4. 操作步骤

(1)洗手、戴口罩。

(2)检查氧气雾化器各部件是否完好,有无漏气。

(3)将药液用生理盐水稀释至5ml,注入雾化器的药杯内。

(4)携用物到患者处,核对床号、姓名,协助患者取舒适卧位,向患者或家属解释操作目的、方法、注意事项及配合要点,以取得合作。

(5)接通电源,打开开关,检查吸引器性能,调节负压,一般成人40.0~53.3kPa(300~400mmHg),儿童<40.0kPa。将吸引导管连接玻璃接管插入干燥空瓶内备用。

(6)检查患者口、鼻腔,取下活动义齿。

(7)根据患者情况采取舒适卧位或坐位,将患者头部转向一侧,面向操作者,铺治疗巾于颌下。若口腔吸痰有困难,可鼻腔吸引。昏迷患者可用压舌板或开口器帮助张口,必要时用舌钳拉出舌头。

(8)开启生理盐水,注明开瓶时间与吸痰部位(如"口腔"、"鼻腔"、"插管"等字样)。

(9)连接吸痰管,试吸少量生理盐水,检查吸痰管是否通畅,同时润滑导管前端。

(10)一手返折吸痰导管末端,另一手用无菌血管钳(镊)持吸痰管前端,插入口咽部(10~15cm),然后放松导管末端,先吸口咽部分泌物,其顺序是由口腔前庭→颊部→咽部,再吸气管内分泌物。口腔吸痰有困难时,可由鼻腔插入(颅底骨折患者禁用),其顺序由鼻腔前庭→下鼻道→鼻后孔→咽部→气管(20~25cm),将分泌物逐段吸尽。若气管切开吸痰,注意无菌操作,由套管内插入,先吸气管切开处,再吸口(鼻)部,将痰液吸出。

(11)吸痰手法:左右旋转,向上提出。气管内吸痰,待患者吸气时,快速将导管插入,自下而上,边退边左右旋转导管,清除气道分泌物,并注意观察患者的呼吸。在吸引过程中,如患者咳嗽厉害,应稍等片刻后再吸。

(12)吸痰管退出时,用生理盐水抽吸冲洗。

(13)痰液黏稠,可配合叩击、蒸汽吸入、雾化吸入。

(14)观察气道是否通畅;患者的反应,如面色、呼吸、心率、血压等;吸出液的色、质、量。

(15)吸痰完毕,关闭吸引器,取下吸痰管,吸痰管重新消毒或按医疗垃圾处理,吸痰的玻璃接管插入盛有消毒液的试管中浸泡。

(16)拭净患者面部分泌物,协助患者取舒适体位,整理床单位,清理用物。

(17)洗手,并记录。

5. 注意事项

(1)吸痰应遵循无菌技术操作原则,每吸痰一次,更换一次吸痰管,以免引起感染。

(2)严格掌握吸痰时间,每次吸痰时间<15秒,间歇3~5分钟,连续吸引的总时间不得超过3分钟,以免造成患者缺氧。

(3)插管时不可有负压,吸痰动作轻柔,不宜固定在一处吸痰,防止吸引力过大而损伤呼吸道黏膜。

(4)吸痰插管深度:经口插管深度为14~16cm;经鼻腔插管深度为22~25cm;气管套管为10~20cm;气管导管为10~25cm,原则上超过气管插管长度,插管至合适深度,遇阻力向外退出 1cm。

（5）每次吸痰前后给予足够的氧气。吸氧患者增加氧流量至 6~10L/min，机械通气患者给予 100% 纯氧 2~3 分钟或智能吸痰，以增加患者氧储备，减少患者吸痰过程中可能发生的低氧血症损害。吸痰过程中，注意观察患者的反应及吸出痰液的情况。如发现有血性分泌物，患者呼吸异常或呛咳等现象，应及时与医生联系，同时检查气管套管位置有无移位、松脱等情况。

（6）无菌盘或护理盒每 24 小时更换 1 次。

（7）贮液瓶内吸出液（不得超过 2/3）应及时倾倒，以免损坏机器。贮液瓶内可放应放少量 0.1% 含氯消毒液，使痰液不黏附于瓶底，便于清洗、消毒。每个患者使用后的导管、储液瓶应消毒后备用。

（吴惠平　罗伟香　黄　莉）

参 考 文 献

1. 冯琦蔚，张娴．临床密闭式吸痰的研究进展．上海护理，2009,9(6):64-67
2. 李珂，李楠，邓兰芬．机械通气患者吸痰致低氧血症的护理干预研究进展．中华护理杂志，2011,46(6):630-632
3. 李小寒，尚少梅．基础护理学．第 4 版．北京：人民卫生出版社，2012
4. 练永芬．人工气道吸痰管插入困难原因分析及对策．现代临床护理，2009,8(8):28-29,19
5. 唐雨剑．危重患者吸痰护理的疗效与影响因素分析．中外医学研究，2013,11(12):62-63
6. 翁惠英．膨肺吸痰法在 ICU 机械通气治疗中的应用．护士进修杂志，2009,24(11):1053-1054
7. 吴金球，李春玲，范建群，等．人工气道吸痰方法的研究进展．上海护理，2012,12(2):62-64
8. 杨娉，李双燕，谈燕聪，等．石蜡油应用在高龄患者经鼻吸痰中的效果评价．中华老年口腔医学杂志，2010,8(2):93,101
9. 周柳红．1 例气管插管吸痰后吸痰管取出困难的原因分析及护理．中国全科护理杂志，2011,9(1B):182
10. Guyatt GH, Oxman AD, Vist GE, et al. GRADE Working Group. GRADE: anemerging consensus on rating quality of evidence and strength of recommendations. BMJ, 2008, 336(7650):924-926
11. Heinze H, Sedenund Adib B, Heringlake M, et al. Functional residual capacity changes after different endotracheal suctioning methods. Anesth Analg, 2008, 107(3):941-944
12. Morrow BM, Argent AC. A comprehensive review of pediatric endotracheal suctioning effects indications and clinical practice. Pedeatr Crit Care Med, 2008, 9(5):465-477
13. Pedersen CM, Rosendahl-Nielsen M, Hjermind J, et al. Endotracheal suctioning of the adult intrbated patient-what is the evidence? . Intens Crit Care Nurs, 2009, 25(1):21-30
14. Vanner R, Bick E. Tracheal pressures during open suctioning. Anaesthesia, 2008, 63(3):313-315

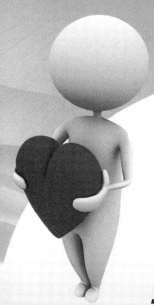

下篇

专科护理技术操作
并发症及处理

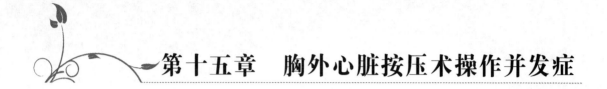

第十五章 胸外心脏按压术操作并发症

胸外心脏按压是基础生命支持技术即现场急救技术中一项重要的抢救措施,高质量的人工胸外心脏按压是心肺复苏(CPR)成功的关键。胸外心脏按压的作用机制有以下三种:①心泵机制:有规律地按压胸骨可使胸骨与脊柱间的心脏被挤压,关闭房室瓣使心室内压增高,推动血流向前;按压解除时,心室恢复舒张状态产生吸引作用,使血流充盈心脏,反复按压推动血液流动而建立人工循环,称心泵机制。但后来研究发现,挤压时各房室腔内无压力差;加大胸腔内压力(如通气)或腹部加压可以增加胸腔内泵出血量,增加脑灌注量;加之在胸外按压时左房室瓣、右房室瓣并未关闭;因而认为胸外按压时,心脏可能仅仅作为被动管道。②胸泵机制:通过从血流机制方面对心肺复苏机制进行探讨,认为胸外按压增加胸内动、静脉以及胸腔外动脉的压力,但胸腔外静脉的压力依然低,从而形成周围动、静脉压力梯度,使血流从动脉向前流动,放松后胸腔内压力下降至零,形成胸外和胸内静脉差。静脉壁不受压,管腔开放驱动血流返回右心和肺,动脉血也从胸腔外动脉反向流向主动脉。但胸腔内动脉床容量小,且主动脉瓣关闭,反流的作用有限,心脏此时只能起到血流在流动时管道作用而失去泵的作用。③左房泵机制:胸外按压时不仅存在左房室瓣及主动脉瓣的前向血流,而且还有肺静脉血流,挤压时左心房如同一个泵将血液送入左心室及反流向肺静脉;胸外按压时左房室瓣开放,左房内径明显变化,压力变化特点是左心房>左心室>主动脉,从而认为在早期按压阶段左房是主要的血流动力源。目前普遍认可的机制是胸泵机制,并认为胸泵机制的提出对心肺复苏理论研究和临床实践起到了巨大的推动作用。

胸外心脏按压适用于多种原因引起的心搏骤停,如意外事件(电击、溺水、窒息、自缢等)、器质性心脏病(急性广泛性心肌梗死、急性心肌炎等)、神经系统病变(脑炎、脑血管意外、脑部外伤等)、手术和麻醉意外、水电解质及酸碱平衡紊乱、药物中毒或过敏(洋地黄类、安眠药中毒、青霉素过敏)等。但对于胸廓严重畸形、广泛性肋骨骨折、心脏外伤、血气胸、心包填塞等患者,禁止胸外心脏按压。胸外心脏按压操作本身是一种钝性损伤,如医护人员操作不当,会造成机体不同程度的损伤,严重者甚至导致患者死亡。本章予以详细叙述。

第一节 心脏解剖与生理

心位于胸腔纵隔内,居左、右两肺之间。心是一个中空的肌性动力器官,其内部分为四个腔。上部两个为心房,由房间隔分为左心房和右心房;下部两个为心室,由室间隔分为左心室和右心室。左右心房之间,左右心室之间互不相通,而心房与心室之间有房室口相通。

一、心脏的外部形态

成年人的心脏外形近似前后略扁的长圆锥体,心尖朝向左前下方,心底朝向右后上方,长轴与身体正中线约成45°。心脏表面有三个浅沟:冠状沟、前室间沟和后室间沟,可作为心脏分界的表面标志。心脏外形可分为心底、心尖、胸肋面、膈面和左侧面,以及左、右缘和下缘等部分。

心底部自右向左有上腔静脉、肺动脉和主动脉与之相连。心尖圆钝、游离,由左心室构成,由于心尖邻近胸壁,因此在胸前壁左侧第5肋间隙常可看到或扪及心尖的搏动。胸肋面亦称前壁,右上为房部,大部分是右心房,左心房只构成其一小部分;左下为室部,2/3由右心室前壁构成,1/3由左心室前壁构成。心脏右缘垂直圆钝,由右心房构成,向上延续即为上腔静脉,向下为下腔静脉。左缘界于胸肋面与左侧面之间,圆钝,斜向左下,大部分由左心室构成,其上段一小部分由左心耳构成。下缘近水平,较锐,大部由右心室,只心尖处由左心室构成。

二、心脏的位置

心脏的形态和位置往往因呼吸、体态和姿势的不同而有所改变。在吸气状态下心脏处于垂直位,呼气状态下即为横位;矮胖体型、仰卧姿势或腹腔胀满(如妊娠)时,心呈横位,相反,高瘦体型或直立姿势时,心多呈垂直位。人的心一般为锥体形,位于胸腔的中纵隔内,其外裹以心包,后面与第5~8胸椎体相对。直立时位置较低,可与第6~9胸椎体相邻。心脏的前方大部分被肺和胸膜遮盖,只有下部一个小区域直接与胸骨体下部左半及左侧第3~6肋软骨相邻称为心脏裸区,在该处做心包穿刺或心内注射可避免伤及胸膜。在胸骨中、下1/3交界处行胸外心脏按压时,用力过大或用力不当,易造成肋骨骨折、心肺损伤等并发症。

三、心脏的作用

心脏的作用是推动血液流动,向器官、组织提供充足的血流量,以供应氧和各种营养物质,并带走代谢的终产物(如二氧化碳、尿素和尿酸等),使细胞维持正常的代谢和功能。成年人的心脏重约300g,它的作用是巨大的,例如一个人在安静状态下,心脏每分钟搏动约70次,每次泵血70ml,则每分钟约泵5L血,如此推算一个人的心脏一生泵血所作的功,大约相当于将30 000kg重的物体向上举到喜马拉雅山顶峰所作的功。

第二节　胸外心脏按压术操作并发症

胸外心脏按压是心肺复苏恢复自注循环的重要技术之一,其在基础生命支持的地位越来越受到重视。但胸外心脏按压是一项潜在创伤性的操作,由于操作者的技术水平、患者自身体质等原因,可发生肋骨骨折、胸骨骨折、血气胸、心脏损伤、肺疝等并发症,需引起医护人员的高度重视。

一、肋骨骨折

(一)发生原因

1. 胸外心脏按压时,用力过大或用力不当,如冲击式猛压;按压位置不正确,用力方向与胸壁不垂直,按压动作呈摇摆样,松开按压时双手离开胸壁等,均可引起肋骨骨折。

2. 患者本身年龄较大骨质疏松,肋骨弹性减弱,胸外心脏按压时,胸部受到前后挤压,使腋中线附近非受力部位的肋骨向外过度弯曲而发生折断(图15-1)。骨折多在肋骨中段,断端向外移位,易刺伤胸壁软组织,产生胸壁血肿。

3. 女性患者由于骨密度随年龄增加逐渐减小(尤其是绝经后的妇女),骨骼脆性增加,且女性肋骨较男性薄,行胸外心脏按压时,易发生肋骨骨折。

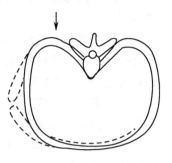

图 15-1　胸外心脏按压时胸腔受前后压力压迫造成的肋骨骨折

（二）临床表现

1. 局部疼痛是肋骨骨折最明显的症状,且随咳嗽、深呼吸或身体转动等运动而加重,运动时,有时患者自己可听到或感觉到肋骨骨折处有"咯噔咯噔"的骨摩擦感。

2. 胸壁血肿,胸部疼痛以及胸廓稳定性受破坏,可使呼吸动度受限、呼吸浅快和肺泡通气减少,患者不敢咳嗽,痰潴留,从而引起下呼吸道分泌物梗阻、肺湿变或肺不张。伴有肺损伤时,伤后数日有痰中带血。

3. 多根肋骨骨折时出现连枷胸,当吸气时,胸腔负压增加,软化部分胸壁向内凹陷;呼气时,胸腔压力增高,损伤的胸壁浮动凸出,这与其他胸壁的运动相反,称为"反常呼吸运动"（图 15-2）。反常呼吸运动可使两侧胸腔压力不平衡,纵隔随呼吸而向左右来回移动,称为"纵隔摆动",影响血液回流,造成循环功能紊乱,是导致和加重休克的重要因素之一。连枷胸时胸痛和胸廓稳定性破坏更为严重,反常呼吸运动更使呼吸运动受限,咳嗽无力,肺活量及功能残气量减少,肺顺应性和潮气量降低,常伴有严重的呼吸困难及低氧血症。

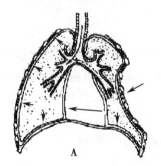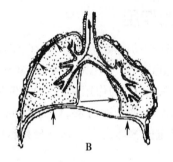

图 15-2　胸壁软化运动的反常呼吸
A. 吸气;B. 呼气

4. 按压胸骨或肋骨的非骨折部位(胸廓挤压试验)而出现骨折处疼痛(间接压痛),或直接按压肋骨骨折处出现直接压痛阳性或可同时听到骨擦音、手感觉到骨摩擦感和肋骨异常幅度。

5. X 线胸片上大都能够显示肋骨骨折。

（三）预防及处理

1. 按压部位应准确,使用快速定位方法,操作者左手的掌根部放在胸骨中、下 1/3 交界处,胸骨中线与两乳头连线的交点。

2. 掌握正确的按压方法。行胸外心脏按压时,双肘关节伸直,依靠操作者的体重、肘及臂力,有节律地垂直施加压力,使胸骨下陷 3～5cm。按压应平稳、有规律地不间断地进行,不要左右摆动;不能冲击式猛压;连续按压时,在胸壁回弹期掌根部不要离开胸骨定位点,以免造成按压部位移位。

3. 根据患者的年龄和胸部弹性施加按压力量。对于老年患者、女性患者按压时酌情降低压力,幅度以胸骨下陷 3~4cm 为宜。

4. 条件许可者,使用机械或电动心脏按压器、自动胸外按压心肺复苏器等。

5. 单处肋骨骨折的治疗原则是止痛、固定和预防肺部感染。①止痛:可口服或注射止痛剂。对疼痛较剧者,肋间神经阻滞或痛点封闭有较好的止痛效果,且能改善呼吸和有效咳嗽功能。肋间神经阻滞可用 0.5% 或 1% 普鲁卡因 5ml 注射于脊柱旁 5cm 处的骨折肋骨下缘。痛点封闭是将普鲁卡因直接注射于肋骨骨折处,每处 10ml。必要时阻滞或封闭可 12~24 小时重复一次,也可改用长效镇痛剂。注意穿刺不可过深,以免刺破胸膜。②局部固定制动:半环式胶布固定具有稳定骨折和缓解疼痛的功效,方法是用 5~7cm 宽的胶布数条,在呼气状态下自后而前、自下而上作叠瓦式粘贴胸壁,相互重叠 2~3cm,两端需超过前后正中线 3cm,范围包括骨折肋骨上、下各一根肋骨。但是,因其止痛效果并不理想、限制呼吸且有皮肤过敏等并发症,故而除在转送伤员时才考虑应用外,一般不应用,或应用多头胸带或弹性胸带效果更好。③预防肺部并发症:鼓励患者早期下床活动、咳嗽、排痰,或定期叹气(吹气)或深呼吸,给予抗生素和祛痰剂。必要时给予吸氧。④预防破伤风:开放性肋骨骨折者,常规应用破伤风抗毒血清。⑤清创处理,按清创处理原则进行。对开放性肋骨骨折清创时间可延长至 24~48 小时,视伤口污染情况而定。

6. 对于多根多处肋骨骨折(连枷胸)的处理,除了上述原则以外,尤其注意尽快消除反常呼吸运动、保持呼吸道通畅和充分供氧、纠正呼吸与循环功能紊乱和防治休克。当胸壁软化范围小或位于背部时,反常呼吸运动可不明显或不严重,可采用局部夹垫加压包扎。但是,当浮动幅度达 3cm 以上时可引起严重的呼吸与循环功能紊乱,当超过 5cm 或为双侧连枷胸(软胸综合征)时,可迅速导致死亡,必须进行紧急处理。首先暂时予以夹垫加压包扎、或用沙袋/纱布垫环状弹力包裹,然后进行肋骨牵引固定。以往多用巾钳重力牵引,方法是在浮动胸壁的中央选择 1~2 根能持力的肋骨,局麻后分别在其上、下缘用尖刀刺一小口,用布钳将肋骨钳住,注意勿损伤肋间血管和胸膜,用牵引绳系于钳尾部,通过滑车用 2~3kg 重量牵引约 2 周。目前,已根据类似原理设计出多种牵引器,是用特制的钩代替巾钳,用胸壁外固定牵引架代替滑车重力牵引,方法简便,患者能够起床活动且便于转送。

7. 在需行开胸手术的患者,可同时对肋骨骨折进行不锈钢丝捆扎和缝扎固定或用克氏针作骨髓内固定。目前已不主张对连枷胸患者一律应用控制性机械通气来消除反常呼吸运动(呼吸内固定法),但对于伴有严重肺挫伤且并发急性呼吸衰竭的患者,及时进行气管内插管或气管切开后应用呼吸器治疗,仍有其重要地位。

二、损伤性血、气胸

(一)发生原因

胸外心脏按压时,用力过大过猛或用力不当,导致肋骨骨折,骨折端刺破胸膜腔,形成气胸;刺破胸部血管,引起血胸。

(二)临床表现

气胸轻者仅有胸闷、气促;严重的则突然胸痛,呈刀割样锐痛,随呼吸加重。大量气胸,心脏、气管向对侧移位,可有呼吸困难、大汗淋漓、发绀、烦躁不安或四肢抽搐、手足冰冷、面色苍白、血压下降、休克或窒息,危及生命。X线检查患侧肺萎缩,其外缘可见一条细线为肺组织与气胸的分界线,未见肺纹理,呼气时肺脏体积缩小。伴有血胸时,少量出血多无明显症状;中等量以上的血胸(500~1000ml)患者可出现脸色苍白、出冷汗、胸闷、气促、呼吸困难、血压下降、脉搏细速等失血性休克及呼吸循环功能紊乱的症状。X线检查可见患侧胸膜腔积液阴影及液平面,纵隔向健侧移位。

(三)预防及处理

1. 同肋骨骨折预防及处理1~4。

2. 若为闭合性气胸,气体量少时无需特殊处理,气体可在2~3周内自行吸收;气体量较多时,可每日或隔日行胸腔穿刺气体一次,每次抽气量不超过1L,直至肺大部分复张,余下的气体可自行吸收。

3. 若为张力性气胸,可给予胸腔闭式引流将气体持续引出;如果针尖在深部改变方向使破口扩大,再加上正压机械通气,气胸会急剧加重形成的张力性气胸,这时应提醒医生尽早行剖胸探查术,处理肺部破裂口。

4. 发生气胸后患者血氧饱和度下降,立即给患者吸氧,必要时行机械辅助通气。但气胸患者行机械通气时,必须常规行胸腔闭式引流。

5. 血气胸的治疗应根据出血量的多少以及是否为进行性出血而定。小量自发性血胸,可让其自然吸收,不需做穿刺抽液处理。如积血量较多,应尽早行胸膜腔穿刺,尽可能将积血抽净,促进肺膨胀,以改善呼吸功能。严密观察患者的生命体征变化,如患者休克症状加重,胸腔内有进行性出血时,应在积极抗休克及输全血的同时,果断进行紧急开胸止血术。

6. 在进行上述处理的同时,积极预防感染,如清创、应用抗生素等。

三、心脏损伤及心脏传导系统出血

(一)发生原因

1. 胸外心脏按压时,按压位置不正确,前下胸壁直接受压力撞击,可在心脏接受压力的部位或其对侧产生损伤,一般伤情较轻,多为心脏挫伤。若患者合并有心肌梗死、心肌炎等疾病,可引起心脏破裂或心脏传导系统出血,心脏传导系统出血多发生在窦房结及房室交界区。

2. 胸外心脏按压时,用力过大或用力不当;用力方向不正确等,使心脏突然受胸骨和脊柱的加速度挤压,各心腔特别是左心室内的压力骤然上升,游离心室壁、心房壁及室间隔、心瓣膜结构等均可发生心脏破裂。

(二)临床表现

心脏损伤的临床表现取决于损伤的部位、严重程度及患者有无原发性心脏疾病。心脏轻度损伤可无临床症状,部分患者可表现为胸痛,并向肩部和肩胛间放射。心电图检查可无异常征象。中度损伤可表现为气急、苍白、大汗等,但这些均为非特异性症状。如损伤引起心电图改变,表现也多种多样且时常改变,常见的为室性或室上性早搏,其他心律失常如房性或室性心动过速、结性心律、房室传导阻滞,偶见ST-T段异常和心肌梗死的征象。重症患者发生心脏破裂,多表现为出血性休克或心包压塞等症状。

（三）预防及处理

1. 同肋骨骨折预防及处理 1 ~ 4。

2. 心脏轻度损伤患者，需卧床休息，给予心电监护，观察心电图及胸痛情况。

3. 心脏中度损伤引起心电图改变的，可给予相应的抗心律失常药物治疗，纠正低血钾；有充血性心力衰竭或心房颤动且心室率快的患者给予洋地黄。

4. 重症患者，立即行急诊左侧剖胸术。对于有心脏压塞患者，应尽量避免用正压呼吸，因正压呼吸增加胸内压，进一步减少静脉回流。

四、腹部器官损伤

（一）发生原因

通常由于胸外心脏按压时，按压位置过低，如放在剑突下按压；用力过重直接导致腹部内脏器官损伤，也可由按压力通过膈肌传导导致腹部器官损伤，包括胃、肝、脾破裂。

（二）临床表现

胃破裂临床上极为罕见，其临床表现以腹膜炎为主。伤后有恶心、呕吐伴持续性剧烈腹痛和明显腹膜刺激征，肝浊音界缩小，肠鸣音减弱或消失，稍后可有体温升高、脉快、呼吸深快、血压下降等。化验检查：白细胞计数增高，中性粒细胞比例增高。直立位透视可发现膈下游离气体。腹腔穿刺可抽得混浊的液体。

肝、脾破裂的临床表现以腹腔内出血症状为主。患者面色苍白、出冷汗、脉搏细弱、血压下降、有时可有明显腹胀和移动性浊音。肝破裂伴有多量胆汁外溢。化验检查：血红蛋白持续下降，白细胞计数略有增高，腹腔穿刺抽出不凝固血液，对诊断有确定意义。但有时肝或脾损伤表现为中央型（肝、脾实质深部）或被膜下（肝、脾实质周边部分）破裂，可无明显腹腔内出血表现，被膜下肝破裂仅有右上腹痛，可向右肩背部放射，肝浊音界扩大；中央型或被膜下脾破裂的腹痛从以左上腹为主逐渐延及下腹，持续性痛，部分患者伴左肩部疼痛。而在伤后数日或数周，由于被膜下血肿继续增大或继发感染，致使被膜破裂发生急性大出血导致休克。肝破裂时血清谷丙转氨酶（SGPT）活性增高，在损伤后 12 小时达到伤前 4 ~ 5 倍。

（三）预防及处理

1. 同肋骨骨折预防及处理 1 ~ 4。

2. 严密观察病情，定时监测体温、脉搏、呼吸、血压，注意有无面色苍白、出冷汗、四肢发凉等休克症状，定时监测血红蛋白浓度的变化，并了解腹痛、腹胀、呕吐以及腹部体征的变化。

3. 对疑有内脏破裂者，应禁食。禁食期间需输液维持水、电解质平衡及供应热量，给予抗生素预防感染，并记录出入液体量。在未确定诊断前，禁用吗啡类药物，以免掩盖病情，延误诊断。必要时输血。

4. 发生胃破裂者，可行裂孔修补术或胃部分切除术。

5. 肝破裂的处理原则是彻底清创，确切止血、通畅引流。根据肝破裂范围，可采用不同的处理方法：①裂口不深或在肝缘，创缘较整齐者，在清创后可将裂口直接缝合。②裂口较大、较深，裂口内有不易控制的动脉出血，可考虑结扎肝固有动脉或其分支，结扎前先试行阻断该动脉血流，观察其止血效果，确认有效时方可进行结扎。

6. 如脾破裂，争取作缝合修补术；破损严重不能作缝合修补时，行脾脏切除术。

五、栓塞

(一)发生原因

胸外心脏挤压发生肋软骨分离和肋骨骨折时骨髓内脂肪滴可进入体循环血管导致栓塞。

(二)临床表现

潜伏期约 12～36 小时,甚至更长。在潜伏期内患者可无症状。以后突然出现呼吸困难,心动过速、发热(体温可达 39℃ 以上)、发绀、烦躁不安、易激动、谵妄,继之昏迷。体检可见上胸部、腋窝及颈部有瘀斑,甚至也见于结膜及眼底视网膜。胸片显示正常,或有弥漫性小片状密度增高阴影,也有线样纹理增多,上述阴影似从肺门处向外辐射。实验室检查见贫血、血小板降低、血清白蛋白下降。显微镜下可发现外伤部位的静脉血内有脂肪颗粒、血沉增快、PaO_2 降低及一些凝血试验异常。典型肺部 X 线可见全肺出现"暴风雪"状阴影,并常有右心负荷量增加的影像。

(三)预防及处理

1. 同肋骨骨折预防及处理 1～4。

2. 发生栓塞后,一般轻症者,可以鼻导管或面罩给氧,吸氧浓度达 50% 以上,使动脉血氧分压维持在 70～80mmHg 以上即可。创伤后 3～5 天内应定时血气分析和胸部 X 线检查。对重症患者,应迅速建立通畅的气道,短期呼吸支持者可先行气管内插管,长期者应作气管切开。一般供氧措施若不能纠正低氧血症状态,应给予呼吸机辅助呼吸。对因脑缺氧而昏迷的患者,应予冰袋或冰帽头部降温、脱水等处理。有条件的患者可应用高压氧治疗。

3. 及时应用肾上腺皮质激素,临床上首选甲基氢化泼尼松,剂量为 30mg/kg,于 8 小时内静脉滴入,以防止低氧血症、凝血机制异常及血小板下降。

4. 必要时进行抗凝治疗。

六、胸骨骨折

(一)发生原因

1. 胸外心脏按压时,操作者双手放置位置不正确,如放在胸骨角或胸部按压,导致胸骨骨折。

2. 胸外心脏按压时,用力过大过猛或用力不当,导致胸骨骨折。

(二)临床表现

胸骨处肿胀及压痛,可伴有呼吸道、胸腔血管损伤。如骨折有移位,可见局部变形;合并多根肋骨或肋软骨骨折时,可出现反常呼吸运动。斜位及侧位 X 线检查显示多为横断形,可有两处以上骨折线,并可发生移位。

(三)预防及处理

1. 同肋骨骨折预防及处理 1～4。

2. 单纯性无移位的胸骨骨折,治疗以卧床休息及止痛为主;有移位者,待全身病情稳定后,早期行骨折复位。

3. 对于有移位的胸骨骨折,可采用闭式手法复位。对于骨折移位明显,手法复位困难或胸骨骨折伴有连枷胸者,应用手术固定,在局麻或全麻下施行,于骨折处正中切口,用骨膜剥离器或持骨器撬起骨折端,使之上下端对合,然后在骨折上、下折段钻孔,以不锈钢丝固定缝合。

七、肺疝

(一)发生原因

胸外心脏挤压发生肋骨骨折和或胸骨骨折时,可造成胸壁缺损、薄弱或气胸,导致肺组织从骨折处膨出胸腔。CT检查能清晰显示胸廓、胸膜腔及疝出的肺组织。

(二)临床表现

轻者可无任何症状。部分患者可出现前胸壁局部膨隆、骨折部位顽固性疾病、不明原因呼吸困难、皮下气胸、胸腔积液或气胸等。

(三)预防及处理

1. 因胸外心脏按压所致的肺疝都发生在肋骨骨折和或胸骨骨折的基础上,所有防止肋骨骨折和胸骨骨折的措施均适合于防止肺疝。

2. 发生肺疝,如无明显临床症状者,无需特殊治疗;肺疝较大、出现嵌顿及压迫颈动脉时,可行手术治疗。多数肋间肺疝需行手术修补,即在疝囊颈部结扎疝囊,切除多余疝囊(以防胸壁形成囊肿),缝合修补胸壁缺损。

八、无效按压

(一)发生原因

1. 胸外心脏按压时,随着单人按压时间的延长、操作者疲劳的产生,按压的有效性逐渐下降。

2. 按压部位定位不准,造成无效按压,增加了发生肋骨骨折、胸骨骨折等并发症的发生率。

3. 按压频率过快、过慢,甚至出现按压中断,影响按压的有效性。

4. 操作者的姿势不当,用力方法不正确,造成按压力度与深度不够而导致无效按压。

5. 放松按压时,胸壁回弹不充分,导致胸腔内压力增高,血流急剧减少,从而降低冠脉灌注、心肌血流及大脑的供血,影响按压的有效性。

6. 操作者的性别、身高、体质等影响按压的质量,如女性身材娇小及体能有限者有效实施胸外按压的能力降低。

(二)临床表现

实施胸外心脏按压时,操作者按压疲劳时间<2分钟,定位准确率低,按压心率过快或过慢,按压深度正确率低,胸壁回弹率降低。患者自主循环的恢复率明显降低,甚至无法恢复自主循环。

(三)预防及处理

1. 进行胸外心脏按压时,在多人参与的情况下,按压2分钟必须换人。更换操作者时,动作应尽量迅速,勿使按压停歇时间超过5~7秒,以保证按压的有效性。

2. 采用快速定位方法,两乳头连线与胸骨中线的交点胸外心脏按压的定位点为减少换人按压出现的定位错误,可采取第1次正确定位后,在按压点用不脱色记号笔作标记,缩短定位时间与可能发生的定位错误。

3. 在进行胸外心脏按压培训时,可利用监护反馈系统与节拍提示系统训练操作者对按压节律与频率的把握。在实际抢救时,可使用体外除颤器信息反馈功能对胸外心脏按压的质量进行动态监测,及时调整按压频率,以提高按压的有效性。

4. 在实施胸外心脏按压时,最好采用跪姿,如条件不允许,应用站姿时,需踩高凳子,以节省操作者的体力、减少操作者的疲劳。在操作过程中,操作者掌根放在按压定位点,以髋关节为支点,保持双臂伸直与胸壁垂直、保持使用上半身与腰部的力量尽力垂直下压,有利于节省与集中按压力量,加大按压深度(5cm 以上)。同时,使用可视化的按压深度动态监测系统,也有助于操作者对按压力度与深度的把握。

5. 进行胸外心脏按压时,操作者要准确把握按压与放松的时间及节律,防止按压频率过快和按压深度变浅。放松按压时,让胸壁充分回弹。做好团队协作,避免因疲劳引起的按压质量下降。

6. 实施胸外心脏按压时,应根据操作者的实际情况,有多名施救人员在场时,早期可优先让男性实施按压技术,女性按压时,可每分钟给予换人。

7. 条件许可者,使用机械或电动心脏按压器、自动胸外按压心肺复苏器。

附 15-1 胸外心脏按压术操作规程

1. 评估
(1)评估患者病情、意识状态、呼吸、脉搏等。
(2)评估患者有无活动性义齿等。
(3)评估环境是否安全。

2. 用物准备
(1)治疗盘内放血压计、听诊器、手电筒、纱块。
(2)氧气、球囊面罩、呼吸囊、喉镜、气管插管、呼吸机、冰毯机、心电监护仪、除颤仪、急救药物等。
(3)必要时备一木板、脚踏凳。

3. 环境准备 光线充足、安静,患者床单位周围宽敞,必要时用屏风遮挡,避免影响其他患者。

4. 操作步骤
(1)将检查患者,判断意识及大动脉搏动。
(2)立即呼救。
(3)使患者仰卧于硬板床或地上,如卧于软床上的患者,其肩背下需垫一木板,去枕、头后仰。
(4)解开患者的领扣、领带、围巾及腰带等束缚物。
(5)抢救者跪在或站在患者一侧,右手握空心拳,小鱼际肌侧朝患者胸壁,距胸壁 20 ~ 25cm 高度,垂直向下叩击心前区(胸壁下段)1 ~ 2 次。
(6)清除口腔、气道内分泌物或异物,有义齿者应取下。
(7)开放气道,人工呼吸。
(8)左手的掌根部放在按压部位,即胸骨中、下 1/3 交界处在胸骨中线与两乳头连线的相交处;右手以拇指根部为轴心叠于下掌之背上,手指翘起不接触胸壁。

（9）双肘关节伸直,依靠操作者的体重、肘及臂力,有节律地垂直施加压力,使胸骨下陷幅度为3～5cm(成人),迅速松手,解除压力,使胸骨自然复位(图15-3,图15-4)。

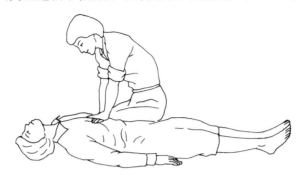

图15-3　胸外心脏按压

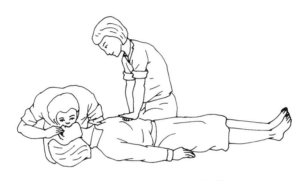

图15-4　双人配合心肺复苏

（10）按压频率为100次/分钟,按压与放松时间之比为1∶2,放松时手不离开胸壁。

（11）如此反复循环。

（12）按压有效性判断：①能扪及大动脉(颈、股动脉)搏动,收缩压维持在8.0kPa(60mmHg)以上。②唇、面色、甲床等颜色由发绀转为红润。③室颤波由细小变为粗大,甚至恢复窦性心律。④瞳孔随之缩小,有时可有对光反应。⑤呼吸逐渐恢复。⑥昏迷变浅,出现反射或挣扎。

5. 注意事项

（1）患者仰卧,争分夺秒就地抢救,避免因搬动而延误时机。尽可能在15～30秒内进行,因人脑耐受循环停止的临界时限为4～6分钟(WHO),由于大脑缺氧而造成的损害是不可逆转的,超过时限可造成终身残疾或复苏失败。

（2）清除口咽分泌物、异物,保证气道通畅。

（3）按压部位要准确,用力合适,以防止胸骨、肋骨骨折。严禁按压胸骨角、剑突下及左右胸部。按压力要适度,过轻达不到效果,过重易造成肋骨骨折、血气胸,甚至肝脾破裂等。姿势要正确,注意两臂伸直,两肘关节固定不动,双肩位于双手的正上方。为避免心脏按压时呕吐物逆流至气管,患者头部应适当并略偏向一侧。

（4）人工呼吸和胸外心脏按压同时进行,吹气应在放松按压的间歇进行,肺充气时,不可按压胸部,以免损伤肺部,降低通气效果。在未恢复有效的自主心律前,不宜中断按压。需要更换操作者时,动作应尽量迅速,勿使按压停歇时间超过5～7秒。

（5）目前已有机械及电动心脏按压器，可用以代替长期的手工操作。遇有严重胸廓畸形、广泛性肋骨骨折、血气胸、心包填塞、心脏外伤等，均应立即进行胸内心脏按压。

附15-2 2010年心肺复苏操作程序

1. 评估 评估患者的病情、意识状态、呼吸、大动脉搏动、有无活动性义齿等情况。周围环境是否安全。

2. 环境准备 患者床单元周围宽敞（以便后续生命支持），必要时用屏风遮挡，避免影响其他患者。

3. 方法

（1）判断患者有无意识（无呼吸或无正常呼吸如喘息）。

（2）启动BLS，请助手准备简易呼吸气囊及除颤仪。

（3）评估周围环境安全。

（4）摆放体位。将患者放置于仰卧位，使患者头、颈、躯干平直无弯曲，双手放于躯干两侧。

（5）建立人工循环。检查颈动脉有无搏动，时间小于10秒。如无搏动，立即进行心脏按压。

（6）开放气道，简易呼吸气囊辅助通气。

（7）取来除颤仪后尽早除颤（5组30:2的CPR后）。

（8）5个按压/通气周期后评价（循环、呼吸及意识）。

4. 复苏成功的指征

（1）大动脉出现搏动，收缩压在60mmHg以上。

（2）自主呼吸呼吸恢复。

（3）发绀减退，皮肤转为红润。

（4）瞳孔缩小。

（5）神志恢复。

（李 威 罗伟香）

参 考 文 献

1. 陈晓晨,李秀云,黄素芳,等. 基础生命支持技术研究进展. 护理学杂志,2010,25(6):85-88

2. 崔丽娟,易旭夫,冯俊双. 心肺复苏术相关损伤的探讨. 临床误诊误治,2012,25(3):95-97

3. 胡辉莹,钟世镇. 心肺复苏中胸外按压作用及研究进展. 中国急救医学,2006,26(12):928-930

4. 黄赣英. 自动心肺复苏机胸外按压在心跳骤停患者中的应用进展. 护理学报,2013,20(5B):18-20

5. 黄素芳,严丽,张凤玲,等. 应用新版心肺复苏及心血管急救指南评价医护人员胸外心脏按压质量. 护理学杂志,2013,28(3):4-6

6. 李小寒,尚少梅. 基础护理学. 第4版. 北京:人民卫生出版社,2012

7. 刘伟权,李春华,黄素芳,等. 胸外心脏按压相关因素与救援者疲劳的关系. 护理学杂志,2013,28(9):5-7

8. 赵毅. 胸外按压的作用及研究. 现代诊断与治疗,2008,19(5):317-318

9. Abilla BS,Sandbo N,Vassilatos P,et al. Chest compression rates during cardiopulmonary resuscitation are suboptimal:a prospective study during in-hospital cardiacarrest. Circulation,2005,111(4):428-434

10. Christenson J, Andrusiek D, Everson-Stewart S, et al. Chest com- pression fraction determines survival in patients with out-of-hospital ventricular fibrillation. Circulation, 2009, 120(13):1241-1247

11. Chung TN, Kim SW, You JS, et al. A higher chest compression rate may be necessary for metronomeguided cardiopulmonary resuscitation. Am J Emerg Med, 2012, 30(1):226-230

12. Field RA, Soar J, Davies RP, et al. The impact of chest compression rates on quality of chest compression-a manikin study. Resuscitation, 2012, 83(3):360-364

13. Nolan JP, Soar J, Zideman DA, et al. European Resuscitation Council Guidelines for Resuscitation 2010 Section 1. Executive summary. Resuscitation, 2010, 81(10):1219-1276

14. Rajab TK, Pozner CN, Conrad C, et al. Technique for chest compression in adult CPR. World J Emerg Surg, 2011, 6:41

15. Travers AH, Rea TD, Bobrow BJ, et al. Part 4: CPR overview: 2010 American Heart Association Guidelines for Cardiopulmonary Resuscitation and Emergency Cardiovascular Care. Circulation, 2010, 122(18 Suppl 3):S676-684

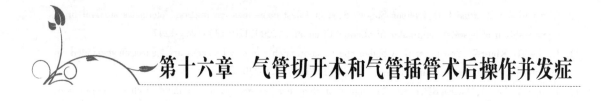

第十六章 气管切开术和气管插管术后操作并发症

气管切开术系切开颈段气管,放入金属气管套管,以解除喉源性呼吸困难、呼吸功能失常或下呼吸道分泌物潴留所致呼吸困难的一种常见手术(图16-1)。目的是清除气管内分泌物、保持呼吸道通畅、防止窒息;解除任何原因所致的喉阻塞,如喉头水肿、喉部良性及恶性肿瘤等;对于昏迷、脑部疾患、肺部疾患、严重胸部外伤等患者,气管切开术可有效地排出下呼吸道潴留的分泌物,恢复气管以下呼吸道通气。气管切开的主要适应证如下:①喉阻塞:由喉部炎症、肿瘤、外伤、异

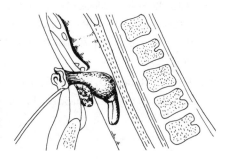

图 16-1 气管切开示意图

物等引起的严重喉阻塞,呼吸困难较明显,而病因又不能很快解除时,应及时行气管切开术。喉邻近组织的病变,使咽腔、喉腔变窄发生呼吸困难者,根据具体情况亦可考虑气管切开术。②下呼吸道分泌物潴留:由各种原因引起的下呼吸道分泌物潴留,为了吸痰,保持气道通畅,可行气管切开,如重度颅脑损伤、呼吸道烧伤、严重胸部外伤、颅脑肿瘤、昏迷、神经系病变等。③呼吸功能不全:气管内插管超过48~72小时,分泌物较多或气道不易保持通畅,仍需呼吸机支持者。④预防性气管切开:对于某些口腔、鼻咽、颌面、咽、喉部大手术,为了防止全麻后血液流入下呼吸道,保持术后呼吸道通畅,可施行气管切开。⑤取气管异物:气管异物经内镜下钳取未成功,估计再取有窒息危险,或无施行气管镜检查设备和技术者,可经气管切开途径取出异物。⑥颈部外伤伴有咽喉或气管、颈段食管损伤者,对于损伤后立即出现呼吸困难者,应及时施行气管切开。⑦口腔或鼻腔插管形成并发症,如声门下部狭窄。

气管插管术是将特制的气管导管,通过口腔或鼻腔插入患者气管内,吸入气体不经鼻咽等上气道直接抵达下气道和肺泡的操作技术。其目的主要是确保气道通畅,预防胃内容物反流入气道,施行机械通气,以及有利于清除气道分泌物。气管插管术的主要适应证如下:①心搏骤停。②呼吸衰竭的治疗或急救。③各种原因引起的通气障碍:如药物中毒、脑部疾患、气管内肿瘤、重症肌无力、多发性肋骨骨折等。④全身麻醉或使用肌松药的患者。⑤面罩供氧技术失效。但急性咽峡炎、喉头水肿、急性喉炎、气管黏膜下血肿患者禁忌使用;主动脉瘤压迫气管时为相对禁忌证,插管技术不熟练或设备不全亦禁忌使用。

气管切开术和气管插管术均为侵入性操作,术后护理十分重要,由于护理操作者技术水平、套管选用不当及患者自身疾病的影响,可引起一系列并发症。本章予以详细叙述。

第一节 气管三角的解剖与生理

环状软骨水平线与两侧胸锁乳突肌前缘所构成底朝上、尖朝向胸骨切迹的倒三角为气管三角(图16-2)。气管切开术是在气管三角内进行。

颈前部气管位于气管三角的正中，上起自环状软骨下缘，向下行进入胸腔。以胸骨切迹为界，以上的部位称为气管颈段。气管主要是由马蹄形纤维软骨所构成，其后壁的软骨环缺损部分则由软组织连接而呈半圆柱形的通道，扁平的后壁与食管相邻。

气管颈段的表面由浅而深，有皮肤、皮下脂肪、颈浅筋膜与颈深筋膜覆盖。在颈浅筋膜的深面有颈深筋膜包绕胸骨舌骨肌与胸骨甲状肌，而两侧包绕肌肉的筋膜在颈部正中互相衔接形成白色颈筋膜线。循此线分离筋膜与肌肉容易显露气管。在颈浅筋膜与颈深筋膜浅层之间，两侧颈前静脉有横向交通静脉越过，手术中易损伤而引起出血。

在肌肉的深面有气管前筋膜覆盖的甲状腺及气管颈段。在气管两侧，胸锁乳突肌的深部，有颈内静脉和颈总动脉。在环状软骨水平上，前述血管距离中线位置较远，向下逐渐移向中线，于胸骨上窝处与气管靠近，将胸骨上窝为顶，胸锁乳突肌前缘为边的三角形区域称为安全三角区，气管切开术在此三角区内沿中线进行，可避免损伤颈部大血管。

气管在颈部上段距离皮肤很近，以环状软骨作为标志，手指容易摸出第一、第二气管软骨环，愈往下行，气管的位置愈深。因此，在施行气管切开术时，患者的头部应向后仰，使气管颈段往上牵引而增长，且气管的位置更接近皮肤，以便于手术操作。气管颈段一般有6～8个气管软骨环，甲状腺峡部，覆盖于气管2～4环的前面，损伤后容易出血。气管切开一般应在气管3～5环进行。

气管的切口位置不宜过低，因愈接近胸骨切迹，气管的位置愈深，气管三角的安全区愈窄，容易损伤颈总动脉和颈内静脉。在第7～8气管环处有无名动脉、静脉斜行越过气管前壁，切开气管软骨环之部位不宜低于第五环，防止损伤这些血管，并发严重出血。

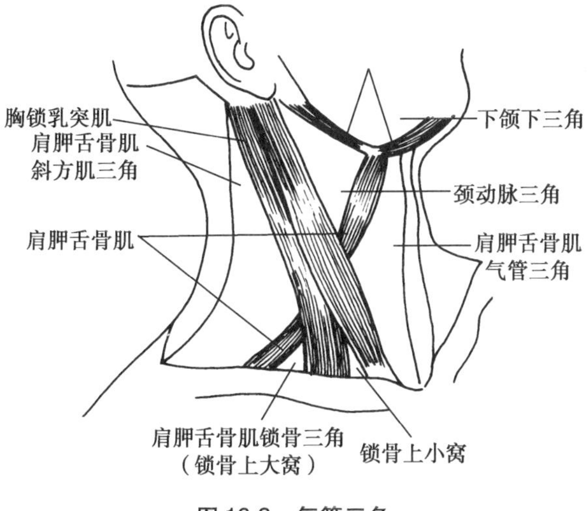

图16-2 气管三角

第二节 气管切开术后操作并发症

气管切开术是危重患者经常使用的一种手术，它可以减少人工气道的长度，节省呼吸功，缩短机械通气时间，便于吸痰及气道管理，临床应用广泛。目前，气管切开有传统开放式气管切开术、经皮气管切开术、环甲膜切开术、微创气管切开术四种方法。虽然经过不断发展、改良，气管切开的创伤越来越小，但由于气管切开术为侵入性操作，术后护理不当仍然会引起一些并发症,如气管内套管阻塞、气管套管脱出或旋转、气管套囊滑脱阻塞气道等。

一、气管内套管阻塞

(一)发生原因

1. 气管切开术后出血,血液凝固成血痂,易阻塞气管内套管。

2. 气管切开术后1周内由于套管刺激、伤口疼痛、剧烈咳嗽等会使气管内分泌物增多;患者有呼吸道炎性病变或伤口感染,呼吸道分泌物多且黏稠;如吸痰不及时、不彻底,内套管未及时清洗等,导致套管内痰痂形成致使气管内套管阻塞。

3. 气管切开后呼吸道水分丢失增加可达800ml/d,若气道湿化不充分,易造成痰液干燥结痂阻塞气管内套管。

4. 吸痰动作粗暴或插入不洁内套管,使气管柱状上皮遭受破坏,导致痂皮形成,若有黏液黏附于痂皮上,易阻塞气管内套管。

(二)临床表现

患者出现不同程度的呼吸困难和发绀,气道阻力高,吸痰管插入受阻,检查气管内套管均见有痰痂阻塞。

(三)预防及处理

1. 气管切开术后要严密观察患者的病情变化,及时吸痰,观察患者伤口出血情况,伤口及套管内有少许血性物是正常现象,一旦观察到伤口不断渗血,应及时报告医生,立即给予结扎止血,同时静脉输注止血剂止血,必要时输血。

2. 对于呼吸道分泌物多且黏稠的患者,护理人员要经常巡视病房,注意观察患者的呼吸情况,经常倾听患者的呼吸音,发现痰液及时抽吸,每次吸痰应尽量吸尽,避免反复抽吸。如果痰液黏稠不易吸出,可注入生理盐水稀释或给予沐舒坦雾化吸入后再行吸引。同时,选择有效敏感的抗生素。内套管定时清洗,戊二醛浸泡消毒,生理盐水冲洗后及时插入,可同时更换切口敷料。一般可早、中、夜各清洗一次,分泌物较多时,应随时清洗、消毒。

3. 加强气道湿化。湿化液可采用生理盐水加5%碳酸氢钠溶液、0.45%低渗盐水。湿化的方法有间断湿化与应用人工鼻湿化两种。①间断湿化:气管导管口用两层湿纱布覆盖,增加吸入气体湿度,并间断滴入湿化液,每次2~3ml或在气管导管口覆盖一层纱布并固定,将滴入针头别在纱布上,以0.2~0.4ml/min的速度滴入湿化液,其湿化效果较常规湿化法好。②应用人工鼻湿化,人工鼻作为被动型湿热交换器,模拟人体解剖湿化系统的机制,具有适度湿化、有效加温和滤过功能,从而维持了呼吸道黏液-纤毛系统的正常生理功能,保持了呼吸道内恒定的温度和湿度。

4. 根据患者的病情选择质量好的气管套管。常用的气管套管有配有内套管无气囊的金属气管套管和无内套管的一次性低压气囊套管。金属套管因配有内套管便于清洗消毒,有效地防止了痰痂的形成;一次性低压气囊套管的气囊装置可有效阻断反流液流入呼吸道,能降低误吸的发生率,但气囊充气不宜过多,定时测量气囊内的压力。有条件者,可使用配有内套管具有气囊的掺硅胶聚乙烯塑料气管套管或发音气管套管。

5. 定时翻身、叩背,正确吸痰,动作要轻柔敏捷,严格无菌操作,吸痰管在气道内停留的时间不超过15秒,防止损伤气道上皮和引起炎症反应。保持呼吸道通畅,并注意观察痰液的量、颜色、气味和黏稠度,根据痰液性质配制湿化液。

6. 气管内套管定时清洗、消毒。内套管用流水冲洗后用 90 ~ 100℃ 开水浸泡、煮沸或用过氧化氢、多酶清洗液浸泡后再清洗,可有效去除痰痂。内套管可采用煮沸法、高压蒸汽灭菌法、过氧化氢浸泡、2% 戊二醛浸泡、洗必泰消毒液浸泡消毒法消毒。

7. 若发现痰痂阻塞气管内套管,可行支气管镜直接吸引或钳除痰痂,如无效,则更换内套管。

二、气管套管脱出或旋转

(一)发生原因

1. 因系带过松,套管固定不牢,患者颈部短粗、烦躁不合作,剧烈咳嗽或颈部水肿或气肿消退,导致气管套管脱出或旋转。

2. 为患者翻身时方法不当,牵拉呼吸机管路,导致气管套管脱出。

3. 内套管型号选择不当,大小不合;窦道越来越宽而没有及时更换型号合适的套管。

4. 支撑呼吸机管道的支架调节不当等原因导致气管套管脱出或旋转。

(二)临床表现

气管套管全部脱出气管外,患者出现不同程度的缺氧和二氧化碳潴留及其相应的症状。患者突然出现呼吸困难,情绪紧张,烦躁不安,躁动,血氧饱和度进行性下降,全身皮肤发紫明显,逐渐加重,大汗,意识不清等。

(三)预防及处理

1. 将气管套管固定牢靠,气管切开缚带要结死扣,松紧度以通过一指为宜。可采用双层扁纱布单结法固定气管套管,即将宽 1cm,长 70 ~ 80cm 纱带,从气管套管一侧翼部穿过,双层绕过患者颈后,再从套管另一侧翼部穿出,外层扁纱带在离翼部 5cm 处打结。为提高患者的舒适度,还可选用棉布做面料,纱布做里料改良外套固定带。

2. 及时评估患者的情况,对颈部短粗而肥厚者,根据患者的具体情况选择合适的加长型气管切开套管。对于意识不清或烦躁不安者,应约束患者双上肢,并给予适当镇静。

3. 对气管切开患者应加强巡视,如发现颈部水肿或气肿消退致气管套管固定松弛,应及时调整固定带的松紧度;定时检查布带固定端,特别是金属气管套管,每日或隔日换布带;一旦发现气管套管移位,立即轻柔地顺气管方向调整后插入。床旁应备无影灯、气管切开包。因气管切开后 2 ~ 3 天内尚未形成良好瘘管,如发生脱管,再次置管较为困难,以上用物是再次置管所必需。

4. 气管切开术后应抬高床头 30° ~ 45°,头部位置不宜过高或过低,给患者翻身时应使其头、颈、躯干处于同一轴线,翻身时两人协同,防止头颈过度伸屈,保持套管居自然中立位。

5. 根据患者的年龄、胖瘦选择长度、弯度、型号适当的内套管。根据患者的窦道变化随时调整套管的型号。

6. 随时根据体位调节呼吸机管道支架,妥善固定呼吸机管道,使气管套管承受最小牵拉,防止牵拉过度致导管脱出。

7. 发现气管套管脱出,立即报告医生并协助处理。若脱出造成气道梗阻,应立即拔除气管导管,解除呼吸道梗阻;可以用导丝探入气管或用弯血管钳伸入气管以迅速打开气道,吸除气道分泌物,及时放入气管套管。若气管套管旋转导致窒息,则只需将患者平卧,将气管套管复位即可恢复气道通畅。

三、气管套囊滑脱阻塞气道

(一)发生原因

因气囊固定不紧密,滑脱并移至气管套管内口处,充气后阻塞气道。

(二)临床表现

患者出现严重的呼吸困难,取出内套管后呼吸困难仍未能改善,气管套管口无气体进出,而气囊放气后缺氧症状反而有所缓解,说明并非气管内套管阻塞,而是气管套囊滑脱阻塞气道。

(三)预防及处理

1. 使用前必须先检查气囊是否漏气,并将气囊固定牢固,防止滑脱。使用过程中,严密观察患者病情变化。

2. 发生此并发症时,必须将气囊放气,增大吸入气潮气量或吸氧浓度。

3. 配合医生立即更换气管套管。

四、感染

(一)发生原因

1. 操作时无菌技术不严格或消毒不彻底均可导致肺部感染。切口感染主要是:①切口消毒不严格。②未及时更换敷料。③吸痰时将带菌的痰液溅到切口上而引发感染。

2. 气管切开部分地破坏了呼吸道的防御功能,咳嗽和吞咽功能均减弱,误吸可将外部或口咽部细菌带入肺部,造成肺部感染。

3. 患者抵抗力低下,如糖尿病患者,细菌入侵切口引起感染,造成切口经久不愈。

4. 环境空气消毒不严格,易使病室内各种细菌、病毒增多,增加感染机会。

(二)临床表现

切口感染时表现为局部红、肿、有分泌物,创面愈合不良、窦道形成延迟,严重者套管松动,容易脱出,管周漏气或有呼吸道分泌物沿管周溢出。肺部感染时常有发热、咳嗽、咯脓痰,严重时可致呼吸衰竭。肺部 X 线可见浸润性阴影。

(三)预防及处理

1. 严格遵守消毒隔离制度,吸痰时严格无菌操作,吸痰用具一用一更换。常规每天 2 次更换切口敷料,用 5% 碘伏消毒切口,然后用 4 层厚的无菌纱块覆盖;痰液较多、切口有渗血或者患者出汗较多时随时更换敷料,保持伤口敷料干燥。

2. 为保持呼吸道通畅,应及时清除呼吸道分泌物,定时变换卧位,翻身叩背,促进分泌物的引流。气囊排气前吸净口鼻咽分泌物,并经鼻咽引流管定时吸出气囊上部分泌物,防止误吸。每日更换湿化瓶、吸氧管,不用的湿化瓶清洗、消毒后干燥保存,防止细菌生长繁殖。吸氧管路及附件每周消毒 2 次。对于呼吸机,强调使用中的螺旋管及其附件,每 24 小时必须全部彻底清洗、消毒一次。

3. 加强机械通气时的口咽护理,2~3 次/日,清醒者用生理盐水擦洗;昏迷者分别先后头偏向两侧,行口咽冲洗,必要时用开口器,完毕后,用无菌管吸净口咽部积留的清洗液;同时,尽早给予少量多次盐水吞服。

4. 提高机体的抵抗力,可给予肠内营养液与肠外静脉营养。对于长期卧床、吞咽困难患者,尽早给予鼻饲饮食或经皮内镜下胃空肠造口术,以降低肺部感染的发生率。

5. 保持室内空气新鲜,室温 20~22℃;维持适当的湿度(50%~60%)。病房应每日定时通风,使空气流通。即使在使用空调季节,清晨也应开窗通风。中央空调应定期清洗。病室最好配备空气层流及净化装置。

6. 发生感染者,根据细菌培养及药敏试验结果,合理选择使用抗生素,尽量缩短用药时间。

五、气管食管瘘

(一)发生原因

1. 气管套管管壁过硬、放置时间过长、管径过粗或套管气囊压迫,气管内膜受力不均匀,局部压迫致黏膜血液循环障碍,进而气管软骨缺血、坏死、吸收,气管软化,进一步发展,可致食管壁缺血、坏死、穿孔,而致瘘管形成。

2. 取放气管内套管消毒时动作粗暴,使外套管移位,压迫、摩擦气管后壁引起局部溃疡及感染。

(二)临床表现

气管内分泌物明显增多并呈唾液性状提示瘘管的形成。经口营养的患者可能出现吞咽时呛咳,并在吸痰时出现液体或食物。胃食管反流的患者可以在吸痰时经瘘口吸出胃内容物,并伴有相应症状。如果气管套囊位于瘘口上方,机械通气经瘘口、食管进入胃可导致胃严重扩张。明确诊断十分简单,拔除气管切开的插管经气管切开口可直接看到瘘孔或行支气管镜检查常可窥见瘘口。在有气管插管或气管内插管气管套囊充气时行食管镜检查也可以看到瘘口,瘘口最典型位于食管前壁恰于气管造口后方。通常不需要进行造影检查,大多数患者的瘘口均较大。无条件作上述检查者,从食管注入亚甲蓝,如气道分泌物被染色,则可证实气管食管瘘形成。

(三)预防及处理

1. 选择适当的套管。避免气管内膜的机械性损伤,将呼吸机管道正确置于支架上,避免过度移位和牵拉而损伤,给患者更换床单和翻身时注意辅助呼吸机管道,避免头部过度活动,以免损伤气管内膜。避免气管内膜局部血液循环长期受阻,气管黏膜受压的压力超过 $6cmH_2O$ 会使气管黏膜淋巴管受压,淋巴液回流受阻,使气管黏膜水肿,黏膜纤毛运动受限。气管黏膜受压的压力超过 $30cmH_2O$ 会使气管黏膜血流中断、黏膜坏死脱落、甚至造成气管壁穿孔、破裂等严重的并发症。气囊充气时应用气压表测气囊内压力,理想的气囊压力为有效封闭气囊与气管间隙的最小压力。不需上呼吸机者,气囊无需充气。

2. 给患者翻身时应使其头、颈、躯干处于同一轴线,翻身时两人协同,防止头颈过度伸屈,保持套管居自然中立位。如发生气管套管移位,应及时调整。

3. 保持气道的温湿化,雾化吸入后进行物理方法促进排痰,如手法叩背、使用振动排痰仪等。选择质动光滑、管壁挺直、富有弹性的吸痰管,掌握吸痰的时机与压力,避免长时间负压吸引引起气管壁损伤。

4. 对于意识不清或烦躁不安者,应约束患者双上肢,并给予适当镇静。

5. 出现气管食管瘘时应暂禁食。使用食管支架封闭瘘口,避免胃酸进入,可取得较好的治疗效果。

六、呼吸道出血

(一)发生原因

1. 切口感染,侵犯切口周围组织,使小血管破裂。

2. 套管选用不当,套管移位对气管壁的压迫造成气管壁溃疡、出血。

3. 吸痰操作不正确,损伤气管黏膜。

4. 气管直接与外界相通致气道干燥;血管位置变化被套管外口割伤。

(二)临床表现

出血量少者吸痰可见血痰,量大者可见鲜血从气管插管内或管周溢出。

(三)预防及处理

1. 术前根据患者年龄、胖瘦选择合适的气管套管,最好能备 2 套以供更换。患者烦躁时,给予适当镇静,以防气管套管移位损伤气管壁及血管。给患者翻身时应使其头、颈、躯干处于同一轴线。如发生气管套管移位,应及时调整。

2. 正确吸痰。首先要掌握好恰当的吸痰时机,一般是在床旁听到患者咽喉部有痰鸣音或患者出现咳嗽等情况时给予吸痰;吸痰时选用外径不超过内套管内径的 1/2、管壁平滑、带有侧孔的硅胶吸痰管;先将吸痰管插入气道超过内套管 1～2cm,再开启吸痰负压,左右旋转边退边吸,切忌在同一部位长时间反复提插式吸痰;吸痰负压不能过大,一般在 33.3～40.4kPa,以防损伤患者气道黏膜。

3. 长期机械通气者,应选用高容量、低压型气囊导管,气囊充气以不漏气为宜。

4. 预防和积极治疗切口感染。每日至少 2 次消毒气管切开的伤口,覆盖纱布应做到随湿随换,若有切口感染应增加换药次数。合理使用抗生素。

5. 加强气道湿化,可使用间断湿化或持续湿化,防止气道干燥。

6. 气管切开术后要严密观察患者的病情变化,预防无名动脉致死性出血。注意气管切开的位置是否过低,尤其是小儿在护理时要小心谨慎,活动头颈部应呈直线,头不能过度后仰,不要扭曲。发现血痰或痰中带血时,及时采取治疗措施。

七、皮下气肿、纵隔气肿和气胸

(一)发生原因

1. 皮下气肿发生多因术中软组织分离过多,人为造成皮下间隙开放,自气管套管周围溢出的气体沿切口进入皮下组织间隙并蔓延,可达头部、胸腹及大腿内侧。

2. 术后剧烈呛咳,与气管的刺激和过多的深部吸痰刺激气管黏膜有关。

3. 切口缝合过紧及切口油纱条堵塞过紧。

4. 患者呼吸困难用力吸气,胸内负压增高,手术时未行气管插管,没有有效缓解或解除气管阻力,空气顺创面进入颈部筋膜组织,吸入深筋膜形成纵隔气肿,进入浅筋膜形成皮下气肿。

(二)临床表现

1. 皮下组织肿胀,触之有海绵样感觉和捻发音及握雪感。

2. 纵隔气肿的症状轻重不一,主要与纵隔气肿发生的速度、纵隔积气量的多少、是否合并张力性气胸等因素有关。少量积气患者可完全无症状,仅于胸部 X 线片上见纵隔气肿的征象。积气较多、压力较高时,患者可感胸闷不适,咽部梗阻感,胸骨后疼痛并向两侧肩部和上肢放射。纵隔内大量积气或合并有张力性气胸者,临床表现危重,严重呼吸困难,发绀明显,烦躁不安,意识模糊甚至昏迷。部分患者心前区闻及与心搏一致的喀哒声。

3. 气胸症状的轻重取决于起病快慢、肺压缩程度和肺部原发疾病的情况。主要表现为突发性胸痛,继之有胸闷和呼吸困难,并可有刺激性咳嗽。

(三) 预防及处理

1. 一旦发现皮下气肿,并应立即报告医生,剪除创口缝线,避免气肿区域扩大。皮下气肿可与纵隔气肿、气胸同时发生,故应细心观察患者呼吸、循环变化。

2. 术后 1 周内不做过多、频繁的深部吸痰,如果必须做深部吸痰,则需暂时打起套管上的气囊,封闭气管与套管间的间隙,即使剧烈呛咳也不会有过多的气体到达创面。

3. 如果出现皮下气肿时,每班用甲紫在气肿边缘画标记以观察进展情况。同时重视患者的不适主诉,或诉说颈部压迫感或窒息感,应及时通知医生处理;出现剧烈呛咳时,给予镇咳处理。大量皮下气肿者可行多部位针刺排气或小切口排气。酌情使用抗生素以预防或控制感染。

4. 发生纵隔气肿者,应根据积气量多少和临床症状轻重决定治疗方案。对积气量少,症状不明显者不需特殊治疗,气体在 1～2 周内常可自行吸收。对积气量大,压力高,出现呼吸困难症状和颈部静脉淤血表现,则应及时做纵隔切开引流术或穿刺排气。

5. 对于气胸患者,应绝对卧床休息,尽量少讲话,使肺活动减少,有利于气体吸收。给予持续吸入高浓度氧疗法(面罩吸氧),必要时予胸膜腔穿刺抽气或胸腔闭式引流。

附 16-1 气管切开伤口换药操作规程

1. 评估

(1)评估患者的病情、年龄、意识、呼吸、气道及伤口的大小,有无渗液、出血、脓液,伤口周围皮肤的情况,敷料的数量、种类等。

(2)评估患者的精神状态、心理状态及合作程度。

(3)评估患者对伤口换药的认识程度。

2. 用物准备

(1)治疗盘内盛:换药包(内有治疗碗、弯盘、止血钳两把、棉球数个、纱块 2 块)、无菌剪刀、5% 碘伏溶液。

(2)治疗车下层准备以下物品:污物桶 2 个,一个放置感染性废弃物(用过的棉签、棉球等),一个放置生活垃圾(用过的手套、棉签等外包装)。

3. 环境准备 环境清洁、安静、光线适宜或有足够的照明,有利于伤口换药。

4. 操作步骤

(1)洗手、戴口罩。

(2)将备齐用物携至患者床旁,核对患者床号、姓名,对于清醒患者,解释操作目的、方法、注意事项及配合要点,以取得合作。

(3)再次核对后,颈、肩下铺巾。

(4)检查系带是否合适,取下垫于气管套管下污染的敷料。

(5)消毒伤口及周围组织,将无菌纱布剪开成"Y"字形;将纱布垫于气管套管下。

(6)整理敷料,使其美观。

(7)有呼吸机者整理好呼吸机管道,观察患者呼吸情况,核对参数;未使用呼吸机的患者,用生理盐水双层纱布盖于气管套管上。

(8)操作中随时了解患者耐受情况,必要时给予吸痰。

(9)再次核对;协助患者取舒适体位并清理用物。

(10)洗手,并记录。

专科护理技术操作并发症及处理

5. 注意事项

(1) 根据患者气管切开伤口情况选择敷料。

(2) 每天换药至少 1 次, 痰液较多、切口有渗血或者患者出汗较多时随时更换敷料, 保持伤口敷料及固定带清洁、干燥。

(3) 操作中防止牵拉。

附 16-2　清洗或更换内套管术操作规程

1. 评估

(1) 评估患者的病情、年龄、意识、呼吸、气道及气管内套管的材质、型号等。

(2) 评估患者的精神状态、心理状态及合作程度。

(3) 评估患者对操作的认识程度。

2. 用物准备

(1) 治疗盘内盛: 同型号无菌内套管, 换药包 (内有治疗碗, 弯盘, 止血钳两把, 棉球数个), 无菌棉拭子或无菌斗刷, 无菌生理盐水、胶布、凡士林纱。

(2) 治疗车下层准备以下物品: 污物桶 2 个, 一个放置感染性废弃物 (用过的棉球等), 一个放置生活垃圾 (用过的棉球等的外包装)。

3. 环境准备　环境清洁、安静、光线适宜或有足够的照明。

4. 操作步骤

(1) 洗手、戴口罩。

(2) 将备齐用物携至患者床旁, 核对患者床号、姓名, 对于清醒患者, 解释操作目的、方法、注意事项及配合要点, 以取得合作。

(3) 打开换药包, 治疗碗内倒入生理盐水。

(4) 再次核对; 用止血钳打开外套管托上的小开关。

(5) 用止血钳固定外套管托, 另一手持止血钳夹住内套管, 顺着套管曲度把内套管拔出, 放入弯盘内。

(6) 用止血钳夹盐水棉球 (勿过湿) 擦净外套管口的分泌物, 然后将备用内套管放入外套管中, 关好开关。

(7) 无须更换内套管时, 则按无菌操作取出内套管放入治疗碗中, 用棉球或棉拭子或斗刷清洗内套管的外部和内腔, 甩干后重新放入外套管内, 关好开关。

(8) 若无同型号内套管更换, 可每天取出内套管煮沸消毒 1 次, 但取出时间不得超过 30 分钟, 以免外套管内存积痰痂, 使内套管不易放入。

(9) 拔管: ①视病情好转情况, 遵医嘱用软木塞把内套管部分或全部堵塞, 放入木塞前先清洁管口。堵塞后观察患者的呼吸状况, 全部堵塞后患者呼吸正常, 即可拔出套管。②拔管动作要轻柔, 套管拔出后伤口消毒, 用蝶形胶布固定, 覆盖纱布。③每日观察伤口情况, 必要时换药, 直至愈合为止。

(10) 再次核对; 协助患者取舒适体位并清理用物。

(11) 洗手, 并记录。

5. 注意事项

(1) 为避免患者吸入的空气干燥 (因无鼻腔的湿化作用), 可用单层或双层盐水浸湿的纱布覆盖管口,干后随时更换。

(2)取出或放入内套管时,一定要固定好外套管,以免外套管脱出或扭动损伤气管黏膜。

(3)一般不更换外套管。

(4)管口有分泌物喷出时要随时清除,以免患者将分泌物重新吸入管内。但一定要注意不用棉球、纱布等探入管腔内擦拭,以免棉花纤维被患者吸入造成窒息。

第三节 气管插管术后操作并发症

气管插管术分经口和经鼻插管两种。前者借喉镜直视下经声门将导管插入气管,容易成功,较为安全。后者分盲插或借喉镜、纤维支气管镜等的帮助,经鼻沿后鼻道插入气管。气管插管术是一种侵入性操作,术后由于操作不当或护理不当可发生一系列并发症,如呼吸道梗阻、感染、呼吸道出血、气管食管瘘、皮下气肿、声门损伤、气管插管脱出、插管移位等。其中前五项与气管切开术后护理操作并发症基本相同,本节不予重复叙述。

一、声门损伤

(一)发生原因

经喉插管保留数天以上的患者,容易发生不同程度的黏膜损伤。多数患者可以恢复,仅极少数遗留永久性狭窄。

(二)临床表现

症状通常于拔管后 1~6 周出现,这种滞后现象取决于气道受损部位的恢复过程及瘢痕组织形成的情况。80% 在拔管后 3 个月内出现症状。拔管后立即出现症状者较少见,而迟至数年以后才出现者更罕见。

吸气时呼吸困难是所有严重气道阻塞患者的主要症状。根据阻塞程度的不同,呼吸困难可表现为重体力活动时的轻微呼吸受限或轻体力活动和讲话时感到气短。对于多数患者来说,气道狭窄到小于正常气管横径的 50% 时,才有重体力活动时的呼吸困难。狭窄到小于正常管径的 25% 时,通常会导致静息时呼吸困难和喘鸣。这种患者存在不能清除呼吸道分泌物而窒息的危险。

声门病变会引起声音改变。插管后喉损伤和狭窄的患者会有不同程度的嘶哑和失声。

(三)预防及处理

1. 插管时不宜盲目粗暴操作,避免损伤,如病情允许,宜及早拔除导管,有条件者,尽量选用经鼻气管插管。

2. 无论声带有无出血,治疗急性声嘶,禁声是必需的首要措施。患者在 2~3 天内不宜说话,更不能说不出话也要勉强地说。声带休息是康复的重要条件。

3. 声带周围药物注射。抗生素(如林可霉素 600mg)、激素(如地塞米松 2~5mg)注射于双侧声带旁,每日 1 次,连续 3~5 次。地塞米松可加于 5% 葡萄糖溶液或生理盐水 500ml内,静滴,每日 1 次,连续 2~3 日。控制上呼吸道感染,消除声带等上呼吸道炎性病变。激素具有抗炎作用,可消除声带充血等炎性病变;具有免疫抑制作用,可减少组胺、5-羟色胺及其他活性物质的形成和释放,从而减轻过敏反应,降低血管渗透性,减少炎性浸润和渗出,消除声带水肿和肿胀。激素还可提高中枢神经系统的兴奋性以及增强声带肌的收缩功能;故激素为必不可少的治疗药物。

4. 药物超声雾化吸入。药物通过超声雾化成微粒,吸入雾化微粒,使之均匀分布于声带、喉腔及声门下呼吸道黏膜,起到治疗作用。常用雾化吸入药物,除抗生素和激素外,选用一些酶。通常所用的 α-糜蛋白酶是一种肽链内切酶,有分解肽链作用,能清除声带、喉气管黏膜分泌物(先稀释而后消除),从而起到消除声带及喉气管炎症的作用。

5. 应用神经营养药。呋喃硫胺为维生素 B_1 新衍生物中一种长效化合物,对组织亲和力强,脏器内浓度高,血中浓度增加快,作用迅速而持久,作用于神经系统,疗效显著。每日肌注 20～40mg(每次 20mg),连续 5～10 天。注射治疗后,支配声带肌及声带内收肌和外展肌的功能,常能获得康复。此药亦可做局部注射,通过喉上神经孔进入喉内注于声带旁。

6. 重度狭窄可威胁患者生命而需要急诊处理。应立即吸入湿化氧气,使用可减轻炎症及水肿的药物,包括肾上腺素雾化吸入,静脉应用类固醇类药物(甲泼尼龙 500mg 冲击)或类固醇药物吸入如二丙酸倍氯米松等。如上述措施无效或有很严重的气道梗阻时,应重新建立人工气道。

7. 声门下或气管狭窄可择期处理,包括定期扩张,激光切除,内置扩张支架,分期成形气管重建,环形切除一期吻合术或永久性气管造口术。

二、气管插管脱出

气管插管脱出是气管插管护理的严重并发症,如发生于严重呼吸衰竭患者而又未能及时采取适当措施,常导致病情加重,严重者可因缺氧导致心搏骤停。

(一)发生原因

1. 由于患者对气管插管不耐受,或因疾病的因素使患者烦躁不安,头部活动幅度过大,加之缺乏有效的肢体约束,镇痛、镇静效果不佳,气管插管又和呼吸机紧密连接而不能随之移动,导致气管插管脱出气道或患者自己拔管。

2. 气管插管固定不牢。初次固定气管插管时,扁带过松或患者头部活动使扁带变松,患者可将导管自行吐出;油性皮肤、出汗多、口腔和鼻腔分泌物多使固定的胶布变湿,失去黏性而易发生脱管。

3. 护理人员经验不足。为患者做口腔护理或更换气管插管的固定胶布时,没有采取确实可靠的措施防止气管插管脱出;为患者翻身或抬高、放低床头时,幅度过大,而又没有同时相应移动呼吸机管道,导致导管脱出。

(二)临床表现

1. 气管插管全部从口腔或鼻腔脱出,或部分脱出,但其远端已到达声门上。

2. 出现程度不同的呼吸困难和缺氧表现。轻则呼吸急促、发绀;重则呼吸浅慢或极度急促,血氧饱和度迅速下降,心率逐渐减慢直致心搏骤停。

(三)预防与处理

1. 采用恰当的固定方法。短时间镇静的患者,可使用胶布固定,气管插管常规用牙垫支撑,扁带采用 8 字固定法,必要时加用丝绸胶布;上述方法仍然固定不佳时,可使用丝线打外科结,然后固定于扁带上。经口气管插管的患者可采用新型口导管固定器、多功能口咽通气道固定,能有效地预防气管插管脱出。对烦躁、谵妄者给予充分镇静,必要时使用约束带固定双上肢。当固定气管插管的扁带或胶布被口腔分泌物污染时,应及时更换。

2. 加强护理人员相关专业知识培训,工作繁忙时及时增派护理人员。口腔护理、更换气管插管的固定胶布时,必须用手固定气管插管,防止脱出;为患者翻身及其他涉及变动患者体位的操作时,必须使呼吸机管道与患者同步移动,必要时短时间断开呼吸机,待患者翻身后,重新调节支架并连接呼吸机管道。

3. 注意观察呼吸机参数的变化,如分钟通气量、潮气量数值较低,说明通气不足,患者存在缺氧或二氧化碳潴留,易引起呼吸困难与躁动不安。气道压力高,可能有管路积水、打折、气道分泌物过多、哮喘、气胸等情况。护理人员应掌握呼吸机相关知识,不能自行解决的问题,及时报告医生处理。

4. 一旦气管插管脱出,必须马上通知医生重新插入。如医生不在场或不熟悉气管插管技术,患者出现严重缺氧症状时,可用面罩连接呼吸机双手托起患者下颌角进行经面罩呼吸机通气,根据病情调整给氧浓度,增加潮气量。处理得当可保证足够的氧供。

三、插管移位

(一)发生原因

1. 插管过深,气管导管进入一侧支气管或食管。

2. 抢救或护理时气管导管下移引起。

(二)临床表现

血氧饱和度下降。两侧胸廓起伏不一致。双肺听诊呼吸音不对称,一侧肺呼吸音降低甚至消失。

(三)预防及处理

1. 气管插管后,要妥善固定牢固,记录导管深度,密切观察患者神志、血氧饱和度变化。

2. 移动患者、翻身,吸痰时要保持导管正常位置,操作完毕要仔细检查导管长度,有异常时,要检查原因。

3. 听诊双侧肺部呼吸音是否对称。如患者神志异常、血氧饱和度下降,听诊双肺部呼吸音不对称,怀疑单肺通气。

4. 行急诊 X 线胸片检查,因 X 线胸片是较可靠辅助诊断方法。

5. 确诊后,应迅速清理呼吸道、协助医生调整气管导管位置,排除肺通气危害。

四、误吸、肺部感染

(一)发生原因

1. 床头没有按要求抬高,尤其是鼻饲患者。

2. 未定时抽取胃内容物,患者胃潴留导致胃内容物反流。

3. 没有定时检查气管插管的气囊压力。气囊压力过低时不能有效封闭气囊与气管间的间隙,不能有效地防止呼吸道分泌物或胃反流物流入气道。

4. 气管插管导致口咽部分泌物(含定植菌)误吸至下呼吸道,发生肺部感染。

5. 经口插管限制了充分彻底的口腔清洁工作,如口腔护理不到位,易发生肺部感染。

(二)临床表现

气管插管内吸出与鼻饲液颜色相同的痰液。患者体温突然升高、呼吸急促,听诊肺内有湿啰音。

(三)预防及处理

1. 气管插管患者保持床头抬高30°,鼻饲患者鼻饲时头部抬高30°~40°,并至少保留1小时。

2. 定时抽吸胃内容物,每4~6小时检查胃潴留情况,如果胃潴留量大于鼻饲量的50%要暂停鼻饲。

3. 目前人工气道气囊多为高容低压型,不需定时放气,但要求常规监测压力。临床上气囊压力监测方法有指感法、最小封闭压力法和气囊测压表法。应用气囊测压表可将气囊的压力控制在理想水平。每天监测气囊压力3次,将人工气道套囊压力保持在25~30cmH_2O。

4. 做好经口气管插管患者的口腔护理,可采用冲洗法口腔护理,气道雾化气管插管疏通气道护理方法,可有效降低VAP(指在气管插管、机械通气48小时后发生的院内肺实质感染)的发生率。也可使用软毛牙刷刷牙。条件许可者,可采用泡沫海绵作为口腔擦洗工具或旋转振动型电动牙刷刷牙。

5. 拔管后,要及时吸痰,并应待会厌及声门功能恢复后,方可经口进食,以防误吸。

五、喉溃疡

(一)发生原因

1. 口腔、咽喉所在的血运丰富,黏膜脆性容易引起创伤。

2. 经口气管插管患者无法进食,机体抵抗力下降,口腔自洁作用减弱,加上分泌物堆积于口腔,容易产生硫氨基和氢类物质等,从而引起口臭、喉溃疡。

(二)临床表现

1. 咽痛为主要症状,常为一侧性,并有吞咽困难和口臭。

2. 全身症状较轻微,有头痛、周身不适、关节疼痛,可有发热,但体温一般不超过38.5℃。

3. 扁桃体红肿,上附灰白或灰黄色腐肉状伪膜,味臭,易拭脱,其下为溃疡,并有小出血点。重症者假膜可蔓延到咽部及口腔。

4. 颌下淋巴结肿大。

(三)预防及处理

1. 经口气管插管后加强气道护理、湿化、吸痰。

2. 冲洗法进行口腔护理,有条件者可使用口腔冲洗器。

附16-3 气管插管术后护理操作规程

1. 评估

(1)评估患者的病情、年龄、意识、呼吸、口腔或鼻腔黏膜情况、气管插管的深度等。

(2)评估患者的精神状态、心理状态及合作程度。

(3)评估患者对操作的认识程度。

2. 用物准备

(1)治疗盘内盛:治疗碗内备棉球,倒入适量生理盐水,弯止血钳、压舌板、手电筒,5ml注射器,备长20cm、宽1.2cm胶布2条,吸痰器及吸痰管。

(2)治疗车下层准备以下物品:污物桶2个,一个放置感染性废弃物(用过的吸痰管、棉球等),一个放置生活垃圾(用过的吸痰管、棉球等的外包装)。

3. 环境准备 环境清洁、安静、光线适宜或有足够的照明。

4. 操作步骤

(1)洗手、戴口罩。

(2)将备齐用物携至患者床旁,核对患者床号、姓名,对于清醒患者,解释操作目的、方法、注意事项及配合要点,以取得合作。

(3)记录气管插管距门齿刻度。

(4)再次核对;彻底吸痰,用5ml一次性注射器将气管插管气囊内的气体抽空后,再注入气体8～10ml。

(5)一名护士固定好气管插管及牙垫,去掉固定气管插管的胶布,嘱患者慢慢张口,将牙垫移到患者一侧磨牙,并将气管插管轻轻偏向牙垫。另一名护士做该侧口腔护理(方法同昏迷患者口腔护理)。同法将牙垫及气管插管移至患者另一侧磨牙,再行另一侧口腔护理。

(6)口腔护理完毕后,擦净面部胶布痕迹,胶布交叉固定气管插管。

(7)再次核对;协助患者取舒适体位并清理用物。

(8)洗手,并记录。

5. 注意事项

(1)口腔护理前,气囊一定充满气体,以防口水顺气管插管流入下呼吸道造成肺部感染。

(2)至少2名护士同时完成,一名护士一定要固定好气管插管。如患者出现恶心,嘱患者轻咬牙垫同时做深呼吸。

(3)固定插管前,检查气管插管距门齿刻度是否准确。

(4)如患者不能很好地配合,不宜用此方法行口腔护理以防脱管发生危险。

(李 威 吴惠平)

参 考 文 献

1. 邓雪娥. 气管切开术并发症分析. 中国耳鼻咽喉颅底外科杂志,2007,13(4):309-310

2. 蒋芝英,陈向芬,莫莉,等. 气管插管人工气道管理的研究进展. 微创医学,2012,7(2):173-175

3. 廖慧中,贺兼斌,谢赤敏. 两种气道湿化方法及综合气道护理对机械通气疗效的影响分析. 齐鲁护理杂志,2009,15(23):8-10

4. 廖月荣,梁金梅,罗碧华. 气管插管后的临床护理研究进展. 中外医学研究,2013,11(9):150-151

5. 刘洪,卢小红,巫淑芬,等. 气管切开后持续雾化吸入气道湿化的临床探讨. 护士进修杂志,2010,25(3):267-268

6. 齐玉琴,吴宁,张兴虎,等. 80岁以上老年人长期气管切开术后并发症的原因分析. 实用老年医学,2012,26(4):296-298

7. 田燕. 气管插管后并发症的临床护理. 中国医药指南,2013,11(1):313-314

8. 王芳,周怡. 小儿气管切开术后常规并发症的预防和护理. 中华医学杂志,2007,7(14):3296

9. 于晓妮,杨卉,郑妮,等. ICU气管插管患者常见并发症及护理对策. 护理研究,2010,17(14):88-89

10. 翟荣霞. 颅脑损伤昏迷病人气管切开护理进展. 全科护理,2011,9(5下旬版):1387-1389

11. 钟惠庄. 人工气道湿化的临床研究. 全科护理,2010,8(6):1622

12. Angela M,Patricia M,Lisa N,et al. Consensus based clinical guideline for oral hygiene in the critically. Inte and Crit Care Nur,2011,27:180-185

13. Binkley C,Furr LA,Carrico R,et al. Survey of oral care prac-tices in US intensive care units. Am J Infect Control,2004,32(3):161-169

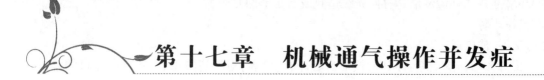

第十七章　机械通气操作并发症

　　机械通气是借助呼吸机建立气道口与肺泡间的压力差,给呼吸功能不全的患者以呼吸支持,即利用机械装置产生通气来代替、控制或改变自主呼吸运动的一种治疗方法。它主要通过提高氧输送、肺脏保护、改善内环境等途径成为治疗多器官功能不全综合征的重要治疗手段。机械通气不仅可以根据是否建立人工气道分为"有创"或"无创",而且呼吸机具有的不同呼吸模式而使通气有众多的选择,不同的疾病对机械通气提出了具有特异性的要求。临床上常用的呼吸机又分五大类型,即定压型(压力转换型)、定容型(容量转换型)、定时型(时间转换型)、高频、简易呼吸气囊。常用的通气方式有控制/辅助呼吸、呼气末正压(PEEP)和持续气道正压通气(CPPV)、同步间歇指令通气(SIMV)等;特殊通气方式有反比通气(IRV)、压力控制通气(PCV)、压力支持通气(PSV)、双气道正压通气(BIPAP)四种。机械通气的适应证:①阻塞性通气功能障碍:如慢性阻塞性肺疾病(COPD)急性加重、哮喘急性发作等。②限制性通气功能障碍:如神经肌肉病变、间质性肺疾病、胸廓畸形等。③肺实质病变:如急性呼吸窘迫综合征(ARDS),重症肺炎、严重的心源性肺水肿。④心肺复苏:任何原因引起的呼吸、心搏骤停进行心肺复苏时。⑤需强化气道管理者:如需保持呼吸道通畅、防止窒息和使用某些呼吸抑制药物时。⑥预防性使用:如心、胸外科手术短期保留机械通气以帮助患者减轻因手术创伤而加重的呼吸负担,减轻心肺和体力上的负担,促进术后恢复。机械通气治疗无绝对禁忌证。正压通气的相对禁忌证为:①伴有肺大疱的呼吸衰竭。②未经引流的气胸和纵隔气肿。③严重肺出血。④急性心肌梗死。⑤低血容量性休克未补足血容量者。

　　机械通气在危重症急救过程中的应用越来越多,然而机械通气在发挥其治疗作用的同时,改变了正常的呼吸生理、血流动力学、重要脏器血供等,以及人工气道的建立使上呼吸道的防护作用丧失,易导致各种并发症,尤其是呼吸系统并发症。再加上操作者的技术水平、患者自身的疾病及呼吸机装置等原因,会产生一系列并发症,如呼吸机相关肺损伤、通气不足、呼吸道阻塞、呼吸机相关性肺炎等。本章予以详细叙述。

第一节　呼吸系统解剖与生理

　　详见第七章第一节。

第二节　机械通气操作并发症

　　机械通气是一柄"双刃剑",它在救治患者的同时,也会伴随一些并发症的发生。若不及时控制和预防这些并发症,势必会影响机械通气的治疗效果,甚至还会影响到患者的预后。因此熟悉并发症的发生原因,提高警惕,尽量避免其发生,一旦发生能及时发现并妥善加以处理,是当今护理工作者,尤其是从事急救医学和危重病医学的护理工作者所必须掌握的知识。

一、呼吸机相关肺损伤

呼吸机相关肺损伤是由于呼吸机本身因素导致的肺损伤,是最为严重的机械通气之一。包括肺气压伤、容积伤、肺萎陷伤和肺生物伤。

(一)发生原因

1. 压力性损伤　压力过高(包括 PEEP),吸气峰压 > 3.92kPa 或平均气道压(Paw) > 1.6kPa 时,引起肺泡和周围血管间隙的压力梯度增大,导致肺泡破裂而发生压力性损伤。

2. 肺容积伤　吸气流速过快,气体分布不均匀,通气容量过大所致的肺泡过度膨胀、破裂是呼吸机诱导肺气压伤的直接原因。高容量通气能产生高通透性肺水肿,而高压低容通气则无肺损伤发生,因此认为气压伤实质上为容积性肺损伤。容积伤的形成主要与过大的吸气末肺容积对肺泡上皮和血管内皮的过度牵拉有关。急性肺损伤/急性呼吸窘迫综合征患者广泛存在的肺不张和肺水肿使肺脏的有效充气容积明显减少,甚者仅达正常肺容积的25%。此时尽管仅给予中等潮气量(10 ~ 12ml/kg)机械通气治疗,但由于肺内的各不同区域之间存在顺应性差别,必然使萎陷重的肺区域通气量少,而损伤较轻的肺区域产生过度扩张,结果使通气良好肺区域可能承担相当于对健康肺约 40 ~ 48ml/kg 潮气量。

3. 肺萎陷伤　呼气末肺容积过低,导致终末气道反复开闭而造成肺损伤。

4. 肺生物伤　在机械通气的条件下,出现肺泡内炎症细胞募集、活化并释放炎症介质和细胞因子引起肺损伤,与内毒素所致的肺损伤相似。

5. 使用呼吸机时作心内穿刺、胸外心脏按压、颈内静脉或锁骨下静脉穿刺等均可能直接损伤脏层胸膜,引起气胸。

6. 患者有肺大疱易引起肺泡破裂,引起气胸。

7. 气体经气管切开进入纵隔(尤其是高阻力患者)。

(二)临床表现

呼吸机相关肺损伤可表现为轻微的镜下改变到严重的张力性气胸。肺气压伤的临床表现多种多样,从无明显症状的少量间质性气肿到引起呼吸衰竭甚至心搏骤停的张力性气胸各不相同。

肺气压伤主要表现为患者突然出现烦躁、呼吸困难、血压下降、氧合降低、气道压进行性升高(定容通气时)和肺顺应性进行性下降等。张力性气胸表现为呼吸减慢或呼吸暂停、发绀、低血压和心排量减少、心动过速或过缓、一侧叩诊清音或胸部运动不对称等。纵隔气肿常是肺气压伤的重要征象,患者主诉胸痛,50% 出现 Hamman 体征(纵隔摩擦音)。低氧血症和高碳酸血症。心包气肿时心包填塞是唯一征象。空气栓塞时将出现血压下降、心肌梗死、脑卒中、肠梗死等。

(三)预防及处理

1. 机械通气时尽量使用较小的潮气量,采用肺保护性通气策略。将潮气量设为 6 ~ 8ml/kg,平台压不超过 30 ~ 35cmH$_2$O,避免肺容积伤和肺压力伤;同时使用一定的呼气末正压(PEEP)维持肺泡的开放,减少肺萎陷伤的发生。同时降低吸气压峰值,使用镇静药和肌肉松弛药,维持血容量正常。

2. 避免用高的呼气末正压/持续气道正压（CPAP），以减少呼吸无效腔。PEEP 的设置无固定数值，在实际应用时，应选择最佳的 PEEP。可通过是否达到最佳氧合状态、最大氧运输量、最低肺血管阻力、最低的肺内分流（Qs/Qt）等多个指标对 PEEP 的设置进行综合评价。大多数患者可按经验给予 8～12cmH$_2$O。一般从低水平开始，逐渐上调待病情好转，再逐渐下调。

3. 单肺疾病引起的气压伤或单侧原发性肺气压伤可使用不同步单侧肺通气，降低呼吸频率和机械呼吸的吸气峰压（PIP）。

4. 肺气压伤合并 ARDS、脓毒血症、肺内感染时应避免增加 PEEP 水平。

5. 使用呼吸机过程中，尽量避免作心内穿刺。

6. 允许性高碳酸血症（PHC）：在对潮气量和平台压进行限制后，分钟肺泡通气量降低，PaCO$_2$随之升高，但允许在一定范围内高于正常水平，即所谓的允许性高碳酸血症。高碳酸血症是一种非生理状态，是为防止气压伤而不得已为之的做法。清醒患者不易耐受，需使用镇静、麻醉或肌松剂；而对脑水肿、脑血管意外和颅内高压则列为禁忌。另外，在实施 PHC 策略时应注意 PaCO$_2$上升速度不应太快，使肾脏有时间逐渐发挥其代偿作用。一般认为血液 pH 不低于 7.20 和 PaCO$_2$在 70～80mmHg 之间是可以接受的。PaCO$_2$过高时可通过增加呼吸频率来降低 PaCO$_2$；血液 pH 过低时，应适当少量补碱。

7. 积极治疗原发病，改善肺力学机制。减轻患者咳嗽，及时处理人机对抗，有利于降低气道峰压。

8. 采用自主呼吸的通气模式（如压力支持通气等），使气道压控制在相对安全的范围。

9. 经积极治疗后气道压仍较高，通气和氧合功能仍未见改善，可选用一些非常规通气方法，如体外膜氧合（ECMO）、高频振荡通气（HFOV）、气管内吹气、液体通气、氦氧混合通气、吸入一氧化氮（NO）和肺表面活性物质替代治疗等。这些方法可减少对常规正压通气的依赖程度，从而为降低潮气量或 PEEP 提供了一定的空间。

10. 出现张力性气胸者，紧急时在气胸侧第二肋间隙腋中线外侧穿刺或置入静脉导管，连接注射器抽气。随后放置胸腔引流管排气减压。

11. 出现纵隔气肿时，最有效的减压法是沿胸骨上切迹向头侧切开 2～3cm 直至深筋膜。

12. 心包气肿时行心包穿刺术。

13. 一旦空气进入血管内立即采取左侧卧位（Durant 位）。如气压伤诱导的空气栓塞出现在心脏左侧，不宜采取左侧卧位。如空气量是非致死量，且患者情况稳定，可行高压氧治疗。情况紧急时可急诊体外循环以挽救生命。

二、通气不足

通气不足是指由于 CO$_2$排出不足引起的 CO$_2$潴留，又被称为呼吸性酸中毒。

（一）发生原因

在应用呼吸机的条件下，通气不足的主要原因是气道不通畅所致的 CO$_2$排出受阻。有时也可由于管道漏气、脱落等引起，但这些现象通常可因呼吸机的报警而被及时发现和纠正，一般不会持续太久，很少会造成通气不足的主要原因。

1. 分泌物黏稠、气道吸引不充分、导管或套管被阻塞所引起分泌物排出不畅。

2. 各种原因所致的支管痉挛、黏稠的分泌物以及导管扭曲或套管被气囊阻塞均可致气道阻塞。

3. 患者自主呼吸与呼吸机对抗导致通气不足。

4. 呼吸机参数设置不当引起通气不足。常见的为潮气量(V_T)设置过低或吸/呼时间比(I/E)设置的呼气时间不够长。

（二）临床表现

当二氧化碳潴留至一定程度时，患者可出现烦躁、呼吸困难，乏力，气促，颜面潮红、发绀，头痛，胸闷、血压下降，有时突然发生心室纤颤，严重时出现谵妄、木僵、昏迷。血气分析结果 $PCO_2 > 50mmHg$。有些患者可伴有不同程度的低氧血症，临床上出现 PO_2 或 SaO_2 下降。

（三）预防及处理

产生通气不足的原因很多，应详细分析，正确处理。

1. 如分泌物黏稠不易排出，可加强气道湿化和充分吸引，及时清除分泌物，使用正确的吸痰方式，选择型号合适的多侧孔可控式透明硅胶吸痰管。如存在支气管痉挛，可应用支气管扩张剂。如导管或套管移位应及时调整位置，必要时及时更换。

2. 对于自主呼吸频率过快、潮气量过小的患者，可给予呼吸抑制剂，如芬太尼 0.1 ~ 0.2mg，必要时可给予非去极化肌肉松弛剂，打掉自主呼吸。或选用同步性能好的呼吸机，流速触发比压力触发灵敏度高，不易发生人机对抗。

3. 调整呼吸机的参数，如引起通气不足的患者方面因素已去除，动脉血气分析仍提示 CO_2 潴留，应适当调整呼吸机参数。对通气不足的患者，首选调整 I/E。因为增加呼吸频率和 V_T 或每分钟通气量，均不是增加 CO_2 排出的最好办法，这些调整方式虽可纠正通气不足，但同时也增加呼吸功，故不能推荐首选。

三、呼吸道阻塞

（一）发生原因

1. 气管导管被痰痂、血痂或其他分泌物阻塞，其中痰痂是主要原因。

2. 套囊开放时吸入口咽部潴留的分泌物或气囊密闭不佳致误吸。

3. 误吸胃液导致支气管痉挛，是呼吸机使用过程中病情突变的重要原因。

4. 气管套囊滑脱、气囊固定不紧密并移到气管套管口，充气后阻塞气道。

5. 系带固定过松，患者烦躁不合作、剧烈咳嗽、支持呼吸机管道的支架调节不当等原因造成导管脱位或旋转。

6. 由于切口感染、糜烂、切口过低损伤动脉，套管不合适或旋转损伤管壁，不正确吸痰等致气道大出血引起窒息。

7. 插管过深触及隆凸。

8. 严重颈部大面积皮下气肿对气道的压迫。

（二）临床表现

患者出现焦虑、烦躁、发绀等低氧血症及高碳血症的表现；呼吸窘迫，呼吸频率 >30 次/分钟，吸气时出现胸骨上、锁骨上及肋间凹陷，不能平卧，呼吸时产生不正常的噪声；若梗阻严重可致窒息、心动过速，继而心动过缓、心律失常、心搏停止。若一侧下呼吸道梗阻时，听诊两侧呼吸音不对称，一侧有反常呼吸音（哮鸣音或管样呼吸音）。

(三)预防及处理

1. 保持呼吸道通畅,及时清除口腔、鼻腔、咽喉部分泌物及反流的胃液。开放套囊之前,务必吸净口咽分泌物。加强气道湿化,及时、正确吸痰,防止痰痂形成。

2. 若吸入胃内容物导致支气管痉挛,可用0.9%生理盐水溶液反复灌洗吸净,然后用支气管扩张剂雾化吸入。

3. 气囊使用前,必须检查有无漏气,并稳妥固定。

4. 使用呼吸机前,先检查呼吸机装置是否完好。使用过程中,随时检查套管固定是否牢靠,患者翻身时应使头、颈、躯干处于同一轴线上,防止套管旋转角度太大,造成窒息;随时调节呼吸机支架,妥善固定呼吸机管道,防止牵拉过度致导管脱出。对不合作的患者,适当约束双上肢,并给予适量镇静剂。

5. 严密观察患者吸出痰液的颜色、性质及量,一旦发现有痰中带血或血性痰,立即报告医生,及时处理。积极控制切口感染,增加换药次数,并用敏感抗生素稀释液进行气道滴入,以防止血管壁感染、糜烂所致大出血。

6. 如因插管过深引起,可将导管后退2~3cm。

7. 严密观察患者的呼吸、血氧饱和度变化。备好基本抢救设备,包括氧气、呼吸球囊、面罩、气管内插管设备以及吸引装置。

8. 若是内套管阻塞,立即给予更换,同时加强气道湿化,定时翻身、叩背,正确吸痰,保持呼吸道通畅。若为痰栓阻塞导管端部,可在纤维支气管镜下去除液态或固态梗阻物。

9. 若气管导管脱出,立即用止血钳撑开切口。气管插管1周内者,需重新插管;1周以上者因窦道已形成,直接更换气管导管即可。而气管旋转窒息者,则只需将患者平卧,将气管套管复位,气道即可通畅。

10. 发生套囊松脱时,必须将气囊放气,并配合医生更换或重新置入气管导管。

11. 若气道大出血,先将气管导管插入,将气囊充气以保持呼吸道通畅,气道黏膜破裂出血可用去甲肾上腺素加生理盐水滴入气道;如为无名动脉出血,需立即手术。

12. 如皮下气肿压迫气管所致,处理办法是切开减压和排气。

四、呼吸机相关性肺炎

呼吸机相关性肺炎(VAP)是机械通气患者在通气48小时后出现的肺部感染,是机械通气过程中常见的并发症,可由此导致败血症、多器官功能衰竭。因此预防和减少VAP的发生,可大大地提高抢救成功率及缩短机械通气时间。

(一)发生原因

1. 未及时更换呼吸机管道及清除集水瓶的冷凝水,冷凝水是呼吸机相关性肺炎病原菌的主要来源。由于气管管道内细菌不能被机体抗菌措施清除,也不能被抗生素杀灭,并易随着喷射吸入气流形成的气溶胶或通过污染的冷凝水倒流进气道,而因气管插管建立的人工气道影响了原有气管纤毛的摆动清除功能。细菌很容易逆行至下呼吸道而引起VAP。同时下呼吸道的细菌容易随着呛咳或呼出气流而种植于呼吸机管道内。如此可造成恶性循环,使肺部感染反复发作。

2. 吸痰、气管插管、气管切开、呼吸机管道处理等气道护理操作时,未严格遵守无菌操作原则,增加污染机会;或反复吸痰操作增加污染的机会,造成感染。

3. 人工气道的建立使气管直接向外界开放,失去正常上呼吸道的过滤及非特异性免疫保护作用,如病房空气污浊,病原体可直接进入下呼吸道。

4. 患者痰液分泌多且黏稠,痰液清理不及时、不彻底。

5. 患者长时间仰卧以及鼻胃管的放置削弱食管括约肌的功能,如鼻饲时速度过快、量过多易产生胃食管反流,导致误吸,胃内的细菌随反流物进入呼吸道。

6. 潮气量和气道峰压的大小设置对 VAP 的发生有影响。潮气量和气道峰压的大小对个体的损伤具有高度异质性,个体肺的几何形状(如支气管的长度、弯曲度、支气管分叉的角度)对肺泡通气有着非常大的影响。不同患者肺的顺应性不同,对潮气量和气道峰压耐受性也不同。对于耐受性差的患者来说,过度的机械牵拉可使肺泡上皮的紧密连接、气道表面的液体稳态、有效的黏液-纤毛清除功能均受到损害,从而有利于细菌的黏附和定植,VAP 发生的机会增加。且过度的机械牵拉还可明显地增加肺脏局部多种炎症细胞因子的产生和氧化-抗氧化的失衡,以及影响肺表面活性物质的代谢,从而诱发或加重肺部的炎症反应。

7. 患有肺水肿、肺微血栓形成、肺缺血、肺淤血的患者,使用呼吸机易致细菌感染。

8. 年龄大、营养状况差、内环境紊乱(如低镁血症)的患者,机体免疫防御功能降低,是 VAP 发生的危险因素。特别是机械通气患者处于应激状态,能量消耗显著增加,高代谢、高分解、负氮平衡,加上呼吸道分泌物中氮的丢失和蛋白补充不足而出现的营养不良,机体的细胞免疫和体液免疫受损,从而增加感染的机会。pH 值的改变,中性粒细胞的活化,氧自由基的形成,均可损害肺泡 II 型上皮细胞,使肺泡表面活性物质合成减少,并灭活与合成代谢有关的酶,从而引起肺泡水肿、肺不张,加重肺组织的缺血缺氧,最终导致肺组织和免疫防御功能损伤,有利于细菌的黏附和定植,增加 VAP 发生的风险。

(二)临床表现

行机械通气治疗 48 小时后患者出现发热,体温 >37.5℃,呼吸道出现大量脓性分泌物等症状;查体有肺部实变体征和/或肺部听诊可闻及湿啰音;白细胞 $>10.0 \times 10^9/L$ 或 $<4 \times 10^9/L$,伴或不伴核转移;起病后从支气管分泌物中分离到新的病原菌。呼吸机相关性肺炎的诊断主要依靠胸部 X 线片及痰菌培养阳性。

(三)预防及处理

呼吸机相关肺炎是一类严重的院内感染,关系到危重患者的抢救成功率,因此做好病房和人工呼吸机相关物品的消毒管理,掌握正确的吸痰方法,重视呼吸道和消化道的管理,严格无菌操作是预防呼吸机相关肺炎发生的关键。具体措施如下:

1. 摇高床头约 30°~40°,卧位呈头高脚略低位。

2. 呼吸机通气环路中的冷凝水是高污染物,细菌主要来自患者的口咽部。因此集水瓶要始终放在呼吸环路的最低位,并及时清除呼吸机管路中的冷凝水。

3. 所有接触呼吸道的操作要严格无菌,吸痰使用一次性吸痰管,每用一次即换,呼吸机管道(包括气管切开内套管、接头、过滤器、雾化器)每日消毒,一次性处理或气体消毒后再用。雾化罐内不保留药液,氧气湿化瓶内的冷开水 24 小时更换 1 次,湿化瓶每天随管道一起消毒。呼吸机管路、配件消毒程序是先用含氯消毒液浸泡 30 分钟,清洗后晾干,送供应室行环氧乙烷消毒后备用。

4. 加强病房消毒管理,有条件者使用纯动态空气消毒机,该机有紫外线消毒和循环过滤消毒两种功能,并可以预设定时工作。每天中午、小夜、大夜三班各消毒一次,每次 2~3

小时。每天坚持用"含氯消毒液"擦拭室内地面、病床、床头柜等设施,严格执行探视制度,出入病区更换衣服、鞋,接触患者和操作前后均严格洗手。

5. 机械通气的患者加强翻身、叩背、排痰,每天肺部物理治疗仪拍背 6 次,每次 10 ~ 15 分钟;每天 3 次以上的雾化吸入来稀释痰液,有利于吸痰并保持气道湿润,严格遵照医嘱加入抗生素,以防耐药菌株产生。

6. 短时多次雾化,对排痰、防止痰痂形成有很好的效果;雾化 5 分钟/次左右,时间不宜过长,防止正压通气过大造成气压伤。

7. 使用密闭式吸痰。吸痰前要加大氧浓度,防止脱机吸痰时氧饱和度下降过快。使用吸痰管吸痰时,湿润后插入,遇阻力退出 1 ~ 2cm,放开负压,边旋转边退出,分泌物多处停留多吸,吸痰时机掌握要适当,出现吸痰指征时再操作,以减少外界细菌侵入。

8. 掌握正确的鼻饲技术。患者行肠内营养时,尽量采用空肠鼻饲管,床头抬高 30° ~ 45°,鼻饲时液体输注速度约 20 ~ 40 滴/分钟,切勿过快以防反流及误吸,密切观察患者面色、呼吸。平卧位时应防止呕吐,必要时给予胃肠减压。气管套管气囊放气前彻底吸痰,防止误吸。

9. 每天予以 2 ~ 3 次口腔护理,操作前气囊充分充气,以保持其密闭性。

10. 保持气管切开处敷料和周围皮肤清洁、干燥,每日常规换药 1 次,若痰液污染敷料,要及时更换。

11. 根据患者的个体差异设置合适的潮气量和气道峰压。

12. 对于年老、体弱、肺部有基础病变者,适当加强营养及免疫支持治疗,必要时予以免疫球蛋白、氨基酸等药物以提高机体抵抗力。

13. 严密观察体温、脉搏、呼吸、血气变化,发现异常及时报告医生处理。

14. 已发生呼吸机相关性肺炎者,遵医嘱尽早选择强力广谱抗生素,然后根据后期药敏结果进行降阶梯治疗,即先使用高效、广谱、耐酶抗生素控制感染,然后根据细菌培养、药敏试验结果,将抗生素改为针对性较强的窄谱抗生素的治疗方法。

15. 呼吸道分泌物铜绿假单胞菌培养反复阳性,但无症状者,以勤换药及呼吸机管道消毒和更换为主,待拔管后往往转为阴性。

五、肺不张

(一)发生原因

1. 气管插管时,导管插入过深,进入单侧支气管;固定气管导管胶布松脱,受解剖因素影响,使气管导管易滑入右侧支气管,造成单肺通气,另一侧肺不通气,从而引起肺不张。

2. 机械通气破坏上呼吸道黏膜屏障,如果气道湿化不足和吸引不及时、不充分或患者紧张、伤口疼痛、惧怕咳嗽和深呼吸或因咳嗽无力,造成痰液在气道内潴留、淤积,或形成栓塞,阻塞气道,致该支气管所属肺组织通气障碍,肺泡内气体被吸收以致肺泡萎陷和不张。

3. 经口气管插管由于患者耐受性差,气道阻力大,管径长,如伴有呼吸道烧伤或严重胸外伤者,痰痂、血痂形成造成气道阻塞而形成阻塞性肺不张。

4. 呼吸机正压通气本身以及吸痰操作,均可导致肺不张。

5. 当长时间吸入高浓度氧气时,肺泡内氢气逐渐被吸入的氧气取代,造成肺泡内氧分压增高、肺泡-动脉氧压差增大,最终肺泡被氧气被血液吸收,该部肺泡萎陷,形成吸收性肺不张。

（二）临床表现

1. 肺不张的症状和体征取决于支气管阻塞发生的速度、受累的范围以及是否合并感染短期内形成的阻塞伴大面积的肺脏萎陷，特别是合并感染时，患侧可有明显的疼痛、突发呼吸困难、发绀，甚至出现血压下降、心动过速、发热，偶可引起休克。缓慢形成的肺不张可以没有症状或只有轻微的症状。由肺不张引起的低氧血症其主要特点是通过呼吸机参数往往不易纠正，即使应用 PEEP，效果也相当有限。

2. 肺部体征　一侧肺不张时，体征明显。如气管偏向患侧，患肺语颤增强，呼吸音减弱或消失。肺叶或肺段不张时上述体征可不明显。

3. 胸部 X 线　纵隔和气管影均向患侧移位，肺纹理增多、致密。当肺叶不张时，水平裂依不张叶不同而表现为上抬或下移。侧位片可见不张肺组织呈楔形或三角形密度影增高，其尖端指向肺门。

（三）预防及处理

1. 应用呼吸机过程中，严密观察管道有无松脱、漏气，观察患者呼吸情况，监测血氧变化。保持患者面部清洁，及时清除油渍、汗渍和口鼻分泌物，每天测量导管距门齿的距离，定时评估呼吸音，定期行胸部 X 线检查，及时了解气管插管的位置，并做好记录。将导管固定牢靠，以导管和系带以及皮肤之间可以容纳一指为最佳。

2. 加强气道湿化，根据痰液的黏稠度、性状、量及管道积水情况，及时了解湿化效果。如痰液稀薄，能经吸痰管顺利吸出，或痰液能经气道口咳出，呼吸机近端吸气环路可见液体凝集，表明湿化充分。

3. 鼓励患者早期床上活动，指导有效咳嗽和深而长的胸腹式呼吸，协助患者排痰。疼痛剧烈者予以镇痛。采用膨肺式吸痰或吸痰后适当加大吸气压力或通气量。

4. 在应用呼吸机通气过程中，可间隔一定时间适当使用叹息功能。

5. 吸入氧浓度限制在 50% 以下，防止氧中毒所致肺不张。

6. 肺不张一经明确，需尽快去除基础病因。立即采用必要的措施，将患者取头低脚高位，患侧向上，以利引流；如咳嗽、吸痰、24 小时的呼吸治疗与物理治疗仍不能缓解时，或者患者不能配合治疗措施时，应用纤维支气管镜检查，吸出黏液栓或浓缩的分泌物而使肺脏得以复张。倘若是导管插入一侧支气管，可适当地将导管外拔，直至双肺呼吸音相等，并摄床边 X 线胸片予以证实。

六、氧中毒

氧中毒是指长期高浓度吸氧造成的肺部病变。使用呼吸机期间长期吸入高浓度的氧，可在体内产生超量氧自由基，损害细胞酶系统，发生氧中毒。使肺泡表面活性物质减少，纤毛活动被抑制，肺毛细血管充血，通透性增加，引起肺泡内渗液，出现肺水肿。长期氧中毒可出现肺间质纤维化。氧中毒的危险性由两个因素所决定：①吸入氧浓度。②吸氧时间。

（一）发生原因

氧中毒的主要原因是长期高浓度吸氧使体内氧自由基产生过多，导致组织细胞损伤和功能障碍。所谓高浓度，一般指 $FiO_2 > 50\%$。氧中毒的时间因素，受患者个体差异的影响无法明确规定。

（二）临床表现

氧中毒的早期表现为气管刺激症状,如难以控制的干咳、呼吸急促、血压下降、胸骨后锐痛、肺泡—动脉血氧分压差[P(A-a)O_2]增大等,早期肺功能可无异常,18小时后出现肺活量降低,继而肺顺应性下降。24~48小时内可伴发ARDS,发生肺间质和肺泡内液体渗出。由于肺部毛细血管上皮受损,可有咯血的临床表现。3天后肺泡细胞受影响,肺泡表面活性物质减少,胸部X线片可见到双侧弥散性浸润灶,可有肺不张。晚期表现为肺间质纤维化及多脏器功能受损,甚至死亡。

（三）预防及处理

1. 目前尚无可有效逆转氧中毒的方法,适当补充维生素C和维生素E可配合预防其发生。

2. 预防氧中毒的主要措施是尽量避免吸入氧浓度(FiO_2)>50%,或尽早将FiO_2降至50%。

3. 对需要机械通气的患者在氧浓度的选择上应有的放矢,不能因低氧血症而盲目提高氧浓度(如有肺内右向左分流的存在,提高吸氧浓度无效)。同时应辅以其他必要的治疗措施,如应用支气管扩张药、积极排痰、应用强心利尿剂等,必要时可应用PEEP,使吸氧浓度能保持在能产生氧中毒以下的水平,同时使PaO_2能达到8.0~9.33kPa(60~70mmHg)以上的水平。

4. 吸氧过程中,经常行血气分析检查,动态观察氧疗效果。一旦发现患者出现氧中毒,立即降低吸氧流量,并报告医生,对症处理(氧中毒的处理比较困难,因为氧中毒的主要病理生理改变是低氧血症,低氧血症的纠正又离不开氧气,氧中毒的患者再吸氧更加重氧中毒)。

七、呼吸性碱中毒

（一）发生原因

实施机械通气时呼吸机设置不当,分钟通气量过高和辅助通气时患者自主呼吸频率过快,潮气量过大,其次是I/E设置不妥,呼气时间过长,造成过度通气,导致呼吸性碱中毒。

（二）临床表现

患者手、足、面部,特别是口周麻木并有针刺样感觉,呼吸浅而慢、胸闷、胸痛、头昏、恐惧,甚至躁动、四肢抽搐等,对患者危害较为严重。血气分析PCO_2<30~35mmHg。

（三）预防及处理

1. 去除过度通气的原因　详细分析患者产生过度通气的原因,并尽可能地去除,如患者因疼痛、精神紧张而导致呼吸频率过快,则可使用镇静、镇痛药物或肌松剂;如患者存在代谢性酸中毒,可静脉补充碳酸氢钠予以纠正。

2. 调整呼吸机参数　①呼吸频率的调整:先将患者的呼吸频率调整至正常水平(16~20次/分钟),对呼吸频率正常的患者,可将呼吸频率降至正常偏低(10~12次/分钟)。②呼吸频率得到控制的基础上,如仍通气过度,可通过调低潮气量来降低每分钟通气量,降低的幅度可根据PaO_2水平分次调整。有些呼吸机是通过每分钟通气量的设置完成潮气量的设置,这时可以直接调整每分钟通气量,一般每次将每分钟通气量降低1~2L/min。③I/E的调整:在降低潮气量和每分钟通气量后,最后的调整就是I/E。对通气过度的患者,可通过调整I/E来缩短呼气时间。

八、低血压

(一)发生原因

1. 机械通气所形成的气道内正压(以气道平均压为主要指标),经肺组织传送到胸膜腔、肺内血管和心脏,致使:①胸腔内压力增高,外周静脉回流障碍。②血管床受压,右心后负荷增加。③心脏和大血管受压,心脏舒张受限,产生类似心包填塞作用。这些因素以综合作用导致心排血量减少,动脉血压降低,严重时引起心、脑、肾等脏器灌注不足。

2. 患者存在血容量不足和(或)心功能不全,机械通气对循环的抑制更为显著。一般认为,正压机械通气对机体的循环功能主要起抑制作用,引起不良的血流动力学效应。

(二)临床表现

机械通气过程中,正常血压者血压<90/60mmHg,原有高血压者血压明显下降至影响重要器官血流灌注的水平。患者常感到精神委靡不振、头痛、头晕、心前区隐痛或不适、四肢酸软无力等。

(三)预防及处理

1. 若患者血压下降幅度较大(舒张压下降大于30~40mmHg),持续时间长,或发生重要脏器灌注不良征象,须核定呼吸机参数(改变V_T、I/E、采用辅助控制通气方式或降低PEEP水平等)降低通气量,使气道压力降低,缩短吸气时间,延长呼气时间。

2. 适当补充血容量,使静脉回流量增加,恢复正常的心输出量。

3. 必要时可应用增强心肌收缩药物,选用氯化钙、多巴胺、多巴酚丁胺或洋地黄增强心肌收缩力。

九、呼吸机依赖

机械通气后期的并发症,即指撤离呼吸机后,患者出现脱机困难,自主呼吸不足以维持适当的氧合,需长期依赖呼吸机进行呼吸。

(一)发生原因

1. 原发疾病未得到改善或继发某些合并症,可能导致撤机困难。常见的原因为呼吸肌乏力或呼吸机相关性肺炎。

2. 慢性阻塞性肺疾病患者,撤机困难是呼吸衰竭的诱因或加重因素。

3. 呼吸机使用时间过长,呼吸驱动力不足或呼吸肌疲劳。

4. 长期机械通气患者,由于人工气道的存在导致代谢加快,营养需求增加,当营养不良或水、电解质平衡失调时,引起呼吸肌力和功能下降,增加了患者对呼吸机的依赖性,同时低钙、低镁可降低呼吸肌的收缩力。

5. 患者从心理上对呼吸机产生依赖,担心停机后出现呼吸困难,甚至窒息死亡,精神紧张,导致心率加快、呼吸急促,致使患者拒绝停机。

6. 撤机时机掌握不准,撤机方法不当。

(二)临床表现

试行撤机后患者情绪激动,出现呼吸困难、心率加快、血压下降、胸闷、大汗、意识障碍。血气分析结果显示低氧血症或二氧化碳潴留。

(三)预防及处理

1. 掌握好撤机时机,注重原发病的控制和诱发因素的去除,撤机最好选择在患者良好睡眠后,以 9:00～10:00 和 15:00～16:00 为宜,此为患者一天中精力最好的时间段。协助患者取坐位或半坐位,并做好各种监测和应急准备。

2. 加强患者营养,改善患者一般状况,保证水、电解质平衡,改善呼吸肌疲劳和中枢疲劳。

3. 做好心理护理,向患者说明撤机的必要性,撤机步骤及撤机过程中可能产生的感觉,如轻度的气促,并教会患者缩唇式呼吸,以消除患者顾虑,争取其主动配合。

4. 选择正确的撤机技术,合理应用同步间歇强制通气(SIMV)和压力支持通气(PSV)模式,并采用单向活瓣逐步停机,尽量使用间断治疗,缩短呼吸机使用时间。

5. 对一般状况较好的患者,可采用序贯性机械通气方式(BiPAP 模式),即在有创机械通气 2 天后,根据患者的感觉及临床表现改为无创机械通气。

6. 应用 BiPAP 可改善慢性阻塞性肺疾病患者的呼吸肌力量。BiPAP 撤机是呼吸机依赖患者的一种有效撤机模式。

7. 对部分上机前就考虑到无撤机可能的患者,要严格选择适应证。

十、腹胀

(一)发生原因

1. 多因气囊充气不足,吸入气体可从气囊旁经口鼻逸出,引起吞咽反射亢进,导致胃肠胀气。

2. 无创通气时,如果通气模式选择不当,设置的潮气量和吸气压力过大,产生的气流量过大过猛,气体在进入呼吸道的同时,也有部分进入消化道,发生胃肠胀气。

(二)临床表现

清醒患者示意腹部胀痛。体检时患者腹部膨隆,叩诊呈鼓音。

(三)预防及处理

1. 密切观察气管插管或气管套管的位置,如有疑问及时通知医生。

2. 使用气囊测压表监测气囊内的压力,以便及时发现异常情况。

3. 无创通气时,嘱患者闭上嘴,用鼻呼吸,减少吞咽动作。调节呼吸机相关参数时,注意起始压力不能过大,待患者适应后逐渐增加到理想目标值,以防压力大于食管括约肌的张力。

4. 发生腹胀给予腹部按摩(按肠蠕动的方向进行按摩),腹部热敷,同时采取半坐卧位,以减轻腹胀时对膈肌的压力。必要时行胃肠减压、肛管排气,或遵医嘱给予促进肠蠕动的药物。

十一、面部压伤

(一)发生原因

多发生在长期进行无创通气的患者,由于固定带过紧,固定方法不妥,长期压迫导致局部皮肤缺血、缺氧,出现皮肤破损。

（二）临床表现

患者鼻梁处、两侧颧骨处皮肤红肿、疼痛,甚至出现溃破。

（三）预防及处理

1. 适当调节固定带的松紧度,固定带松紧度以无明显漏气的最小张力为宜,不能过紧。

2. 在患者鼻梁及颧骨处用方纱或海绵衬垫以减少压迫。

3. 每次上机6~8小时取下面罩休息5~10分钟,对受压部位进行局部轻轻按摩。

4. 已经发生溃破者,停用无创呼吸机,用生理盐水清洁后予金霉素眼膏外涂或润肤贴外贴,保持局部清洁,定时换药,防止继发感染。

十二、刺激性结膜炎

（一）发生原因

由于无创通气时固定带过松、面罩不合适等引起面罩鼻根部漏气,刺激双眼,导致双眼结膜充血、干燥。

（二）临床表现

患者双眼出现流泪、眼痒、眼红、烧灼感等,甚至眼睑肿胀。

（三）预防及处理

1. 调节固定带的松紧度,尽量选择组织相容性及密闭程度好的面罩,根据患者的颜面形态大小、胖瘦、是否张口呼吸等情况而定。

2. 一般情况下,脸型较宽或意识不清、张口呼吸者,应选择口鼻面罩,面部较瘦或无牙者应选择鼻罩通气。

3. 加强吸入气体的湿化。

4. 如患者出现结膜炎时,可用抗生素眼药水滴眼治疗。

附17-1　呼吸机使用操作规程

1. 评估

（1）评估患者的病情、年龄、意识、呼吸、口腔或鼻腔黏膜情况、气管插管的深度等。

（2）评估患者的精神状态、心理状态及合作程度。

（3）评估患者对操作的认识程度。

2. 用物准备

（1）呼吸机主机:临床上常用的呼吸机又分四大型,即定压型(压力转换型)、定容型(容量转换型)、定时型(时间转换型)、高频、简易呼吸气囊。各型呼吸机均有各自的特点。①定压型(压力转换型)呼吸机:以压缩氧为动力,产生一定压力的气流。工作时,它能按预定压力和呼吸频率将气体送入肺内;当肺内压力上升到预定值时,送气停止,转为呼气,肺内气体借胸廓和肺的弹性回缩而排出体外。当压力下降到某预定值时,可产生正压重新送气。其工作时的潮气量受气流速度、气道阻力及肺、胸廓顺应性的影响。②定容型(容量转换型)呼吸机:依靠电力带动工作,提供一定的潮气量。工作时,将预定容积的气体杂呼吸期输给患者,然后转为呼气相,经过一定间歇,再转为吸气相。该型呼吸机上装有安全阀,当送气压力超过某一限度时,剩余潮气量即从安全阀自动逸出。在安全阀限度内,潮气量不受肺、胸廓顺应性和气道的影响。其呼吸频率、呼气时间、呼吸时间比、氧浓度等可分别调节。③定时型(时间转换型)呼吸机:这种类型的呼吸机结构复杂,一般兼容上述两种呼吸机的功能。④高频呼吸机:其呼吸频率超过正常呼吸频率的 4 倍以上。其主要工作原理是通过送出脉冲式喷射气流以增强肺内气体弥散,且不受局部肺组织顺应性及其阻力的影响,在改善通气/血流比例方面优于常频呼吸机。⑤简易呼吸气囊:借助机械力量,将空气或氧气经气道压入肺内,使肺膨胀,以改善通气功能,促进患者自主呼吸的恢复,用于任何情况下出现的呼吸停止,严重的呼吸困难、呼吸衰竭,呼吸机使用时突然停电、气管插管接呼吸机前的一切紧急情况。

(2)治疗车上层放置:高压氧气管、空气管各 1 根,电源线 1 ~ 3 根;包括氧气和空气;减压表和扳手;管道系统及附件,包括主管道(5 ~ 6 根)、信号管道(压力检测管及雾化管道)、加温器、湿化器、雾化器、滤水杯、管道固定夹、温度计;过滤纸、无菌蒸馏水 1000ml、可伸屈接头及无菌纱布、仪器使用登记本及笔。另备支撑架、模拟肺、多功能电插板。

(3)治疗车下层准备以下物品:污物桶 2 个,一个放置感染性废弃物,一个放置生活垃圾。

3. 环境准备　环境清洁、安静、光线适宜或有足够的照明。

4. 操作步骤

(1)洗手、戴口罩。

(2)根据需要选用性能良好、功能较全、功能较全的机型。

(3)湿化器的水罐中放入滤纸及适量无菌蒸馏水。

(4)连接呼吸回路、测压管、雾化器及模拟肺,检查是否漏气。

(5)将呼吸机及备齐的用物携至患者床旁,核对患者床号、姓名,对于清醒患者,解释操作目的、方法、注意事项及配合要点,以取得合作。

(6)将高压氧气表与减压表进气口连接,连接好空气管道。

(7)再次核对;接通电源,依次打开空气压缩机、呼吸机及湿化器、加温器的开关,加温器需通电加温 5 分钟后方可给患者使用,湿化水稳定以 32 ~ 35℃为宜,24 小时湿化耗水量要在 250ml 以上。

(8)呼吸模式选择键(MODE),根据需要设定通气方式。①自主呼吸(SPONT):患者自主呼吸好,可辅助患者呼吸,增加患者吸入,降低呼吸肌作功。②同步间歇指令通气(SIMV):是一种容量控制通气与自主呼吸相结婚的特殊通气模式,两种通气共同构成每分通气量。这种通气方式一般用于撤机前的过度准备。③机械辅助呼吸(AMV):指在自主呼吸的基础上,呼吸机补充自主呼吸不足的通气量部分。④机械控制呼吸(CMV):指呼吸机完全取代自主呼吸,提供全部通气量,是患者无自主呼吸时最基本、最常用的支持通气方式。⑤持续气道正压(CPAP):在自主呼吸的基础上,无论吸气还是呼气均使气道内保持正压水平的一种特殊通气模式,有助于防止肺萎缩,改善肺顺应性,增加功能残气量。可用于患者撤机前。⑥PEEP:在呼气末维持呼吸道一定正压的呼吸方式,目的是在呼气末时保持一定的肺内压,防止肺泡塌陷。通常所加 PEEP 值为 5 ~ 15cmH_2O,使用时从低 PEEP 值开始,逐渐增至最佳 PEEP 值。"最佳 PEEP 值"是指既改善通气、提高 PaO_2,又对循环无影响的 PEEP 值。

(9)设定潮气量:一般按 5 ~ 15ml/kg 计算,可直接设置或通过流速(flow)X 吸气时间

(time)设置。

（10）设定 FiO_2：现代呼吸机配有空-氧混合器,它是一种可以使氧浓度在21%～100%之间进行选择的装置。通常设置在30%～50%,脱机前为35%～40%,平时可根据血气分析和缺氧情况调节,在麻醉复苏过程或吸痰前后可加大氧浓度。但氧浓度大于70%,使用一般不超过24小时。

（11）设定呼吸频率(RESP RATE)：一般为10～25次/分钟。呼吸时间比通常为1:1～3。

（12）根据需要设定其他参数:旁路气流(BIAS FLOW)：呼气期仍流入新鲜气流,以减少患者呼吸作功。触发灵敏度(SENSITIVITY)：是指在呼吸机辅助通气模式时,靠患者自主吸气的初始动作,使吸气管中产生负压,被呼吸机中特定的传感器感知,而同步协调起动呼吸机性机械通气,这种感知域即称为触发灵敏度。

（13）设置报警上下限范围:包括工作压力、每分通气量、气道阻力等。

（14）再次检查管道是否连接正确、有无漏气,测试各旋转钮功能,试机后与患者连接。

（15）上呼吸机后严密监测生命体征、皮肤颜色及血气分析结果并做好记录。

（16）自主呼吸恢复、缺氧情况改善后试停机。脱机步骤:①向患者解释,消除患者紧张、恐惧心理。②使用 SIMV、CPAP。③面罩或鼻导管给氧,间断停机。④逐渐停机,如停机失败可再开机,待患者病情缓解后应积极停机。

（17）关机顺序为:关呼吸机→关压缩机→关氧气→切断电源。

（18）协助患者取舒适体位,清理用物归回原处。注意呼吸机的清洁卫生:呼吸管道先用清水冲洗,再用500PPM含氯消毒液浸泡消毒30分钟,最后用蒸馏水冲洗晾干备用。管道应定期采样做细菌培养。使用一次性呼吸机管道者则按医疗废物处理。

（19）洗手,并登记呼吸机使用时间与性能。

5. 注意事项

（1）根据病情需要选择合适的呼吸机,要求操作人员熟悉呼吸机的性能及操作方法。

（2）严密监测呼吸、循环指标,注意呼吸改善的指征。

（3）加强呼吸道的管理:①重视报警信号,及时检查处理。②保持气道通畅,及时清理分泌物,定期湿化、雾化。③严格无菌操作,预防感染。

（4）加强呼吸机的管理:①机器电源插座牢靠、不松动,保持电压在220V（±10%）。②机器与患者保持一定的距离,以免患者触摸或调节旋钮。③及时倾倒滤水杯内的水。④空气过滤网定期清洗。⑤呼吸管道妥善消毒,注意防止管道老化、折断、破裂。注意固定,避免过分牵拉。⑥机壳表面用软布隔天擦拭一次,保持清洁。⑦机器定期通电、检修,整机功能每年测试一次。

附17-2 呼吸机的消毒与保养

一、呼吸机消毒的总原则

呼吸机的消毒种类可分为患者使用时的日常常规更换消毒和撤机后的终末消毒两种。常规更换消毒的时间不应过于频繁,一般同一患者使用每48小时更换1次。呼吸机的机械部分不用常规消毒。不同患者使用同一台呼吸机时,呼吸机的过滤装置和管道应彻底消毒或灭菌。

二、呼吸机的清洁和消毒方法

需要清洁的呼吸机部件

按呼吸机说明书的要求,有些部件禁止清洁,而有的允许清洁,这些部件主要包括以下几种:

1. 呼吸机的主机外壳和压缩泵的外壳,用清洁的软湿擦布轻擦净即可,每日 1 次或隔日 1 次。必要时用消毒液如含氯制剂消毒液浸泡过的软布擦洗。

2. 空气过滤网,包括空气压缩泵和有些呼吸机主机中可清洗的空气滤网。具体清洁方法为:将过滤网从机器中取出,用清水洗净表面尘埃后,再用力甩干或烘干;或者用吸尘器吸尽灰尘,然后放回原位。一般每 48 ~ 72 小时清洁 1 次,无需常规消毒。

3. 呼吸机内部不可拆卸电子元件,其表面的灰尘可用小功率吸尘器轻轻吸除或用专用吸球轻轻吹气去除,不能用消毒液浸泡。

4. 传感器如流量、压力等各种传感器为呼吸机的特殊电子零件,不能用水冲洗也不能用消毒液浸泡,以免损坏其性能,因而只能用 75% 的酒精棉球十分小心地轻轻擦干净或有的传感器只能轻轻浸放在清水中,即刻取出,并自然晾干,切忌用力甩干或烘干。

5. 湿化器的电器加温部分和温控传感器探头的金属部分用清洁的软湿抹布轻轻擦净,不能用消毒液浸泡,以免影响加热功能和降低其感温的准确性。

6. 需要消毒的呼吸机部件:凡是连接于患者与呼吸机之间的各螺纹管、连接管、接头、湿化器、雾化器和呼气瓣等均应彻底消毒。尽量使用一次性管道材料,须反复使用者用气体消毒。

三、呼吸机保养

1. 呼吸机管道上冷凝水引流方法正确,集液瓶要始终放在呼吸环路的最低位,及时倒弃冷凝水,操作时应严防引流液倒流感染呼吸道。医务人员在操作呼吸机前后应洗手,以防交叉感染的发生。

2. 做好记录将各种维修、更换、校正记录详细备案,如记录维修的部位、误差或损坏程度、时间、更换零部件的名称、时间、数量等,以便核查。

3. 一般呼吸机的氧源应保证氧气减压后的压力为 0.35 ~ 0.4MPa,即与压缩泵的输出压力平衡,氧气表的压力若显示在 0.5mPa(5kg/cm^2)以下应更换氧气,应缓慢开动氧气总开关,避免将压力表损坏。

4. 主机电源应在气源接通后方可启动,即先启动空气压缩泵电源和打开氧气,待氧气和空气的压力平衡,漏气声或气源的报警声消失后,才能打开主机电源。呼吸机的关机顺序正巧之相反,即先关主机电源,再关闭气源。

5. 加温湿化器部分定期更换和补充湿化器内的液体,注意该液体只能用蒸馏水,注意检查调温器的性能,保护温控传感器,密切观察温度报警情况。

（ 黄　莉　吴惠平　李　威 ）

参 考 文 献

1. 高媛,秦军 . 67 例 COPD 患者双水平正压通气(BiPAP)治疗的临床分析 . 临床肺科杂志,2010,15

(10):1480

2. 蒋文,曾群丽.呼吸机相关性肺炎的影响因素及护理对策.护理学杂志,2007,22(23):21-22

3. 刘彦,周郁秋.呼吸机依赖的原因及护理进展.中华护理杂志,2008,43(2):156-158

4. 秦军,高媛,杜伟.153例无创机械通气患者中常见并发症的观察与处理.临床肺科杂志,2012,17(2):226-227

5. 腾金红.ICU危重患者机械通气后出现并发症的护理及体会.当代医学,2013,19(11):117-118

6. 夏金根,詹庆元.正压机械通气的并发症及其防治.军医进修学院学报,2011,32(3):214-216,232

7. 向明芳.单向活瓣通气给氧在机械通气患者撤机中的应用研究.中国实用护理杂志,2007,23(1):18-20

8. 尤黎明,吴瑛.内科护理学.第4版.北京:人民卫生出版社,2011

9. 曾定芬,向明芳.ICU机械通气患者两种吸痰方法的比较.护士进修杂志,2008,23(8):360-362

10. 曾定芬,张丽平,谭小辉.机械通气患者呼吸系统并发症及护理研究进展.护理学杂志,2008,23(20外科版):77-80

11. American Thoracic Society, Infectious Diseases Society of America. Guidelines for the management of adults with hospital-acquired, ventilator-associated, and healthcare-associated pneumonia. Am J Respir Crit Care Med, 2005,171(4):388-416

12. Rotstein C, Evans G, Born A, et al. Clinical practice guidelines for hospital-acquired pneumonia and ventilator-associated pneumonia in adult. Can J Infect Dis Med Microbiol, 2008,19(1):19-53

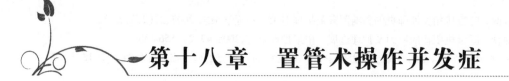

第十八章　置管术操作并发症

本章叙述的置管术包括深静脉置管术和三腔二囊管置管术两方面内容。目前临床常用的深静脉置管术包括经外周静脉穿刺置入中心静脉导管(PICC)、中心静脉置管(CVC)、植入式静脉输液港。PICC常规选择肘窝部位,适于放置PICC的静脉是贵要静脉、肘正中静脉及头静脉,新生儿和儿童还可选择头、颈部和下肢的静脉。中心静脉置管常用的穿刺部位有锁骨下静脉、颈内静脉及股静脉,在某些特殊情况下也可使用贵要静脉。植入式静脉输液常用的植入部位为颈内静脉和锁骨下静脉,目前临床应用较多的是锁骨下静脉。PICC主要适用于有缺乏血管通道倾向的患者;需长期输液、反复输血或血制品的患者;输注刺激性药物,如化疗等;输注高渗性或黏稠性液体,如胃肠外营养液、脂肪乳等;其他如家庭病床患者等。中心静脉置管适用于急性复苏患者;严重休克需快速补液的患者;消化道大出血的患者;肿瘤晚期的危重患者;危重及大手术患者;外周静脉穿刺困难但需长期使用某些对血管有刺激性药物的患者;输注高渗、发疱剂及刺激性药物的患者;需持续或间断输入已知或可疑配伍禁忌药物的患者;需输血或血液制品的患者;需要进行中心静脉压监测的患者;实施完全胃肠外营养治疗的患者;进行血液透析、血液滤过和血浆置换的患者;进行心导管检查、安装心脏起搏器的患者;需要插入漂浮导管进行血流动力学监测的患者。植入式静脉输液港主要适用于需长期或重复静脉输注药物的患者;可进行输血、采集血标本、输注胃肠外营养液、化疗药物等。

三腔二囊管置管术是食管、胃底静脉曲张破裂的常用治疗措施,是利用三腔二囊管的气囊压力,直接对正在出血的曲张静脉进行机械压迫,以达到止血目的的技术。凡食管静脉、胃底静脉曲张破裂出血者均适用,并且无绝对禁忌证。

由于置管术是一项侵入性操作,操作过程中因操作者的技术水平、患者自身或管道的质量等原因,可产生一系列的并发症,需引起操作者的高度重视,本章予以详细叙述。

第一节　锁骨下静脉、颈内静脉和股静脉解剖与生理

一、锁骨下静脉解剖与生理

成人锁骨下静脉长约3~4cm,直径1~2cm,起源于第一肋骨的外侧缘,是腋静脉的延续,于前斜角肌的前方跨过第一肋骨。前斜角肌厚约10~15mm,将锁骨下静脉与位于该肌后侧的锁骨下动脉分开。静脉继续在锁骨内1/3走行,该处静脉与锁骨和肋骨上有细小的附着点而被固定。在前斜角肌内缘与胸-肋-锁关节后方,锁骨下静脉与颈内静脉汇合形成无名静脉或头臂静脉,左侧粗的胸导管和右侧细的淋巴管在靠近胸骨柄后侧的左头臂静脉与之汇合。在靠近胸骨柄-体关节的右侧,两侧的静脉汇合在一起组成上腔静脉。在前斜角肌内侧,膈神经、胸廓内动脉、胸膜顶与锁骨下静脉及颈内-锁骨下静脉交接的下后侧相接触。在锁骨中1/3段的矢状切面上,可以看到胸膜顶与锁骨下动脉紧靠在锁骨下静脉的后侧。

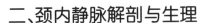

二、颈内静脉解剖与生理

颈内静脉从颅底颈内静脉孔内穿出,颈内静脉、颈动脉与迷走神经包裹在颈动脉鞘内,与颈内动脉和颈总动脉伴行,先位于颈内动脉后侧,然后在颈内动脉与颈总动脉的外侧下行,最后与锁骨下静脉汇合,该处颈内静脉在颈总动脉的外侧稍偏前方。颈内静脉上段在胸锁乳突肌胸骨头内侧,中段在胸锁乳突肌两个头的后方,下端位于胸锁乳突肌胸骨头与锁骨头构成的颈动脉三角内(图16-2)。该静脉末端后方是锁骨下动脉、膈神经、迷走神经和胸膜顶,在该处与颈内静脉和锁骨下静脉汇合,汇合后右侧进入右头臂静脉,左侧进入左头臂静脉。成人颈内静脉较粗大,易于被穿中。右侧无胸导管而且右颈内静脉至无名静脉入上腔静脉段几乎为一直线,右胸膜圆顶较左侧低,右侧颈内静脉的穿刺点到乳头的连线,几乎与颈内静脉的走向平行,容易穿刺,一般不会穿破胸导管,故临床上常选用右侧颈内静脉穿刺置管,尤其是放置 Swan-Ganz 导管更为方便。

三、股静脉解剖与生理

股静脉由腘静脉向上延续而成,自内收肌管的腱裂孔起始向上至腹股沟韧带下缘处移行于髂外静脉,全程与股动脉相伴。当股静脉经过内收肌管时,位于同名动脉的后外侧;至股三角尖端处静脉位于动脉的后方;继续向上股静脉则位于股动脉的内侧。股静脉内有瓣膜。股静脉除收集与股动脉分支伴行的同名静脉外,还收集大隐静脉。股静脉上部及股管附近有 3～4 个淋巴结,称腹股沟深淋巴结。收纳下肢的深淋巴、会阴的淋巴以及腹股沟浅淋巴结下群的输出管;其输出管注入髂外淋巴结。

现已较少采用股静脉置管术监测中心静脉压,因其置管的位置不易达到中心静脉,所测得的压力受腹腔内压力的影响,往往高于实际中心静脉压。如果从针腔内送入较长的导管可达到中心静脉,但导管在血管内行程较长,留置时间久,难免引起血栓性静脉炎。

第二节　肝脏解剖与生理

肝脏是身体内最大的器官,重约 1200～1500g,呈楔形,大部分位于右季肋区,小部分位于左季肋区,分前、后、左、右 4 个缘及上、下两个面。肝脏分为 4 个叶,解剖上以镰状韧带为界分成肝左叶和肝右叶。肝右叶的下面还有两个较小的叶—方叶和尾叶。方叶在肝右叶下面,呈直角形。左边以左纵沟为界,右边以胆囊窝为界。后部为肝门。尾叶位于肝脏的后面,左边为左纵沟的静脉韧带部分,右边以下腔静脉凹为界。根据肝内门静脉及肝动脉、胆管在肝内的分支及肝静脉的走行,则可将肝分成左、右半肝,5 个叶和 8 个段。

肝脏有双重血液供给,门静脉携带从消化道、胰腺回流的血液入肝。其中富含肠道吸收的营养物质,但氧含量很低,门静脉血流占肝血流总量的75%左右。其左主支走向肝门横沟左侧,分为横部、角部、矢状部和囊部 4 个部分。门静脉右主支略粗短,长约 1～2cm,沿右侧肝门横沟走行,然后分支分布于右半肝。肝固有动脉起源于腹腔动脉,携带富含氧气的动脉血。在肝十二指肠韧带内未达到肝脏之前即分为肝左、右动脉。门静脉和肝动脉血流均进入肝窦系统经中央静脉而回流入肝静脉系统出肝。肝静脉系统包括左、中、右肝静脉及肝小静脉或肝短静脉。

正常情况下,门静脉的压力为 7~10mmHg,当门静脉压力超过 12mmHg 时,形成食管及胃底静脉曲张。食管静脉曲张出血是门脉高压症最严重的并发症之一,60% 肝硬化患者出现食管静脉曲张,食管静脉曲张所致出血的死亡率为 30%~40%。

第三节 深静脉置管术操作并发症

深静脉置管术广泛应用于临床,为临床治疗提供了方便的途径,减少了患者的痛苦。但由于输液时间长、输入的药物刺激性大、输入的营养液量多且浓度高等原因,易发生一些并发症,如穿刺处渗血、血肿、静脉炎、导管相关性感染、血气胸、深静脉血栓形成、导管断裂、导管或输液座阻塞等。

一、穿刺处渗血

(一)发生原因

1. 是 PICC 最常见的并发症之一,多发生于穿刺后 24 小时之内。当患者血小板较低时,穿刺部位易反复渗血。

2. 穿刺时穿刺针直接进入血管。

3. 置管后 1 周内,患者置管侧肘关节活动过多。

4. 导管固定不牢,导管随意移位,导致穿刺处渗血。

(二)临床表现

可见淡红色的血液从穿刺处渗出,透明敷贴内被积聚的渗血充盈,无菌纱布被渗血浸湿。

(三)预防及处理

1. PICC 置管 24 小时内,严密观察穿刺处有无渗血、渗液。对于血小板低的患者,置管后立即用纱球压迫穿刺点,并用弹力绷带加压包扎 24 小时,但不要太紧,以免影响血液回流。如有凝血功能障碍者,局部加压止血时间可延长。亦可采用冰袋加沙袋复合压迫止血。

2. 穿刺时选择肘下两横指位置进针,在皮下行走一段后再进入血管。

3. 告知患者置管后 1 周内尽量减少屈肘活动。当血小板低于 $5 \times 10^9/L$ 时,嘱患者减少肘关节活动。

4. 牢固固定导管。使用 8cm×12cm 以上的无菌透明敷贴进行固定,消毒液待干后方可贴无菌敷贴,将体外导管放置呈 S 形弯曲固定,以降低导管拉力,防止导管在体内外移动。贴无菌敷贴时,先沿导管捏压无菌透明敷贴,使导管与无菌透明敷贴服帖,再将整片敷贴压牢。注明无菌敷贴的日期和时间。

5. 置管后 24 小时局部更换透明敷贴,以后每周换药 1 次,如出现透明敷贴松动时,随时更换。

6. 一旦出现渗血,应按压穿刺点局部 10~15 分钟,更换无菌透明敷贴后再用弹力绷带加压包扎。

二、血肿

(一)发生原因

1. 多由于定位及穿刺方法不正确,致使操作者短时间内在同一穿刺点反复穿刺使血管壁形成多个针孔造成皮下渗血。

2. 穿刺时用力过大,针头对穿过血管壁,导致血液外漏,造成血肿,尤其是老年人脆性大、弹性差的血管。

3. 过度消瘦或年老患者血管周围结缔组织和血管壁薄弱,导致管周血液漏出,而导管皮肤入口处又被封闭,致血液潴留皮下。

4. 对凝血功能障碍或使用抗凝剂的患者,拔管时未延长按压时间,血液未完全凝固,渗入皮下形成血肿。

5. 穿刺静脉往往距伴行动脉较近,如穿刺部位掌握不当,极易误入动脉引动脉穿透伤或撕裂伤而未进行有效压迫止血,遂形成血肿。

(二)临床表现

一般血肿不大,可见穿刺局部隆起,如血肿较表浅则皮肤可呈青紫色。但如为中心静脉置管误入颈动脉而未进行有效压迫止血,则血肿可迅速扩大,压迫气管而引起窒息,严重者出现呼吸、心搏骤停。

(三)预防及处理

1. 加强对操作者的培训与训练,使其充分熟悉所穿刺深静脉的解剖特点及其与之相伴行的动脉间的解剖关系,根据解剖特点进行操作;准确掌握穿刺方法,防止盲目乱穿、反复穿刺出现皮下血肿、深部血肿。

2. 穿刺针进入血管后,需确认所进入的血管为静脉,方可插入扩张器。在常规保持负压穿刺过程中,有突破感后抽吸出颜色鲜红、呈喷射状的为动脉血。若抽吸出血液颜色不易区分鲜红及暗红时,左手固定针头,右手分离针头及针管时,若血流为喷射,多为动脉血;若血流为滴定,多为静脉血。否则,如误入动脉,又使用扩张器,则更易引起出血。

3. 严格掌握穿刺的适应证,凝血功能异常、有出血倾向者禁作中心静脉置管。使用抗凝剂的患者拔管时局部加压按压,并延长按压时间。

4. 如一侧穿刺不成功,可改为对侧穿刺,禁止在原穿刺点反复穿刺,以避免出现血肿;局部隆起疑有血肿,立即停止穿刺、拔针,局部加压止血。如误入动脉,则立即拔除穿刺针并局部有效按压,即按压时穿刺点放 2 块纱布,操作者左手示指贴于皮肤进针点,中指、无名指沿血管走向处按压,保证有足够的按压面积,使皮肤穿刺点和血管穿刺点同时受压,按压10 ~ 15 分钟,避免血肿形成。

5. 行锁骨下静脉与颈内静脉置管操作前协助患者取平卧位,头转向对侧,肩背部垫枕抬高;行 PICC 者操作前,协助患者平卧,手臂外展与躯干成90°,以便于定位及操作。

6. 穿刺成功后如导引钢丝放置不顺利,可慢慢旋转穿刺针,使针的斜面朝向心脏方向,针稍稍退出再置入导丝或稍前进再置入,切勿硬性插入,防止血管损伤、形成血肿。

7. 有条件者,可采用超声引导下行 PICC、中心静脉置管术,以提高穿刺成功率。

8. 已形成血肿者,根据血肿范围大小及引起血肿的原因采取相应的措施。小的静脉血肿无需特殊处理;大的血肿早期可用冷敷促进血液凝固,48 小时后再用热敷促进淤血吸收;误入动脉引起的血肿,一旦发现立即压迫止血,防止血肿扩大,同时严密观察血肿的大小及进展情况。如为颈内静脉置管误入动脉,应严密观察患者有无呼吸困难,有无烦躁不安及面色的变化,防止血肿压迫气管而引起窒息。

三、静脉炎

（一）发生原因

1. 操作者未严格执行无菌操作。如穿刺前,未将手套上的滑石粉冲洗干净;穿刺过程中,违反无菌原则;更换穿刺部位敷料时,消毒液未待干等。

2. 导管选择型号不当,尤其是将直径较粗的导管置入较细的静脉时,对血管壁和内膜造成摩擦,再加上送管动作粗暴,易损伤血管内膜。

3. 穿刺时患者精神紧张、恐惧,不合作,引起血管痉挛而导致送管困难,增加导管与血管壁的摩擦。

4. 行 PICC 时,选择不适当的置管部位,如选择关节部位;导管尖端位置欠准确;导管在体外部分固定欠牢固,导管松动时没有及时更换敷料;导管留置超出规定时间,导致机械性静脉炎。

5. 更换敷料时,使用 75% 酒精棉签直接消毒穿刺点,引起化学性静脉炎。

6. 高浓度、刺激性强的药物输入过快,超过血管的应激能力或长时间滴入血管,持续刺激血管导致内皮细胞破坏,引起化学性静脉炎。

（二）临床表现

详见第一章注射法第五节静脉注射法操作并发症。

（三）预防及处理

1. 严格执行无菌操作。穿刺前将附着于手套上的滑石粉等冲洗干净,避免有粉手套直接接触导管,以防止其微粒对血管内膜的刺激;同时将导管充分浸泡在生理盐水中,增加润滑度,减少摩擦对血管内膜的损伤。穿刺过程中,严格遵守无菌原则。按时更换无菌敷料,更换穿刺部位敷料时,用碘伏消毒导管入口及周围皮肤,待干后才能用无菌敷贴覆盖固定。

2. 选择合适的导管型号,尽量选用能满足治疗需要的最小型号导管,以减少导管对血管内壁的刺激。穿刺及送管时动作要轻柔,匀速送管,防止损伤血管内膜。

3. 穿刺时,保持与患者的良好交流,以降低应激反应的强度。

4. PICC 穿刺时选择肘下两横指位置进针。置管完毕,通过 X 线片确定导管尖端位置。使用固定翼固定导管,防止导管自由出入人体。将体外导管放置呈 S 形弯曲牢固固定,体外导管须完全覆盖在无菌的透明敷贴下。导管松动时及时更换敷料。导管按规定时间留置。

5. 更换敷料时,如使用酒精消毒,应避开穿刺点 1cm 以上。

6. 输注高浓度、刺激性强的药物要确保导管在血管内才能滴入药液,使用精密过滤输液器能有效预防静脉炎的发生。输注时注意减慢输入速度,严密观察静脉有出现红、肿、热、痛等静脉炎的症状,输完后用一定量的生理盐水冲管。

7. PICC 从第 1 天开始,用毛巾热敷置管上壁皮肤 10 分钟,并用静脉炎膏涂抹以走行导管静脉为中心的术肢上臂皮肤,每日 3 次,连用 10 日,以防止静脉炎发生。

8. 置管后注意观察有无静炎发生,一旦发生静脉炎,要及时处理。①出现机械性静脉炎:如出现沿静脉走行的发红、疼痛、肿胀,有"红线"样改变,触之有条索状改变时,可用紫外线治疗仪治疗。治疗方法:治疗强度为 4~5 生物剂量,距离皮肤 15cm,第 1 天 5 秒,第 2 天 10 秒,第 3 天 15 秒,治疗后皮肤变红即可起到治疗作用。或在肿胀部位给予敷用如意黄金散,每 1~2 次;或采取热敷 30 分钟后涂抹非甾体抗炎药膏,每日 3~4 次/日。在患者体温升高和(或)伴有 3 级机械性静脉炎时,可合并使用抗生素。PICC 发生静脉炎时,应抬高患肢;避免剧烈运动,可做握拳/松拳运动;湿热敷:每次 20 分钟,4 次/日;若处理 3 天未见好转或更严重,应给予拔管。②出现化学性静脉炎:可在肿胀部位涂抹静脉炎膏,每日 3 次或 4 次。③出现细菌性静脉炎:通过血培养选用敏感的抗生素,必要时拔除导管做细菌培养并记录。

四、导管相关性感染

(一)发生原因

1. 置管过程中未严格执行无菌技术操作。血管置管造成置管部位皮肤受损,损坏皮肤的防御屏障,促使病原体经皮肤导管入口处进入患者体内;表皮细菌可沿置管皮肤处的内面或导管外表面到达导管尖端,引起细菌定植,并随纤维蛋白或鞘外繁殖,引起导管感染;穿刺部位消毒不彻底,促使穿刺过程中细菌进入成为感染灶,进而引发菌血症或败血症。

2. 穿刺包消毒不彻底或使用过期的穿刺包。

3. 穿刺处的敷料、输液器及输液接头未及时更换;或穿刺处的敷料更换过于频繁。

4. 患者自身的易感性。高龄及热量不足患者,机体自身的防御功能下降,使不致病菌成为致病菌,皮肤寄生菌沿导管的软组织隧道生长,侵入血液循环,引起感染。

5. 导管留置时间过长,未及时拔管。

6. 穿刺部位被汗液、尿液或粪便污染,尤其是股静脉置管。

7. 由于冲、封管方式不当,致使导管内血块凝滞而引发堵管,进而造成感染。

8. 配制药液过程中,由于操作环境污浊、操作者未严格执行无菌操作,或配制的药液放置时间过长,造成药液污染。

(二)临床表现

局部表现:穿刺部位出现红、肿、硬、温度改变和渗出,甚至排出脓液,或出现弥散性红斑的症状;沿导管皮下走行部位发生疼痛性弥散性红斑症状且非理化原因造成;全身表现:寒战、高热,呈稽留热或弛张热型,脉速、呼吸急促、头痛、烦躁不安等菌血症、败血症表现。化验白细胞计数明显增高、核左移,血细菌培养可阳性。

(三)预防及处理

1. 严格遵守无菌技术操作原则和手卫生原则,避免污染。置管前仔细检查穿刺包的密封度、有效期,有条件者使用选择一次性深静脉置管包、一次性中心静脉导管。

2. 在导管置入前做好穿刺部位皮肤的准备,在进行穿刺前、置管后、穿刺部位和导管维护时,应使用皮肤消毒剂如 2%氯己定进行皮肤消毒。置管时,为穿刺针头预留潜行隧道。

3. 穿刺部位盖以无菌敷料,注明置管日期。根据各种留置导管和所有不同敷料的规定,定期更换敷料。纱布敷料常规每 48 小时更换 1 次,透明敷贴至少每 7 天更换 1 次;输液器每 24 小时更换 1 次,如输液器被污染或完整性受到破坏时,应立即更换;输液接头定时更换,肝素帽每周换 1 或 2 次,最多不超过 7 天,无针接头建议每 7 天更换 1 次。

4. 对于抵抗力低下的患者,可给予丙种球蛋白、氨基酸等营养药液,以提高机体抵抗力。

5. 病情允许的情况下留置时间越短越好,若病情需要,中心静脉置管最长留置 7~10 天拔管,或更换部位重新穿刺置管;PICC 可留置 1 年。

6. 选择合适的穿刺部位。中心静脉置管原则上不首选股静脉,因股静脉离会阴部、肛门较近,易被污染。对于卧床患者,应及时清洁下腹部,预防粪便及尿液污染穿刺部位。患者出汗较多时,予及时擦干汗液。

7. 采用脉冲式冲管法进行冲管,以防止药液残留管壁。使用正压式封管法封管,以防止血液反流进入导管。

8. 药液配制过程中要严格遵守无菌技术操作原则,避免被微生物污染。不同性质的液体配制按规定的环境洁净标准执行。严格遵守配制药液的有效时间,尽量做到现用现配。当使用多腔导管输注静脉营养液时,应选定一条通路输注。

9. 每次输液前后均应常规检查穿刺部位,询问患者有无不适。每日观察导管皮肤连接处,隔着敷料触诊穿刺部位检查是否存在触痛,并记录。发现异常情况,应及时报告。

10. 置管患者出现高热,如果找不到解释高热的其他原因,应及时拔除中心静脉导管,剪取导管头端 2cm 行细菌培养及药物敏感试验,以便选择敏感抗生素。

11. 观察、评估、记录患者感染的临床表现和严重程度,遵医嘱给予局部药物外敷、湿热敷,根据血培养明确感染的细菌及敏感的药物后常规全身应用抗菌药物。

五、气胸、血气胸

(一)发生原因

1. 多见于锁骨下静脉置管。锁骨下静脉穿刺时进针的角度和针尖的方向不当误伤胸膜和肺组织所致。如用锁骨下路进针时,针干与皮肤角度太大使针尖离开锁骨下缘,很易穿破胸膜和肺。

2. 行颈内静脉穿刺时,为避开颈总动脉而针尖指向过于偏外,易穿破胸膜顶和肺尖。

3. 对意识不清的患者或躁动的患者进行穿刺时,患者躁动不安,穿刺针刺破胸膜或肺,使气体和血液流到胸膜腔内,形成血气胸。

4. 肺气肿和使用呼吸机正压通气者,肺尖位置上移,即使在正常穿刺部位正确穿刺,有时也可伤及肺脏。

(二)临床表现

气胸主要表现:伤侧肺部分萎陷,萎陷在 30% 以下者,多无明显症状。超过 30% 可出现胸闷、气急、干咳;大量积气时可发生呼吸困难;查体可见伤侧胸部隆起,气管向健侧移位,呼吸运动和语颤减弱,叩诊呈过度回响或鼓音,听诊呼吸音减弱或消失;X 线检查显示患侧肺萎缩,其外缘可见一条细线为肺组织与气胸的分界线,无肺纹理可见,呼气时肺脏体积缩小。伴有血胸时,少量出血多无明显症状;中等量以上的血胸(出血量超过 500~1000ml)可表现为失血性休克及呼吸循环功能紊乱的症状,如面色苍白、口渴、血压下降、脉搏细速、呼吸急促、发绀、贫血等。X 线检查可见伤侧胸膜腔积液阴影及液平面,纵隔向健侧移位。化验检查见血红蛋白、红细胞计数与红细胞比容减低。

(三)预防及处理

1. 严格掌握穿刺适应证,正确掌握解剖位置,准确选择好穿刺点,掌握穿刺进针方向,操作者站立的位置尽量有利于操作。熟练掌握操作技术,在操作过程中用力要均匀,如遇阻力较大时,可适当改变穿刺角度或站立的位置。操作前准确评估患者的病情,对于躁动不安的患者暂停穿刺,先使用镇静剂待患者安静后方可实施。

2. 对于重度肺气肿、呼吸困难不能平卧及行机械通气的患者,为防止气胸的发生,宜选择股静脉穿刺。

3. 穿刺完应密切观察患者呼吸及胸部情况,必要时拍胸片以确定有无气胸。

4. 若为闭合性气胸:气体量小(肺压缩<30%),临床症状较轻时,可先观察暂不处理,气体可在2~3周内自行吸收;气体量较多时可每日或隔日行胸腔穿刺排气一次,每次抽气量不超过1L,直至肺大部分复张,余下的气体可自行吸收。

5. 若为张力性气胸:可安装胸腔闭式引流装置将气体持续引出;如果针尖在深部改变方向使破口扩大再加上正压机械通气,气胸会急剧加重形成的张力性气胸,这时应提醒外科医生应早行剖胸探查,处理肺部破裂口。

6. 若为交通性气胸:气胸量小且无明显呼吸困难者,可卧床休息并限制活动或安装胸腔闭式引流瓶,可自行封闭转为闭合性气胸;如果呼吸困难明显者可使用负压吸引,在肺复张的过程中破口随之关闭。

7. 患者由于气胸的存在往往会出现血氧饱和度的下降,所以要给患者吸氧,必要时行机械辅助通气。但需注意,气胸患者行机械通气时必须常规进行胸腔闭式引流。

8. 血气胸在肺复张后出血多能自行缓解,若继续出血不止,除抽气排液和适当的输血外,应考虑开胸结扎出血的血管止血。

9. 在进行上述处理的同时,应用抗生素防治感染。

六、胸、腹腔积液

(一)发生原因

多见于置入质地较硬的穿刺管,患者活动过于频繁、幅度过大,导管与静脉壁成角和摩擦,穿破静脉进入胸腔或腹腔,输液前未抽回血即进行输液,致使液体漏入胸腔或腹腔。

(二)临床表现

从此通道给药(麻醉药、肌松药等)均无效。测量中心静脉压时出现负压(体外循环前不应出现负压)。此通道输液通畅但抽不出回血。若为胸腔积液,输液超过一定量患者觉得胸痛、胸闷、气急,继续输液患者出现端坐呼吸,症状加重,穿刺一侧肺部呼吸音消失,X线检查可见穿刺一侧胸腔有积液。腹腔积液时患者自觉腹胀,腹部叩诊有移动性浊音。腹水送检含大量的糖、盐成分。

(三)预防及处理

1. 选择质地柔韧的中心静脉导管,妥善、牢固固定导管,加强对患者置管后的教育,减少置管部位的活动,严禁患者自行移动导管。

2. 每次输液前应先回抽有无回血,有回血时方能输液,无回血时立即拔管,更换部位重新穿刺。

3. 出现胸、腹腔积液时,协助患者取半卧位或高枕卧位,给予吸氧。

4. 积液量较少时可不必特殊处理,可自行吸收;积液量较多时可在B超定位下进行胸、腹腔穿刺抽出积液。胸腔积液量较多时,可行胸腔闭式引流术。

5. 必要时给予抗感染治疗。

七、空气栓塞

(一)发生原因

1. 当患者处于低血容量状态时,行颈内静脉或锁骨下静脉置管穿刺前又未取头低位,穿刺进入静脉后一旦撤掉注射器与大气相通,由于心脏的舒张而将空气吸入心脏。

2. 接输液器或静脉推注的注射器时没有将空气排完;输液过程中输液器脱落,留置导管有漏缝或加压输液、输血无人在旁看守;输液结束时,医护人员未及时发现,致使气体进入到患者体内。

(二)临床表现

轻重程度与进入气体的量和速度有关;轻者无症状;进入气体量大者感到胸部异常不适,随即发生呼吸困难和严重发绀,听诊心前区,可闻及响亮的、持续的"水泡声"。

(三)预防及处理

1. 行颈内静脉或锁骨下静脉置管操作前,摆放好患者体位,颈静脉穿刺时头部低位20°,在呼气状态时插管。

2. 加强医护人员的工作责任心,操作前认真检查留置导管、输液器的质量;勤巡视病房,密切观察导管固定是否牢固,有无脱出等;及时更换液体,防止滴空;接输液器或静脉推注的注射器前排尽空气;加压输液、输血时应有专人看守;管道的连接处(肝素帽、三通管)要连接紧密;尽量避免开放式输液。

3. 进入少量空气不致引起严重后果,可以通过深静脉导管抽出含气泡的血液。大量气体进入后立即置患者于左侧卧位和头低足高位,左侧卧位可使肺动脉的位置在右心室的下部,气泡则会浮向右心室的尖部,避开肺动脉入口,随着心脏收缩,将空气混成泡沫,分次少量进入肺动脉内,逐渐被吸收;如气泡过大可同时应用心外按压,使气泡变小,驱使进入并通过肺循环,逐渐被吸收。

4. 给予高流量吸氧,提高患者的血氧浓度,纠正缺氧状态。

5. 严重者应用表面张力活化剂,如静注聚丙烯-聚甲醛二醇。

八、深静脉血栓形成

(一)发生原因

1. 多见于股静脉置管。导管质地较硬;导管直径粗而置入血管细;导管长期留置于血管中,均可反复刺激所致血管内皮损伤,产生白细胞趋向性因子,使白细胞移向血管壁。内皮细胞层出现裂隙,使血小板移向血管内膜,形成附壁血栓。

2. 导管置入位置不当,如 PICC 导管尖端放置于周围静脉,静脉血栓发生的危险性明显增高。

3. 患者凝血功能异常。高凝状态可增加血栓发生的风险,如肿瘤患者血液呈高凝状态,肿瘤细胞能通过组织因子或其他促凝因子的作用直接激活凝血酶原,从而启动凝血途径;还可合成和表达各种促凝物质和纤溶系统调节蛋白,激活凝血系统,抑制纤溶系统,从而使血液更易凝固形成血栓。

4. 患者合并高血压、冠状动脉粥样硬化性心脏病(冠心病)、糖尿病和高脂血症等多种影响血管内皮的疾病,如反复输入刺激性大的药物如化疗药物,刺激血管壁,易导致血栓形成。

5. 严格控制输液量者,血液浓缩,血液黏稠度增加,血流缓慢,血小板或破损的血细胞可聚集或黏附于受损的血管壁或导管外壁而形成血栓。

6. 封管方法不正确;拔管时术者为了防止穿刺部出血,左手紧压针眼处,用力过大可使黏附导管外壁的血块因局部加压而脱落到管腔内形成深静脉血栓。

7. 长期卧床患者,活动减少,血流缓慢,如留置导管时间过长,下肢静脉血流减慢,血液呈淤滞状态,致使血栓形成。

(二)临床表现

其症状轻重不一,股静脉血栓形成时,患肢剧痛,呈痉挛性痛,伴有凹陷性水肿,出现股内侧及同侧下腹壁静脉曲张。发生于左侧者比右侧多 2 ~ 3 倍。检查时患侧股三角区有明显压痛,并可在股静脉部位摸到一条有压痛的索状物。同时,可伴有轻度的全身症状,如发热、乏力、心动过速,并有血白细胞增高和血沉增快等。当血栓向下腔静脉延伸时,可出现上述两侧髂、股静脉血栓形成的症状和体征。两下肢和外阴部均出现明显水肿,疼痛也向上扩展。后期,两侧腹壁、胸壁和臀部均有浅静脉曲张。但有时这种曲张的浅静脉可被明显的水肿所掩盖。偶可因下肢回流血量锐减而导致低血容量性休克。

腋静脉和锁骨下静脉血栓主要表现为患肢肿胀、疼痛,输液时可加重,上臂围增宽等。诊断腋静脉和锁骨下静脉血栓以影像学(超声检查)证实为依据。

(三)预防与处理

1. 选用质地柔软的导管,尽可能选取管径较细和硅胶材质的导管,避免导管过硬引起血管内膜的损伤。中心静脉置管时间最好不要超过 1 周,PICC 留置时间为 1 年。

2. 在置管时应遵循无菌操作原则,PICC 尽量选取贵要静脉置入,避免经头静脉置入,置入管道后应立即行放射检查确定导管尖端位于上腔静脉,位置不当时应及时调整或重置。在使用过程中,尽量使用输液泵,同时避免上肢过度活动,密切监测上臂围及 PICC 末端皮肤情况。

3. 对于凝血功能异常、血液黏滞度高的患者,如无出血倾向,可长期服用双嘧达莫、华法林等药物,通过降低血黏度,防止血栓形成。

4. 输注刺激性强的药物要确保导管在血管内才能滴入药液,使用腔静脉滤器能有效预防血栓脱落及肺栓塞等严重并发症的发生。输完后用一定量的生理盐水冲管。

5. 使用正压式封管法封管,以防止血液反流进入导管。若长期保留导管而近期不用者,用生理盐水冲管 2 次/周,并按要求封管。

6. 掌握正确的拔管方法。拔管时,导管末端未退出血管壁前,局部按压止血勿用力过大。

7. 一旦血栓诊断明确,立即拔出导管,导管末端行细菌培养。

(1)一般治疗:①卧床休息 1 ~ 2 周,可减轻疼痛,并使血栓紧粘于静脉壁的内膜上。抬高患肢有利于静脉回流,患肢需高于心脏水平,约离床面 20 ~ 30cm,膝关节宜安置于 5° ~ 10°的微屈曲位。床脚抬高 30°。②保持大便通畅,以免用力排便使血栓脱落导致肺栓塞。③开始起床后应穿有压差或无压差长筒弹力袜,前者踝部的压力为 2.19kPa(18mmHg),股部压力为 0.80 ~ 1.06kPa(6 ~ 8mmHg),可改善静脉回流,减轻水肿。根据受累部位和水肿程度的不同,穿着时间为 6 周 ~ 3 个月。

(2)抗凝治疗:①肝素:有下列几种用法:A、5000U 静注,以后 750 ~ 1000U/小时静滴,12 小时后再调整剂量使部分凝血活酶时间(PTT)达到正常的 1.5 倍或部分激活的凝血活酶时间(APTT)达到正常对照的大约 2 倍。B、5000U 静注,每 4 ~ 6 小时一次。C、如不能找到合适的静脉,可皮下注射肝素 5000U,每 4 ~ 6 小时一次,或 15 000 ~ 30 000U,每 12 小时一次。

上述肝素治疗应维持 5 ~ 7 日。②华法林：肝素治疗 5 天后口服华法林，每天 10 ~ 15mg，2 ~ 3 天，直到凝血酶原时间达正常水平的 1.2 ~ 1.5 倍。其后，给予维持量每天 2.5mg，持续 3 ~ 4 个月。

（3）抗凝剂禁忌的患者中，对肺栓塞危险低的患者可试以抬高肢体和局部热敷的方法。

（4）溶栓治疗。若无禁忌，可行尿激酶溶栓治疗。

（5）留置 PICC 者，33% 局部硫酸镁局部热敷。

（6）静脉给予广谱抗生素。

（7）经股静脉、下腔静脉、右心房、上腔静脉途径，距离右心房不少于 2cm 置入上腔静脉滤器（经血管造影证实），预防血栓脱落。

（8）腰交感神经阻滞。

（9）手术治疗：上述治疗 48 ~ 72 小时无效时，可考虑作静脉血栓摘除术或 Fogarty 导管取栓术、下腔静脉结扎术或滤网成形术、大隐静脉旁路移植术。

九、心律失常

（一）发生原因

多见于颈内静脉或锁骨下静脉置管时。由于置管过深，导管由腔静脉到达右心房或心室，漂浮的硅胶管受到血流的冲击、心跳摆动而刺激心脏所致；右侧颈内静脉基本垂直注入上腔静脉到达右心房，通过颈内静脉置管滴注氯化钾、葡萄糖酸钙、高浓度血管活性药、正性肌力药等药物速度过快可发生心律失常。

（二）临床表现

患者突然出现心慌、胸闷；心电监护显示心律失常，多为频发的室性早搏，后撤导管随即消失。

（三）预防及处理

1. 操作者熟练掌握置管技术，熟悉静脉及其周围组织的解剖，熟悉置管长度。颈内静脉穿刺置管的长度在 15 ~ 17cm；锁骨下静脉置管导管送入的长度一般 5 ~ 10cm 即可。

2. 置管过程中，密切注意心电监护的变化，出现心律失常时将导管退出少许。

3. 通过颈内静脉置管输液时，尤其是滴注氯化钾、葡萄糖酸钙、高浓度血管活性药、正性肌力药等药物时，严密观察输液速度，使用输液泵控制滴注速度，以防止滴注速度过快。如因输液速度过快引起心律失常，应立即减慢滴速或暂停输液。

4. 由中心静脉置管所致心律失常，撤出导管常能自行终止，一般无需药物治疗。

十、心包填塞

（一）发生原因

非常少见却是最严重的并发症，发生于颈内静脉或锁骨下静脉置管时。由于导管质地过硬且送管太深，直至右心房，心脏收缩而穿破心房壁（也有穿破右室壁的报道），在非心脏手术或抢救危重患者时常常引起心包填塞，以右心房多见，后果十分严重，死亡率很高。

（二）临床表现

患者突然出现发绀、颈静脉怒张、恶心、胸骨后或上腹部疼痛、烦躁不安和呼吸困难；继而出现低血压、脉压减小、奇脉、心动过速等表现。

（三）预防与处理

1. 操作前认真检查导管的质量,严禁使用劣质导管。操作者熟练掌握置管技术,熟悉静脉及其周围组织的解剖,熟悉置管长度。送管不宜过深,颈内静脉穿刺置管的长度在15~17cm;锁骨下静脉置管导管送入的长度据患者的具体情况而定,一般5~10cm即可。

2. 置管后输液过程中,严密观察患者的病情变化,监测脉搏、呼吸、血氧饱和度变化。

3. 一旦出现心包填塞症状:①立即停止输液,报告医生,降低输液容器的位置至心脏水平,利用重力引流或吸出心包腔、纵隔内的液体,然后拔出导管。②协助患者取半坐卧位或坐位,给予氧气吸入。③进行心包穿刺排出心包腔内积液,最好放置心包引流管,如无效需马上手术修补。

十一、导管异位

（一）发生原因

多见于PICC患者。常见原因为患者血管变异、患者体位摆放不当、送管动作粗暴、经头静脉穿刺、患者有纵隔肿块等,或撤出导丝困难,将导管带出,导致导管异位。

（二）临床表现

患者多无自觉不适。置管后拍X线片可发现导管异位至颈内静脉、腋静脉或右心房,以颈内静脉最常见。

（三）预防及处理

1. 摆放正确穿刺体位。将患者取平卧位,穿刺侧上臂与身体成90°。

2. 尽量选择管径粗、解剖结构直及静脉瓣少的静脉进行穿刺,首选贵要静脉,次选肘正中静脉,末选头静脉。因头静脉管径细、有分支,静脉瓣相对较多,易导致导管异位。

3. 送管将到颈部时,嘱患者头偏向穿刺侧,下颌靠近肩部以阻断颈内静脉,必要时让助手协助按压患者颈内静脉。

4. 送管时动作要轻柔,匀速送管,防止粗暴操作。对于静脉瓣丰富的血管可一边推注生理盐水,一边送管。

5. 若撤出导丝有困难,可重新将导管拔出至25cm处,重新送管。

6. 若发现导管异位,根据异位距离进行相应处理。如导管异位距离短,因导管非常柔软,有时可自行复位;如异位距离较长,应重新建立无菌区,可将导管退出5~7cm,导管尖端可随回心血流入上腔静脉;如异位距离过长,则在重新建立无菌区后拔导管至35cm处,按压好颈内静脉重新送管,再行X线检查确认。

十二、导管断裂

（一）发生原因

1. 由于导管质量差,术后患者躁动或颈内静脉留置导管过程中颈部活动频繁而造成导管根部折断。

2. 使用穿刺针头导入导管的操作中,由于违反操作规程,在未退出穿刺针头的情况下撤回导管,致使穿刺针的斜面将导管割断或拔导管用力过大,使得导管折断留于静脉管腔内。

3. PICC置管部位过低,患者置管侧肢体活动剧烈,易造成导管断裂;导管留置期间,使用 10ml 以下注射器冲、封管,产生较大的压力,易导致导管断裂;PICC 拔管时遇有阻力,强行拔管致使导管断裂。

（二）临床表现

患者多无自觉不适。有些患者在术后滴入液体时觉得穿刺部位肿胀、疼痛、不断渗液;拔出导管时发现导管已经断裂,导管长度变短。如导管远端完全离断,则可随血流进入右心,甚至进入肺动脉,造成严重后果。PICC 导管体外部分断裂,可见导管残端。

（三）预防及处理

1. 严禁使用劣质导管,留置前严格检查导管的质量。

2. 锁骨下静脉置管针体应在皮肤外保持 2～3cm 并用胶布加固。PICC 穿刺时选择肘下两横指位置进针。使用固定翼固定导管,将体外导管放置呈 S 形弯曲牢固固定,体外导管须完全覆盖在无菌的透明敷贴下,导管上不可用缝合或胶带缠绕。避免使用锐器。

3. 医护人员加强置管操作培训,熟练掌握操作技术后方可进行单独操作。

4. PICC 留置期间,禁止使用 10ml 以下注射器冲、封管,不要用暴力冲管。

5. 如疑似穿刺针割断导管,拔管时将穿刺针与导管一同拔出。

6. 拔除导管时,用力适当,如遇阻力,可将导管往里推送少许,再慢慢往外拔,切勿强行拔管。经上述处理,如拔管仍有困难时,应考虑导管可能有粘连、移位或扭转等,予暂停拔管,行 X 线检查确定原因,采取相应措施。

7. 已经发生导管断裂者,要根据导管断裂的情况进行相应处理。如为体外部分断裂,PICC 导管可进行修复或拔管,中心静脉导管则须拔管;如断裂的中心静脉导管留在静脉腔内,需采用外科手术,将导管取出;如 PICC 导管体内部分断裂,应快速处理,立即用止血带扎于上臂,如导管尖端已漂移至心室,应制动患者,在 X 线透视下确定导管位置,以介入手术取出导管。同时加用抗生素防治感染。

十三、导管或输液座阻塞

（一）发生原因

1. 导管置入过深、过长,使导管在血管内打折、盘绕。导管尖端持续接触静脉壁时容易导致局部血栓形成而阻塞导管。

2. 输注血制品或脂肪乳等黏滞性药物后未及时冲管;输注存在配伍禁忌的药物,药物之间产生化学反应,出现变性、沉淀、结晶形成阻塞导管或输液座;长期输注静脉高营养、化疗药物等高渗性、高 pH、高刺激性药物,损伤导管造成药物沉淀。

3. 输液结束后未按规定冲、封管或冲、封管方法错误,致使回血在导管内形成血凝块引起导管阻塞。

4. 留置导管期间,患者出现剧烈咳嗽,或 PICC 置管侧肢体活动频繁、用力提重物、长期处于下垂位置,或在置管侧肢体测血压、扎血带等,均可造成导管阻塞。

5. 利用留置导管抽血,抽血后未注入适量肝素盐水,致使导管或输液座被血凝块阻塞。

6. 导管长期留置形成微血栓或纤维蛋白鞘导致血栓性阻塞。

（二）临床表现

液体输注不畅或完全不滴,接注射器抽吸有明显负压,无回血,抽、推注有阻力;部分可见外露导管上附有凝固血液。

（三）预防及处理

1. 操作者熟练掌握置管技术,熟悉置管长度。颈内静脉穿刺置管的长度在 15～17cm;锁骨下静脉置管长度一般为 5～10cm;PICC 置管前准确测量置管的长度。

2. PICC 置管后应行胸部 X 线检查,以确认导管有无打折、盘绕,导管尖端是否到达上腔静脉。

3. 输注血制品或脂肪乳等黏滞性药物后,必须立即进行脉冲式冲管,再继续使用其他药物。严禁输注有配伍禁忌的药物。为长期保持导管通畅,在输注刺激性或黏附性强的药物前后应用生理盐水冲管。在输注酸碱药物之间用生理盐水冲管,先输乳剂后再输非乳剂。脂肪乳剂与氨基酸、葡萄糖必须分开输注。

4. 采用正确的冲、封管技术。应给以充分、正确的导管冲洗。同时应选择正确的冲管液冲洗导管,如 PICC 为末端开口式导管,应使用 10～20ml 生理盐水脉冲式冲洗导管后,再用肝素盐水正压封管;若为三向瓣式导管则使用 10～20ml 生理盐水脉冲式正压封管即可。

5. 留置中心静脉导管期间,尽量减少可能导致胸腔内压力增加的活动,如患者咳嗽剧烈,可使用祛痰、镇咳药物,必要时使用抗生素。加强患者的健康教育,反复告知患者留置 PICC 导管侧肢体要减少活动,勿做持重的锻炼或家务,不要在置管侧手臂上方测血压、扎血带等,及时评估患者的依从性。

6. 尽量不要经深静脉导管抽血,如确实需要,抽血后需用生理盐水冲洗导管,并以肝素盐水封管。

7. 发现导管阻塞时,首先检查导管是否存在导管打折等机械性阻塞的情况;确认导管尖端位置正确。再判断导管是非血凝性阻塞还是血凝性阻塞采取相应的措施。①非凝性导管阻塞:由药物引起,解除导管阻塞药物的选择应根据导管阻塞的物质所决定,如为脂肪乳剂引起,选择 75% 酒精有显著效果;如为药物沉积应根据药物的 pH 选择弱盐酸或碳酸氢钠。处理无效时应拔管。②血凝性导管阻塞:对于末端开口的导管阻塞可以接注射器持续用力回抽,将血凝块抽出,切不可加压推注,以免血凝块进入血液循环形成血栓。如无效,则使用尿激酶或其他溶栓药物溶栓治疗,亦应使用负压注射技术,所用尿激酶的浓度为 5000～10 000U/ml。导管通畅后,使用 20ml 以上生理盐水以脉冲式方式冲洗导管并正压封管。如处理无效,导管仍不通畅,则应拔管,更管更换部位重新穿刺置管。

十四、导管移位或脱出

（一）发生原因

1. 导管固定不当;敷料松动时未及时更换;更换敷料时,揭敷贴或胶布动作粗暴,将导管带出。

2. 患者活动过度、翻身动作过大、胸腔压力改变等牵拉导管,使导管移位或脱出。

3. 烦躁不安、精神异常等不合作患者,自行拉、扯导管导致导管移位或脱出。

（二）临床表现

可见导管外露长度增加(>0.5cm 以上)或导管完全脱出体外,穿刺部位出血或出现血凝块。

（三）预防及处理

1. 正确、牢固固定导管。PICC 导管可使用固定翼或固定锁加强导管固定;中心静脉置管导管,穿刺后要将导管缝在皮肤上,再将外露部分用无菌敷贴固定好。亦可采用"发辫式"中心静脉置管导管固定法,让固定的力量分布到导管上,将无意间牵拉对抗的力量降到最低,既避免了穿刺点的缝线反应,又减轻了患者的疼痛。PICC 穿刺时,尽量避开肘窝,首选贵要静脉穿刺。

2. 经常巡视患者,观察导管及敷贴情况。一旦出现无菌敷贴松边、卷边或敷贴下有气泡、水泡、水珠等情况,应及时更换。更换敷贴时,应小心固定导管,揭去敷贴时,顺着导管的方向由下向上(自远心端向近心端)撕,以免将导管带出体外。使用透明敷贴固定导管,体外导管必须完全覆盖在透明敷贴下以保证导管固定牢固,不要常规使用纱布加胶布的形式固定导管。对大面积烧伤痂下置管患者,处于溶痂期时,及时去除溶解的痂皮,清除创面分泌物,按外科无菌换药方法,对置管区域附近的创面进行无菌换药,同时注意固定导管,防止导管随脱落的痂皮一同脱出。

3. 在进行各种治疗、护理时或患者自行活动如翻身、咳嗽时,应先固定好导管,防止牵扯,同时注意观察固定缝线有无松脱,必要时重新固定。

4. 对昏迷、烦躁及精神异常等不合作患者,应加强与患者家属的沟通,指导其对导管的看护,告知导管维护的重要性,并适当约束患者四肢。护理人员加强对有导管可能脱出的高危人群的巡视和护理。

5. 出现导管移位时,及时行 X 线检查,确定导管位置,不要重新插入外移导管,必要时重新置管。若导管脱出,则予以拔除,用指压法压迫穿刺点直至不出血为止,视患者的情况确定是否需要重新置管。

十五、误伤神经

(一)发生原因
颈内静脉穿刺进针太偏外侧,损伤臂丛神经。

(二)临床表现
上臂有触电样麻木感、酸胀或上臂抽动。

(三)预防及处理
1. 医护人员加强置管操作培训,熟悉静脉及其周围组织的解剖,操作者熟练掌握置管技术。

2. 一旦患者出现误伤神经症状,立即退出穿刺针,调整后重新穿刺或重新选择穿刺部位。

十六、导管夹闭综合征

(一)发生原因
植入式静脉输液港的静脉导管经第 1 肋骨和锁骨之间的狭窄间隙进入锁骨下静脉时,受第 1 肋骨和锁骨挤压而产生狭窄或夹闭影响输液,严重时可致导管损伤或断裂。是输液常见也是最严重的并发症。

(二)临床表现
临床主要表现为抽血困难,输液时有阻力,输液或采集血标本时需要患者改变体位。胸部 X 线片显示第 1 级或第 2 级压迫。

导管夹闭综合征胸部 X 线显示分为 4 级:0 级:无压迫;1 级:受压表现不伴有管腔狭窄;2 级:受压表现同时伴有管腔狭窄;3 级:导管横断或破裂。

（三）预防及处理

1. 对于使用植入式静脉输液港的患者,要严密观察与评估有无夹闭综合征表现。当患者出现第 1 肋或锁骨区域内的导管压迫症状时,应行胸部 X 线片进行诊断。

2. 根据导管夹闭综合征的分级情况给予相应的处理。0 级:无须处理;1 级:每隔 1~3 个月应复查胸部 X 线片,以监测有无发展到 2 级夹闭综合征。应注意 X 线片检查时肩部的位置,因为肩部的位置可能影响导管夹闭综合征的表现程度;2 级:应考虑拔管;3 级:立即撤出导管。

十七、局部过敏反应

（一）发生原因

1. 少数患者为过敏体质,对敷贴、导管、消毒液过敏。

2. 患者出汗多,汗液积聚在贴膜下,导致少部分患者局部皮肤过敏,尤其是夏季多见。

3. 患者置管后进食易导致过敏的食物,引起患者全身皮肤过敏,置管处的局部皮肤亦出现过敏。

（二）临床表现

症状轻者,仅有皮肤发红、发痒;中度者,表现为皮肤发红、痛痒伴皮疹;严重者,表现为红肿、水疱、皮肤破损,最终导致拔管。

（三）预防及处理

1. 深静脉置管前,先详细了解患者的过敏史。根据患者有无过敏史,选择相应的敷贴。

2. 置管后,告知患者所居环境应温、湿度适宜,宜在阴凉通风处休息、活动,夏天尽量避免户外活动,以免出汗过多。携带 PICC 导管患者洗澡时用保鲜膜包裹局部,以保护贴膜,防止局部受潮。洗澡时间不宜过长,穿刺侧肢体不宜冲洗,贴膜周围的皮肤可以用温水毛巾轻轻擦拭,若贴膜潮湿、污染,应及时至医院更换。指导患者穿宽松、柔软、棉质衣物,避免抓、挠,以防抓破皮肤。

3. 置管后,注意饮食护理。病情允许的情况下,鼓励患者多饮水,进清淡易消化饮食,忌辛辣、刺激性饮食,避免进食海鲜类食物,如对莴苣、山药、竹笋、芒果等蔬菜水果过敏者,应避免进食。

4. 如患者出现局部过敏反应,先揭开敷贴,生理盐水清洁皮肤,碘伏常规消毒,地塞米松注射液外涂患处。轻度过敏,隔日换药 1 次,停止使用引起过敏的敷贴,具有抗过敏成分的 3MHP 透明贴;中、重度过敏者,每日换药 1 次,使用多爱肤超薄敷料外贴。同时注意患者的心理护理,主动关心患者,给予心理疏导,分析过敏发生的原因及应对措施,鼓励患者适当参加一些有兴趣的活动,分散其注意力,减轻患者心理负担。

5. 如过敏严重的患者,可给予中药治疗。即每天以野菊花、金银花各 15g 煎水分次口服,具有清热、消肿散毒的作用,可促进过敏物质的排出。

十八、迷走神经反射

（一）发生原因

多见于中心静脉置管拔管时。拔除导管时,由于操作者动作粗暴,疼痛刺激及按压力度过大等，导致患者出现迷走神经反射。

（二）临床表现

主要表现为烦躁、面色苍白、大汗淋漓、胸闷、气促、血压下降、心率减慢、恶心、呕吐等症状，严重时危及患者生命。

（三）预防及处理

1. 拔管时，将患者取头低足高位。操作者动作要轻柔，嘱患者在导管拔出时深吸一口气，屏住呼吸导管拔出后操作者用指压法压迫穿刺点直至不出血为止，按压的力度要适中，切忌在按压处来回揉动。

2. 拔管时与拔管后告知患者如有与导管相关的疼痛或不适时，应及时告知医护人员。同时要密切观察患者的病情变化，当心率低于原来的 10 次/分钟，血压低于原来的 15mmHg 时，要立即处理。

3. 拔管后嘱患者需静卧 30 分钟。

4. 准备好各种急救物品、药品及器械，如阿托品、肾上腺素、多巴胺、除颤监护仪、吸氧吸痰装置等，一旦出现迷走神经反射症状，立即配合医生进行抢救与处理。

附 18-1　中心静脉置管术操作规程

1. 评估

（1）评估患者病情、年龄、意识、心理状态、营养状态、肢体活动能力及治疗目的、用药史、过敏史等。

（2）患者穿刺部位皮肤状况、血管状况。

（3）静脉用药的目的、药物的量、性质、作用及不良反应。

（4）患者对静脉输液的认知及合作程度。

2. 用物

（1）治疗盘内备：用物准备同密闭式输液法，另备：无菌穿刺包：内装 18G 穿刺针 2 只（长约 5~10cm、内径 2mm、外径 2.6mm）、外套管针（一般成人用 16G、长 15cm 左右）、引导钢丝 30~45cm、硅胶导管 2 条（长 25~30cm、内径 1.2mm、外径 1.6mm）。注射器 5ml 和 10ml 各 1 只、6 号针头、平针头、镊子、尖头刀片、无菌纱布、洞巾、弯盘、1% 普鲁卡因注射液、无菌生理盐水、无菌手套、无菌敷贴、5% 碘酊、75% 酒精、0.4% 枸橼酸钠生理盐水或肝素稀释液、无菌棉签。必要时备静脉扩张器。

（2）输液泵（必要时）、输液架。

（3）治疗车下层准备以下物品：污物桶 3 个，一个放置损伤性废弃物（用过的注射器针头），一个放置感染性废弃物（用过的注射器、棉签等），一个放置生活垃圾（用过的注射器、棉签等外包装）。

3. 环境准备　清洁、安静、光线充足或有足够的照明，舒适、安全。

4. 操作步骤

（1）同密闭式输液法（1）~（8）。

（2）卧位：①锁骨下静脉穿刺置管：穿刺进路有锁骨上路和锁骨下路两种。锁骨上路：患者取仰卧头低位，右肩部垫高，头偏向对侧，使锁骨上窝显露出来。锁骨下路：患者取仰卧位，右上肢垂于体侧，略向上提肩，使锁骨与第一肋间的间隙张开便于进针。右肩部可略垫高(也可不垫),头低位约15°~30°。②颈内静脉穿刺置管:患者取去枕平卧位,头偏向一侧,肩下垫一薄枕,头后仰使颈部伸展平直。③股静脉穿刺置管:患者取平卧位,穿刺侧下肢伸直外展,必要时穿刺侧臀下垫高。

(3)选择穿刺点,常规消毒皮肤,打开无菌穿刺包,戴无菌手套,铺洞巾。

(4)由助手协助,术者用5ml注射器抽吸1%普鲁卡因,在穿刺部位行局部麻醉;用10ml注射器吸取无菌生理盐水,以平针头连接硅胶导管,排尽空气备用。

(5)根据所选择的深静脉采取不同的进针方法。①锁骨下静脉穿刺置管:锁骨上路:在胸锁乳突肌锁骨头的外侧缘,锁骨上缘约1.0cm处进针,针与身体正中线或与锁骨成45°,与冠状面保持水平或稍向前15°,针尖指向胸锁关节,缓慢向前推进,且边进针边回抽,直到有暗红色血为止。锁骨下路:从锁骨中内1/3的交界处,锁骨下缘约1~1.5cm(相当于第二肋骨上缘)进针。针尖指向胸骨上窝,针体与胸壁皮肤的夹角小于10°,紧靠胸锁内下缘徐徐推进,这样可避免穿破胸膜及肺组织所引起的气胸。在进针的过程中,边进边轻轻回抽,当有暗红色血液时停止前进。②颈外静脉穿刺置管:前路:操作者以左手示指和中指在中线旁开3cm,于胸锁乳突肌的中点前缘相当于甲状软骨上缘水平触及颈总动脉搏动,并向内侧推开颈总动脉,在颈总动脉外缘的0.5cm处进针,针干与皮肤成30°~40°,针尖指向同侧乳头或锁骨中内1/3交界处前进。中路:在锁骨与胸锁乳突肌的锁骨头和胸骨头形成的三角区的顶点,颈内静脉正好位于此三角的中心位置,该点距锁骨上缘约3~5cm,进针时针干与皮肤成30°,与中线平行直接指向足端。后路:在胸锁乳突肌的后缘中下1/3的交点或在锁骨上缘3~5cm处作为进针点,在此处颈内静脉位于胸锁乳突肌的下面略偏向外侧,穿刺时面部尽量转向对侧,针干一般保持水平,在胸锁乳突肌的深部指向胸骨上窝方向前进。③股静脉穿刺置管:股静脉位于股动脉内侧,于腹股沟韧带下方约3cm出,穿刺时以左手的示指和中指摸准股动脉的确切位置,在其内侧约2~3cm处进针,针尖指向头侧,针干与皮肤成30°,一般较易成功。

(6)经反复测试确定在静脉腔内便可送管入静脉,导管送入的长度据患者的具体情况而定,一般5~10cm即可。送管方法有两种:①外套管直接穿刺法:根据患者的年龄选用适当型号的外套管针直接穿刺,经反复测试确定在静脉腔内再慢慢旋转导管向前送入。②钢丝导入法:当穿中静脉后将钢丝送入。如果导管较软可先用相应型号的扩张器沿钢丝送入静脉内(送扩张器前先用尖刀片将皮肤针眼扩大),而后撤出扩张器,再将导管沿钢丝送入静脉。退出引导钢丝用缝线将导管固定在皮肤上,再用皮肤保护膜加固。

(7)再次抽回血,注入生理盐水,检查硅胶导管是否在血管内,确定无误后移开洞巾,接上输液器输入备用液体。

(8)用无菌敷贴覆盖穿刺点并固定硅胶导管。硅胶导管与输液器接头处用无菌纱布包扎并固定在颌下。

(9)同密闭式输液法(12)~(16)。

(10)暂停输液时,用0.4%枸橼酸钠生理盐水1~2ml或肝素稀释液2~5ml正压封管,再用肝素帽塞住针栓孔,然后用安全别针固定在敷料上。如需再次输液,取下肝素帽消毒针栓孔,接上输液器即可。

(11)停止置管时,硅胶导管末端接上注射器,边抽吸边拔出硅胶导管,局部加压数分钟,用75%酒精消毒穿刺局部,无菌纱布覆盖。

(12)同密闭式输液法(18)~(20)。

5. 注意事项

(1)严格执行无菌操作及查对制度。仔细选择穿刺点。颈内静脉穿刺点的位置不可过高或过低,过高因近下颌角而妨碍操作,过低则易损伤锁骨下静脉及肺尖而导致气胸。

(2)应掌握多种进路的穿刺技术,不可强调某一进路的成功率高而进行反复穿刺,这样易造成局部组织的严重创伤和血肿。

(3)穿刺过程中穿刺针要直进直退,如需改变穿刺方向时必须将针尖退出静脉,退至皮下,否则增加血管的损伤。穿刺针未退出血管时,不可放开按压圆孔处的手指,以防止硅胶导管吸入。

(4)穿刺成功后应将硅胶导管内的气体抽出注入无菌生理盐水,以防固定硅胶导管时血液在硅胶导管内凝固。

(5)固定硅胶导管时,缝针的方向一定要与硅胶导管的走向平行,且不可横跨硅胶导管,以免在皮下穿破硅胶导管。

(6)输液过程中加强巡视,如发现硅胶导管内有回血,应及时用0.4%枸橼酸钠生理盐水冲注,以免血块阻塞硅胶导管。

(7)每天暂停输液时,用0.4%枸橼酸钠生理盐水1~2ml或肝素稀释液2ml注入硅胶导管进行封管。若发现硅胶导管内有凝血,应用注射器将凝血块抽出,切忌将凝血块推入血管造成栓塞。

(8)股静脉置管术后应及早拔除,以减少血栓性静脉炎的发生。

附18-2　PICC穿刺操作规程

1. 评估

(1)评估患者病情、年龄、意识、肢体活动能力、外周静脉情况及治疗目的、用药史、过敏史等。

(2)患者的心肺功能、凝血功能。

(3)静脉用药的目的、药物的量、性质、作用及不良反应。

(4)患者的心理状态、沟通及合作程度、经济承受能力。

2. 用物

(1)治疗盘内备:PICC穿刺包,包内含:PICC硅胶导管、可撕裂的导入鞘(内含亲水性导丝,1.9F不含)、T型延长管(1.9F不含延长管)、孔巾及手术方巾、5%碘伏、75%酒精、皮肤保护剂、无菌透明敷贴、无菌胶带、测量尺2把、止血带、10ml注射器2副、2×2纱布4块、4×4纱布6块、镊子1把、剪刀1把。

(2)另备肝素帽或无针输液接头、无菌(无粉)手套2副、无菌生理盐水、无菌肝素盐水、10cm×12cm无菌透明敷贴、弹力绷带,输液泵(必要时)、输液架。

(3)治疗车下层准备以下物品:污物桶3个,一个放置损伤性废弃物(用过的注射器针头、导丝等),一个放置感染性废弃物(用过的注射器、棉签等),一个放置生活垃圾(用过的注射器、棉签等外包装)。

3. 环境准备　整洁、安静、光线充足或有足够的照明,符合无菌操作要求,按需要遮挡,冬天备好暖炉。

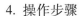

4. 操作步骤

(1)洗手、戴口罩和圆帽,必要时做好职业防护。

(2)嘱患者排好大、小便,清洗双侧手臂,取舒适体位,戴口罩和圆帽。

(3)再次核对患者的资料,协助患者取适合穿刺的平卧位,解释操作目的、方法、注意事项及配合要点,以取得合作。

(4)患者术侧手臂外展与躯干成90°,选择穿刺血管,在预期穿刺部位以上扎止血带,评估患者的血管状况,首选贵要静脉为最佳穿刺血管,松开止血带。

(5)将手臂外展90°,测量导管尖端所在的位置:①上腔静脉测量法:从预穿刺点沿静脉走向量至右胸锁关节再向下至第三肋间隙。②锁骨下静脉测量法:从预穿刺点沿静脉走向至胸骨切迹,再减去2cm。另测量术侧上臂中段周径(臂围基础值),以供监测可能发生的并发症如渗漏和栓塞。新生儿及小儿应测量双臂臂围。

(6)打开PICC无菌包,带无菌手套。应用无菌技术,准备肝素帽,抽吸生理盐水。

(7)助手协助将第一块治疗巾垫在患者手臂下,将止血带放好。

(8)用75%酒精棉签或纱球消毒皮肤3遍,消毒范围以穿刺点为中心,上下直径20cm,两侧至臂缘;75%酒精待干后,5%碘伏环形消毒3遍,待消毒剂自然干燥。

(9)穿无菌衣,更换无菌手套。铺第二块治疗巾及孔巾。

(10)用注射器抽取生理盐水预冲导管,润滑亲水性导丝。1.9Fr导管用10U/ml肝素盐水预冲。若为前端修剪式导管,按预计导管长度进行修剪:①剥开导管的保护套至预计的部位。②撤出导丝至比预计长度短1cm处,在预计刻度剪切导管。

(11)让助手在上臂扎止血带,使止血带末端远离无菌区,嘱患者握拳,保证静脉充盈。

(12)去掉穿刺针保护套,松动针芯。

(13)绷紧皮肤,以15°~30°实施穿刺;见到回血后降低穿刺角度,再进针约0.5~1cm,使套管尖端进入静脉;固定钢针,将套管鞘送入静脉。

(14)让助手松开止血带,嘱患者松拳;左手示指按压导入鞘前端静脉,拇指固定针柄,右手撤除针芯;将钢针放入锐器收集盒。

(15)用右手将导管匀速送入静脉,送管时轻抬左手示指,停顿时左手示指压紧导入鞘前端静脉,置入导管25cm时,嘱患者下颌向下压并偏向术侧肩膀,导管进入测量长度后,头恢复原位。

(16)置入导管剩下10~15cm之后,即可退出导入鞘,按压导入鞘上端静脉,退出导入鞘使其远离穿刺部位。

(17)劈开导入鞘并从导管上剥下,在撤离导入鞘时注意保持导管的位置。均匀缓慢地将剩余导管置入静脉至所需长度。

(18)抽回血,再次确认穿刺成功。左手固定导管,右手撤出导丝,要轻柔、缓慢。将导丝放入锐器收集盒内。

(19)正压封管,导管末端连接肝素帽或无针输液接头。

(20)移去孔巾,用75%酒精棉签消毒穿刺点周围皮肤,必要时涂以皮肤保护剂,但不能触及穿刺点。

(21)将体外导管放置呈"S"状弯曲,根据不同导管,安装不同的固定翼;在穿刺点上方放置一小块纱布吸收渗血,并用无菌胶贴固定;覆盖10cm×12cm无菌透明敷贴,将导管全部覆盖在透明敷贴下。

（22）行 X 线检查确定导管尖端位置并记录检查结果。

（23）穿刺后记录置入导管的长度、胸部 X 线片显示的导管位置；导管的型号、规格、批号；所穿刺静脉名称、臂围；穿刺过程是否顺利，固定状况，患者有无不适的主诉等。

（24）向患者及家属交代置管后注意事项。

5. 注意事项

（1）根据治疗用药情况选择合适型号的导管和置管方法：①使用强酸性（pH < 5.0）或强碱性（pH > 9.0）的药物、高渗性药物（渗透压 > 600mOsm/L）以及细胞毒性药物，必须经中心静脉输注。一般治疗时间在 1 个月或以上的，建议选择留置 PICC。②在满足所有治疗方案的输液通路要求的情况下，尽量选择最小管径、最少管腔的导管，以达到最小的侵入性治疗、最低的感染率的目的。③接受了乳腺手术和腋下淋巴结清扫的术后患者，在患侧上肢留置血管通路器材前要咨询医生并根据医嘱执行。

（2）患者置管部位有可视血管的情况下，可选择非 B 超引导下直接穿刺置管方法；如果血管情况不理想的患者，在穿刺时尽量使用一些辅助工具和技术，如血管显示装置、B超引导系统、赛丁格穿刺技术、带心电显示导管、导管端显示装置等协助血管穿刺和置管。

（3）穿刺进针角度约为 15°~30°，直刺血管，见到回血后降低穿刺角度，再进针约 0.5~1cm，使套管尖端进入静脉；固定钢针，将套管鞘送入静脉。注意避免穿刺过深而损伤神经，避免穿刺入动脉，尤其 18 个月的幼儿，避免损伤静脉内膜/外膜，以免发生机械性静脉炎或渗漏。

（4）严格进行置管操作的双人安全核查，遵循职业防护和无菌技术操作原则，按置管流程置 PICC 导管。

（5）有出血倾向的患者要小心，注意加压止血。

（6）不能将 PICC 通路用于高压注射泵推注造影剂。

附 18-3 植入式静脉输液港穿刺操作规程

1. 评估

（1）评估患者病情、年龄、意识、同侧肢体活动能力、输液港周围皮肤情况及治疗目的、用药史、过敏史等。

（2）静脉用药的目的、药物的量、性质、作用及不良反应。

（3）患者的对静脉输液港日常维护的认识、依从性及合作程度。

2. 用物

（1）治疗盘内备：治疗包 1 个，包内含：镊子、无菌换药盘、无菌剪刀、孔巾、无菌透明敷贴、无菌棉球（或棉块）、无菌纱布。输液港专用无损伤针、充满无菌生理盐水的 10ml 注射器、带有导管夹延长管、肝素帽、无菌（无粉）手套 2 副、肝素盐水、生理盐水、5% 碘伏、75%酒精。

（2）输液泵（必要时）、输液架。

（3）治疗车下层准备以下物品：污物桶 3 个，一个放置损伤性废弃物（用过的注射器针头等），一个放置感染性废弃物（用过的注射器、棉签等），一个放置生活垃圾（用过的注射器、棉签等外包装）。

3. 环境准备　整洁、安静、光线充足或有足够的照明,按需要遮挡。

4. 操作步骤

(1)同密闭式输液法(1)~(8)。

(2)协助患者取舒适卧位,暴露穿刺部位,评估穿刺部位皮肤情况,必要时使用表面麻醉剂。

(3)戴手套,应用无菌技术。

(4)将无损伤针接好延长管,用10ml注射器中的无菌生理盐水排气,然后夹闭延长管。

(5)用75%酒精棉球清洁、脱脂,以输液港为圆心,向外用螺旋方式擦拭,其半径为10~12cm,75%酒精待干后,再用5%碘伏棉球消毒3次待干。

(6)更换无菌手套,铺孔巾。

(7)用一手找到输液港注射座的位置,此手的拇指与示指、中指做成三角形,将输液港固定,确定此三指的中点。

(8)将输液港拱起,轻柔地从输液港中心处垂直刺入穿刺隔(不要过度绷紧皮肤),直达储液槽基座底部。

(9)依实际情况确定纱布垫的厚度,将剪裁好的无菌纱布垫在无损伤针尾下方,用无菌透明敷贴固定无损伤针,并注明时间。

(10)打开延长管夹子,抽回血,以确定针头位置无误。

(11)用生理盐水脉冲方式冲洗输液港,夹住延长管并分离注射器,连接输液器,放开夹子输液,调节流速。

(12)边接输液泵压力要小于25psi。

(13)观察注射部位有无渗血、渗液等渗漏现象。

(14)输液完毕,拔除针头后,皮肤穿刺点按压止血,用无菌敷料覆盖。

(15)脱手套,洗手并记录,按医疗垃圾分类处理废弃物。

(16)向患者及家属解释日常护理要点并确认。

5. 注意事项

(1)严格执行查对制度和无菌技术操作规范。

(2)必须选择输液港专用的无损伤针头穿刺。

(3)输注两种有配伍禁忌的药物之间或输液结束后进行冲管,可将输入的药物从导管腔内清除,防止药物间发生配伍禁忌或药物残留。每次输液结束后必须先进行冲管,然后封管。治疗间歇期进行输液港的维护,可防止血流回流,减少血管通路堵塞的危险。

(4)根据患者的情况正确选用冲、封管液体,常用的封管液有:①0.9%氯化钠溶液。每次10~20ml,输液期间每隔6~8小时冲管1次;治疗间歇期每隔4周冲管1次。②肝素稀释液。浓度为100U/ml,每次用2~5ml,冲管后使用。

(5)使用脉冲式冲管,正压封管法。冲管过程中发现推注不畅顺时,不能强行冲管,以免将血栓推进循环系统中,应查找原因,是否与体位有关、堵管等问题其他。

(6)冲、封管过程中注意观察输液港座周围皮肤有无肿胀、疼痛;患者是否有寒战、发热等不适症状出现。

第四节 三腔二囊管置管术操作并发症

食管胃底静脉曲张破裂出血是肝硬化最严重的并发症之一,如不及时止血,容易危及患者生命。由于破裂的曲张静脉压力高,在使用止血药物治疗的同时,必需及时采取有效的物理止血方法,如内镜下介入治疗、三腔二囊管压迫止血等。由于食管下段及胃底大量出血时,内镜下介入治疗易因积血造成视野模糊而影响止血效果。而三腔二囊管操作简便、实用,用于紧急暂时性止血,效果一直得到肯定,尤其在没有内镜的基层医院使用广泛。但三腔二囊管置管术是一项侵入性操作,由于患者自身和操作者的技术水平等原因可产生各种并发症,如:吸入性肺炎、鼻出血、食管黏膜损伤、食管穿孔、呼吸困难或窒息等。本节将分别叙述。

一、鼻出血

(一)发生原因

1. 由于患者紧张、恐惧、不合作,导致插管困难。

2. 操作者动作粗暴或反复插管损伤鼻黏膜。

3. 三腔二囊管置入前未充分润滑,造成鼻黏膜损伤。

4. 牵引固定方法不当、牵引时间过长、牵引力量过大,导致鼻黏膜干燥、缺血、坏死、出血。

(二)临床表现

鼻腔黏膜肿胀、糜烂,鼻咽部疼痛,管腔上黏有暗红色的血痂,严重时从鼻腔流出暗红色血液或血凝块。

(三)预防及处理

1. 对于清醒患者,插管前向其解释病情,耐心讲解置管的意义,以得到其合作。对于烦躁不合作的患者,可适当使用镇静剂。对于轻度昏迷患者,可肌内注射阿托品 0.5mg,以减轻恶心后方可插管。

2. 插管前用液体石蜡或胃镜润胶浆充分润滑三腔二囊管,操作时动作尽量轻柔,改良三腔二囊管插管方法,如使用导丝内置法、超细活检钳内置法插管等,提高一次插管成功率,避免多次插管。

3. 每日 2~3 次向鼻腔滴入少量液体石蜡,以防三腔二囊管壁黏附于鼻黏膜。

4. 改进三腔二囊管压迫止血固定方法:①在三腔二囊管出外鼻孔处用 6cm×4cm×1cm 海绵对折绕管一周,以棉线扎紧做一标记后固定,既能保证胃底黏膜持续有一定的牵引力,又能减少牵引不当造成的鼻黏膜受压。②用一条脱脂棉垫,长 10~15cm,宽 3.5cm,靠近鼻翼处绕在三腔二囊管上,再用一条胶布,长 12~16cm,宽 3.0cm,先贴近脱脂棉垫下缘紧绕三腔二囊管 2~3 圈,然后呈螺旋形向上缠绕在脱脂棉上,不得滑动,贴近鼻翼处要与脱脂棉接触,避免直接接触皮肤。③采用鼻塞法固定三腔二囊管,即将青霉素瓶塞大小的瓶塞 1 只,挖空瓶塞中心,剪开一边,紧嵌三腔二囊管,用 0.5cm×9.0cm 胶布环绕瓶塞内面 2 周封闭瓶塞开口。将瓶塞缓慢送至鼻孔处,再将 1cm×6cm 胶布在瓶塞外面环绕三腔二囊管 3 圈,使瓶塞不致外滑,可准确固定在治疗位置上。④改良乒乓球法固定三腔二囊管,即取一乒乓球,在球的两端沿中轴线位置开两小孔(孔直径约等于三腔二囊管外径),沿径线剪开一侧,将插好

的三腔二囊管从侧开口一边嵌入,乒乓球与鼻翼接触端垫一小纱块,用胶布缠绕使乒乓球固定不滑动,三腔二囊管外露出乒乓球部分做标志,以便观察。⑤应用面罩固定三腔二囊管。

5. 在三腔二囊管压迫初期,持续 12 ~ 24 小时放气一次,时间 15 ~ 30 分钟,以后每 4 ~ 6 小时放气一次,牵引重量为 0. 25 ~ 0.5kg。

6. 已出现鼻出血者,去除引起出血的原因,立即予以去甲肾上腺素冷盐水纱块填塞压迫出血部位。必要时请耳鼻喉科会诊。

二、食管黏膜损伤

(一)发生原因

1. 由于患者紧张、恐惧、不合作或操作者技术欠熟练加上三腔二囊管质地较软,导致插入困难。强行插入损伤食管黏膜。

2. 操作者动作粗暴或反复插管损伤食管黏膜。

3. 三腔二囊管置入前未充分润滑,造成食管黏膜损伤。

4. 气囊压迫时间过长、牵引力量过大,导致食管黏膜缺血、糜烂、坏死、出血。

5. 患者因不能耐受三腔二囊管压迫止血所带来的不适或患者不合作,强行拔管。

6. 拔管困难的情况下强行拔管。

(二)临床表现

患者感胸骨后疼痛或不适,止血后拔管再次出血,胃镜下可见食管黏膜糜烂、出血、坏死等。

(三)预防及处理

1. 同鼻出血预防及处理 1、2、5 条。

2. 改进插入三腔二囊管的方法:①用传统法插管,当插至咽喉部(14 ~ 16cm)时,让患者用吸管连续吸服去甲肾上腺素盐水 25 ~ 50ml,在其自然吞咽时迅速将三腔二囊管推进通过咽喉部,继续插至所需长度(55 ~ 65cm),证明三腔二囊管在胃内后,再按传统方法固定。②导丝交换法:用剪刀剪去胃管前端盲端及有侧孔部分,按常规法插入胃管,证明胃管在胃内后,将不锈钢导丝涂上液体石蜡,经胃管插入胃内,助手固定导丝,操作者慢慢将胃管顺着导丝退出,至患者鼻腔外露出导丝时,一手立即固定导丝,胃管全部退出,再由助手将三腔二囊管外抹液体石蜡,腔内注液体石蜡 5 ~ 10ml 润滑管腔,然后沿着导丝直接往里置入 50 ~ 60cm,固定三腔二囊管,将导丝慢慢退出,再按传统方法固定。③导丝/超细活检钳内置法:首先将三腔二囊管及气囊表面涂上液体石蜡,管内亦注入液体石蜡,用沙氏导丝或超细活检钳插入三腔二囊管胃腔内,提高三腔二囊管的管身硬度。按传统法插入三腔二囊管,抽出沙氏导丝或超细活检钳,然后再固定。④如为胃底静脉曲张破裂置管前除去食管囊即单胃囊填塞止血,以减少插管时阻力,其余步骤同传统法。⑤利多卡因胶浆润滑法:将传统润滑管道的液体石蜡改为利多卡因胶浆润滑三腔二囊管前端,用传统法插管。因利多卡因胶浆是临床上常用的局麻药,具有良好的局麻和充分的润滑双重作用,能有效提高置管一次性成功率。⑥使用麻醉喉镜引导置入三腔二囊管。⑦使用胃镜引导置入三腔二囊管。

3. 降低牵引力量:①应用三腔二囊管牵拉器改善牵引力量过大问题,具体应用方法为:插好管后,选好固定三腔二囊管的床尾档横梁上的位置,在该位置垫上皮垫,将三腔二囊管牵拉架的上下夹紧片卡住包有皮垫的横梁,使套管垂直于地面上并朝上,用螺栓将上、下夹紧片固定在横梁上,用三腔二囊管套钩套住三腔二囊管主管后,将套钩移到三管口界处,将绳通过定滑轮,让牵拉重物悬于地面之上,重物可根据需要而组合成不同重的拉重(如0.3、0.4、0.5、0.6kg),将套杆从套管中拉出需要部分,并用蝶形螺栓固定,使三腔二囊管主管不压迫鼻翼为宜。②将牵引拉力从原来的0.5kg减轻至250g,其余操作同传统法。③改良固定的方法,如鼻塞法、改良乒乓球法及面罩法等都能降低牵引力量。

4. 对于昏迷、烦躁不安、不合作者,可适当使用双上肢约束,以防止患者自行拔管。

5. 对于拔管困难者,要根据引起拔管困难的原因采取相应的措施,切忌强行拔管。

6. 对于气囊压迫时间过长、牵引力量过大引起的食管黏膜损伤,立即放气,放松牵引。

7. 已出现食管黏膜损伤者,予以禁食,应用制酸药物如雷尼替丁等 H_2 受体阻滞剂或质子泵抑制剂。胸骨后疼痛较剧者,可采用枸橼酸芬太尼、氟比洛芬酯联合用药,以微量注射泵持续小剂量泵入,根据患者疼痛评分的进展情况,随时调节镇痛药的泵入速度,以减轻患者的疼痛,提高其舒适度。

三、呼吸困难或窒息

(一)发生原因

1. 插管时三腔二囊管未完全通过贲门,使胃囊嵌顿于贲门口或食管下端即予充气,是导致胸闷、气急、呼吸困难的主要原因。

2. 插管后口腔分泌物增多,或呕血被吸入气管,引起呼吸困难或窒息。

3. 由于患者剧烈恶心、呕吐导致胃囊破裂,或胃囊漏气、胃囊充气不足,三腔二囊管由于牵引而从胃内滑出,食管囊压迫咽喉部或气管,出现呼吸困难或窒息。

(二)临床表现

呼吸困难主要表现为:呼吸费力,重症患者出现三凹征,可闻高调吸气性哮鸣音。窒息主要表现为:患者表情紧张、惊恐、大汗淋漓,两手乱动或指喉头,很快发生发绀、呼吸音减弱,严重者全身抽搐、呼吸心搏停止。

(三)预防及处理

1. 插三腔二囊管前,按照插胃管法量好长度,在管上作好标记,插管时尽量将置管长度超过标记处,将胃囊充气再慢慢往后拉,直到有阻力感为止。

2. 如为插管深度不够出现呼吸困难,立即将气囊放气;如因插管后口腔分泌物过多或呕血导致呼吸困难,立即将患者头侧向一边,清除口腔内血块,刺激咽喉部,使之恶心、呕吐,恢复呼吸道通畅,并予以吸氧。

3. 如为胃囊破裂或漏气导致的食管囊压迫咽喉部或气管引起的窒息,立即剪断导管,放尽囊内气体拔管,解除堵塞。如病情需要,可更管重新插入。如为胃囊充气不足引起的三腔二囊管外滑,致使食管囊压迫咽喉部或气管,应将囊内气体放尽,将管送入胃内,长度超过管身标记处,再重新充气,胃囊内注入空气150~200ml,压力相当于50~60mmHg;食管囊内注气不超过120~150ml,压力相当于40~50mmHg。

四、吸入性肺炎

(一)发生原因

1. 由于三腔二囊管插入困难,插管时误入气管。

2. 由于气囊堵塞食管,唾液及口腔分泌物不能进入胃,反流至咽喉部而被吸入气管。尤其是昏迷患者更易发生。

3. 三腔二囊管压迫止血无效,大量血液经口、鼻呕出,部分被吸入气管。

4. 三腔二囊管留置期间,患者从口腔进食水及食物导致反流误吸。

(二)临床表现

发热、咳嗽、咳痰,听诊肺部有干、湿性啰音,胸部 X 线照片可呈片状或边缘模糊的阴影。

(三)预防及处理

1. 改进插入三腔二囊管的方法,同食管黏膜损伤预防及处理第 2 条。

2. 置管后,对于清醒患者,要反复告诫患者禁食禁水,并讲解禁食的重要性;有唾液或分泌物时,在患者下颌置一弯盘,嘱患者不要咽下,应咳出或吐出。每 4～6 小时从胃管内抽吸一次,及时抽出胃内液体,每日用生理盐水棉球擦拭口腔 2 次。对于昏迷患者,要定期吸尽口腔及咽喉部的分泌物。

3. 大量鲜血从口、鼻呕出时,立即将患者取头低侧卧位,协助患者将血液排出,及时清除口、鼻腔内血块,保持呼吸道通畅,防止误吸。

4. 操作时,一旦发现误入气管或有剧烈咳嗽者,立即终止操作,退出后待患者呼吸平稳后重新插入。

5. 严密观察病情,如患者的生命体征、咳嗽是否有效、血氧饱和度、血气分析变化等,以便及早发现并发症。

6. 已发生吸入性肺炎者,留取合格的痰标本作细菌培养,高热患者做血培养,根据病情选用抗生素,如青霉素、第二代头孢类等,同时给予各种支持疗法,维持水电解质平衡。做好症状护理,如高热患者的护理,以物理降温为主,慎用阿司匹林类、激素类退烧药;鼓励患者深呼吸,进行胸部叩击等物理治疗;痰液黏稠者,可给予超声雾化吸入。

五、气囊漏气、破裂

(一)发生原因

1. 气囊漏气与三腔二囊管本身质量和操作不当有关,如需用弹簧夹夹紧食管囊与胃囊的三腔二囊管,弹簧夹使用时间过长,弹性减弱,未能有效封闭管腔;夹管时没有将管子折叠后再夹,易发生漏气;如为食管囊与胃囊通过单向阀控制的三腔二囊管,单向阀关闭不紧,亦导致漏气。

2. 气囊破裂多发生于病情重、躁动不安、不合作的患者,由于插管时间过长,气囊长时间受胃酸腐蚀,气囊老化,再次充气时容易破裂;患者用手反复牵拉管道,气囊与胃壁反复摩擦、挤压,易发生胃气囊破裂。

3. 三腔二囊管置入后,注气速度过快,也容易发生气囊破裂。

4. 患者突然出现恶心、呕吐、剧烈咳嗽等腹压增大的动作,易产生气囊破裂,甚至将管道呕出。

5. 牵引拉力过大,患者难以忍受,在床上活动频繁,容易使胃气囊破裂。

(二)临床表现

气囊漏气的主要表现为:插管注气 4 小时后复测气囊压力明显降低,严重者三腔二囊管滑出,有时气囊已滑到鼻腔。患者的出血情况未得到控制,仍有呕血或黑便等。气囊破裂的主要临床表现:患者听到爆破声,测气囊压力为0,重新注气无阻力感,测压仍为0。

（三）预防及处理

1. 插管前,认真仔细检查三腔二囊管的气囊有无破损、粘连、漏气及管腔堵塞,检查充气后的食管囊、胃囊囊壁厚薄是否均匀。熟练掌握胃囊、食管囊达到适宜压力所需的注气量。

2. 三腔二囊管本身漏气,根据漏气速度快慢,采取不同的处理方法,漏气速度快,按气囊破裂处理;漏气速度慢,可用冰水代替空气注入胃囊,因为漏水速度比漏气速度慢,另外,冰水的冷刺激可使胃内血管收缩,起到局部止血作用。

3. 因弹簧夹未夹紧所致的漏气,只需更换弹簧夹,或改用血管钳,重新注气,并将管子折叠后夹管即可。单向阀关闭不紧所致的漏气,原则上予以更换三腔二囊管,如病情或经济条件不允许,则可加用血管钳夹紧食管囊与胃囊远端。

4. 三腔二囊管牵引过程中,注意观察患者的病情变化及压迫止血的效果。如患者置管后有恶心等不适症状,可给予甲氧氯普胺、多潘立酮等药物。如患者出现咳嗽、咳痰,及时报告医生,给予止咳、雾化、抗炎等处理。以防止患者突然出现恶心、呕吐、剧烈咳嗽等腹压增大的动作。

5. 在不影响压迫止血效果的前提下,降低牵引拉力,将牵引拉力由0.5kg减轻至250g。

6. 确定胃囊已破裂,不宜立即拔管,要根据患者的出血控制情况,采取不同的处理方法:①出血已控制:胃囊内无血性液体抽出,临床上未见再出血现象(血压、脉搏稳定,肠鸣音无亢进)。可按常规方法拔除三腔二囊管。②出血基本控制或出血量明显减少:胃管内仅抽出少量咖啡色液体。为防止出血加重,可暂时保留三腔二囊管,当作胃管使用,直接从胃管内注入一些止血药,如稀释后的去甲肾上腺素、孟氏液等,待出血控制再拔管。③出血未控制:胃管内仍抽出暗红色或咖啡色液体。需立即拔管,更管重插或改用其他抢救方法。

六、食管穿孔

（一）发生原因

1. 患者不合作、医护人员置管操作用力不当或粗暴,三腔二囊管穿破食管,导致食管穿孔。

2. 食管静脉曲张破裂出血的患者因长期门脉高压、肝功能失代偿,造成食管黏膜糜烂,甚至形成浅溃疡,食管黏膜对缺氧、缺血的耐受力明显降低,使用三腔二囊管压迫时间过长、压力过大易造成食管黏膜缺血、坏死、穿孔。

3. 使用导丝内置法插置三腔二囊管,增加了管腔的硬度,如插置过程中遇有阻力,强行插管,易导致食管穿孔。

（二）临床表现

置管过程中出现剧烈胸痛伴呼吸困难,置管时未抽出血性液体;置管后发热、咳嗽、咳白色黏痰,继而出现痰中带血、进食饮水呛咳等症状。行X线胸片、食管吞钡检查可确诊。

（三）预防及处理

1. 置管前做好患者心理护理,给予精神安慰与鼓励,消除紧张恐惧情绪,讲清置管的治疗意义和注意事项,使患者主动配合操作。培训医护人员熟练掌握插管技术,操作时动作应轻柔、敏捷,避免过度刺激。

2. 在三腔二囊管压迫初期,持续 12~24 小时放气一次,时间 15~30 分钟,以后每 4~6 小时放气一次,牵引重量为 0.5kg 左右。食管囊内充气要严格控制,注气不超过 120~150ml,压力相当于 40~50mmHg。三腔二囊管放置时间一般以不超过 72 小时为宜。

3. 使用导丝内置法插置三腔二囊管时,注意插管的力度。遇有阻力时,应将管后退,调整插管方向,再轻轻往前插,切忌用力过度或粗暴插管。

4. 插管过程中,密切观察患者的反应及生命体征的变化。

5. 一旦发生食管穿孔,立即拔除三腔二囊管,吸氧,行内镜下穿孔封闭治疗,胃肠减压。如穿孔范围太大,则送外科手术治疗。

七、心律失常

(一)发生原因

1. 置管时,胃囊嵌顿在贲门或食管下端,通过胃迷走反射而引起心律失常。

2. 胃气囊漏气或充气不足,三腔二囊管向外滑出,进入食管下段挤压心脏。

(二)临床表现

插管后患者感胸骨后不适、胸痛、憋闷、恶心或频繁早搏,严重者出现心搏骤停。

(三)预防及处理

1. 置入三腔二囊管后,由胃管抽到胃内容物后再将管插至 65cm 处,使气囊完全通过贲门,以免胃囊嵌顿在贲门或食管下端。

2. 放置三腔二囊管后,要在导管上做好标记,以了解导管是否向外滑出,并定期测压了解有无气体外漏。

3. 置管时患者出现胸骨后不适、恶心或频繁早搏等症状时,立即调整三腔二囊管的位置,必要时,放气拔管后重新置管。出现心搏骤停时,立即剪断三腔二囊管放出气体,马上开放气道,使用肾上腺素、阿托品等药物,必要时实施人工呼吸和心脏按压。

八、食管狭窄

(一)发生原因

1. 由于食管静脉曲张破裂大出血时患者精神高度紧张、恐惧,加之呕吐、呃逆,食管常处于逆蠕动或痉挛状态。

2. 三腔二囊管置入深度不够,牵引时力量过大等因素致使胃囊退入食管,留置时间过长等因素造成食管中下段糜烂、溃疡,恢复期形成瘢痕,瘢痕挛缩造成食管狭窄。

(二)临床表现

患者吞咽困难进行性加重。食管钡餐造影显示狭窄段食管不光滑,凹凸不平,黏膜破坏或有龛影,有时可见食管裂孔疝。

(三)预防及处理

1. 置管前做好患者心理护理,消除紧张恐惧情绪,讲清置管的治疗意义和注意事项,使患者主动配合操作。

2. 操作者要了解进口及国产三腔二囊管的刻度标记,准确掌握置管深度。

3. 胃囊内压力维持在 6.7~8.3kPa,不能为追求压迫效果而盲目增加气囊内压力。

4. 置管时间不应当超过 72 小时,每 8~12 小时放松气囊一次,留置三腔二囊管压迫止血期间,每次放气前及拔管前口服液体石蜡 15～30ml,防止囊壁与黏膜粘连,拔管时造成损伤。

5. 有内镜下止血条件的医院在病情稳定情况下,尽早行胃镜检查,注射硬化剂和(或)套扎治疗,避免长时间压迫造成黏膜糜烂、溃疡。

6. 出现食管狭窄后,及时行食管碘油、钡餐造影检查,X 线胸片、纵隔 CT 检查排除食管气管瘘及恶性肿瘤。对单纯性食管狭窄可于胃镜下行气囊或探条扩张、激光、支架置入等治疗,一般能治愈。

九、拔管后再出血

(一)发生原因

1. 由于三腔二囊管的压迫,导致食管及胃底黏膜缺血性损伤,造成黏膜糜烂,加上酸性胃液的食管反流,损伤食管黏膜引起拔管后再出血。

2. 血痂附着于气囊外壁,导致黏膜与气囊粘连,拔管时血痂脱落,黏膜损伤,易再发出血。

3. 出血尚未完全止住,拔管后即刻出血。

4. 患者精神紧张,拔管时出现恶心、呕吐,导致腹内压增高,食管、胃底静脉压力骤升,发生再次出血。

(二)临床表现

拔管后带出的分泌物夹有新鲜血丝或少量暗红色血液,严重者再发呕血。

(三)预防及处理

1. 置管期间,可每日给患者口服液体石蜡,拔管前 15～30 分钟再次口服液体石蜡 30ml,以充分润滑食管及气囊,减少血痂和气囊外壁的粘连。

2. 留置三腔二囊管时间尽量不要超过 72 小时,拔管动作轻柔、敏捷,如遇有拔管困难,仔细查找原因,作相应处理,切忌强行拔管。

3. 严密观察患者的生命体征,引出胃液与大便的颜色、性质及量,如患者血压上升、脉搏有力、心率减慢、引出胃液无活动性出血,大便颜色正常,说明出血已停止。此时可放松牵引,放出囊内气体,保留管道继续观察 24 小时,未再出血可考虑拔管。

4. 做好拔管前的心理护理,稳定患者情绪,向患者介绍拔管有关知识,消除其紧张情绪和恐惧心理,增强战胜疾病的信心。必要时给予地西泮等镇静药物。

5. 拔管引起的再出血,根据出血量大小分别作不同的处理,出血量小者,可使用制酸、保护食管黏膜的药物,应用垂体后叶素或生长抑素降低门静脉压力;出血量较大者,可在急诊内镜下行硬化剂注射治疗或静脉套扎治疗。

十、拔管困难

(一)发生原因

1. 三腔二囊管是橡胶制品,易老化,由于反复夹管会使气囊通道内壁粘连,气体流出受阻。另外,潜在的气囊通道内壁毛糙,有小皮瓣存在,充气后形成单向活瓣,导致气体能进不能出的现象,造成气囊无法排空或排空不完全。

2. 管腔被塑料颗粒或胃内食物残渣、血凝块、坏死组织、分泌物形成的栓子所堵塞。

3. 从胃管内注入某些止血药,如孟氏液、复方五倍子液等,很容易形成凝血块样的混合物,也是造成拔管困难的原因。

4. 三腔二囊管留置时,与血液结成凝块,造成气囊与黏膜粘连,导致拔管困难。

5. 由于患者害怕拔管而精神高度紧张,情绪发生强烈反应,导致胃肠运动抑制,食管及膈肌紧张甚至痉挛,造成拔管困难。

6. 拔管操作不当:①气囊放气的程序不对,先放胃囊,而食管囊气体未放,拔管时使气囊卡在食管内。②未用注射器抽吸气囊,误认为气囊内的气体已放完。③用注射器抽出囊内气体后,未用止血钳夹紧三腔二囊管尾部,使气囊内残留气体,造成气囊回缩不良。

(二)临床表现

抽不出气囊内气体或虽能放气但不能拔出三腔二囊管,拔管时患者感胸骨后或上腹疼痛。

(三)预防及处理

1. 插管前反复检查三腔二囊管的质量:是否通畅,有无破损,是否过期,检查其容量、承受压力、充气后膨胀是否均匀,有无粘连等,分别作好标记。

2. 向气囊注气前先向各腔注入少许液体石蜡,以防管腔有小粘连、阻塞。

3. 置管和拔管前先做好卫生宣教及耐心细致的思想工作,包括置管的目的、方法。操作者要掌握正确的置管方法,反复置管是造成拔管困难的原因之一。拔管时如遇患者精神高度紧张,不得强行拔管,先安慰患者,待其情绪稳定后方可拔管。

4. 如为气囊通道流出受阻,气体能进不能出,考虑为活瓣存在,只要向气囊内注气,直到气囊破裂;如用针筒无法抽出气体,而 X 线下提示气囊存在,则考虑为气囊通道流出受阻,最常见部位在三叉端(夹管处或牵引绳结扎处),可拿住其近端鼻腔端,剪去三叉端,梗阻解除,气体自然流出,再行拔管。

5. 如为管腔堵塞,气囊内气体不能抽出,造成不能拔管,可经内镜活检针刺破气囊,使气体放出,顺利拔管,此法简单、易行,为首选方法。如上述方法无法奏效,可在透视定位下,行经皮胃穿刺气囊刺破术(9 号腰穿针穿刺)。

6. 如气囊与黏膜粘连,不可强行拔管,可每隔 15 分钟让患者口服液体石蜡 30ml,一般 2 ~ 3 次即可,将三腔二囊管稍往里推送,粘连松解后再拔管。

7. 如上述方法均无效时,则考虑开腹手术取管。

附18-4 三腔二囊管置管术操作规程

1. 评估

(1)评估患者病情、年龄、意识、生命体征、医疗诊断、置管目的、过敏史等。

(2)患者鼻腔黏膜有无损伤,有无鼻中隔偏曲、鼻腔炎症、阻塞、脑脊液鼻漏及其他不宜插管疾病,有无活动性义齿。

(3)患者的心理状态以及对插置三腔二囊管的耐受能力、合作程度、知识水平等。

2. 用物准备

(1)治疗盘内备:三腔二囊管 1 ~ 2 根、纱布、棉签、50ml 注射器、止血钳、治疗碗、血压计、蝶形胶布、剪刀、无菌弯盘、胃肠减压器、液体石蜡。

(2)滑轮牵引架、沙袋、吊瓶或砝码、线绳。

（3）治疗车下层准备以下物品:污物桶2个,一个放置感染性废弃物(用过的注射器、棉签等),一个放置生活垃圾(用过的注射器、棉签等的外包装)。

3. 环境准备　环境清洁、安静、光线适宜。

4. 操作步骤

（1）洗手、戴口罩,必要时做好职业防护。

（2）将备齐用物携至患者床旁,核对患者床号、姓名,对神志清醒的患者,向患者或家属解释操作目的、方法、注意事项及配合要点,以取得合作。

（3）先检查气囊是否漏气,管腔是否通畅,并分别标记出三个腔的通道。

（4）先试测气囊的注气量,一般胃囊注气量150～200ml左右,压力为6.7～8.0kPa;食管气囊注气80～120ml左右,压力为4～5.3kPa,试好后将胃囊、食管气囊气体抽尽,用止血钳夹紧导管开口处。

（5）有义齿者取下义齿。能配合者取侧卧位,昏迷患者取去枕平卧位,头向后仰。

（6）再次核对;将治疗巾围于患者颌下,弯盘放于便于取用处。检查鼻孔是否通畅,黏膜有无破损。选择通畅一侧,用棉签沾水清洁鼻腔。

（7）按插胃管方法测量三腔二囊管插入的长度。

（8）在胃管、胃气囊、食管气囊及患者鼻腔处涂以液体石蜡,以便滑润。

（9）将三腔二囊管的远端从患者鼻腔插入,达咽喉部时,嘱其吞咽唾沫,以利三腔二囊管顺利送入。将三腔二囊管插至65cm处时,能通过胃管腔抽出胃液,即表示管端已达幽门。

（10）用注射器按原预测好的气量,分别向胃囊、食管气囊注入空气,注气毕用止血钳将此管夹住,以免漏气。将三腔管向外牵拉,直至感觉有弹性阻力,表明胃气囊已压于胃底贲门部。用0.5kg重的物品(500ml盐水瓶加水250ml或砝码),通过滑轮装置牵引固定三腔管。

（11）食管气囊可根据患者情况,确定注气,如需注气按原测定食管气囊气量注入空气80～100ml,压迫食管下1/3,然后用止血钳夹住开口处。

（12）用注射器吸出全部胃内容物,接上胃肠减压器。

（13）协助患者清洁鼻孔、口腔,在不影响牵引效果的前提下,协助患者取舒适卧位。

（14）整理床单位,清理用物。

（15）洗手,并做好记录。

5. 注意事项

（1）注射空气时,必须先向胃囊注气,再向食管囊充气,以免向外牵引时滑出。

（2）胃气囊充气要足,以防牵引三腔二囊管时,由于胃气囊充气少,而致胃气囊进入食管,压迫气管,引起窒息。若发生窒息,应立即抽尽囊内空气,拔出管道。

（3）留置三腔二囊管期间,定时监测气囊内压力,以防压力不足而不能止血,或压力过高而引起组织坏死,如食管气囊压力过高,压迫食管黏膜发生溃疡。

（4）每隔12～24小时放气或缓解牵引一次,以免发生缺血坏死。一般放气15～30分钟后可再充气,放气前口服液体石蜡20ml。

（5）每4小时测量胃内压力并每2小时抽胃液一次,观察出血量及性质以判断出血程度。有活动性出血时,可经胃管冲洗胃腔,以清除积血,减少氨在肠道的吸收,以免血氨增高而诱发肝性脑病。

（6）三腔管压迫期限为72小时,如有继续出血,可适当延长压迫时间。

（7）在出血停止 24 小时后,应在放气状态下再观察 24 小时,如无再出血时方可拔管。

（8）拔管时,先将食管囊的气放出,再将胃囊的气放出,然后口服 20～30ml 液体石蜡,随后将管缓慢退出,以防损伤黏膜。

（罗伟香　李　威　吴惠平）

参 考 文 献

1. 曹爱芳,吴培香,焦其英. 深静脉置管患者并发症分析及护理. 现代临床护理,2011,10(11):19-20,8

2. 董忠娟. 深静脉置管感染相关因素的分析及护理对策. 中国医药指南,2013,11(5):657-658

3. 高俊峰,陈希. 神经科重症患者应用深静脉置管治疗常见并发症及防治措施. 中国临床研究,2012,25(5):504-505

4. 李小寒,尚少梅. 基础护理学. 第4版. 北京:人民卫生出版社,2012

5. 李友珠,徐辉全. 胃镜润胶浆联合超细活检钳在三腔二囊管置入中的应用. 护士进修杂志,2012,27(8):725-726

6. 罗伟香. 三腔二囊管压迫止血并发症的原因分析及护理. 国外医学护理学分册,2005,24(9):549-551

7. 马新娟. 深静脉置管在白血病化疗中的应用与护理进展. 护理研究,2008,22(7):1789-1791

8. 彭刚艺,刘雪琴. 临床护理技术规范(基础篇). 第2版. 广州:广东科技出版社,2007

9. 宋洋,徐正磊,李迎雪,等. 改良乒乓球法固定三腔二囊管在食管胃底静脉曲张破裂出血中的应用. 广东医学,2012,33(19):2930-2931

10. 王建荣. 输液治疗护理实践指南与实施细则. 北京:人民军医出版社,2009

11. 姚海欣. 7例三腔二囊管压迫止血并发胃气囊破裂的原因分析. 中国中西医结合消化杂志,2012,20(9):412-413

12. 尤黎明,吴瑛. 内科护理学. 第4版. 北京:人民卫生出版社,2011

13. 钟华荪. 静脉输液治疗护理学. 北京:人民军医出版社,2007

14. 中华医学会消化内镜学分会食管胃底静脉曲张学组. 消化道静脉曲张及出血的内镜诊断和治疗规范试行方案. 中华消化内镜杂志,2010,27(1):1

15. 朱凤英,吴春丽. 28例深静脉置管术后局部皮肤过敏的护理. 现代医学,2011,39(5):610-611

16. 朱明炜,崔红元,奚恒,等. 经外周中心静脉置管导致深静脉血栓并发症的防治. 中国临床营养杂志,2008,16(3):160-163

17. Garcia-Tsao G, Sanyal A J, Grace N D, et al. Prevention and management of gastro esophageal varices and variceal hemorrhage in cirrhosis. Am J Gastroenterol, 2007,102(9):2086

18. Gurkan Turker, Fatma Nur Kaya, ALP Gurbet, et al. Internal Jugular vein cannulation：An Ultrasound-guided technique versus a landmark-guided technique. Clinics, 2009,64(10):989-992

19. Howard R F, Lloyd-Thomas A, Thomas M, et al. Nurse controlled analgesia(NCA) following major surgery in 10,000 patients in a children's hospital. Paediatr Anaesth, 2010,20(2):126-134

20. Riccardo E, Vandoni, Adriano Guerra, et al. Randomised coparion of coplications from three different permanent central venous access systems. Swiss Med Wkly, 2009,139(21):313-316

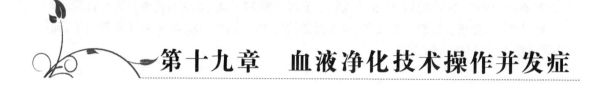

第十九章 血液净化技术操作并发症

血液净化是指通过各种方式使机体与外界进行物质交换、物质吸附或物质成分分离,达到清除体内代谢废物或毒物,纠正水、电解质与酸碱失衡的目的。血液净化技术包括血液透析(HD)、血液透析滤过(HDF)、腹膜透析(PD)、连续性肾脏替代疗法(CRRT)、血液灌流(HP)、血浆置换(PE)和免疫吸附。血液透析、血液透析滤过和腹膜透析用于替代终末期肾脏疾病的肾脏部分功能,是尿毒症患者的常规疗法,也是血液净化技术中最常用的方式;连续性肾脏替代疗法则应用于重症急性肾功能衰竭、多器官功能障碍综合征等患者的治疗中,其重要作用是纠正患者水电解质紊乱,清除尿毒素和某些细胞因子、炎症介质等;血液灌流是利用吸附剂清除体内有害代谢产物和外源性毒物,多用于中毒患者的救治;血浆置换是非选择性地将含大分子有害物质的血浆从血液中分离并排出体外,再替换性地补充新鲜血浆或白蛋白,从而快速清除血液中的致病物质,如用于重症肝炎、系统性红斑狼疮等患者的治疗;免疫吸附是从全血或血浆中特异性地吸附某种有害物质,应用于家族性高胆固醇血症、系统性红斑狼疮、类风湿关节炎等患者的治疗,还应用于抗移植排斥反应。

血液透析和血液透析滤过是通过机体与机体亲和性较好的高分子材料制成的半透膜与外界进行物质交换。而腹膜透析则无需建立体外血液循环,它是通过机体自身腹膜作为半透膜与外界进行物质交换。近年来,血液净化技术日益成熟,以及血液净化装置的自动化程度和安全性能的不断提高,一些危及生命的并发症和技术意外的发生率已明显下降。但由于患者自身个体差异、所采用的治疗方案、材料以及操作者的整体素质和技术水平等因素,仍有部分医学并发症及技术意外发生,如低血压、心律失常、感染、血液空气栓塞等。本章将着重讨论血液净化过程中,与医疗护理操作有密切相关的并发症,而各种慢性的、不可避免的医学并发症不在此讨论范围。为论述方便,将腹膜透析与其他需进行体外血液循环的血液净化方式分别论述,并以血液透析技术为代表,对血液透析及其所衍生的其他血液净化技术,在治疗和操作过程中可能发生的并发症的发生原因、预防措施及其处理方法进行讨论。

第一节 血液透析原理及腹膜解剖生理

一、血液透析原理

血液透析是临床上最常用的血液净化方式,它是让血液在体外循环过程中与外来物质(透析液成分)进行有限度的物质交换。

所谓透析是指一种溶液与另一种溶液通过半透膜进行物质交换的过程。膜两侧的物质交换则通过弥散和对流这两种不同的分子运动机制来实现。根据膜平衡原理,半透膜两侧小于膜孔隙直径的小分子溶质和溶剂依浓度梯度、渗透压或静水压梯度作跨膜运动,最终达到动态平衡。

人们以纤维素和高分子合成聚合物材料做成透析膜,用特殊工艺将透析膜及其支撑结构制成透析器。透析膜由数以千计的薄壁空心纤维组成,纤维内径 $200\mu m$,壁厚 $10\mu m$ 左右,膜面积可有 $0.5 \sim 2.1 m^2$ 不等。血液在透析器的空心纤维内流过,而透析液则以相反方向在空心纤维外源源不断地流动,这样,分别流经透析膜两侧的血液和透析液,它们的溶质和溶剂在浓度和压力梯度的作用下做跨膜运动,进行物质交换,使血液中代谢积累的尿素、肌酐、胍类、酸根和过多的电解质被交换至透析液中,而透析液中的碳酸氢根、葡萄糖、水杨酸盐、电解质等机体所需物质被补充到血液中。这一过程也就是以上溶质和溶剂进行弥散和对流(超滤)的过程。

(一)弥散

任何溶质总是从浓度高的一侧向浓度低的一侧运动,这种依靠浓度差进行的转运叫弥散。弥散是清除溶质的主要机制,是分子的随机运动(布朗运动)。分子不停地撞击半透膜,当分子恰巧撞击到膜上有足够大小的膜孔隙时,该分子便从膜的一侧向另一侧扩散。弥散机制受下列因素影响:

1. 膜两侧的浓度梯度　溶质撞击半透膜的频率取决于该溶质的浓度,浓度越高,撞击的频率越高,溶质转运的速率就越大。

2. 溶质的分子量　溶质运动的速度与其分子量和体积大小成反比。分子量越大运动速度越慢,小分子物质运动速度快,与膜碰撞机会多,膜转运效率就高;大分子物质运动速度慢,与膜碰撞机会少,体积即使小于膜孔隙,膜转运效率仍低。

3. 膜的阻力　膜阻力包括膜本身的阻力和膜两侧滞留液体层的阻力。膜的阻力与膜壁厚度,膜孔数目和大小、膜的化学特性、膜的生产工艺有关。一般情况下,透析液流速为血液的 2 倍,最有利于溶质的清除。

(二)对流

溶质跨半透膜转运的另一机制是对流。是指血液中的溶质通过透析膜两侧压力梯度随溶液移动的方向而移动。溶液在这种压力差作用下的跨膜运动也称超滤。对流(超滤)与下列因素有关:

1. 膜两侧净压力差　膜两侧净压力差由静水压和渗透压形成。静水压包括血泵、透析器对血流的阻力以及患者的静脉压三者形成的正压与透析液侧液泵、透析液入口的阻力、透析器对透析液阻力三方形成的负压的绝对值之和。渗透压取决于血液侧血浆胶体渗透压和大量代谢产物形成的晶体渗透压两者形成的负压与透析液侧晶体形成的正压之和。

2. 膜对溶质的筛选系数　在对流过程中,透析膜起着筛选的作用。对大分子物质因其不能通过孔膜隙而不能被转运;对于能透过膜孔的中、小分子溶质均以相同的速度随水分子被清除。对流转运对中等分子量的溶质清除比弥散更佳。

3. 其他因素　如膜的特性、膜表面的切变力或速度梯度影响滤过量;血细胞比容以及血液黏滞度影响超滤率。

(三)吸附

溶质的清除机制除上述两种外,还存在着一种膜吸附功能。其通过正负电荷的相互作用使膜表面的亲水基团选择性地吸附某些蛋白质、药物和毒物。膜吸附蛋白质后可使溶质的扩散清除率降低。

二、腹膜解剖与生理

腹膜是衬贴于腹、盆壁内面和覆盖于腹盆腔各脏器的表面的浆膜。腹膜是人体内面积最大和配布最复杂的浆膜,由间皮和少量的结缔组织构成,薄而光滑。腹膜由脏层腹膜和壁层腹膜组成,其中,衬贴于腹、盆壁内面的腹膜称壁层腹膜,覆盖于脏器表面的腹膜称为脏层腹膜。脏层腹膜覆盖腹腔内脏器官构成肠系膜,壁层腹膜和脏层腹膜互相移行,形成一个不规则的潜在间隙,称为腹膜腔。男性腹膜腔完全密闭,与外界不通;女性腹膜腔可经输卵管、子宫和阴道通外界,故女性生殖道感染可扩散至腹膜腔,发生盆腔炎和腹膜炎。腹膜腔为一囊袋,平常仅有100ml 以下的液体。总的腹膜面积约相当于体表面积,我国成年人为 $1.65m^2$ 左右。

腹膜是一具有半渗透性能的生物膜,它不仅有扩散和渗透作用,而且有分泌和吸收功能。PD 是利用腹膜作为透析膜,依赖弥散和超滤作用,以达到治疗的目的。

参与透析作用的是腹膜中的毛细血管和微细血管。毛细血管和微细血管的基底膜的通透性很强,对分子量 <30 000 道尔顿的物质阻力很小,仅较大的分子不能自由通过。不同部位的腹膜的通透性不同,脏层腹膜的通透性较壁层腹膜大。

腹膜毛细血管的管径为 $5 \sim 10\mu m$,其壁厚为 $1 \sim 2\mu m$,毛细血管的内皮细胞间隙直径较大,约为4mm 或更大一些。

腹膜内含丰富的毛细血管和淋巴系统,具有渗透、扩散、吸收和分泌功能,是一理想的天然生物半透膜,其物质交换原理与血液透析原理类似,将在下面一并论述。

第二节 血液透析常见技术并发症

血液透析是各种肾脏替代疗法中发展最早、应用最普遍的一种血液净化技术,是急性和慢性肾功能衰竭的常规治疗方法。在本节中,以血液透析为代表,重点讨论与体外血液循环和透析液有关的各种并发症或技术意外的发生原因、临床表现和预防处理措施。

一、热源反应

(一)发生原因
最常见为内毒素热源反应。
1. 复用透析管路特别是透析器时,冲洗不彻底,清洗剂效价低或浸泡时间不够。
2. 复用透析管路时,配制消毒液用水为非反渗水,消毒剂效价低或消毒液灌注不足。
3. 消毒时间超过有效期,消毒液效价已降低。
4. 新透析器透析膜完整性不良或复用高通透性透析器,内毒素及其降解产物从透析液侧弥散入血液。
5. 透析液原液或透析用反渗水被污染,水处理系统消毒不充分,细菌数和内毒素严重超标。

(二)临床表现
1. 致热原反应引起的发热一般透前体温正常,透析开始1 小时左右,患者出现寒战,高热,血压升高,头痛和全身不适。反应严重时可出现心力衰竭,继而血压下降等严重症状。

体温高热持续数小时后可逐渐恢复正常。

2. 感染所致的发热在透析后第 2~3 天体温升高,可以达到 39℃ 以上,白细胞及中性粒细胞明显升高,血培养有时呈阳性。

（三）预防及处理

1. 复用血液管路过程应严格按照操作规程进行,确保消毒液的有效浓度和血液管路的充分灌满。

2. 消毒后的透析器和管道应放置于清洁、阴凉、封闭的环境中,有条件者最好放冰柜保存。透析器消毒 24 小时后方可使用,甲醛溶液有效消毒期为 2 周,过氧乙酸消毒不超过一周。

3. 定期消毒和监测水处理系统,使反渗水符合美国先进医疗设备协会（AMMA）推荐的透析用水标准,细菌数 <50Cfu/ml,内毒素 <2Eu/ml。

4. 患者开始发生热源反应时,应立即提高机器温度至 38.5℃,减慢血液流速,给予患者保温。出现高热时,应注意降温。

5. 症状轻者无需用药可自行缓解。反应强烈者可静脉推注地塞米松 5mg,必要时肌注抗组胺药物,给予吸氧。出现严重心衰时,应用强心剂及加强超滤。

6. 高热患者由于发热和出汗,故超滤量设定不宜过多。

7. 为了维持一定的血药浓度,发热患者抗生素治疗应在透析后进行。

8. 条件许可者,使用一次性血液透析管路。

9. 感染导致的发热反应处理。使用足量的抗生素治疗,严格无菌技术操作,一旦发现器械污染或疑有污染,应立即更换。如为导管感染,应立即拔管,重新在另一部位置管,予抗生素治疗。做好发热的护理。

10. 严格执行无菌技术操作规程。

二、空气栓塞

（一）发生原因

在透析机空气安全监视装置失灵或被强行关闭时,发生下列情况时,空气进入体外血液循环,继而引起血液空气栓塞。

1. 透析管路预充不充分,空气未完全排除即连接患者血管通路。

2. 安装透析管路时,静脉空气捕集器（静脉壶）被倒置或液面过低,空气进入静脉回路。

3. 血泵前补液输完后未及时夹闭管道。

4. 血泵前管道破损,或泵前肝素注射器连接处松脱。

5. 供血侧穿刺针与动脉管道连接处松脱,或穿刺针固定不稳妥、受外力牵拉,从穿刺部位脱落。

6. 当透析机除气泵失灵和透析液温度过低时,透析液在加温过程中产生大量气体,通过透析膜弥散至血液。

7. 透析结束时,回血操作错误,未及时关闭血泵和夹紧静脉回路。

8. 静脉管路内空气未排尽,泵管方向装反,导致动脉管路内的空气进入人体。

9. 空气监控装置失灵或忘记打开。

10. 对颈静脉留置导管的患者未及时夹住插管的夹子,空气吸入血液。

（二）临床表现

少量空气呈微小泡沫状缓慢进入血液时，可无明显症状，或有少许干咳。气促。若气泡较大，进入血液速度较快时，患者可立刻出现下列症状：突然胸痛、胸闷、呼吸困难、剧烈咳嗽、发绀、烦躁不安、痉挛、血压下降、脸色苍白、严重时神志不清，可出现抽搐、昏迷甚至死亡。进入血液的空气达数十毫升时足以致死，体质较弱或心肺功能低下时，10～15ml空气亦可导致死亡。

（三）预防及处理

1. 进行血液透析前，检查并确保血液管路充分预充已彻底排气，安装稳妥，无破损，各连接处牢固。气泡捕集器液面不低于3/4。

2. 透析开始后，确认透析机空气监视安全装置处于工作状态。

3. 在血泵前输液时，应严密观察。特别是快速输液，应有专人看管。

4. 透析结束回血时，应严格遵守操作规程，集中精神操作，当空气到达规定位置时，关闭血泵，改为手动回血。

5. 空气不慎进入血液循环管路时，应及时排气。当空气已进入静脉气泡捕集器（静脉壶）之下时，应暂时关闭血泵，将静脉回路与穿刺针分离，连接到泵前输液侧管上，重新启动血泵，使静脉回路管中混有空气的血液，重新进入体外循环的动脉气泡捕集器（动脉壶），此时，可从排气管中将空气排出。

6. 一旦发生空气栓塞，应立刻夹紧静脉回路，关闭血泵，阻断空气继续进入血液。患者立即采取左侧卧位，并且使头胸部处于低位，将患者置于头低脚高左侧卧位，使空气聚集于右心室顶端，随着心脏搏动，空气不断被震荡成泡沫并分批进入肺部，通过肺泡弥散出体外。

7. 给予高流量面罩吸氧。有条件者作高压氧舱治疗。

8. 必要时作右心室穿刺抽气。

9. 有脑水肿或昏迷患者，给予地塞米松5mg，注入肝素及低分子右旋糖酐，改善微循环。

10. 禁止使用空气回血，建议采用密闭式回血。

三、溶血

血液透析发生溶血是少见而严重的并发症，绝大多数发生原因是与透析液有关。

（一）发生原因

1. 透析液浓度异常　透析机设有浓度监视装置，在正常情况下，当透析液浓度超出设定的安全范围时，机器发出警示，同时透析液旁路开关自动打开，透析液停止通过透析器。但是，在机器浓度计失灵或浓度警戒范围被人为设置过大时，异常浓度的透析液就会通过透析器进入血液，使血浆渗透压发生改变，引起红细胞肿胀或脱水，继而发生红细胞破裂引起溶血。

2. 水处理系统故障　透析用水中氧化剂和还原剂含量较高，如铜、氯、氯胺及硝酸盐等，可引起红细胞脆性增加，导致溶血。

3. 消毒剂残留　水处理系统或透析机消毒后未进行彻底清洗，复用透析管路预充时，消毒液没有彻底排尽，致使消毒液在透析中进入血液，引起溶血。

4. 透析液温度异常升高　多为透析机加热器及温度监控系统出现异常。如某些透析机的漏血监视器和加热监控器设计在同一 CPU 上,往往在不得已关闭漏血监视器的同时,后者亦停止监控,加热器持续加热,导致透析液温度异常升高。透析液温度在 47～51℃ 之间,溶血可在数小时至 48 小时内发生,超过 51℃ 患者可立刻出现溶血。

5. 血红细胞机械损伤　可见于血泵轴轮对透析管压迫过紧及管壁粗糙,造成红细胞破损。

6. 异型输血。

（二）临床表现

典型症状为静脉管路内血液为葡萄酒色,实验检查血细胞比容明显下降,血离心后血浆呈淡粉红色,伴有高钾血症。

1. 急性溶血时,患者接受回血的静脉突然疼痛,静脉回路管中血液呈淡红色或葡萄酒色。

2. 胸闷、呼吸困难、烦躁不安,伴有心律失常等高血钾症状,高钾血症导致肌无力,心电图异常,最终导致心律失常死亡。

3. 腰背部疼痛,或腹肌痉挛。

4. 红细胞比容明显下降。血液滤过时滤出液肉眼可见呈淡红色。

5. 由透析用水中氯胺引起的溶血,少量而缓慢,症状不明显,可有大批透析患者血色素同时下降的现象。

（三）预防及处理

1. 水处理系统和透析机应由技师定期检修,确保安全运转。常规监测水质。

2. 透析液原液应安全妥善保管,实行中心供液的透析中心,在集中倾倒透析液时应有第二人在场查对。

3. 开始透析前必须确保水处理系统和透析机已完成【前冲洗】程序,血液管路已充分预充和循环。

4. 连接患者血管通路前,应确认机器透析液浓度和温度在正常范围内。当患者感觉接受静脉回路的血管及周围组织发热时,应立即警觉是否透析液温度过高,及时打开透析液旁路【by pass】开关,检查并排除机器故障后方可继续透析。

5. 发生溶血时,立即阻断血液回路,丢弃外循环中血液。

6. 吸入高浓度氧气。

7. 查找并纠正溶血原因,作相应处理后尽快重新开始透析治疗,这对解除高钾血症非常重要。

8. 做好三查七对,防止异型输血。

9. 严密观察生命体征的变化,协助医生做好抢救工作。采集血标本,做好输血准备工作,输新鲜血液。

10. 定期对水质进行检测,定期更换活性炭。

四、硬水综合征

水中含有较高的钙离子和镁离子称为硬水。透析患者接受硬水透析后出现高钙和高镁血症并由此引起一系列症状称硬水综合征。日常用自来水硬度为100dh,必须经初步过滤—软化—吸附—反渗透等一系列处理,方可作为透析用水。水的软化是水处理其中一个步骤。通常采用钠型的阳离子交换树脂,即将钠离子与水中的阳离子交换:吸附钙和镁离子,释放钠离子。经软化处理后的水 <10dh,称软水。当树脂吸附饱和后,需用饱和盐水中的钠离子将钙、镁离子重新置换出来排出树脂罐,恢复软化功能,称为再生。再生程序可自动进行,多设定每周一次在夜间的非透析时间执行。

(一)发生原因

1. 软水装置故障,继而引起反渗膜破损,硬水直接进入透析用水系统。

2. 树脂罐的树脂膜破损。

3. 自动再生装置失灵,树脂膜吸附饱和后未及时再生。

4. 用于置换用的饱和盐水罐未及时补充盐或盐颗粒未完全溶解。

(二)临床表现

恶心、呕吐、头痛、血压升高,全身皮肤温热、发红,兴奋甚至昏迷。

(三)预防及处理

1. 经常检查软水装置的工作性能,及时了解自动再生程序是否如常进行,定期检测水质。

2. 发生硬水综合征时,立即中断透析,对症处理。

3. 定期检查树脂罐的有效期。最好使用双反渗水处理系统。

五、透析液配制错误

透析液是透析治疗的关键部分之一,透析液配制错误往往可引起严重后果。透析液配制包括原液配制和稀释液配制。透析液原液包括酸性透析液(A 液)和碱性透析液(B 液),其基本成分与人体内间液成分相似,主要有阳离子 K^+、Na^+、Ca^{2+} 和 Mg^{2+},阴离子 Cl^- 和碱基。大多数慢性肾功能衰竭患者透析前血钾浓度在 $5 \sim 6mmol/L$ 或以上,因此透析液需含低浓度钾,一般 $2 \sim 4mmol/L$。血液透析时通过血液与透析液进行物质交换,最终达到电解质和酸碱平衡。目前,由于我国药品规范化管理要求,透析液原液特别是 A 液已从透析中心自行配制发展到商品化,大大地减少此环节配制错误的风险。因此,透析液的配制错误多发生在透析液的稀释和应用过程中。透析液的稀释由透析机自动配制,并由内置浓度计监控及反馈调节比例泵运转。一般稀释比例为:$A:B:水 = 1:1.26:32.74$。在透析机的浓度监控系统故障或安全报警范围设置过大时,可导致透析液浓度监控失效。

(一)发生原因

1. 透析机比例泵故障及浓度监视器故障或关闭;或透析液浓度安全报警范围人为设置错误。

2. B 液配制时间过长,或长时间暴露在空气中,而发生分解。

3. 采用透析液中心供给时,进行人工集合 A、B 原液操作时发生错误。

4. 透析机 A、B 吸液管与浓缩透析液 A 液和 B 液的连接发生混淆。

5. 水处理系统或透析机消毒后未进行彻底清洗,即进入透析程序。透析液原液严重污染或被恶意投毒。

(二)临床表现

1. 透析液总浓度过高或过低。主要表现:①高钠血症:头痛、高血压、烦躁、口干、定向力差、昏迷。②低钠血症:血压下降、恶心呕吐、肌肉抽搐、头痛、意识障碍,出现溶血症状,甚至死亡。

2. 在总浓度正常的情况下,A 液和 B 液比例失调。①A 液浓度高而 B 液浓度低时,患者血清钠略低,但无明显不适。②A 液浓度低而 B 液浓度高时,突出表现为低钾血症伴有高钠血症。患者自觉难于名状的全身不适,血压可正常或略低,头痛、表情淡漠,严重者心律失常、血压下降、意识丧失。

3. 当机器仅吸入 A 液时,患者短时间内无明显不适,透析 2 小时后可出现低钠血症和醋酸盐不耐受现象。当仅有 B 液成分的稀释透析液进入透析器时,血细胞在较高的 pH 环境中受到破坏,透析器及静脉回路管的血液,外观呈深暗红色,与动脉导管的鲜红色血液形成鲜明对比。患者接受静脉回路的血管突然剧烈刺痛,胃肠道强烈痉挛,伴有便意,表情极度痛苦。

(三)预防及处理

1. 定期检测机器,抽取稀释透析液样本作生化检查。

2. 透析液原液应妥善保管,中心供液室或水处理室应尽量减少无关人员进入。

3. 连接患者血管通路前,应确认透析液浓度正常,并检查浓度警戒设置在安全有效范围内。

4. 一旦出现浓度异常,应立即打开透析液旁路开关,停止血泵转动,查明原因。必要时丢弃透析器及静脉回路的血液。

5. 对于低钠血症者,给予2.5%氯化钠溶液;高钠血症者泵前快速输入5%葡萄糖溶液;低血钾症状明显者可酌情补钾。

6. 检查和排除浓度异常的原因,必要时更换透析机器或透析液原液继续透析。

六、透析器破膜

透析器破膜是指透析膜破损,血室中的血液向透析液室漏出。现代透析机均设有漏血报警装置,是利用红外线探测透析液流出道的清澈度来进行判断。漏血报警有时可出现误报警现象,这是因为当透析液中混有大量空气或沉淀物进入探测处时,其清澈度发生改变所致。因此,当漏血报警时应加于仔细观察以确定透析器是否破膜。

(一)发生原因

1. 净化剂或消毒剂对膜的腐蚀。氢氧化钠和含氯剂对透析膜的腐蚀作用最强,浓度过高和浸泡时间过长,均可导致透析器破膜。如次氯酸钠浓度超过0.1%,浸泡时间超过 12 小时,可引起透析器破膜。另外,不同的透析膜对氯有不同的耐受性,聚砜膜最好,而纤维素膜则耐受性较差。

2. 机械损伤　如复用透析管路时冲洗水压过大;透析器在静脉回路被阻断后,遭受血泵的持续驱动压力达 500mmHg 以上;超滤量设置过大,跨膜压超过 500mmHg;透析器从高处掉落等。

3. 透析器反复多次使用,或消毒后待用时间过长。

4. 透析器制造工艺不过关。常见空心纤维两端与透析器顶盖黏合固定不良,引起血室和透析液室相互交通。透析器质量不过关。

5. 透析器储存不当,如冬天储存在温度过低的环境中。

6. 透析中因凝血或大量超滤等而导致跨膜压过高有关。

7. 对于复用透析器,如复用处理和储存不当、复用次数过多也易发生破膜。

(二)临床表现

1. 处于工作状态中的漏血探测器发出报警。

2. 透析器的透析液流出口,可见有血性或混浊透析液流出。但如果只有极少数纤维膜断裂破损时,肉眼不易观察到。此时可打开旁路开关,暂停透析液流经透析器,使透析器上的出液口对准光源,打开旁路开关,如有破膜,积聚一定量的血液会随透析液逸出,可见到一丝丝絮状物漂动。

3. 破膜较小时,由于血流正压,透析液污染血液的机会不大,患者无自觉不适;破膜较大时,患者可出现畏寒发热,数小时后出现血液感染症状。

4. 行无漏血监视装置的血液滤过时,透析器破膜可见淡红色滤出液,滤出液实验室检查可见红细胞。

(三)预防及处理

1. 准确掌握净化剂的浓度和浸泡时间。常用净化剂有次氯酸钠和过氧化氢。由于次氯酸钠易氧化和挥发,实际浓度往往低于标示值,因此,人们多不作消毒剂用。作为净化剂的次氯酸钠,浓度一般为 0.2% ~ 0.3% ,浸泡 2 小时,如浸泡时间超过 12 小时,浓度则须减至 0.1% 。

2. 冲洗透析器的水压不宜过大,一般不超过 1.77kpa/m^2 。

3. 启动血泵前,应确认静脉回路通畅无夹闭。

4. 建议透析器使用次数不超过 6 次,使用或待用时间累计不超过 1 个月。

5. 必要时全身用抗生素。

6. 紧急处理 ①一旦发现应立即夹闭透析管路的动脉端和静脉端,丢弃体外循环中血液。②更换新的透析器和透析管路进行透析。③严密监测患者生命体征、症状和体征情况,一旦出现发热、溶血等表现,应采取相应处理措施。

7. 建议使用一次性的透析器和透析管路进行透析。

七、动静脉管道渗漏

(一)发生原因

1. 复用清洗过程中损坏,特别是在管道血凝块堵塞严重、天气寒冷管道柔韧度下降时,用力敲打所致。

2. 血泵的滚动轴轮对管道泵段的机械磨损。

3. 锐物刺破管道或使用止血钳时损伤管道。

(二)临床表现

动静脉管道破损,血液从破损处渗出。

(三)预防及处理

1. 注意经常检查管道的完好性,清洗管道时不可用力敲打,复用次数不要过多。

2. 已发生动静脉管道渗漏,要及时更换新管道。更换新管道方法:破损处如在动脉管道可用空气回血法使血液回输,至空气接近透析器时,关闭血泵,将预充好的动脉管道替换旧管即可继续透析。静脉管道发生破损时,可将预充好的静脉管道替换旧管,注意排气方可连接患者血管;然后,把充满血液的旧管连接在泵前输液侧管上,阻断供血直至旧管血液完全泵入循环血路中。

八、体外循环管路凝血

凡行体外血液循环的血液净化治疗中,除有严重出血倾向者外,都必须使用抗凝剂预防体外循环管路凝血。肝素及低分子量肝素的全身肝素化抗凝,是目前最常用的抗凝方法。在长期的血液净化治疗观察表明,已不能单纯以公斤体重来计算肝素用量。患者不同的身体状况,用于抗凝的肝素量有较大的差别。应考虑患者的凝血功能、血液黏滞度、该次超滤量以及患者是否吸烟等因素。肝素用法:血液透析前,常规在静脉推注首剂肝素 20~30mg(为方便计算 12 500IU 肝素按 100mg 计),然后,用肝素泵持续注入或每 30~60 分钟人工推注一次,每小时追加肝素 5~10mg,透析结束前 30~60 分钟停止追加肝素。高血液黏滞度和贫血患者,肝素用量应酌情加减。血液灌流者,由于吸附剂(活性碳颗粒)表面粗糙和血流量较慢,如无出血倾向,首剂肝素可达 30~50mg,每 30 分钟追加 5mg。低分子量肝素是一种比较理想的血透抗凝剂,但价格昂贵,多用于行 CRRT 治疗患者和有中、小程度出血倾向的透析患者。其用法是在血透的体外循环形成后,在静脉回路注入 2500~5000IU,6~8 小时内无需追加剂量。

(一)发生原因

1. 抗凝剂用量不足或无抗凝剂透析。

2. 患者血液黏稠。

3. 血流缓慢或血流量不足。

4. 体外血液循环特别是在透析器中,混有空气。

5. 血液管路内壁粗糙。

6. 静脉注射某些药物,如异丙嗪、高渗葡萄糖、脂肪乳等也会促发凝血。透析中输血、血制品。

7. 外周血红蛋白浓度过高。

8. 超滤率过高。

9. 透析通路再循环过大。

10. 使用了管路中补液壶(引起血液暴露于空气、壶内产生血液泡沫或血液发生湍流)。

(二)临床表现

血液体外循环最容易发生凝血的地方是透析器(灌流器)、动脉壶、静脉壶和接受静脉回路的穿刺针头或血管通路。

1. 动脉气泡捕集器凝血。动脉管道压力升高,可达 250~300mmHg(正常约 100mmHg),动脉壶可见暗红色血凝块。静脉管道压力不高或略低。

2. 透析器凝血。动脉管道压力升高,静脉管道压力下降。透析器外观呈黑色带,透析器动脉端盖可见暗红色血凝块。

3. 静脉气泡捕集器凝血。静脉管道压力异常升高至 250mmHg(正常约 50mmHg)以上,动脉管道压力升高,静脉壶可见暗红色血凝块。此时,动脉管道及透析器因血流不畅通而继发凝血;很快,静脉壶的血凝块延伸至静脉回路侧穿刺针头,致使循环管路全部堵塞,血液不能回纳。

4. 接受静脉回路的血管通路或穿刺针头凝血。动、静脉管道压力均升高。可迅速导致整个循环管路全部堵塞。如此时未及时处理,在血泵的继续驱动下,可导致血液管路各连接处松脱、崩裂。

(三)预防及处理

1. 透析治疗前评估患者凝血状态、合理选择和应用抗凝剂。对于体重大、血液高黏滞度、有吸烟习惯的患者,肝素用量应适当增加。另外,行血液灌流的患者也应加大肝素用量。

2. 血液管路预充时,应以内含 15mg 肝素的生理盐水 500ml 进行循环,并彻底排净透析器中的空气。

3. 患者如无禁忌证,应使血流量达到 200ml/min 以上。血流量不足时,应及时调整针头角度,必要时重新穿刺供血侧血管。

4. 正确设置动静脉管道压力报警上下限。动脉管道压力上下限一般分别设置为 200mmHg 和 60mmHg,静脉管道压力上下限分别设置为 160mmHg 和 20mmHg。对于没有压力监视装置系统的血液灌流和其他血液净化技术,应随时查看动静脉壶内有无血块以及血凝块的进展情况,必要时作凝血试验。

5. 动、静脉壶的血液面如泛起泡沫,易形成血凝块,应以止血钳轻轻敲打,消除泡沫。

6. 行 CRRT 时,应尽可能采用前稀释法输入置换液。

7. 为避免堵塞透析膜孔,血液透析和血液滤过时禁止输入脂肪乳;输血时应尽量避免在透析器前的管路输入。

8. 血液管路发生凝血现象之初,应立即采取补救措施,如追加肝素,加快血流量,用生理盐水泵前输入冲洗管路等。当动脉或静脉管道压力明显升高时,应迅速判断凝血部位,并更换凝血处管道或透析器。必要时,采用回血方法使血液回纳血管,更换血液管路后继续进行。

9. 行无抗凝剂的体外血液循环净化时,应注意如下事项:①尽可能使用全新透析器和管道,选用聚丙烯腈膜(PAN)透析器。②预充时,用含肝素盐水浸泡并循环 30 分钟以上,上机前再用 500ml 生理盐水排去含有肝素盐水的预充液。③在患者病情允许的情况下,血流量应调至 250~300ml/min。④每 30 分钟从泵前输液侧管以 100ml/min 左右的流速冲入生理盐水,同时,用手轻捏管道和轻拍透析器,以冲刷和驱散聚集的血细胞。观察和记录血凝块所处位置和大小。⑤冲洗时,应阻断供血侧血流直至透析器血液变成淡红色。一次约需生理盐水 200ml。记录生理盐水冲入量,并计入液体超滤部分。

10. 透析结束时,发现透析器有明显凝血应丢弃。勉强复用,会导致下次血透时透析器严重堵塞。

11. 避免透析中输注血液、血制品和脂肪乳等,特别是输注凝血因子。

12. 加强透析中凝血状况的监测,并早期采取措施进行防治。包括:压力参数改变(动脉压力和静脉压力快速升高、静脉压力快速降低)、管路和透析器血液颜色变暗、透析器见小黑线、管路(动脉壶或静脉壶内)小凝血块出现等,此时需要调整血流量。正确判断凝血部位,并迅速处理,可避免体外循环完全堵塞现象发生。

九、血液外循环意外失血

意外失血在血液透析中不少见,多因护士操作失误所致。失血的多少决定后果的严重程度。

（一）发生原因

1. 循环管路因血流受阻,致使管路各连接处崩裂分离,血液从循环管路流失。在血泵正常运转的情况下,静脉回路管严重扭曲、钳夹、凝血快堵塞等,致使循环管路压力异常增高,未经钳夹的动、静脉排气管盖子被冲开,或动脉管与透析器连接处分离。

2. 血液管路(特号是静脉回路侧)与穿刺针或留置导管连接处松脱。

3. 动脉或静脉穿刺针脱落,导致动脉穿刺口流血或静脉回路血液被泵出体外。常见于穿刺针胶布固定不牢靠或因出汗后胶布受潮而失去黏性;神志不清、烦躁不安或发生寒战的患者未固定穿刺侧肢体,使穿刺针受牵拉脱出;动、静脉导管固定不妥当,间接牵拉使穿刺针脱出至体外。

4. 机器漏血监视器失灵或关闭,透析器破膜而未被及时发现。

5. 排放预充液时,精神不集中,致使血液大量排放至体外。

6. 各种原因引起的外循环严重凝血,致使血液不能回输。整套外循环血量在180～300ml左右。

7. 深静脉置管隧道漏血。

8. 动、静脉穿刺口渗血。

（二）临床表现

1. 管道压力过低报警　当血液管路各连接处松脱后,动、静脉压力下降,尤其以静脉管道压力下降更明显。

2. 空气监视器报警　如动脉导管与穿刺针连接处松脱或穿刺针脱落,空气随之泵入循环管路中。

3. 失血量不多者,无明显症状或面色苍白;失血多者可出现血压下降,严重时出现失血性休克。

（三）预防及处理

1. 预防的关键在于加强工作责任心。血液管路各部件连接必须紧密,穿刺针和管道应稳妥固定。

2. 加强巡视患者,监察和记录管道压力读数。

3. 排放预充液时必须集中精神,及时连接静脉回路。

4. 发生血液管路各连接处松脱、分离时,立即关闭血泵,针对发生原因,做出相应处理,尽快使体外循环血液回输入静脉。

5. 失血量多者,予平卧、吸氧;静脉快速输入等渗溶液;配血,并尽快输入新鲜血液。

十、透析中低血压

（一）发生原因

1. 容量相关性因素　包括超滤速度过快、干体重过低、透析机超滤故障或透析液钠浓度偏低等。

2. 血管收缩功能障碍　包括透析液温度较高、透前应用降压药物、透析中进食、中重度贫血、自主神经功能障碍(如糖尿病神经病变患者)及采用醋酸盐透析者。

3. 心脏疾病　各种心脏病患者由于心功能不全或心律失常,引起机体有效血容量不足,在透析中更容易导致低血压。

4. 渗透压降低,溶质清除过快　在透析中由于清除尿素、肌酐等溶质,血浆渗透压迅速下降,并与血管外液形成渗透压梯度,驱使水分移向组织间或细胞内,有效血容量减少,导致血压下降。

5. 透析膜生物相容性差　血液与透析膜接触,产生一系列反应,诱发低血压。

6. 透析液低钠或低钙。

7. 营养不良　透析患者营养不良对血液透析耐受性差,易发生低血压。

（二）临床表现

头晕目眩、视物昏花或有黑蒙、颜面苍白、大汗、额头出冷汗、心悸、脉搏细速、血压下降、呼吸困难、恶心、呕吐、腹痛、胸痛,抽搐甚至意识丧失。

（三）预防及处理

1. 对于容量相关因素导致的透析低血压患者,应限制透析间期钠盐和水的摄入量,控制透析间期体重增长不超过5%;重新评估干体重;适当延长每次透析时间(如每次透析延长3分钟等)。

2. 与血管功能障碍有关的透析低血压患者,应调整降压药物的剂量和给药时间,如改为透析后用药;避免透析中进食;采用低温透析或梯度钠浓度透析液进行透析。透析过程中给予高渗液,如10%氯化钠溶液、50%葡萄糖溶液或给予胶体液,如白蛋白、血浆等。

3. 心脏因素导致的应积极治疗原发病及可能的诱因。

4. 有条件时可应用容量监测装置对患者进行透析中血容量监测,避免超滤速度过快。

5. 如透析中低血压反复出现,而上述方法无效,可考虑改变透析方式,如采用单纯超滤、序贯透析和血液滤过,或改为腹膜透析。

6. 提倡使用容量控制型的透析机,严格控制超滤量及超滤率。做好患者透析的宣教工作,限制水、盐的摄入。

十一、血压升高

（一）发生原因

1. 透析间期水分和盐分控制不良,摄入过多,使循环血液量增加,血压升高。

2. 高肾素患者,肾素分泌过多,透析时由于除水,肾血流量减少,肾素分泌增加,通过肾素-血管紧张素-醛固酮系统,尤其是血管紧张素 I 转为血管紧张素 II,引起血管收缩,导致血压升高。

3. 由于透析中钠浓度高,透析时通过弥散使血钠升高,血浆晶体渗透压升高,组织间隙水分进入血管内,导致血压升高。

4. 精神因素,如兴奋、焦虑、愤怒,致使血压上升。

5. 失衡综合征、硬水综合征。

6. 降压药在透析时被透出。

7. 由于患者对疾病认识不足而产生紧张情绪,导致交感神经兴奋。

（二）临床表现

表现为透析前血压正常,透析中出现高血压,或原来存在高血压,透析中进一步升高。多在透析中后期发生。临床表现有头晕、头痛、耳鸣、颜面潮红,胸部不适,胸闷憋气、心悸、烦躁不安、视物模糊等,严重者出现心绞痛、肺水肿、意识障碍等。

（三）预防及处理

1. 透析间期避免水盐摄入过多。透析间期的体重增长控制在 1kg 每天以内,摄入氯化钠应 <2g/d。同时进行充分透析治疗。

2. 镇静,透析前可给予地西泮 10mg。

3. 给予降压药硝苯地平 10~15mg 舌下含服 15 分钟不缓解可以再给予同等剂量或卡托普利 12.5~25mg。

4. 症状显著时(高肾素型)减慢除水量,降低血流量。

5. 透析结束时收缩压在 180mmHg 以上时,30 分钟后复测血压,若仍高时给予降压药。

6. 治疗模式也会影响患者的血压,血液滤过、血液透析滤过、高通透性透析等都会有利于血压的控制,所以可根据具体情况选择治疗模式。

十二、失衡综合征

失衡综合征是指发生于透析中或透析后早期,以脑电图异常及全身和神经系统症状为特征的一组病症,轻者可表现为头痛、恶心、呕吐及躁动,重者出现抽搐、意识障碍甚至昏迷。

（一）发生原因

1. 由于血液透析快速清除溶质,导致患者血液溶质浓度快速下降,血浆渗透压下降,血液和脑组织液渗透压差增大,水向脑组织转移,从而引起颅内压增高、颅内 pH 改变。失衡综合征可以发生在任何一次透析过程中,但多见于首次透析、透前血肌酐和血尿素很高、快速清除毒素(如高效透析)等情况。

2. 透析时血中尿素迅速下降,由于血脑脊液屏障的存在,脑实质和脑脊液中尿素下降较慢,从而导致脑内渗透压升高,引发脑水肿和脑脊液压力升高。

3. 血液透析时酸中毒迅速纠正,使血红蛋白对氧的亲和力增加,导致脑组织缺氧。

（二）临床表现

轻者头痛,恶心呕吐,烦躁不安,血压升高。重者短时间视力模糊或视物不清,肌肉痉挛或扑翼样震颤,定向力减弱,嗜睡危重者全身痉挛,意识障碍,昏迷,癫痫样大发作,甚至危及生命。大多数失衡综合征患者可以缓解,最迟透析结束后 24 小时内症状消失,不留有后遗症是其特征之一。脑电图显示弥漫性慢波。

（三）预防及处理

针对高危人群采取预防措施,是避免发生透析失衡综合征的关键。

1. 对于首次透析患者,避免短时间内快速清除大量溶质。首次透析血清尿素氮下降控制在 30%~40% 以内。早期透析是防治失衡综合征的关键。应对患者进行充分合理的诱导透析,对初次透析的患者根据其耐受程度,进行短时间、小剂量、多次透析。建议采用低效透析方法,包括减慢血流速度、缩短每次透析时间(每次透析时间控制在 2~3 小时内)、应用面积小的透析器等。

2. 对于维持性透析患者,采用钠浓度曲线透析液序贯透析可降低失衡综合征的发生率。另外,规律和充分透析,增加透析频率、缩短每次透析时间等对预防有益。

3. 轻者仅需减慢血流速度,以减少溶质清除,减轻血浆渗透压和 pH 过度变化。对伴肌肉痉挛者可同时输注高张盐水或高渗葡萄糖,并予相应对症处理。如经上述处理仍无缓解,则提前终止透析。

4. 重者(出现抽搐、意识障碍和昏迷)建议立即终止透析,并做出鉴别诊断,排除脑血管意外,同时予输注甘露醇。之后根据治疗反应给予其他相应处理。透析失衡综合征引起的昏迷一般于 24 小时内好转。

附 19-1　血液透析操作规程

1. 评估

(1)患者病情,合作程度,测量血压(视情况监测血压、必要时心电监护),二便。

(2)有无出血情况,有无水肿。

(3)血管通路评估,有无红、肿、热、痛。

(4)实际体重与干体重之差值,有无水肿,并返回上一次血液透析记录情况,查看有无低血压、低血糖等并发症发生。

2. 用物准备

(1)活动治疗车 1 辆。

(2)上层置 5% 碘伏(或 2% 碘酊、75% 酒精)、无菌纱布、无菌棉签、血液透析器、血液透析管路、穿刺针、无菌治疗巾、生理盐水、止血带、一次性消毒手套。必要时备 2 个 5ml 注射器及 3M 敷料贴。

(3)下层放置污物桶 3 个,一个放置损伤性废弃物(用过的穿刺针),一个放置感染性废弃物(用过的纱布等),一个放置生活垃圾(用过的血液透析器外包装等)。

(4)A、B 浓缩透析液。

3. 环境准备　清洁、安静、光线适宜或有足够的照明。

4. 操作步骤

(1)洗手、戴口罩。

(2)携用物到患者处,核对,按需要询问药物过敏史,向患者解释操作目的及方法,取得合作。协助患者换鞋、更衣,称体重并记录。

(3)确认血液透析机已完成前消毒冲洗程序。打开机器电源总开关,正确连接透析液。机器进行自检和自动配制透析液。

(4)血液透析器和管路的安装,检查血液透析器及透析管路有无破损,外包装是否完好。查看有效日期、型号。按照无菌原则进行操作。安装管路顺序按照体外循环的血流方向依次安装。

(5)密闭式预冲,启动透析机血泵 80~100ml/min,用生理盐水先排净血管路和透析器血室(膜内)气体。生理盐水流向为动脉端→透析器→静脉端,不得逆向预冲。将泵速调至 200~300ml/min,连接透析液接头与透析器旁路,排净透析器透析液室(膜外)气体。生理盐水预冲量应严格按照透析器说明书中的要求;若需要进行闭式循环或肝素生理盐水预冲,应在生理盐水预冲量达到后再进行。推荐预冲生理盐水直接流入废液收集袋中,并且废液收集袋放于机器液体架上,不得低于操作者腰部以下;不建议预冲生理盐水直接流入开放式废液桶中。

(6)冲洗完毕后根据医嘱设置治疗参数。嘱患者躺下,穿刺肢体侧靠近机器。

(7)建立和使用血管通路。动-静脉内瘘血管的穿刺、检查血管通路:有无红肿、渗血、硬结;并摸清血管走向和搏动。在穿刺侧肢体下铺无菌治疗巾,用 5% 碘伏以穿刺点为中心自内至外螺旋形消毒穿刺区域皮肤 3 次,范围应超越穿刺点纵轴线之后方 5cm 以上。根据血管的粗细和血流量要求等选择穿刺针。用肝素盐水对内瘘穿刺针进行排气,采用阶梯式、纽扣式等方法,以合适的角度穿刺血管。先穿刺静脉,再穿刺动脉,动脉端穿刺点距动静脉内瘘口 3cm 以上、动静脉穿刺点的距离 10cm 以上为宜,并用胶布稳妥固定穿刺针的针翼,穿刺口以无菌纱布或止血贴覆盖。按医嘱在静脉回路侧推注首剂肝素(使用低分子肝素作为抗凝剂,应根据医嘱上机前静脉一次性注射)。

(8)中心静脉留置导管连接,准备用物同上,增加 2 个 5ml 注射器及 3M 敷料贴,打开静脉导管外层敷料,患者头偏向对侧,将无菌治疗巾垫于静脉导管下,取下静脉导管内层敷料,将导管放于无菌治疗巾上,分别消毒导管插口处和导管夹子,常规消毒插管口并以无菌纱布或 3M 敷料贴覆盖,导管夹子放于无菌治疗巾内,先检查导管夹子处于夹闭状态,先取下动脉端导管肝素帽,消毒导管接头,并以无菌纱布托垫,用注射器回抽导管内封管肝素,推注在纱布上检查是否有凝血块,回抽量为 2ml 左右。相同方法处理静脉端。如果导管回血流不畅时,认真查找原因,严禁使用注射器用力推注导管腔,根据医嘱从导管静脉端推注首剂量肝素(使用低分子肝素作为抗凝剂,应根据医嘱上机前静脉一次性注射),连接体外循环。

(9)上机透析,再次查对姓名和核对医嘱,超滤量及各种参数,将肝素注射器与肝素管连接并安装在肝素泵上,设定注射速率。将动脉管路连接在供血侧穿刺针或留置导管上,松开夹子,启动血泵以 100ml/min 速度缓慢引流血液(排放预充液),待血液流至静脉管路末端时,关闭血泵,将静脉管路与回路侧穿刺针或留置导管相连。稳妥固定血液管路,确保循环管路各夹子处于开放状态,开启血泵。根据患者情况设定血流量在 180~280ml/min 范围。按【透析】开关,透析正式开始。

(10)血液透析中的监测,体外循环建立后,立即测量血压、脉搏,询问患者的自我感觉,详细记录在血液透析记录单上。自我查对,按照体外循环管路走向的顺序,依次查对体外循环管路系统各连接处和管路开口处,未使用的管路开口应处于加帽密封和夹闭管夹的双保险状态。根据医嘱查对机器治疗参数。自我查对后,与另一名护士同时再次查对上述内容,并在治疗记录单上签字。血液透析治疗中,注意观察:①机器运转情况并记录有关参数:如透析液浓度、温度、血流量、动脉压、静脉压、跨膜压、目标超滤量、超滤速率、肝素泵注射速率等。②体外血液循环情况:血流量是否充足,血液颜色有无变暗、分层,动、静脉压力有否异常,循环管路有无渗漏、扭曲及过度牵拉等。③患者情况,常规每小时测量生命体征一次并记录,有不适时或危重患者应随时测量血压并记录。④患者的神志,询问患者是否有头晕、眼花、头痛、腰部酸痛、出汗、发热、发冷、肌肉抽搐等不适,并注意患者说话的声音有无沙哑,注意观察穿刺部位有无肿胀及渗血,以及身体其他部位有无出血情况。发现异常及时处理。必要时给予心电监护。

(11)透析结束。①动静脉内瘘回血:机器进入回收状态→减慢血泵流速 50~100ml/min,确认回收状态(血泵自动停止转动)→调节动脉管夹至合适位置并关闭,打开输液管调节器及夹子→按复位键启动血泵回血,回血至动脉壶→停血泵,打开动脉管夹利用重力作用回净动脉管前端至干净为止→关闭动脉管夹→打开血泵继续回血→用生理盐水全程回血(可使用双手揉搓透析器,不得用手挤压静脉壶以下的管路)→血液回收干净后→同时关闭静脉管夹及血泵。消毒穿刺口,以止血贴覆盖穿刺口,准备纱布卷,在拔出穿刺针的同时压在穿刺口上,再用胶布适当加压固定,防止出血。动脉直接穿刺者,外加弹力松紧带或绷带加压。②中心静脉留置导管回血:协助患者取舒适体位,打开患者胸前治疗巾,将封管注射器置于治疗巾上。)回收、封管机器进入回收状态→减慢血泵流速 50~100ml/min,确认回收状态(血泵自动停止转动)→调节动脉管夹至合适位置并关闭,打开输液管调节器及夹子→按复位键启动血泵回血,回血至动脉壶→停血泵,打开动脉管夹利用重力作用回净动脉管前端血液及双腔管动脉端内血液至干净为止→关闭动脉管夹及双腔管动脉端夹(夹子调节到适宜的位置,避免在软管及硬管连接处进行夹闭导致损坏)→打开血泵继续回血→用生理盐水全程回血(可使用双手揉搓透析器,不得用手挤压静脉壶以下的管路)→血液回收干净后→同时关闭静脉管夹及血泵→夹闭双腔管静脉端夹(夹子调节到适宜的位置,避免在软管及硬管连接处进行夹闭导致损坏)→用快速洗手液消毒手套(如果手套有污迹,须更换手套)→打开无菌纱布外包装→打开包裹血路管与双腔管连接处的纱布→旋开血路管动、静脉端连接双腔管动、静脉端处的活套旋钮→用纱布搓去两管口血迹(如果纱布血迹明显,需更换纱布,若干纱无法彻底清除血迹,可用安尔碘湿润端口后再次清除)→打开无菌纱布外包装→一只手提起血路管动脉端并固定活套,暴露与双腔管动脉端连接处并用另一手取安尔碘棉签消毒双腔管动脉端至少 2 遍(从双腔管动脉端为中心分别向两侧消毒)→垫上 1 块无菌纱布(手不可触及污染无菌面)→抓握双腔管动脉端方形硬管处,分离血路管动脉端与双腔管动脉端→双腔管动脉端放置于无菌纱布上→血路管动脉端连接血路管的侧管→取下 10ml 生理盐水注射器的针头(确保不受污染)→将 10ml 生理盐水注射器紧密连接于双腔管动脉端→一手松开夹子,另手推注生理盐水冲净管腔内血液→推注结束后关闭夹子→分离 10ml 生理盐水注射器、套上针头后放于治疗巾上→取下肝素生理盐水注射器的针头(确保不受污染),一手抓握双腔管方形硬管处,另手将肝素生理盐水注射器紧密连接于双腔管动脉端→一手松开夹子、另手推注肝素生理盐水(严格按管腔容量封管)→推注结束关闭夹子→分离肝素生理盐水注射器、套上针头后放于治疗巾上→取肝素帽封闭双腔管动脉端→同法进行双腔管静脉端封管→再次确认肝素帽已经旋紧。包扎、固定双腔管包扎(可视情况保留置于双腔管口的无菌纱布使用):取一块无菌纱布,一长一短、上下对折兜住双腔管尾部,再左右对折,用胶布固定;取另一块无菌纱布包裹双腔管夹子部,用胶布固定。必要时可适当调节双腔管夹子。

消毒:取安尔碘棉签消毒置管伤口,待干后覆盖 3M 敷料(过敏者使用纱布覆盖伤口)。固定:用三条长胶布将已包扎好的双腔管固定于患者身体。记录超滤量及透析后体重,评估透析效果。

(12)分离 A、B 液吸管并插回机器原位。将消毒液吸管插入机器消毒液中,按【冲洗】或【消毒】键,选定某一消毒程序,机器进入并自动完成消毒程序。

(13)用经含氯消毒剂浸泡的毛巾拭擦机器表面,保持机器清洁、干净无血迹。登记机器使用情况。机器内部定期检修。

5. 注意事项

(1)封管液浓度为容量比,无肝素透析患者的封管液浓度是:肝素:生理盐水 = 1:3;抗凝透析患者的封管液浓度是:肝素:生理盐水 = 1:1。

(2)动静脉内瘘拔针后加压包扎纱布适时适度放松。观察穿刺点渗血情况。以不渗血及能扪及震颤和听到血管杂音为宜。

(3)经常检查触摸动静脉内瘘有无颤音、搏动。如果没有及时返回医院就诊。

（4）保护内瘘一侧肢体的静脉,避免静脉注射或输液,测血压。避免患侧肢体受压,不要穿紧袖衣服,不可戴手表,保持造瘘侧皮肤清洁,勿损伤皮肤,以防术后感染。经常活动静脉内瘘侧肢体,如握拳运动。

（5）限制透析间期水钠的摄入。做好健康教育,减轻心理负担。

（6）及时处理内瘘渗血,尤其是皮下血肿。可擦喜疗妥 2～3 次/日或马铃薯切薄片外敷。

附 19-2　常见机器报警原因及处理

血液透析机的安全监视装置包括透析液监视系统和体外血液循环监视系统,而具有 HDF 功能的透析机和 CRRT 多功能机还有置换液和超滤液监视系统。机器在发出警报的同时,也在液晶显示器中提示警报内容,操作者应看清其所提示内容,消除警报音后及时作出相应处理,然后再按【start/reset】键,继续进行治疗。

（一）透析液监视系统

报警内容【透析液浓度过高】

原因　（1）透析液原液浓度配制不准确或溶解不完全。

　　　（2）机器透析液比例泵故障或浓度计异常。

处理　立即更换透析液原液;如属机器故障应及时通知工程维修人员处理。

报警内容【透析液浓度过低】

原因　（1）A、B 透析液管连接错误,或吸液管与供液管连接发生松脱。

　　　（2）透析液原液用完或吸液管悬空而吸入空气。

　　　（3）透析原液浓度异常。

　　　（4）机器透析液比例泵故障或浓度计异常。

处理　纠正连接错误或更换透析原液;如属机器故障,应停止使用该机器并及时通知工程维修人员处理。

报警内容【透析液温度太高/太低】

原因　（1）透析液温度设置不恰当。

　　　（2）加温器故障。

　　　（3）温度监视器被强制关闭或发生故障。

处理　正确设置透析液温度;检查温度监视器是否被关闭;如属机器故障,停止使用该机器并通知工程维修人员。

报警内容【透析液压力过高】

原因　（1）人工设置报警阈值过小。

　　　（2）透析液系统阀门故障或机内透析液通路堵塞。

　　　（3）透析液排出管受压、扭曲、阻塞,导致透析液排放不畅。

　　　（4）来自透析器血室侧压力,如静脉回路端压力升高。

处理　更换静脉压力传感器保护套,以排除来自血液侧压力升高的原因;检查透析液排出管是否通畅;否则通知工程维修人员。

报警内容【漏血传感器误差】

原因　（1）透析器破膜。

(2)透析过程中透析液有较多空气通过漏血探测器。

(3)透析液发生混浊、沉淀,漏血探测器受污染。

处理 对光查看透析器的透析液出口处,如有血丝逸出,证实破膜,更换新的透析器。否则属假报警,重新确认漏血监测阈值或清洁漏血探测器的硒板。

(二)体外血液循环监视系统

报警内容【动脉压力低于下限】

原因 (1)人工设置报警阈值过小。

(2)血泵转速相对过快。

(3)动脉穿刺部位血液供应不足,如针头所处位置不佳、穿刺部位肿胀。

(4)患者血压下降。

处理 重新设置并确认警戒阈值;恰当调整血泵转速;调节穿刺针角度或重新穿刺动脉;测量患者血压,迅速纠正低血压。

报警内容【动脉压力高于上限】

原因 (1)人工设置报警阈值过小。

(2)透析器及静脉回路管堵塞;动脉壶下端导管受压、扭曲。

处理 重新设置并确认警戒阈值;立即调慢或关闭血泵,解除引致动脉压过高的原因,疑有堵塞应及时更换动脉导管或透析器。

报警内容【静脉压力低于下限】

原因 静脉压力过低多数由于动脉压力过低引致;另外超滤率过大亦可引起静脉压力下降。

处理 同低动脉压处理。

报警内容【静脉压力高于上限】

原因 (1)血泵转速过快。

(2)回路侧穿刺针斜面贴紧血管壁或血管瓣膜或穿刺针移位于血管外。

(3)静脉回路管受压、扭曲、钳夹。

(4)静脉壶滤过网、静脉回路及其穿刺针凝血堵塞。

(5)血管通路回路侧血管或导管血栓栓塞。

处理 (1)立即关闭血泵,检查静脉压力升高原因并作相应处理。

(2)调节穿刺针角度并观察静脉压是否下降,必要重新穿刺。

(3)更换堵塞的透析器或静脉回路导管,适当增加抗凝剂。

(4)血管通路血栓栓塞时重建血管通路。

报警内容【血液回路管有空气】

原因 (1)被监视导管或空气探测夹不清洁(如带有尘粉和污渍),装入时两者之间留有空隙。

(2)静脉壶倒置或液面过低,空气进入静脉回路。

(3)动脉直接穿刺时,针头向血管外移位,空气混合血液成泡沫状进入静脉回路。

(4)血泵前输液完毕后未及时夹闭和更换液体。

(5)泵前导管各连接处松脱或破损,供血侧穿刺针从穿刺部位脱落。

处理 (1)检查空气探测器的附近导管有无空气,否则,清洁空气探测器及导管并重新安装好。

(2)动、静脉壶如有气血混合,可用止血钳柄敲击,使小泡沫浮于血液面,并调节液面至 3/4 处以上。

(3)当空气不慎进入静脉壶之下的静脉回路时,应暂时关闭血泵,将静脉回路导管与穿刺针分离,连接到泵前输液侧管上,重新启动血泵,使静脉回路导管中混有空气的血液,重新循环进入动脉壶中,并从排气管将空气排出。

报警内容【跨膜压力超过警戒线】

原因　(1)超滤速率过大,与透析器(滤过器)超滤系数不相符。

(2)静脉压力和透析液压力升高所致。

(3)透析器部分或完全堵塞。

处理　(1)减慢超滤率,减慢置换液速率或改为置换液前稀释,必要时改用高效透析器。

(2)解除引起静脉压力或透析液压力升高原因。

(3)更换堵塞的透析器,如无禁忌,适当增加抗凝剂。

(三)置换液和超滤液监视系统

报警内容【溶液管路有空气】

原因　(1)置换液空气探测器及其导管不清洁,安装不紧密。

(2)置换液输注完毕。

(3)导管内置换液温度高于外周环境温度,液体产生气泡凝聚在管壁。

处理　清洁置换液空气探测器及其导管,重新安装导管;及时更换置换液或弹击管壁内附着的气泡。

报警内容【高超滤比率】

原因　(1)置换液输注速率与超滤速率之和过大,与血泵转速不相符。

(2)滤过器超滤系数相对较小。

处理　按机器允许范围设置合适的置换液速率,一般为血泵转速的 1/4 ~ 1/3,前稀释时置换液速率较大,可达血泵转速的 1/2 ~ 1:1。

报警内容【超滤无法达到】

原因　滤过器血液凝固或膜孔隙堵塞。

处理　更换滤过器;避免在血液滤过期间输入脂肪乳;如无禁忌,增加抗凝剂。

报警内容【称重系统(超载)】

原因　(1)称重挂钩上的溶液袋子受碰撞晃动,重量改变超过 0.5kg。

(2)称重挂钩上的溶液重量丧失,大于液体输入在单位时间内应减少的分量(如液体泄漏)。

处理　检查及消除报警原因;使称重系统参数清零,继续滤过治疗。

第三节　血管通路并发症

血管通路是指血液从体内引流出来经体外循环后再回到体内的出入途径。患者在进行血液透析时,首先要建立血管通路。特别是慢性肾衰竭患者,建立一条稳定可靠的血管通路,是顺利进行血液透析的基本保证。血管通路分为临时性血管通路和永久性血管通路。

临时性血管通路主要用于急性肾衰竭、慢性肾衰竭尚未建立永久性血管通路以及各种原因需要实行紧急血液净化术的患者。它包括深静脉导管留置法、动脉、静脉直接穿刺法和动-静脉外瘘。动脉直接穿刺一般采用桡动脉和足背动脉。静脉直接穿刺多选用头静脉、肘正中静脉、贵要静脉和大隐静脉等。深静脉导管留置法为目前常采用的临时血管通路,导管材料是多聚合体合成物,有单腔式、双腔式和三腔式。适用于实行血液净化的危重患者,多由专科医生施行。穿刺血管多采用颈内静脉、锁骨下静脉、股静脉等。

永久性血管通路有动-静脉内瘘、生物血管移植和人造血管移植,由外科医生在手术室施行。动-静脉内瘘是最为安全、应用时间最长的血管通路。常选用非优势侧前臂桡动脉和头静脉吻合,术后静脉逐渐扩张、管壁增厚,一般 3~4 周后内瘘成熟,可在静脉上反复穿刺透析。人造血管移植是在患者前臂血管不理想的情况下采用,人造血管材料常用膨体聚四氟乙烯(E-PTFE),其因具有多孔性,皮下组织可生长其间而修复穿刺造成的针孔,因此,人造血管可反复穿刺。Loop 型人造血管两端分别与肱动脉和贵要静脉吻合,在前臂皮下建立一条“U”形通道。术后有不同程度的组织反应,造成术肢肿胀。约 4~8 周肿胀逐渐消退后,可行穿刺透析。生物血管移植因取材困难、术后易形成血栓,目前已较少用。

血管通路的建立和使用过程,均可产生不少并发症。在此,着重讨论常见、多发、与护理操作密切相关的血管通路并发症。

一、血栓形成

(一)发生原因

1. 外科手术不当。如术中血管内膜损伤、动静脉吻合对位不良和瘘管扭曲等。

2. 血管本身原有病变。如静脉炎、动脉硬化等。

3. 全身性因素对瘘管的影响。如高凝状态、超滤过量、低血容量和低血压等。

4. 药物影响。如使用止血药物,促红细胞生成素的应用使红细胞比容增加。

5. 造瘘血管行区域式穿刺时,相邻两次穿刺点距离太近,正在修复中的血管内膜及周围组织,因再次受创而纤维组织继续增生、延长,静脉瓣钙化和纤维化,使血管硬化,管腔狭窄。

6. 瘘管受压,血流不畅。如在造瘘肢体上测量血压,造瘘肢体长时间弯曲、受压;透析结束拔针后,止血压迫过紧或时间过长。

7. 深静脉留置导管封管处理不当。如透析结束后,管腔余血未完全推入血管或肝素封管时未及时关闭管夹;透析间期过长,致使封管时间过长或管夹松开。

8. 在留置管中输液。用作血液透析的留置导管,其管腔较大,大血管内血液侧的压力往往大于缓慢输液侧的压力,导致部分血液回流管腔并积聚形成血栓。

(二)临床表现

1. 血栓形成的早期表现是供血侧血管血流量不足,血管吻合处动脉搏动、震颤及杂音减弱或消失,瘘管塌陷不充盈,穿刺后抽出暗红色静脉血;静脉血管栓塞时,静脉压力明显升高。

2. 人造移植血管栓塞后,表现为平时的周围组织肿胀消失,人造血管显露于皮下,按压无弹性,穿刺后不能抽出血液,或抽出淤血。

3. 留置导管栓塞可见透明管腔内有凝血块,并有血清析出,不能抽出血液,推注有阻力。

（三）预防及处理

1. 瘘管拔针后压迫止血不宜太紧、时间太长。由于患者的凝血功能以及应用抗凝剂情况的不同，拔针后止血时间亦有所不同，如有些患者只需数分钟，而有的却需数小时才能止血。因此，当患者使用弹力带压迫止血时，应告知其根据自身往次止血经验，及时取下弹力带，尽可能缩短压迫瘘管的时间。

2. 使用止血药物时，应随时观察瘘管的充盈和震颤情况。

3. 做好透析患者如何自我保护瘘管的宣教工作。如避免在造瘘肢体上测血压、抽血、输液；在透析间期，避免术肢提、拉、推等过度用力以及在睡眠中长时间弯曲、压迫；经常自我触摸瘘管是否有搏动或震动。发现瘘管瘪塌无震颤，应及时就医。

4. 对于危重患者行深静脉插管时，应选用三腔留置导管，以备在专用输液管腔中输液。

5. 透析结束封管时，先用生理盐水 20～25ml 分别注入两侧管腔，冲刷管腔内血液，再注入相等于管腔容量的肝素原液或肝素盐水。注意推注时稍加用力，在即将推注完毕时迅速夹紧管夹，避免血液回流。消毒管口后，盖紧肝素帽并以无菌纱布包裹。封管时间超过 1 周时，应抽出管内封管液和部分血液，按上法重新封管。

6. 血管通路血栓形成后的处理：①患者在透析过程，发生内瘘血栓形成时，立即采取溶栓术可使血管再通。而血栓形成时间较长，血管完全堵塞时，则应重新行造瘘手术。②人造血管血栓形成后，可采用手术切开取栓术，或经皮在血管两端各切开一小口子，用特制钩形导管取出血栓，再配合溶栓剂，待切口愈合后可行使用。③留置导管血栓形成多用溶栓剂使其溶解。具体方法之一：用尿激酶 5000IU，加入生理盐水至与管腔容量相等量，推入管腔并夹紧，30 分钟后试抽吸，如抽吸不顺利，可每隔数分钟抽吸 1 次。若持续 30 分钟仍未能溶解血栓，则考虑拔管。方法之二：如系导管沿管壁形成血栓，以链激酶 3000IU 或尿激酶 5000IU/小时持续滴注 24 小时，多可使血栓溶解。

二、感染

（一）发生原因

1. 患者全身免疫力下降。糖尿病的透析患者，血管穿刺创口愈合困难。

2. 血管穿刺过程中，无菌操作不严格。

3. 留置导管的穿刺部位未及时消毒和更换敷料。使用前后未严格消毒导管口。

4. 穿刺针拔针后压迫止血过程用力过紧、时间过长，致使局部组织缺血、抵抗力下降。

（二）临床表现

内瘘或移植人造血管的穿刺口及周围组织红、肿、热、痛，或在穿刺口上只见一小脓点、痒感。静脉炎时，可见血管呈红线上行。留置导管的穿刺部位红、肿、痛，有脓性分泌物，每次血液透析开始 30 分钟内，出现寒战发热（热源反应的寒战多在透析后 1 小时左右出现）。

（三）预防及处理

1. 对患者做好保护瘘管的宣教工作，经常保持造瘘肢体的皮肤清洁。

2. 建立或连接血管通路时，应严格执行无菌操作规程，特别是在穿刺血管时，应严格消毒皮肤。行纽扣式穿刺时，常规消毒后应以无菌针头挑去痂皮，再次消毒后方可进行穿刺；穿刺口痂皮较大时，不宜在同点穿刺。当穿刺不能一次成功而需反复试探性穿刺时，应注意皮肤和针梗的重新消毒，必要时，更换穿刺针另择血管重新穿刺。

3. 穿刺针拔除后应以市售止血贴或无菌纱块覆盖穿刺口,以减少污染。

4. 血管通路发生感染时,应停止使用该血管或及时拔除留置导管。局部涂抗生素软膏或有 5% 碘伏湿敷。全身用抗生素。

三、穿刺部位渗血

(一)发生原因

1. 在瘘管的同一点上反复穿刺,造成血管壁缺损。

2. 穿刺时进针角度过小,穿刺口皮瓣小,不足以掩盖穿刺口。

3. 穿刺部位周围皮肤松弛,穿刺口收缩不良。

4. 固定穿刺针时,未使其顺血管走向摆放,令针梗与穿刺口之间存在空隙。

(二)临床表现

血液自穿刺口流出,渗血慢而少时,在穿刺口很快形成血痂,渗血可自行停止;但由于透析中抗凝剂的作用,穿刺部位渗血往往难以自行止血。

(三)预防及处理

1. 尽量避免在瘘管的同一点上反复穿刺,当上一次穿刺口结痂过大时,不宜同点穿刺。

2. 穿刺时进针角度以 30°左右为宜。如血管硬而滑或皮肤松弛时,可在血管侧旁进针,然后再进入血管。

3. 穿刺部位渗血时,可用无菌棉棒压迫针口一侧,并以胶布绷紧皮肤加预固定;或将无菌纱布卷实,压迫出血点,再用弹力止血带固定。如不奏效,应拔针止血,另择穿刺点或血管重新穿刺。

四、穿刺部位血肿

(一)发生原因

1. 动脉直接穿刺时刺破血管壁,未及时拔针和有效地压迫止血。

2. 穿刺肘正中静脉时不慎误穿破肱动脉或其分支,止血困难。

3. 透析过程中静脉回路侧血管的针头突然移位,而未及时关闭血泵,导致回输血液被泵至血管外。

4. 患者烦躁、血管纤细、硬化、末梢循环差、操作者技术欠佳等造成透析过程中静脉淤血、肿胀。

5. 动静脉内瘘拔针后发生皮下血肿。

(二)临床表现

在穿刺部位周围迅速鼓起紫色包块,患者自觉该处胀痛。肱动脉等大动脉穿破时,血肿迅速增大,疼痛异常,严重时可发生上臂骨筋膜室综合征;患者 1 ~ 2 天内血钾异常升高,后期可形成动脉瘤或血肿机化后形成肿块。透析过程中静脉回路侧针头移位,可伴有机器静脉压力过高报警。透析机显示静脉压持续升高,超过设定范围,机器报警。

(三)预防及处理

1. 熟练掌握血管穿刺技术,提高血管穿刺成功率。由于维持性血液透析患者需长期穿刺血管,且要求达到一定的血流量,因此可供选择的血管不多,穿刺时尽可能一针见血,无把握时应请穿刺技术好的同事穿刺。

2. 在透析过程中静脉穿刺部位突然肿胀疼痛时,立即停血泵,关闭静脉穿刺针与静脉管路夹子,将静脉穿刺针与静脉管路分离,分离的静脉管路与动脉管路的输液管连接,打开静脉管路及输液管夹子,开血泵流速降至100ml/min以下,停超滤,防止血液凝固。

3. 静脉回路侧血管穿刺疑有渗漏时,应以注射器推注少量生理盐水,如无阻力及局部无肿胀方可连接循环管路,并使血流量调至50ml/min,静脉压不高时再调至正常流量。

4. 动脉直接穿刺时一般采用桡动脉和足背动脉,肱动脉除非表浅化,否则不宜穿刺。

5. 动脉血管一旦被穿破,即使有血流亦不应勉强进行血液透析,应及时拔针并止血。有效的止血方法是压迫止血,以纱布卷成实心状,置于穿刺口及上方,拔针后用力压迫约10分钟,然后再以弹力止血带或绷带加压止血4~5小时。

6. 透析前连接血液管路时,应确保穿刺针在血管内。透析过程应随时观察静脉压是否升高。

7. 血肿形成后,早期冰敷患处,有止血及止痛功效,24小时后可热敷。用鲜马铃薯切片敷于患处,可使血肿加快吸收。

五、动脉瘤及假性动脉瘤

(一)发生原因

1. 内瘘未完全成熟时过早使用,导致尚未增厚的血管壁发生过度扩张。

2. 在瘘管的同一部位反复穿刺,使血管壁弹性受损,血管发生扩张;或穿刺时穿破血管,血液外渗并形成包膜与血管相通。

(二)临床表现

动脉瘤主要临床表现为沿动脉行径有圆形或梭形肿块,表面光滑,紧张而有弹性,膨胀性搏动,触及细震颤,闻及收缩期吹风样杂音,压迫动脉近端,肿块缩小,搏动、震颤和杂音消失。大多数假性动脉瘤有进行性疼痛,并有扩张性及搏动性肿块,在肿块部位可闻及收缩期吹风样血管杂音。

(三)预防和处理

1. 避免在血管腔扩大、管壁较薄的内瘘血管上作区域式穿刺,移植人造血管更是禁止在同一部位反复穿刺。

2. 熟练掌握穿刺技术,避免刺破血管。

3. 动脉瘤不大时,可用弹力护腕带适当压迫,避免瘤体进一步扩大;动脉瘤较大时,应行手术结扎切除。

附19-3　血管通路穿刺技术和护理

一、血管通路穿刺技术

(一)动-静脉内瘘穿刺技术

动-静脉内瘘吻合术4~6周后,一般可逐渐成熟,供血液透析时穿刺。

1. 动-静脉内瘘的穿刺方式

(1)区域式穿刺:是在同一条血管的较小范围内反复穿刺。可使血管进一步扩张,适用于内瘘使用初期血管扩张不良者。对于血管管壁较薄、扩张明显的内瘘,此穿刺法易引起血管瘤,应慎用。

(2)绳梯式穿刺:是在内瘘血管的纵轴上均匀地轮换穿刺点。此穿刺法可有效地防止血管瘤的发生,故多在易发生血管瘤的动脉侧采用。穿刺点的分布,一般若首次选择穿刺点在内瘘吻合口的最近端(距内瘘吻合口至少超过3cm)处时,第二次穿刺点则应选择次远端,第三次穿刺点为次近端,第四次是在最远端……如此循环轮换,可使每两个新穿刺点距离达到3~4cm,有利于血管内膜的修复和愈合,避免发生血管狭窄,同时亦可避免因内瘘血管过短而演变为区域式穿刺。

(3)纽扣眼式穿刺:即每次穿刺点都在内瘘血管的同一部位,久而久之形成皮下隧道。此穿刺法,不易发生血管狭窄和血管瘤,血管扩张度适中,大大提高了血管穿刺成功率,因而较大限度地延长了内瘘的使用寿命。由于易穿刺、无疼痛,因此纽扣眼式穿刺法深受操作者和患者的欢迎。但值得注意的是,血管穿刺初期,进针角度应略大(30°左右),且尽可能做到每次进针角度相同,否则,皮下隧道难于形成。皮下隧道一旦形成后,行穿刺前皮肤消毒时,应特别注意暴露皮下隧道,使其充分消毒,并且使用一次性无菌针头挑去血痂后再次消毒,可有效地防止瘘管感染。

2. 动-静脉内瘘的穿刺方法

(1)内瘘供血侧血管首次穿刺应选择血管扩张良好的部位进针,力求一次穿刺成功和保证血流充足。针尖向供血方向穿刺,距离吻合口至少3cm以上。静脉回路侧血管穿刺方向为回心方向,应选取血管表浅,易穿刺、好固定处进针,并距离供血侧血管穿刺点8~10cm以上。

(2)在穿刺侧肢体下铺无菌治疗巾,用5%碘伏以穿刺点为中心自内至外螺旋形消毒穿刺区域皮肤3次,范围应超越穿刺点纵轴线之后方5cm以上。

(3)用肝素盐水对内瘘穿刺针进行排气,一手绷紧穿刺区域皮肤,一手持针,斜面向上以20°~30°刺入皮肤,有落空感或见回血时再轻轻送入针头少许,勿使针梗全部没入血管,一般进针约1.5cm即可。用数根胶布交叉固定针翼,再将穿刺针导管用胶布顺势固定于前臂上,避免直接牵拉针头;穿刺口以无菌纱布或止血贴覆盖。

(4)血管穿刺困难时,可在内瘘穿刺针上连接肝素盐水注射器,以便随时观察回血情况。血管穿刺成功应是抽吸回血顺利,推注液体无阻力。如回血不畅或推注有阻力,表明针尖所处位置不理想,如未见穿刺部位肿胀,可退针少许,调整角度后再次进针。在静脉回路侧应使针尖超越原来所处位置。

(二)人造血管移植内瘘穿刺技术

人造血管移植多在前臂皮下建立一条"U"形通道,材料常用膨体聚四氟乙烯(E-PT-FE),管腔内径达6mm,有容易穿刺、血流充足的优点。一般术后4~8周,前臂血清肿胀逐渐消退后,即可穿刺透析。

1. 确认供血侧和回路侧血管。在"U"形(Loop型)人造血管内瘘中,根据手术医生的示意图,能清楚地确定供血侧血管和回路侧血管。在没有示意图的情况下,可以用手指扪及血管吻合处,搏动明显处为动脉端;或以手指阻断其中一侧人造血管下端的血流,观察两侧人造血管,较充盈者为动脉;在多数情况下,动脉端多置于尺侧,而静脉端在桡侧。

2. 供血侧和回路侧血管的穿刺方向均为向心方向,穿刺点距离吻合口至少5cm以上,不要在人造血管的转弯处穿刺,因为转弯处的血流较慢,易引起血栓形成。

3. 人造血管内瘘的穿刺与动-静内瘘的穿刺方法基本相同。应特别提醒的是,人造血管须轮换穿刺点(即绳梯式穿刺),每次穿刺需距离上一次穿刺点 1cm 以上。穿刺时不扎止血带,如遇术肢肿胀时,可用示指压迫皮肤,使皮下水肿向周围排挤,待瘘管显露时再行穿刺。穿刺时进针角度一般为 30°~40°。应注意避免穿透血管后壁,而导致血肿形成。

(三)动脉直接穿刺技术

1. 动脉血管直接穿刺常采用桡动脉和足背动脉,因这两处血管较表浅且固定,止血相对容易。动脉直接穿刺的技术要求较高,穿刺前应仔细触摸动脉,掌握动脉的走向和深浅。

2. 穿刺针连接肝素盐水注射器,并打开夹子以观察回血,在动脉搏动最明显处下方进针,进入皮下后略抬起针翼,以倾斜角度(应视血管的深浅度而决定针头角度,穿刺足背动脉只需极小角度)缓慢刺入血管,见回血后立即放平针翼再轻轻送入少许即可。若一次穿刺不成功,可尽量退出针头,以左手示指触摸动脉血管,引导右手持针刺入血管。反复穿刺时应注意消毒皮肤和针梗。

3. 穿刺足背动脉时,经常遇见滑而不固定的血管,此时,最好在血管的旁边进针,左手示指则在对边对动脉血管略加固定,右手持针以适当的力量和略快的速度刺向血管。

4. 动脉直接穿刺成功后,刚开始透析时可出现血流不足的现象,这多因穿刺疼痛引起血管痉挛所致,此时无需处理,可调低血泵流量进行透析,30 分钟后血泵流量可逐渐调大。如血流量持续不足,则应调整针头角度和方向,亦可使针头稍微进入或退出,以达到理想血流量。

二、血管内瘘的护理

内瘘血管的失功能多为感染、堵塞及其他并发症所致,因此,护士和患者共同做好造瘘肢体和血管的护理,是延长内瘘使用寿命的重要保证。内瘘的启用时间要适宜。动-静脉内瘘吻合术后,血管需要一定程度的扩张和管壁增厚方可使用,此过程一般需 4~6 周。过早使用尚未成熟的内瘘血管,可引起血管瘤或血管狭窄的发生。但是,内瘘特别是人造血管长时间不用,可能出现失用性功能丧失。

1. 选择恰当的穿刺方式。一般内瘘血管初用时,由于管腔扩张多不理想,此时可在短期内采用区域式穿刺。血管较浅较薄者不宜采用此穿刺法。对于粗而长的内瘘血管,最好采取绳梯式穿刺法,特别是人造血管,绳梯式穿刺是唯一的选择。但糖尿病患者和瘢痕体质者,可分别出现因血管愈合不良而引起血管狭窄和皮肤瘢痕形成致使穿刺困难及疼痛等并发症。纽扣眼式穿刺最合适血管扩张适度、处于皮下深浅适中的静脉回路侧血管的穿刺。

2. 熟练掌握血管穿刺技术,提高血管穿刺成功率。穿刺时力求一针见血,无把握时应请穿刺技术好的同事穿刺,尽可能地保护血液透析患者有限的血管资源。静脉回路侧血管穿刺疑有渗漏时,应以注射器推注少量生理盐水作进一步确认,如无阻力及局部无肿胀方可连接循环。

3. 内瘘血管穿刺时一般无需扎止血带,如有需要,扎止血带的时间也应尽可能缩短;人造血管内瘘穿刺禁止扎止血带。透析结束拔针后,压迫止血注意用力适中,时间不宜过长,10~20 分钟为宜。

4. 指导患者在透析间期,在穿刺区域涂搽喜疗妥膏药,以促进组织修复;血液渗漏皮下时,可用生马铃薯切片敷贴患处,利于血肿吸收。

5. 做好透析患者如何自我保护内瘘血管的宣教工作。使患者充分认识到,保持造瘘肢体皮肤的清洁和避免压迫造瘘肢体及血管,是避免内瘘血管发生感染和栓塞的有效措施。在其他科就诊和治疗时,患者及其家属应告知医护人员,不可在造瘘侧肢体上测量血压和非透析用穿刺,如采血、血管注射等。在日常生活中,可作适当的肢体运动,对于内瘘血管扩张不佳者,可作握拳运动;造瘘肢体不可提重物、戴手表、手镯等,不要穿紧袖衣服。卧床时,避免长时间侧向造瘘侧,更不能使造瘘肢体弯曲并垫于头下作枕头。常自我触摸内瘘血管是否有搏动或震动,发现内瘘血管瘪塌无震颤,应及时就医。

第四节　急性并发症

在血液透析过程中或在血液透析结束时发生的与透析治疗相关的并发症称为急性并发症。血液透析引起的急性并发症有失衡综合征、首次使用综合征、肌肉痉挛、头痛、低血压、心律失常、心力衰竭、高血压等,本节予以详细叙述。

一、失衡综合征

(一)发生原因

1. 尿素氮等代谢产物清除过快。透析时,血中尿素氮被迅速清除,但脑脊液因血脑屏障限制,浓度下降缓慢,导致脑内渗透压增高,水分由血液进入脑脊液形成脑水肿,脑压增高。

2. 脑组织酸中毒。正常情况下,脑脊液 pH 比血液略高,血中代谢性酸中毒得于纠正,动脉血 pH 升高,由于 CO_2 比 HCO_3^- 较易透过血脑屏障,使脑脊液 pH 下降,脑细胞内酸中毒进一步加重脑水肿。

3. 脑组织自生渗透物质作用。透析时中枢神经系统可产生一种渗透物质,其性质未明,其产生与谷氨酸的平衡,生成胺,与细胞 Na^+、K^+ 交换有关。主要引起脑组织间渗透压升高而发生脑水肿。

4. 脑组织缺氧。透析能纠正酸中毒,使血液中血红蛋白对氧的亲和力增加,导致脑组织缺氧。

5. 血钠降低过度。如低钠透析,引起低钠血症。

6. 低血糖、甲状旁腺亢进,均可引起失衡综合征。

(二)临床表现

轻度失衡:头痛、倦怠、恶心呕吐、烦躁不安、血压升高;中度失衡:肌肉痉挛、定向障碍、扑翼样震颤,嗜睡;重度失衡:精神异常、胡言乱语、烦躁不安、惊厥、癫痫样发作、昏迷甚至死亡。

(三)预防与处理

1. 首次透析采用小面积低通量透析器,透析时间不超过 3 小时,血流量 180ml/min,使尿素氮清除在 30% 左右。

2. 诱导期透析,适当增加透析频率,每次脱水量不宜过多。透析液浓度不宜过低。以 140~148mmo/L 为宜。对经常发生者,可缩短透析间隔时间,3 次/周,每次 3.5~4 小时,控制血流量,由小到大,150ml/min 调到 200ml/min。

3. 发生失衡综合征时,轻者可继续血透,减慢血流量,给予吸氧,静脉输入 50% 葡萄糖溶液和 5% 氯化钠溶液。症状严重者,减慢透析血流量以降低溶质清除率和 pH 值改变,必要时终止透析,高渗盐水 40ml 或 50% 葡萄糖溶液 40~60ml 静脉注射,20% 甘露醇 125ml 静脉点滴,也可用糖皮质激素。抽搐者用地西泮或静脉滴注白蛋白及其他对症治疗。

二、首次使用综合征

首次使用综合征是指使用新透析器和管道等时发生一系列临床症状。使用综合征临床上分为即刻过敏反应(甲型)和非特异性胸背痛(乙型)。

(一)发生原因

甲型首次使用综合征可能是由于透析器消毒剂环氧乙烷(ETO)诱发 IgE 型的免疫反应,引起组胺和血管活性物质的释放,导致全身平滑肌和外周血管收缩。甲型首次使用综合征是与透析器膜的生物相容性有关,其机制是补体被透析膜经旁路途径激活和释放。使用自然纤维素膜的新透析器较易发生此反应。

(二)临床表现

1. 甲型反应少见,多发生在透析开始后 5~30 分钟内,表现为呼吸困难,全身发热感、皮肤瘙痒、荨麻疹、咳嗽、流泪、流涕、腹部绞痛、腹肌痉挛,严重者可心搏骤停甚至死亡。

2. 乙型比甲型常见,多发生在透析开始后,表现为胸背疼痛、低血压、恶心、呕吐、喉头水肿、荨麻疹。症状不重,一般在 30 分钟或更长时间后发生。

(三)预防与处理

1. 选用生物相容性好的透析膜和复用透析器,如纤维素膜衍生物(血仿膜)和合成高分子聚合膜。改用非 ETO 消毒的透析器。改用射线或高压灭菌消毒的透析器。

2. 新透析器及管道预充时,应以不少于 1L 的生理盐水冲洗,并排出管路外,然后再用连接成闭合回路进行循环。

3. 症状较轻者,给予吸氧和抗组胺药;严重者,立即停止透析,丢弃外循环管路血液,可使用肾上腺素,抗组胺药或肾上腺皮质激素。给予皮下注射肾上腺素、吸氧、抗组胺药,低血压者给予高渗糖。

4. 复用透析器或选择生物相容性好的透析器。

三、肌肉痉挛

(一)发生原因

与透析中超滤过多过快、循环血量减少和肌肉过多脱水有关。低钙血症、透析液中钠浓度过低、透析液温度过低也有关。

(二)临床表现

血液透析中或透析后数小时内发生局部肌肉强制性收缩,表现为下肢肌肉或腹部肌肉的痛性痉挛,可伴有血压下降,一般可持续数分钟。

(三)预防与处理

1. 提高透析液的钠浓度。准确设定超滤量,对经常抽搐者可适当调高钠浓度,调高透析液温度。每次超滤量最好控制在干体重的 5%。

2. 超滤勿过快过多。

3. 发生肌肉痉挛时,如血压没有下降,可以减慢血流速度,减缓或暂停超滤,提高透析液钠浓度,或快速静脉输入生理盐水 250ml 或高渗糖 50ml。

4. 发生下肢(腓肠肌)痉挛者,护士可以让患者身体下移,用脚掌顶住床档,用力伸展或帮患者拿捏痉挛的肌力,用力站直;如是腹部痉挛,可以用热水袋保暖,但温度不可过高,避免烫伤。如钠浓度低于 140mmol/L 即调回至 140～142mmol/L,严重的高渗糖或盐水静脉推注,低钙者葡萄糖酸钙静脉推注。如不能缓或伴有血压下降,则应补充生理盐水,待症状缓解后再继续透析。

5. 如经上述处理仍不能缓解可根据医嘱终止透析。

四、头痛

(一)发生原因

1. 情绪紧张。特别是曾有透析头痛体验者,更易再次出现。

2. 失衡综合征引起的脑水肿。

3. 高血压反应。由于超滤使血容量下降,引起肾素-血管紧张素释放。

4. 醋酸盐的作用,或钠浓度过高。

5. 颅内出血。

6. 透析不充分者。每周 1 次或者每周 2 次频率发生较高。

(二)临床表现

透析头痛常发生于透析开始 2～3 小时后,女性患者多见,头痛持续数小时,可伴有颈部和肩背部疼痛。

(三)预防与处理

1. 透析早期降低血流速度以及降低透析液钠浓度。

2. 针对病因,去除致头痛因素。

3. 做好心理护理,指导患者不要紧张,放松情绪,尽量让患者在透析中入睡或收听音乐。

4. 必要时给予止痛药和镇静剂。

五、低血压

(一)发生原因

1. 有效血容量不足　①血液透析的体外血液循环血量约为 180～250ml,年老体弱及心血管系统功能稳定性差的透析患者会因回心血量的骤然减少而出现低血压。②维持性血液透析患者多在透析过程的中、后期出现低血压,主要因为超滤量过多、超滤速度过快,而毛细血管血浆再充盈滞后所致。③透析中清除了肌酐、尿毒素等渗透物质或低钠透析,引起血浆渗透压下降,血浆再充盈减慢。④机器超滤控制系统故障,导致超滤量多于目标设定值。

2. 醋酸盐不耐受　醋酸有扩张血管、抑制心肌收缩力作用,产生低血压。同时,醋酸盐代谢可引起低氧血症,进一步导致低血压的发生。此外,醋酸盐可引起白细胞介素Ⅰ(IL-Ⅰ)的产生,使血管扩张血压下降。

3. 自主神经功能障碍　尿毒症患者常伴有自主神经功能障碍,主要表现为血管压力感受器和交感神经末梢功能障碍,对血管加压物质如去甲肾上腺素、血管紧张素Ⅱ等物质反应低下。此外,副交感神经在低血压中亦起一定作用。

4. 透析膜生物相容性 透析膜可经旁路途径激活补体系统,产生血管活性物质,引起血压下降。同时,补体活化后引起白细胞在肺内积聚,造成低氧血症。

5. 内毒素 透析用水或透析液细菌数以及内毒素超标(细菌数 >50Cfu/ml,热源物 >2Eu/ml),内毒素通过透析膜进入血液,使血管扩张,血压下降。

6. 其他 患者存在严重心血管病,多脏器功能衰竭患者,严重贫血和低蛋白血症者,感染,透析前服用降血压药物以及使用高效透析器,糖尿病患者随着透析时间延长续而血糖下降,均可引起透析低血压。

(二)临床表现

典型症状有恶心、呕吐、出冷汗,继而出现面色苍白、脉搏加快、血压下降,严重者可出现晕厥、意识丧失、大小便失禁,甚至心搏骤停。早期可出现一些症状,如打哈欠,患者主诉胸闷、头昏、眼花、全身发热感、腹痛、便意、腰背酸痛等。

(三)预防与处理

1. 避免有效血容量急剧下降 一次透析超滤不宜过多过快,应根据患者血压和透析间期体重增长情况正确设定目标超滤量。而透析间期的体重增长一般不超过体重的5%为宜,体重增加过多时,应适当延长透析时间,使超滤率小于1~1.2L/小时。透析过程中应避免饱餐,进餐时适当增加流质,以免胃肠道充血和消化液大量分泌使有效循环血量快速下降。在透析全程利用血容量监测装置进行监控,可有效地防止容量性低血压的发生。

2. 定期调整透析患者干体重 应用上述监测装置可准确地制定出患者的干体重。如CRIT-Line II e 血容量监测仪,其原理是通过监测红细胞比容的变化,来感知机体内血液循环系统的液体丢失情况,当曲线下降至 -16 ~ -19 时的体重,便可作为该患者的干体重。

3. 维持血浆渗透压 对于透析中经常性低血压的患者,在透析开始的前2个小时,提高透析液钠浓度至140~142mmol/L,然后逐渐降低钠浓度至与血清钠浓度相等;有条件者,在透析中给予静脉输入白蛋白;必要时也可采用序贯透析或血液滤过等方法,以减少溶质清除过快引起的低渗透压。

4. 改善心功能、纠正贫血 积极治疗心血管疾病如冠心病、心包炎和心律失常等;对于严重贫血患者应通过增加透析次数,增加促红细胞生成素用量或输血等措施来加以纠正。心血管功能不稳定或贫血患者给予吸氧和输血,可减少低血压的发生。

5. 对于多脏器功能衰竭的重症患者,在行 CRRT 疗法时,为避免体外血液循环建立后,导致血容量骤然下降而引起低血压,上机前应以生理盐水替换含有肝素的循环预充液,然后不排放预充液,同时连接动、静脉血管通道,直接进入治疗程序。

6. 其他 如透析前停服降压药、减慢血流量、降低透析液温度等措施可有助于预防低血压的发生。

7. 透析中发生低血压时,应马上使患者平卧,停止超滤,减慢血流量,快速泵前输入生理盐水或推注50%高渗糖。有心前区不适者,给予吸氧。经上述处理后,一般均可使血压很快回升。如经上述处理仍不能缓解,应进一步查找原因,给予相应处理,必要时结束透析。

六、心律失常

(一)发生原因

1. 心脏原有器质性病变所致 如冠心病、心包炎、心肌病等。

2. 电解质紊乱引起心律失常　如尿毒症患者常有的高钾血症,或因低钾透析液透析引起的低钾血症,还有低磷血症亦可引起心律失常。

3. 药物影响　尤其是洋地黄类药物。可能因血液透析改变血液酸碱度和降低血钾,引起洋地黄中毒,继而发生心律失常。

4. 老年人、儿童、初次透析者,在透析中血流量过快也可诱发心律失常。

(二) 临床表现

心律失常的症状与产生的部位、速度、频率等有关,表现多种多样,可出现心慌、心悸、胸闷、心绞痛、头晕、低血压,听诊心率加快或减慢、心律不规则。心电图示房性或室性早搏、房颤,严重的可意识丧失、抽搐,甚至猝死。

(三) 预防与处理

1. 去除病因,积极治疗原发病。

2. 充分透析,应用高效透析器。有条件者施行血液透析滤过。

3. 采取个性化透析,对老年人、儿童、初次透析者及心功能不佳者,血流量最好控制在200ml/min 以内。年老体弱食欲减弱者,透析液钾浓度应相对略高,一般 3.0～3.5mmol/L 为宜。透析结束回血时,血流量应小于 100ml/min。

4. 容易发生者给予吸氧,控制血流量和超滤量,纠正贫血,减轻心脏负担。

5. 对易发生心律失常的透析患者,透析时给予吸氧。轻者,减慢血流量,吸氧,伴有低血压者可适当补给生理盐水,暂停超滤,报告医生。重者,遵医嘱使用抗心律失常药物,纠正酸中毒和高钾血症,必要时停止透析。

七、心力衰竭

(一) 发生原因

1. 心脏器质性病变、心律失常、顽固性高血压、严重贫血、电解质紊乱与酸碱平衡失调,均可导致血液透析患者发生心力衰竭。

2. 血液透析患者干体重定位过高,超滤不彻底;透析间期水钠摄入过多;非规律性透析。

3. 动、静脉瘘由于血流"短路",加大了回心血量,从而加重心脏负荷。多发生在年老体弱或有心脏器质性病变以及内瘘严重扩张的透析患者。通过瘘口的血流量,大于回心血量的 20% 以上,易发生心力衰竭。

4. 血液透析过程中,液体快速进入血管。如行无抗凝剂透析时的生理盐水冲管;其他原因在透析早期的快速输液以及透析结束回血速度过快等。

5. 血液透析中发生严重热源反应,剧烈寒战时。

6. 施行血液滤过(HF)、血液透析滤过(HDF)或连续静脉-静脉血液滤过(CVVH)时,使用无液体平衡控制系统的简易装置,可出现置换液输入量大于滤出液量的现象,引起心力衰竭。

(二) 临床表现

典型的急性左心衰竭表现:阵发性呼吸困难、胸闷、气急、不能平卧、心率加快,患者面色青紫、口唇发绀、烦躁不安或咳出粉红色泡沫痰。听诊奔马律,严重者出现心源性休克、心搏骤停。急性右心衰表现:呼吸困难,频率可达 40 次/分钟以上,极度烦躁、大汗淋漓、面色青灰以及濒死感;双肺布满湿啰音及哮鸣音。

(三)预防与处理

1. 积极治疗原发病,控制高血压;充分透析,准确制订合适的干体重。

2. 指导透析患者在透析间期控制水钠摄入,同时亦严格控制富含钾食物摄入。

3. 透析中超滤未达一定量时,快速输液应慎重。

4. 以简易装置行 HF、HDF、CVVH 时,可用两台输液泵分别调节置换液和滤出液流量;或将置换液置于电子称上,滤出液管置于具有明显刻度的容器中,有利于随时观察出入量变化。

5. 发生急性左心衰竭时,立即给患者取半卧位或坐位,双腿下垂,给予高流量吸氧,并可用 20% ~30% 酒精湿化氧气。必要时给予强心剂。上机透析时,尽量排掉预充液,血流量不宜太快,一般 150ml/min 左右,可采取先加大超滤量单超,再行透析。透析宜用低钠透析液。

6. 即刻上机,先单纯超滤,1L/30min,控制血流量,150 ~200ml/min。

7. 根据医嘱给强心剂和血管扩张药。

8. 密切观察病情,监测血压、呼吸、心率。加强健康宣教,严格控制水分的摄入,避免饮食太咸。

八、高血压

(一)发生原因

1. 由于对疾病认识不足而产生紧张的情绪,导致交感神经兴奋。

2. 失衡综合征、硬水综合征。

3. 水分超滤不足,每次透析结束没有达到目标体重(干体重)。

4. 降压药在血液透析时被透出。

5. 肾素依赖型高血压。

6. 血液透析时肾上腺皮质激素分泌过多。

(二)临床表现

血压轻度升高者可没有自觉症状,如果血压 >160/100mmHg,患者主诉头痛,难以忍受,出现焦躁不安。也可以出现头晕、耳鸣、胸部不适、胸闷憋气、心悸、视物模糊、颜面潮红,严重时出现心绞痛、肺水肿、意识障碍等。

(三)预防与处理

1. 严格限制水、钠的摄入量,透析间期的体重增长控制在 1kg/d 以内,摄入氯化钠应 < 2g/d,透析中适当降低透析液的钠浓度,同时进行充分的透析治疗。

2. 对严重高血压患者,慎重选用抗凝药,防止脑出血。

3. 药物治疗包括利尿剂、血管紧张素转换酶抑制剂、血管扩张剂等。对于顽固性高血压的患者使用血管紧张素转换酶抑制剂治疗较为有效,常用卡托普利等,该类药可以经过透析清除,可用钙通道阻滞剂如维拉帕米、硝苯地平等。

4. 改变透析方式,如血液滤过、血液透析滤过等,对特别严重的患者应中止透析。

5. 透析过程中,护士应根据需要,定时为患者测量血压,对透析过程中发生严重高血压或高血压危象的患者,还应观察有无脑出血及脑水肿的早期征象。静脉降压药时,应严格掌握剂量及滴速,密切观察降压效果,避免降压幅度过大导致低血压。

(沈雪美　吴伟英)

第五节 腹膜透析术操作并发症

腹膜透析是利用患者自身腹膜作为半透膜,借助膜两侧的毛细血管内血浆及腹腔内的透析液中的溶质浓度梯度和渗透梯度,通过弥散和对流原理,规律、定时地向腹腔内灌入透析液并将废液排出体外,以清除体内潴留的代谢产物、纠正电解质和酸碱失衡、超滤过多水分的肾脏替代治疗方法。是目前治疗终末期肾病的主要肾脏替代疗法之一。

目前临床常用的腹膜透析模式有:

1. 持续非卧床腹膜透析(CAPD) 每天交换透析液 3~5 次,每次使用透析液 1.5~2L,白天液体停留时间为 4~6 小时,夜间停留时间为 10~12 小时。白天,患者只在更换透析液的短暂时间内不能自由活动,而其他时间可自由活动或从事日常工作,由于 CAPD 为 24 小时持续透析,符合生理要求,是腹膜透析患者长期维持治疗最常使用的模式。

2. 间歇性腹膜透析(IPD) 标准的 IPD 是每次往腹腔内灌入 1~2L 透析液,在腹腔内停留弥散约 30~45 分钟后引流出透析液,1 个 IPD 的透析周期(入液期、停留弥散期和引流期)约需 1 小时,每个透析日透析 8~10 小时,每星期 4~5 个透析日。在透析间歇期,患者腹腔内一般不留置透析液。用于以下的患者:插管后刚开始透析的患者,腹膜溶质转运为高转运,行常规 CAPD 治疗不能达到超滤要求的患者;CAPD 患者;出现明显腰背痛、不能忍受及有疝气或腹透管周围漏液患者可暂改作 IPD,急性肾功能衰竭患者,急性药物中毒的患者,严重水钠潴留、水中毒、充血性心力衰竭的患者。

3. 持续性循环腹膜透析(CCPD) CCPD 是自动化腹膜透析的主要形式。其方法是患者在夜间入睡前与腹膜透析机连接,先将腹腔内透析液引流干净,每次使用 2~3L 透析液,在腹腔留置 2.5~3 小时,最末袋透析液灌入腹腔后关闭透析机,并与机器脱离。白天透析液一般在腹腔内留置 14~16 小时,并可根据患者容量情况,调整透析液留置时间和交换次数;日间可自由活动,夜间再与腹膜透析机连接。适用于需他人帮助的腹膜透析患者(如儿童、盲人、老人)或需白天工作者,以及因操作不当导致反复发生腹膜炎的 CAPD 患者可行 CCPD 以减少腹膜炎的发生。另外,腹膜溶质转运功能轻度低下,进行 CAPD 不能达到充分透析的患者,可考虑改做 CCPD。

4. 夜间间隙性腹膜透析(NIPD) NIPD 是夜间进行的一种 IPD 腹膜透析模式,通常每次灌液量 1~2L,每次 1~2 小时,整个治疗过程持续 8~12 小时,每周透析 7 天,透析液量及透析周期均根据患者的腹膜转运性制定。适于行 CAPD 伴有腹内压甚高、出现腰背酸、疝气、腹膜透析管周渗漏以及腹膜高转运患者。由于透析时间短,故对大、中分子物质的消除较差。

5. 潮式腹膜透析(TPD) 是指在透析开始时向患者腹腔内灌入一定容量的透析液后,每个透析周期只引流出腹腔内部分透析液,并用新鲜透析液替换,这样使得腹腔内腹膜组织始终与大部分透析液接触,直到透析治疗结束后再将腹腔内所有的液体尽可能引流出来。通常白天进行,先灌入 3L 左右腹膜透析液(或患者能耐受的最大灌入量),然后每 20 分钟放出与灌入 1.5L 液体,共 10 小时,然后保持干腹至次日再次行 TPD。TPD 亦可夜间进行,称为 NTPD。对于腹膜高转运患者,为使透析充分及达到合适的超滤量,可选择 TPD。

随着腹膜透析技术和腹透方案的不断完善,腹膜透析并发症的发生率明显下降,但是,腹膜透析的并发症仍是患者退出腹膜透析的主要原因,也是影响患者生活质量的重要因素。

护理人员掌握各种并发症发生的原因,采取预防措施,是降低并发症发生率的关键,及时发现并正确处理并发症对改善腹膜透析患者的生存质量,提高生存率有重大意义。本节对腹膜透析常见的技术性并发症予以详细叙述。

一、出口处及隧道感染

出口处是指腹膜透析导管从腹腔经过腹壁穿出皮肤的地方;隧道是指腹膜透析导管从腹膜外经过肌肉、皮下组织出口处的通道。出口处感染和隧道感染统称为腹膜透析导管相关感染,是导致腹膜透析相关腹膜炎和拔管的主要原因之一。

(一)发生原因

1. 导管周围渗漏　腹膜透析渗漏可导致出口处及隧道愈合延迟,不利于组织的修复,为细菌的入侵提供了机会。

2. 机械因素　机械的压力,导管的经常牵动可减慢出口处和隧道的愈合过程,使已愈合的伤口出现软组织损伤。

3. 皮肤隧道口的方向　出口的方向朝上时,下流的汗液、水、脏物造成出口处的污染。

4. 微生物的侵入　出口处被污染,微生物侵入是造成伤口感染的主要原因。

5. 全身性因素　患者营养不良、糖尿病、长期使用类固醇类药物,都可减慢创口的愈合及增加感染的易感性。

(二)临床表现

1. 出口处感染　急性感染表现为导管出口处疼痛,局部组织红肿,出现脓性分泌物,可伴有畏寒、发热等全身症状,慢性感染时可见出口处有肉芽组织增生,且炎症持续时间在4周以上,患者多无疼痛感觉。目前将皮肤出口处状况分为5类,即急性感染、慢性感染、可疑感染、良好出口、极好出口(表19-1),出口处评分4分或以上者为感染,如仅有脓性分泌物也可以诊断感染,4分以下者是否合并感染需结合临床情况考虑(表19-2)。

2. 隧道感染　隧道感染是发生于腹膜透析导管皮下隧道周围软组织的感染性炎症,通常并发于出口处感染,很少单独发生。表现为出口处红肿、触疼、渗液或流脓、沿隧道走向有压痛,周围组织肿胀硬结,隧道周围皮肤有灼热感,一旦脓肿形成,患处触之有波动感,可伴有高热和全身中毒症状。B超检查有助于确诊。

表 19-1　导管出口的评估标准

急性感染	出口处出现疼痛、红肿、皮肤充血部位直径大于 PD 管直径 2 倍以上,皮肤变硬,有脓性或血性引流物和外生性肉芽组织,窦道表皮收缩。炎症持续时间 <4 周
慢性感染	窦道内渗液,肉芽组织长出出口或在窦道内异常生长,出口可被肉芽组织覆盖,有较大的硬壳或血痂,可无疼痛、红肿。炎症持续时间 >4 周
可疑感染	窦道内渗液,出口周围何窦道内肉芽组织轻度增生,引流物黏稠,每天结痂 1 次,常无疼痛和皮肤变硬,皮肤充血部位直径大于 PD 管直径 2 倍以上
良好出口	窦道内潮湿、无渗液,窦道内可见肉芽组织,并部分被上皮覆盖,引流物黏稠,2 天以上结痂 1 次,出口颜色呈浅橘红色
极好出口	出口形成 6 个月以上,窦道内完全由上皮覆盖,窦道内干燥,偶有潮湿和少量黏稠分泌物,7 天以上结痂 1 次,出口颜色正常或微黑

表 19-2　出口处评分系统

	0 分	1 分	2 分
肿胀	无	仅限于出口,<0.5cm	>0.5cm
痂	无	<0.5cm	>0.5cm
发红	无	<0.5cm	>0.5cm
疼痛	无	轻微	严重
分泌物	无	浆液性	脓性

注:总分≥4 分表示存在出口处感染,只要出现脓性分泌物,即可诊断。<4 分可能代表感染,也可能没有感染

（三）预防和处理

1. 腹膜透析置管术前

（1）术前对患者进行宣教,告知患者避免发生腹膜透析相关感染并发症的重要性。

（2）完善置管术前准备,确定理想的出口位置,及时解除便秘等肠道问题。

（3）置管前预防性使用抗生素,通常静脉使用第一代或第二代头孢菌素1~2g。

（4）鼻腔黏膜细菌培养显示携带金黄色葡萄球菌者,可每天 2 次局部使用莫匹罗星软膏,每月进行 1 个疗程治疗,为期 5~7 天。

2. 腹膜透析置管手术

（1）使用双涤纶套腹膜透析导管。

（2）置管术中避免损伤和血肿形成。

（3）建议隧道出口方向朝下,出口为圆形,出口处组织应紧贴管壁周围,使用隧道针,避免切开缝合出口处组织。皮下涤纶套置于距离出口 2~3cm 处。

3. 腹膜透析置管术后

（1）置管术后应保持出口处干燥无菌直至完全愈合,通常需要 2 周,期间避免淋浴和盆浴。出口处完全愈合后,可淋浴,但不宜盆浴,淋浴时应使用人工肛袋保护出口。

（2）保持腹膜透析导管固定,避免牵拉和损伤出口处。

（3）出口处愈合前避免举重物,用力过度、便秘,透析尽可能在伤口愈合后开始。

（4）出口处完全愈合后,应培训患者进行常规的出口处护理,每天或隔天 1 次,一般在洗澡后进行。推荐使用含碘消毒液或洗必泰等抑菌剂,也可使用抗菌肥皂。

（5）不要强行揭下出口处痂皮,可用生理盐水或过氧化氢软化后轻轻取下。

4. 一旦出现出口处或隧道感染,应立即处理:

（1）留取分泌物送检。

（2）若疑有隧道感染应行 B 超检查。

（3）加强局部换药:换药选用的物品、方法和次数应根据伤口的情况而定。①在局部没有触痛、脓性分泌物和水肿的情况下,可选用碘伏、庆大霉素注射液、抗生素乳膏（如莫匹罗星软膏）等外涂。②感染严重者可将纱布用高渗盐水浸湿,缠绕在导管口周围,每次 15 分钟,1~2 次/日。③脓性分泌物明显时,可选用3% 过氧化氢、生理盐水清创后,再予庆大霉素液湿敷;或使用银离子敷料,如爱康肤银,方法是将敷料裁成 3mm×40mm 的小条沿着导管壁轻轻放入管口内,上下各 1 条,每天或隔天换药 1 次。

（4）全身使用抗生素:发现出口处感染后可立即开始经验性抗感染治疗,也可在完成分泌物

微生物培养及药敏试验后根据培养结果开始治疗。并发隧道感染者,应静脉使用抗生素。

(5)TDP 灯照射:术后出口处伤口愈合缓慢、可疑感染或感染后期分泌物不多时,为促进管口的愈合,可使用 TDP 灯照射出口处,每天 1～2 次,每次 20～30 分钟。

(6)若外涤纶套外露、突出,可将涤纶套剔除,再进行换药处理。

(7)肉芽组织长成"赘肉"时,可用硝酸银棒烧灼;也可用高渗盐水湿敷后,予镁盐敷料外敷肉芽组织。

(8)经局部处理及全身使用抗生素后,临床症状无改善,应考虑拔除导管,重新置管。

二、腹膜炎

(一)发病原因

1. 植管时污染或加药过程污染。

2. 透析液过期、透析液袋破损。

3. 导管破裂或管路接头松脱。

4. 换液技术不规范,连接导管与腹透管在连接时污染接口。

5. 换液环境欠清洁。

6. 出口处、隧道感染,皮肤表面细菌通过腹透管周围进入腹腔。

7. 肠道、盆腔等处炎症直接蔓延至腹腔。

8. 细菌通过血流从远距离播散到腹膜引起感染。

9. 患者抵抗力下降。

(二)临床表现

1. 透析液混浊、血性透析液、透析液中可见纤维条,部分患者因大量纤维条堵塞管道,以致引流不畅。

2. 腹痛、压痛及反跳痛。

3. 恶心、呕吐和腹泻。

4. 发热,以低(中)度发热常见,少数患者为高热,伴寒战,败血症罕见。

5. 透出液中白细胞计数 $>100 \times 10^{6}/L$,中性粒细胞比例 $>50\%$;透出液中培养有病原微生物生长。

(三)预防和处理

1. 培训患者掌握无菌操作技术,尤其是正确的洗手方法,洗手后用干净毛巾完全擦干再开始腹膜透析液交换。交换环境必须保持洁净,腹膜透析液交换时应戴好口罩。

2. 更换透析液时,必须遵循正确的操作步骤,严格执行无菌操作。

3. 训练患者具备及时发现接触污染并采取正确措施的能力。

4. 做好导管出口处的护理,预防出口处及隧道感染。

5. 对发生腹膜透析相关感染并发症的患者应检查其腹膜透析操作流程、出口处护理情况,及时发现问题,进行再培训。

6. CAPD 患者应使用双袋系统,腹膜透析液交换时先使用约 100ml 新鲜腹膜透析液进行灌注前冲洗。

7. 预防肠源性感染。避免发生便秘和肠道感染,针对腹膜透析患者胃肠动力低下、消化道溃疡(出血)、低钾血症、使用具有便秘副作用的药物(如铁剂、钙剂和止痛药)等因素进行干预以降低肠源性感染的风险。

8. 如患者导管出口处周围皮肤有金黄色葡萄色球菌定植,可每天1次在清洗出口后局部使用莫匹罗星软膏,同时加强手卫生;但应避免间断使用莫匹罗星,以防止产生耐药株。

9. 如使用了受污染的腹膜透析液或腹膜透析管路长时间开放于外界环境,应给予患者预防性抗感染治疗,疗程通常为2天。

10. 由于腹膜透析患者接受侵入性操作后可能会出现腹膜炎,故所有涉及腹部或盆腔的操作(如结肠镜检、肾移植、子宫内膜活检等)之前应排空腹膜透析液;所有牙科操作前2小时应给予口服抗生素(如阿莫西林2g);患者经结肠镜行息肉切除术前,应给予预防性抗感染治疗(如氨苄西林1g静脉使用)。

11. 一旦出现腹膜炎,立即留取透出液作常规和细菌学检查。透出液标本的留取:以首袋出现浑浊的透出液最佳,留取过程中注意避免污染。若不能立即送检,透出液袋应存放于冰箱中冷藏,而已行标本接种的血培养瓶应保存在室温或37℃处。如自动化腹膜透析(APD)患者就医时为干腹,需注入至少1L腹膜透析液留腹1~2小时再引流,留取标本送检。

12. 用1.5%透析液1~2L(以患者能耐受为度),每升可加肝素8mg灌入腹腔后,不停留即放出,连续冲洗腹腔多次,至透出液澄清。

13. 给予腹腔内使用抗生素,在培养结果未出前,先行经验性抗生素治疗(头孢第一代抗生素和氨基糖苷类抗生素)。可采用连续给药(每次腹膜透析液交换时均加药)或间歇给药(每天或每间隔若干天仅在1次腹膜透析液交换时加药)的方式。使用第一代头孢菌素时建议采用连续给药的方式。CAPD腹膜炎患者使用氨基糖苷类抗生素或万古霉素时建议采用间歇给药的方式。间歇给药时,加入抗生素的腹膜透析液至少留腹6小时。

14. 透出液浑浊程度较重时,可在腹膜透析液中添加肝素(500U/L)以避免纤维素凝结阻塞腹膜透析导管,但已知存在配伍禁忌的抗生素和肝素不得加入同一袋透析液中。

15. 通常腹膜炎症状在治疗开始后48小时内得到明显改善,治疗过程中应及时复查透出液细胞分类计数。临床症状和透出液细胞分类计数改善不明显的患者应及时获取微生物培养和药敏结果、调整治疗方案,必要时可重复进行培养。

16. 后续治疗:在获得透出液微生物培养和药敏试验结果后,应立即据此调整抗生素的使用。抗感染疗程至少需要2周,重症或特殊感染需要3周甚至更长时间。

17. 抗生素治疗无效时,应考虑拔管。腹膜炎的治疗原则是挽救生命、保护腹膜,而非保留腹膜透析导管,当抗感染治疗效果不佳时,为避免延长住院时间、进一步损害腹膜功能、增加发生真菌性腹膜炎的风险以及患者死亡,应尽早拔管。

三、腹透液渗漏

(一)发生原因
1. 导管植入技术不当 置管时腹膜荷包结扎不严密或损伤腹膜透析导管。
2. 腹内压过高 腹膜透析液注入、咳嗽、便秘等。
3. 腹膜存在先天性或后天性缺陷。
4. 危险因素 如:肥胖、糖尿病、多产妇、长期应用类固醇药物、多次置管等。

(二)临床表现
1. 切口或导管出口处渗液,腹膜透析液放入时尤为明显。

2. 腹壁局限性隆起水肿或皮下积液。

3. 阴囊、阴茎或阴唇水肿。

4. 腹膜透析液流出量减少伴体重增加。

5. 渗液生化检查葡萄糖浓度明显高于血糖。

（三）预防和处理

1. 手术时荷包结扎紧密，可采用双重结扎，并注意避免损伤腹膜透析导管。

2. 置管手术后休息1~2周开始透析。如期间必须透析，取小剂量半卧位腹膜透析，避免大容量腹膜透析液留置腹腔，除非病情必需。

3. 避免负重、便秘、屏气、长时间咳嗽等增加腹部压力的动作。

4. 术后妥善固定导管，避免牵拉。

5. 一旦出现腹膜透液渗漏，应引流腹膜透析液，放空腹腔，停止透析至少24~48小时。腹腔放空腹膜透析液的时间越长，渗漏治愈的机会越大。

6. 透析时减少留置容量和透析剂量，常需要仰卧位透析。

7. 避免在渗漏的出口部位进行结扎以免液体进入周围的皮下组织。

8. 如渗漏较多，可停止腹透2周，改做血液透析。

9. 加强支持疗法。

10. 经过腹腔休息后大多数轻度的渗漏可自愈。

11. 上述处理无效时，应进行外科修补或拔除导管在其他部位重新置管。

四、腹膜透析引流不畅

（一）发生原因

1. 机械性梗阻 如夹子或连接装置的旋钮未打开，输液管道受压、扭曲，为双向性阻塞。

2. 大网膜阻塞导管 这种阻塞通常发生在手术植管后不久，可能与新的腹膜透析导管相容性有一定关系。当腹膜透析导管植入腹膜后，经过一段时间，导管外表的蛋白生物薄膜形成后，可减少大网膜对导管的包裹。

3. 蛋白凝块、血块或纤维块堵塞导管。

4. 充盈的膀胱或充盈的结肠压迫导管腹腔段末端。

5. 腹膜粘连 由于腹膜炎引起腹膜粘连形成小囊袋，包围着透析管。

6. 导管移位 也即导管腹腔段移上真骨盒，俗称"漂管"。

7. 皮下隧道内透析管扭曲。

（二）临床表现

1. 导管移位表现为：腹膜透析液单向引流障碍。腹膜透析流出液量减少、流速减慢或停止。拍摄立位腹部平片显示腹膜透析导管移位（不在真骨盆内）。

2. 导管堵塞表现为

（1）腹膜透析单向或双向引流障碍。

（2）腹膜透析液流出总量减少、减慢或停止，可伴或不伴腹痛。

（3）堵管的临床表现差异很大，主要取决于堵管的部位。①腹膜透析导管腔堵塞：腹膜透析液灌入和流出时均不通畅。②侧孔堵塞：腹膜透析液灌入时不受限制，而流出时始终不通畅。③网膜包裹：灌入时速度减慢，同时可伴局部疼痛，疼痛严重程度与包裹程度相关。

(三)预防和处理

1. 导管移位的预防

(1)手术时注意:①术前排空膀胱,置入导管时应避开网膜,并将导管末端置于盆腔处。②注意导管引出时皮下隧道方向正确。③根据导管类型选择恰当的置管位置。

(2)避免肠蠕动异常及腹腔压力增高:①避免电解质紊乱导致蠕动异常。②积极治疗慢性肠炎,及时纠正肠功能紊乱。③多食用蔬菜,多活动,保持大便通畅。④避免导致腹腔压力增高的因素,如长时间下蹲或剧烈咳嗽、喷嚏等。⑤卧位时避免下肢抬起过高,避免跷二郎腿、坐低板凳。

2. 导管堵塞的预防

(1)鼓励患者早期下床活动,保持大便通畅。

(2)如有血性腹水,可在腹膜透析液或腹膜透析管内加入含肝素盐水,避免血凝块阻塞。

(3)教会患者及家属观察透出液引流速度、性状、引流完毕的判断标准,做到不完全引流,增加留滞腹腔的透析液剂量,放至成滴流即可夹闭出液管,避免长时间空腹引流,以免把腹膜吸进导管。

3. 一旦出现引流不畅可做以下处理

(1)检查是不是所有管路夹子和旋钮开关均已打开,如是,即打开夹子或开关。

(2)检查管路是否有扭曲或折压,如有,即理顺管路。

(3)变换体位,观察引流是否有所改善。

(4)询问患者大、小便情况,如果是由于患者膀胱充盈、便秘所致,则嘱患者排空膀胱(必要时导尿),或口服缓泻剂,排出大便。通过上述处理,有相当部分患者腹透液引流恢复通畅。

(5)如果引流液含肉眼可见的纤维蛋白,而又出现透析液引流不畅时,应高度怀疑为纤维蛋白凝块阻塞所致。处理方法:①如为长期置管术后半年以上的腹膜透析患者,可尝试用力挤压腹透液袋。②用 0.9% 盐水 50~60ml 快速、加压推入腹膜透析导管数次(不得回抽)。③使用尿激酶等抗凝药封管。如尿激酶 1 万~2 万(或肝素 20mg)加入生理盐水 5~10ml 推入腹膜透析导管中,封管 30 分钟~1 小时。④服用轻泻剂,保持大便通畅并增加肠蠕动。⑤加强活动。⑥内科保守治疗无效者可考虑手术处理。⑦如网膜较长,可进行网膜悬吊术或适当切除部分网膜。⑧如果是导管扭转所致,多发现在术中腹膜透析导管从隧道引出时发生扭转。调整隧道中腹膜透析导管的角度和方向。

(6)行 X 线腹部平片,确诊为导管移位时,处理方法:①适当增加活动,病情许可的情况下可进行下楼梯运动(坐电梯上,走楼梯下)。②使用轻泻剂,保持大便通畅;必要时给以灌肠。③手法复位:患者取卧位,放松腹肌,根据腹膜透析导管漂移在腹腔的位置设计复位路径,由轻到重在腹壁上通过按、压、振、揉等手法使腹膜透析导管回位。该法仅对部分无网膜包裹的导管漂移有效。④若无效,需手术重新置管。但若未影响引流者,可暂不处理,继续观察。

五、腹痛

(一)发生原因

1. 植管过深,导管腹内段末端刺激腹膜。

2. 入液过多,患者刚开始透析暂未适应。

3. 透析液过冷或过热。

4. 透析液偏酸。

5. 患者出现腹膜炎,炎症因子刺激腹膜。

(二)临床表现

1. 全腹胀痛。

2. 弥漫性腹痛。

3. 持续性腹痛或腹部压痛、反跳痛。

4. 约有 3% ~4% 患者出现会阴部及肛周部位疼痛,尤其在灌入透析液或引流透析液即将结束时更加明显,一般于植管后 1~2 周自行消失。

(三)预防和处理

1. 透析初期,从小剂量开始。

2. 透析液的温度应控制在 37℃ 左右。

3. 减小引流袋与腹腔的距离,在引流接近结束腹部出现疼痛时,立即停止引流,开始灌入新的腹透液。

4. 将灌入液体和引流液体的速度减慢,可减轻疼痛,如果疼痛严重且持续时间较长,应将导管腹内段向外退出 1cm 左右。

5. 在透析液中加入 5% 利多卡因 5ml,可起到止痛效果。

6. 透析液中加入碳酸氢钠,提高透析液的 pH。

六、出血

(一)发生原因

1. 凝血功能障碍。

2. 使用抗凝药。

3. 术中不慎损伤腹壁动脉及其分支。

4. 腹腔有粘连时放入腹膜透析导管,损伤血管。

5. 女性月经期血液渗透至腹腔。

(二)临床表现

1. 伤口或出口处渗血,腹壁血肿。

2. 引出血性透出液,一般发生在植管后开始透析时。

3. 个别女性患者在月经期内出现血性引流液,当月经干净时,引流液变清。

(三)预防和处理

1. 术前评估凝血功能和纠正凝血异常状态。

2. 术前停用抗凝药物。

3. 手术中避免损伤腹壁血管。

4. 如有血性透出液,使用不加温腹膜透析液冲洗腹腔。

5. 伤口或出口处轻度出血及时给予更换敷料,可进行压迫止血。

6. 检查凝血功能,如明显异常需补充凝血因子,贫血严重者予以输血。

7. 大出血需外科手术处理。

8. 如与经期有关,无需特殊处理,可自行好转。

七、腹腔积气

(一)发生原因
由于操作不慎致较多空气进入腹腔内,主要发生在用自动循环腹膜透析装置注入透析液时。

(二)临床表现
腰背疼痛,尤其坐位或立位时明显,并可有肩胛区疼痛。腹部透视可见膈下游离气体。

(三)预防和处理
1. 使用自动循环腹透装置注入透析液时严格执行操作规程。
2. 若积气不严重常于数日内症状消失。
3. 可让患者取垂头仰卧位或膝胸卧位引流,使腹腔积气随透出液排出。

八、疝

(一)发生原因
1. 各种原因导致患者腹壁薄弱。
2. 手术置管时选用腹正中切口。
3. 腹直肌前鞘缝合不紧密。
4. 腹膜透析时腹内压升高,站立位。大容量透析液以及高渗透析液的使用。
5. 患者营养状况差,切口愈合不良。

(二)临床表现
1. 腹壁局部膨隆,当腹膜透析液放入时,局部膨隆更明显。
2. 如局部膨隆不明显,让患者站立或做一些增加腹部压力的动作则疝突出更明显。
3. 如果没有嵌顿,一般可以回纳。
4. 根据突出部位的不同,分为脐疝、切口疝、腹股沟疝、管周疝等。

(三)预防和处理
1. 避免长时间做咳嗽、负重、屏气等增加腹部压力的动作。
2. 选旁正中切口并严密缝合前鞘。
3. 避免大容量腹膜透析液留置腹腔,除非病情必要。
4. 术前询问相关病史并做详细体检如有疝,应在置管手术前加以修补。
5. 疝形成后,一般需要外科手术修补,外科修补时使用补片进行无张力缝合。
6. 如果疝不能回纳或有疼痛,考虑嵌顿疝,需急诊手术。嵌顿疝有时会导致透壁性渗漏和腹膜炎,因此任何表现为腹膜炎的患者应及时检查是否存在嵌顿疝。
7. 外科修补后,尽可能降低腹腔内压以促进愈合。
(1)如果患者有较好的残余肾功能,可以酌情暂时停止透析2~4周,期间密切观察患者的尿毒症症状和有无高钾血症、酸中毒。
(2)如需要透析,应取卧位,在2~3周内减少留腹容量:①有条件时可行自动化腹膜透析(APD):透析量根据患者手术前情况,从小剂量开始,逐步递增留腹容量。②低剂量的持续非卧床腹膜透析(CAPD)或间歇性腹膜透析(TPD)。③仰卧位或半卧位腹膜透析以减少腹腔压力。
8. 如果患者太虚弱无法手术或拒绝手术,给予疝气带或腰带束腹并限制活动,无效并严重影响腹膜透析时可改行血液透析或肾移植。

九、胸腔积液

（一）发生原因

1. 膈肌缺损，可以是先天性的，也可以是获得性的。

2. 腹腔内压力增加。

（二）临床表现

1. 临床表现多样，从无症状到严重的胸闷、气短均可发生。

2. 使用高渗透析液会增加腹内压从而使症状加重。

3. 胸腔积液绝大多数出现在右侧。

4. 亚甲蓝实验阳性。

5. 穿刺引流的胸腔液体葡萄糖浓度远高于血糖浓度。其他呈漏出液特点。

（三）预防及处理

1. 避免长时间咳嗽、负重、屏气等增加腹部压力的动作。

2. 避免大容量腹膜透析液留置腹腔，除非病情必需。

3. 如影响呼吸，应暂停腹膜透析，必要时行胸腔穿刺引流液体。

4. 有条件时可手术修补膈肌或使胸腔闭塞（胸膜固定术）。

5. 极少数情况下，透析液本身作为一种刺激物，引起胸膜粘连固定，患者在 1~2 周后可恢复腹膜透析。

6. 腹内压较低的腹膜透析（卧位、低容量）可避免复发。

7. 上述治疗无效者可考虑改行血液透析或肾移植。

十、腰背痛

（一）发病原因

1. 腹透液引起腹腔内压力增加，站立时脊柱前突，对下腰背部肌肉是一种负荷，使腰背部肌肉疲劳。

2. 用自动循环腹透装置注入透析液时，可能会引起空气的注入，急性气腹可引起持续性肩背部疼痛。

3. 原有腰椎退行性病变或代谢性骨病及椎间盘疾患在腹内压增加后复发。其他脊柱外疾病如肥胖、腹肌薄弱及髋部关节炎等，也可引起腰背部的疼痛。

（二）临床表现

腰背部疼痛，或有活动障碍，局部可有压痛。

（三）预防及处理

1. 消除引起腰背部疼痛的原因，训练腰部肌肉。

2. 如为气腹引起的腰背部疼痛，可让患者取垂头仰卧位或膝胸卧位，促进气体排出。

3. 对症治疗 局部按摩或理疗，必要时可加用非甾体类抗炎药。

4. 改 CAPD 为 IPD，有条件者可改为 NPD 或 NIPD。

附 19-4 腹膜透析（百特双联系统）操作规程

1. 评估

（1）评估患者病情、年龄、营养、心理状态、有无水肿、皮肤感染及便秘、腹泻、腹胀等肠道功能紊乱的表现。

（2）询问患者腹透液灌流情况：引流是否通畅、透出液是否澄清。

（3）腹透超滤情况。

（4）导管及出口情况。

2. 用物准备　百特双联系统、碘伏帽、蓝夹子、口罩、输液架。

3. 环境准备　透析病房每天消毒2次，操作前清洁工作台面，关闭门窗，停止风扇转动，以免尘埃飞扬。

4. 操作步骤

（1）洗手、戴口罩。

（2）从恒温箱里拿出已加温的双联系统，核对腹透液的浓度后，打开外袋，取出双联系统，检查接口拉环、管路、出口塞和透析液袋是否完好无损，如需加药，按医嘱加入透析液内。

（3）将备齐用物携至患者床旁，核对患者床号、姓名，并解释操作目的及方法，以取得合作。

（4）再次核对；取出患者身上短管，确保短管是关闭状态。

（5）拉开腹透液管道接口拉环。

（6）取下短管上的碘伏帽。

（7）迅速将双联系统与短管相连，连接时应将短管朝下，旋拧外管路至与短管完全密合。

（8）用蓝夹子夹住入液上管路。

（9）将透析液袋口的出口塞折断。

（10）悬挂透析液袋。

（11）将引流袋放于低位。

（12）打开短管旋扭开关，开始引流，同时观察引流液是否混浊。

（13）引流完毕后关闭短管。

（14）移开入液上管路的蓝夹子。

（15）慢数5秒，观察透析液流入引流袋。

（16）再用蓝夹子夹闭出液下管路。

（17）打开短管旋扭开关开始灌注。

（18）灌注结束后关闭短管。

（19）再用蓝夹子夹住入液上管路。

（20）撕开碘伏帽的外包装。

（21）检查帽盖内海绵是否浸润碘伏。

（22）将短管与双联系统分离。

（23）将短管朝下，旋拧碘伏帽盖至完全密合。

（24）称量透出液。

（25）取下蓝夹子，丢弃使用过的物品。

（26）做好记录。

5. 注意事项

（1）透析前房间以紫外线照射30分钟，每日2次；用消毒液擦拭患者的床、桌等用物、及墙壁、地面；更换患者床单、衣服，每日1次；还应注意房间通风换气，门前放置来苏水脚垫。

（2）配制透析液及透析操作时必须严格执行无菌操作技术；透析液注入管应采用密闭式每日换管1次。

（3）透析过程中密切观察透出液的颜色和澄清度，定期送检做细菌培养及药物敏感试验。

（4）观察患者体温变化，腹部有无压痛，如已有感染，按医嘱予抗生素治疗。有腹痛的患者可适当调整透析管的位置，透析液的温度、流速和酸碱度。

（5）做好监测工作。每日应测体重、脉搏、中心静脉压，准确记录24小时出入量，危重患者做好护理记录，还应详细记录透析液每一次进出腹腔的时间、液量、停留时间、定期送引流液做各种电解质及糖的检查，透析过程中观察有无脱水或水潴留、高钠、高糖、低钾、高钾等并发症状，及时通知医师及时调整。

（6）补充高生物效价的蛋白质如牛奶、鲜蛋、牛肉等高热量饮食，每日摄入热量应大于35kcal/kg体重。应避免高磷饮食，对于体重迅速增加、水肿或高血压者，需限制水和钠的摄入。

（7）加强基础护理。做好晨晚间护理及口腔、皮肤护理，对不能自理及活动不便的患者定时翻身，以防压疮及不必要的感染。

（8）患者如需淋浴，淋浴前可将透析管用塑料布包扎好，淋浴后将其周围皮肤轻轻拭干，再消毒，重新包扎，但不宜盆浴，以免引起腹膜炎。

（黄旋珠　吴惠平）

参 考 文 献

1. 蔡金辉．肾内科临床护理思维与实践．北京：人民卫生出版社，2013

2. 陈东，许亮，陈逸安．低透析液流量对预防透析失衡综合征的疗效．中国现代医学杂志，2009，19（15）：2315

3. 陈香美．腹膜透析标准操作规程．北京：人民军医出版社，2011

4. 费利燕，王颖．腹膜透析管浅涤纶套外露的形成原因分析与护理．中国血液净化，2012，11（1）：51-53

5. 符霞．血液透析护理实践指导手册．北京：人民军医出版社，2013

6. 郭玲玲，胡雁，费锦萍．居家腹膜透析患者自我护理能力现状及影响因素分析．中华护理杂志，2013，48（5）：436-438

7. 韩淑晶．腹膜透析常见并发症的观察与护理．中国医药指南，2012，10（15）：299-300

8. 阚艳玲，李均英．整体护理预防血液透析并发低血压的护理．临床护理，2012，2（5）：139-140

9. 李晴，周婷婷，李韬彧，等．延续护理在治疗腹膜透析治疗肾病综合征伴急性肾损伤患者中的应用．中华护理杂志，2012，47（2）：114-116

10. 刘淑军．无肝素透析治疗急慢性肾功能衰竭合并出血42例护理体会．护理研究，2012，19（1）：132-133

11. 吕慧慧．血液透析相关心律失常的临床分析及护理．护理学报，2011，18（11B）：43-45

12. 毛正智．血液透析患者发生心律失常的影响因素及其护理对策．解放军护理杂志，2011，11（11）：24-26

13. 欧阳惠清，何东娟，林莲娇，等．动静脉内瘘拔针后发生皮下血肿的护理体会．中国实用医药，2012，7（10）：227-228

14. 宋延云．血液透析常见并发症的发生原因分析及防治措施．中国医药导报，2012，9（12）：173-174

15. 向晶，马志芳，许秋娜，等．不同预冲方法对降低维持性血液透析患者体外循环管路中气泡和微粒污染研究．中国血液净化，2010，9（12）：680-681

16. 熊海英，潘富林，杨小玲．ISPD指南及出口评分系统在腹膜透析导管出口处护理的应用效果．护理研究，2012，19（9）：128-129

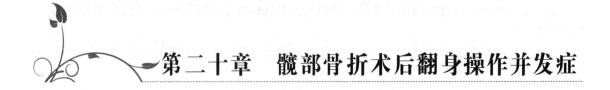

第二十章　髋部骨折术后翻身操作并发症

翻身法是指完全或不完全依赖护理人员的协助和（或）患者利用自身健好躯体、肢体的配合下，或患者无需护理人员协助，自行进行体位改变的一种护理操作方法。其主要目的是使长期卧床的患者卧位舒适、预防压疮的发生。

髋部骨折包括髋臼、股骨头、股骨颈、股骨粗隆间的骨折。髋部骨折后导致髋关节破坏，出现疼痛影响日常活动及生活质量而非手术治疗无效时，就需要进行髋部骨折手术如人工髋关节置换术。人工髋关节置换术是通过手术利用人工生物材料替代与重建病损的髋关节，以缓解症状、消除疼痛、改善及恢复髋关节功能，提高生活质量为目的的一种重要治疗手段。髋部关节术后翻身由于有其特殊的要求，如翻身操作不当，易发生一些并发症而影响手术的效果，故本章予以详细叙述。

第一节　髋关节及股骨解剖与生理

一、髋关节解剖与生理

髋关节是全身最大的球窝（杵臼）形关节，是由髋臼和股骨头构成，连接骨盆与下肢。

（一）髋臼

为髂骨、坐骨与耻骨共同形成的半球形深凹，直径约3.5cm，其关节面呈马蹄形，底部粗糙为髋臼窝；髋关节软骨为约2mm厚的透明软骨，呈半月形分布于髋臼的前、后、上壁。中央无关节软骨覆盖的髋臼窝由哈佛森腺充填，它可随关节内压力的改变而被挤出或吸入，从而可使髋臼加深加宽，并使臼口变小，使髋臼包容股骨头的一半以上。正常成人髋臼外展角约为45°，前倾角约为15°，该前倾角的存在使外展角在屈髋活动时减小得较缓慢，从而保证了髋臼对股骨头较好的覆盖。

（二）股骨头

呈球形，约占圆球的2/3，股骨头的方向朝向上、内、前方，约在头的中央有股骨头凹，为股骨头韧带附着，余部为关节面，为透明软骨覆盖。

髋关节的稳定除了依靠关节骨形的特点外，关节囊和韧带的附着也起重要作用。如前方有强大髂骨韧带，所以它具有较大稳固性，以适应其支持、行走功能。但关节囊下壁比较薄弱，髋关节脱位时，股骨头容易从下方脱出。髋关节位于全身的中间部分，其主要功能是负重及维持相当大范围的活动。因此，髋关节的特点是稳定有力而灵活，当髋部损伤时，以上功能就会丧失或减弱。

髋关节的血供非常丰富，但供应股骨头的血供却很少。骨骺闭合前（14～17岁），干骺端和骨骺的血供是独立的。在整个儿童期和进入青少年期，股骨血供主要由旋股内侧动脉的终末支供应。这些终末血管形成后下方和后上方支持带血管系统。在5～6岁以前，旋股外侧血运系统比较重要,但仅供应股骨头前半部。这种特殊的血运分布以及交通支的缺乏,使股骨头在骨骺或股骨颈受到创伤后很容易发生股骨头缺血性坏死。

二、股骨颈解剖与生理

股骨颈是指股骨头下与股骨粗隆间线之间的一段骨,这段骨主要是松质骨,老年大都退化萎缩,所以老年人的股骨颈骨折较多。股骨颈与股骨干相交处形成的夹角,称颈干角,又名内倾角。正常成人颈干角为 125° ~ 135°,平均为 127°,幼儿可达 150°,小于 110°为髋内翻,大于 140°髋外翻,髋内、外翻均可引起功能障碍,影响正常步态。但临床多发生髋内翻畸形,股骨颈骨折治疗时应注意恢复正常的颈干角。股骨颈除与股骨干形成颈干角外,还与股骨干的额状面形成前倾角。前倾角正常 12° ~ 18°,平均 15°。前倾角的大小与髋关节旋转功能有关,过大或过小同样会影响髋关节的功能。中老年人股骨颈骨折多数是因行走跌伤时下肢扭转、内翻或外翻造成。

股骨颈的大部分都在关节囊内,关节囊附着在髋臼边缘和股骨颈的基底部。其血液供应主要来自旋股内动脉、旋股外动脉和圆韧带动脉。股骨颈骨折后,股骨头的血液供应可遭受损害。

三、股骨粗隆部解剖与生理

股骨粗隆部位于大粗隆及小粗隆之间,又称股骨转子间部位。大粗隆呈长方形,在股骨颈的后上部,位置表浅,可以触知,是非常明显的骨性标志。股骨粗隆部的结构主要是骨松质,老年时变得脆而疏松,易发生骨折。由于该部周围有丰富的肌肉层,血运丰富,且骨折的接触面大,所以容易愈合,极少发生不愈合或股骨头缺血性坏死。但复位不良或负重过早常会造成畸形愈合,临床上常见的为髋内翻,并由于承重线的改变,可能在后期引起患侧创伤性关节炎。髋内翻发生后,患者行走呈跛行步态,双侧者呈鸭行步态。

股骨粗隆部的血液供应主要来自旋股外侧动脉与旋股内侧动脉在股骨粗隆间关节囊附着处之外股骨颈基底形成动脉环,发出四组支持带动脉,供应股骨粗隆部及股骨头。

第二节　髋部骨折术后翻身操作并发症

髋部骨折术后翻身操作的目的是协助不能自行移动的患者更换卧位,减轻局部组织的压力和卧床并发症的发生,保持患者舒适。在协助髋部骨折患者翻身时,又受患者自身、翻身枕垫或操作者的技术水平等因素影响,可产生一些并发症,如髋部疼痛、假体脱位或内固定物移位、肺栓塞、髋内翻等。

一、髋部疼痛

(一)发生原因

1. 患者在第一次翻身时,精神紧张　患者因患处疼痛,对翻身存在担心、害怕、恐惧,以致不能够配合护理人员,产生抵抗力,而协助翻身的护理人员,如不能理解患者的心态,言语恶劣、态度强硬、动作粗暴,不予指导强行协助患者进行翻身,会加重患者精神紧张程度,从而产生抗拒,全身肌肉痉挛,致使伤肢不自主的弯曲,引起患髋剧烈的疼痛。

2. 翻身前体位摆放不妥,未予调整即进行翻身　如患者上半身与下半身向一侧侧弯,产生成角,此时进行翻身会因内固定不稳定使骨折断端摩擦而引起患髋疼痛加剧。

3. 协助翻身的护理人员翻身方法不正确,护理人员自身技术操作步骤不熟练　护理人员协助髋部骨折术后的患者翻身时,采取一手扶肩一手扶髋,由左侧将患者推向右侧的手法,不但有可能使内固定发生移位,还可因为人为地将手放在患髋处,在痛点上施加压力,致使疼痛加剧。

4. 协助翻身的护理人员,动作不协调,使患者翻身过程中扭转躯干、下肢,引发疼痛。

5. 护理人员在协助患者由患侧向健侧翻身时,使患者双下肢交叉或弯曲,未保持患肢呈伸直位,使者尚未翻身,即可因下肢内收、屈髋引起患髋处疼痛。

(二)临床表现

局部持续性疼痛,呼吸加快、心率快、血压升高、心慌,甚至全身肌肉强直;有些患者还出现恶心、呕吐、情绪低落、消化能力下降、食欲减退、失眠;患髋疼痛未见缓解反而进一步加重者,患者可出现精神症状,表现为惊恐、忧虑、愤怒、甚至出现反应性精神障碍。

(三)预防及处理

1. 对护理人员进行髋部骨折各种翻身方法培训,区别有无髋部骨折患者的翻身方法,并指导护理人员利用人体力学原理(杠杆原理)协助患者翻身。协助患者翻身或指导自主翻身,运用杠杆原理在保持患肢牵引状态下,利用患肢健好的骨骼肌协调用力牵引骨骼,由护理人员一手扶腰一手扶肩,患者双手握紧床栏,借助双手拉力及躯干旋转力,由患侧向健侧翻身,或借助健肢的辅助力来进行由健侧向患侧自主翻身。依据重心、支持力、支撑面这一原理抬高臀部,在患者处于平卧位时,指导其用双肩、双肘关节、健足作为支撑点(即支持力),在这5点支撑力的范围内即为支撑面,当臀部抬高时,重心则在臀部的骶骨处,此时护理人员将一手用力托住患者骶骨这一重心处,则可使抬高的臀部保持稳定与平衡的作用。此法可保持骨盆结构的完整性,不会因为臀部的抬高,使内固定发生移位或假体脱位,也避免了骨折断端摩擦引起疼痛。

2. 翻身前护理人员应先观察患者的体位摆放是否正确　翻身前将患者躯体置于床纵中轴线上,患肢外展30°中立位,保持有效牵引,在此体位下协助患者由患侧向健侧侧翻30°~40°,可有效避免翻身时骨折断端摩擦,引发患髋疼痛。

3. 翻身前先评估患者的配合能力,调动患者的积极性　在协助翻身前,注意指导患者与护理人员配合,当由患侧向健侧翻身时,指导患者将双手扶握住健侧床栏,则可使患者上半身向健侧侧翻1/4,上肢可用力者,依靠此拉力及护理人员的协助,很容易由患侧向健侧侧翻,此法不但可减轻患者痛苦,护理人员亦省力,并且患者经多次进行此法翻身后,习惯成自然,可由三人协助翻身进展到→二人协助翻身→一人协助翻身→自主翻身,随着对翻身技能的掌握,由协助翻身过渡到自主翻身,不但提高患者自护能力,而且亦可促进全身血液循环,减轻患肢疼痛,利于伤肢功能的恢复、加强其正性心理反应,减少并发症的发生。

4. 护理人员应根据引起患者疼痛的原因,并做出相应处理　当协助患者翻身引起患处疼痛加剧时,应分析原因,不可盲目地应用止痛药。如若患者在护理人员一触其身体尚未翻身就叫痛,这是由于受前次翻身疼痛的影响,产生了焦虑心理,惧怕翻身引起再次疼痛,而不由自主地产生肌肉收缩造成骨折断端摩擦引起。此时,不要过于急躁地协助患者翻身,而应指导其应用放松疗法,在其肌肉相对放松的状态下再进行翻身可有效地缓解疼痛;若是翻身后患者仍叫痛不止,检查体位是否摆放得当,如恰当,极有可能是因翻身时骨折断端发生移位摩擦肌肉引起,这时可让患者双手抓住床头床栏将躯体向上牵拉,护理人员则站在床尾抓住其患肢向下牵拉(或者只要保持患肢牵引体位,护理人员无需牵拉患肢),通过牵引可使疼痛缓解。在翻身时对患者进行翻身顺应性的指导,亦能有效地减轻患者翻身时疼痛的程度。如:患者由患侧向健侧翻身,在翻身过程中护理人员站在患者患侧,双腿屈膝,将一手伸至骶骨处,指导患者借用此处护理人员所给的支持力,顺应力的方向,将其躯干向上向健侧倾斜,同时指导患者将患肢伸直不弯曲,保持一定的肌肉紧张度(依据人体力学原理,有力的肌肉对骨折断端也是一种保护固定作用),在患肢保持牵引状态下随同躯干,由患侧向健侧侧翻后垫软枕。

5. 选择合适的侧卧垫可减轻患者的疼痛 选择 4~5cm 高的松软舒适的儿童枕二个作为侧卧垫,当患者侧翻身时,先将一个儿童枕垫至其腰背臀下,另一个垫至其胸背部(因翻身角度较小,用儿童枕作为垫枕,可非常轻松地将枕垫入患者背臀部),由于儿童枕可使侧翻身时翻身角度保持在 30°内,故患者翻身后所采取的侧卧位会感觉舒适、无痛。

二、假体脱位或内固定物移位

(一)发生原因

1. 翻身时动作不协调一致,患者不懂配合 二人协助翻身时,A 操作者一手扶肩一手扶腰,B 操作者站在床尾托扶患肢,在翻身过程中,A 操作者先行翻转,但 B 操作者未同步跟上,或者患者害怕疼痛,产生抗拒,护理人员仍强行进行翻身,可因身躯扭转致髋关节人工假体脱位或内固定物移位。

2. 体位摆放不妥,未予调整即进行翻身 有学者认为体位控制不严、相关知识缺乏是造成术后髋关节脱位的危险因素。患者在半卧位下即进行翻身亦可造成脱位或内固定物移位。当患者患肢呈屈曲内收内旋位时,操作者不予调整即进行翻身,或在翻身时人为地在髋部施加压力,使患者患髋疼痛,患肢不由自主地过度屈曲内收内旋,造成髋部人工假体脱位或骨折内固定物移位。

3. 术后肌肉松弛,髋关节不能维持正常的张力 人工髋关节脱位好发于全髋关节置换术后的早期,患者手术后返回病房时,在麻醉药物作用尚未完全消失前对疼痛不敏感,肌肉处于松弛状态,粗暴地协助患者翻身、容易造成脱位。有学者认为肌肉不平衡是脱位的主要因素。

4. 护理人员未掌握翻身技术操作 由患侧向健侧翻身时,协助翻身的护理人员,一手扶肩、一手扶患肢大腿外侧,致人为地使下肢产生屈曲内收内旋,发生髋关节人工假体脱位或骨折内固定物移位。

(二)临床表现

髋部肿胀、疼痛、畸形、功能障碍、局部压痛与活动痛。体征:关节弹性固定、关节空虚,可在臀部触及脱位的股骨头,常见有髋关节后上方脱位,患肢缩短可达 5cm 左右。X 线检查可确诊。

(三)预防及处理

1. 术前指导患者掌握翻身配合技巧,护理人员在翻身时动作要协调一致 在术前可指导患者利用床栏,将健康的上肢拉住床栏,依靠拉力及旋转力,在护理人员的协助下进行翻身,如由三人或二人协助翻身时,护理人员需一人喊口号如喊:1、2、3,统一动作进行翻身,可有效避免假体脱位或内固定物的移位。

2. 采取有效的体位干预,防止翻身时假体脱位或内固定物移位　①患侧向健侧翻身时:患者取平卧位,将患肢置于外展15°～30°中立位,患肢给予皮牵引者,保持有效牵引;如无牵引,保持患肢外展15°～30°,取平卧位,在两大腿之间放一梯形枕或软枕,固定双下肢;协助或指导患者在此体位下适当进行左右侧翻身,在术后三天内,翻身侧卧角度最好以20°～30°为宜,既使患者实现舒适无痛地翻身,又可避免翻身时造成假体脱位(或骨折内固定物移位)的危险。②人工髋关节置换术后3天或1周患者不再牵引或白天双下肢未放置梯形枕时,如需患侧向健侧翻身侧卧,指导患者患足跟作为支点,下肢伸直,患肢垫20～30cm高的软枕,由患侧向健侧翻身侧卧30°～40°则可,切记不可将侧翻角度太高。③由健侧向患侧侧卧翻身时,如患肢垫高,需将患肢平放,撤掉垫高下肢的软枕;由健侧向患侧侧卧翻身时,可避免患肢产生内收外旋位造成的假体脱位。④双侧人工髋关节置换术后早期的患者,如很难进行以上所述的左右侧翻身操作时,可采取双下肢外展中立位垫高,双下肢之间放置梯形枕,由右侧向左侧翻身侧卧时,撤掉左下肢垫高的软枕,嘱患者双手拉住左侧床栏(在翻身时可依靠拉力,配合护理人员进行躯体侧翻),三人协助时:A操作者站在床左侧患者上半身段(二人协助时,护理人员站在右侧即可,便于观察臀背部皮肤),一手扶肩一手扶腰;B操作者站在右侧一手伸入腰部并将手移至骶骨处(如未垫梯形枕,另一手可放置在患者右膝内侧扶握,在翻身时,使下肢保持伸直,不发生内旋内收);C操作者站在床尾托扶右下肢(右下肢有垫软枕者,可不需要托扶,如患者无配合能力,躁动则需托扶,切记托扶患肢的手只起托扶固定作用,不可旋转下肢,以免不协调的旋转至假体脱位),由右向左侧翻10°～20°即可(随着患者肌力恢复,可采取二人协助到一人协助、自行翻身,且翻身角度可增高至45°内)。⑤对于术后当天或第一天因顾虑或疲乏无力(术前亦未进行翻身指导),不肯进行左右侧翻身的患者,可指导患者双肩、双肘作为支点(四点支撑法)顶住床面,同时双手轻托双髋(先训练胸腰背挺高动作),接着护理人员将一手由腰伸入至骶骨处,另一手放在腰背部,双下肢之间置梯形枕、并用软枕垫高20～30cm,保持外展中立位,指导患者健肢弯曲、用健足及双肘、双肩五点作为支点,支撑用力,护理人员亦同步用力(护理人员无力者可采取二人协助,二人分别站在患者床左右侧中间,四手伸入患者腰骶部)协助患者抬高腰背臀部(开始先抬离床面,而后慢慢地抬离床面1cm、2cm……逐渐抬高),并在背部臀下垫4～5cm儿童软枕,可有效地预防假体脱位。这种助力翻身方法,也是髋部骨折术后功能锻炼的方法之一。

3. 术前进行翻身及双下肢肌力训练　术前护理人员可对患者进行翻身技能的训练,使患者明白翻身的重要性,配合护理人员进行翻身。指导患者取平卧位,行下肢肌肉收缩训练,上肢拉力或举重训练。股骨头坏死或肿瘤患者,可增加下肢抬高训练及下肢外展及内收训练,来增加肌力的力量。在翻身时,在有力的骨骼肌保护下,假体不易脱位或骨折内固定移位。

4. 加强护理人员翻身技术操作能力培训,增强护理人员责任心　培训护理人员髋部骨折或髋关节人工假体置换术后体位的放置,掌握翻身方法、技巧,利用人体力学原理来协助患者翻身,在翻身时注意观察患者体位是否摆放正确,翻身时动作应轻柔,注意翻身侧卧位的角度是否合理,翻身后重视患者对翻身时的主诉,及时调整翻身方法及侧卧位的角度,避免发生骨折内固定物移位或人工假体脱位,如若患者主诉不适,应予重视,并及时处理。

三、肺栓塞

(一)发生原因

1. 高龄　肺血栓栓塞症随着年龄的增加,发病率明显增高。由于老年人血管内皮细胞产生的促凝物质增加而抗栓物质减少,血小板的性质发生了明显改变,血浆中纤维蛋白原的含量会逐渐增高等是老年人易发血栓的原因。老年人还往往伴有各种老年性疾病,动脉粥样硬化、糖尿病、高血脂、有血栓病史等均是下肢深静脉血栓(DVT)发生的危险因素。DVT形成后,在体位变动过程中,栓子脱落,极易并发肺栓塞。

2. 老年髋部骨折手术是发生肺栓塞的高危人群　DVT形成的三大因素有:血管壁损伤、血流减慢和血液凝固性增高。髋部骨折的手术是骨科大手术,骨科大型手术及创伤本身可以引起血液呈高凝状态,术中常反复持续的行肢体的牵引、扭转、持续拉钩、电刀误伤等都易造成静脉壁损伤。术前患者制动时间长、术后又因切口疼痛和卧床休息长,下肢肌肉处于松弛状态,致使血流滞缓,从而诱发DVT形成,栓子脱落最终栓塞肺血管,形成肺栓塞。

3. 全身麻醉患者易形成DVT　全身麻醉导致周围静脉扩张,静脉流速减慢;手术中由于麻醉作用致使下肢肌肉完全松弛,失去收缩功能,致血液易发生凝固。

4. 限制性体位及活动能力下降　髋部骨折术后或人工髋关节置换术后,常需采取患肢外展中立位,双下肢中间置梯形枕,并固定双下肢,患者由于下肢无力、疲乏或惧怕假体脱位、内固定松动移位,而不能或不敢活动患肢,至血液流动缓慢、淤积,逐渐形成DVT。

5. 护理人员缺乏DVT评估知识,操作不熟练或翻身动作粗暴　如在协助患者翻身侧卧位时,护理人员动作粗暴,翻身速度过快或过多的翻动患者,都有可能造成栓子脱落进入肺动脉或其分支引起肺栓塞。

(二)临床表现

患者在深呼吸时胸痛加重、发热、呼吸困难、心动过速、咳嗽、呼吸急促、喘憋以及咯血。由于缺氧,患者可出现惴惴不安等精神症状,以及出汗、发绀、血压下降。临床上,90%以上的肺栓塞患者主要表现为呼吸困难。患肢可见肿胀明显、皮温较高。表现有四个临床综合征:①急性肺心病:突然呼吸困难,濒死感、发绀、右心衰竭、低血压、肢端湿冷,见于突然栓塞2个肺叶以上的患者。②肺梗死:突然呼吸困难,胸痛、咯血及胸膜摩擦音或胸腔积液。③"不能解释的呼吸困难":栓塞面积相对较小,是提示无效腔增加的唯一症状。④慢性反复性肺血栓栓塞:起病缓慢,发现较晚,主要表现为重症肺动脉高压和右心功能不全,是临床进行性的一个类型。肺栓塞的常见症状无论是症状或体征对急性或慢性肺血栓栓塞的诊断都是非特异性的和不敏感的。

(三)预防及处理

1. 培训护理人员掌握患者腿部的评估知识　常用的评估方法为"6P"方法:评估患者有无腿部的疼痛、苍白、麻痹、变冷、感觉异常、无脉搏的情况,当这些症状出现时就提示患者DVT形成,及时报告医生给予处理。

2. 指导患者进行踝泵训练　踝泵运动能有效地预防DVT形成,避免肺栓塞。在术前可指导患者进行双下肢踝泵训练,在作此运动时,患者平卧,下肢伸展,大腿放松。踝泵运动分为屈伸和绕环两组动作:①环绕动作,以踝关节为中心,作360°先向左而后再向右绕环,尽力保持动作幅度最大绕环,可以使更多的肌肉得到运动。练习时,绕环动作可影响屈伸动作的幅度,或增加疼痛感。如体力不够,或疼痛感剧烈,可只作小范围的绕环或只做屈伸动作也可以达到效果。②屈伸动作:缓缓勾起脚尖,尽力使脚尖朝向自己(踝关节背伸),至最大位置时保持3秒,然后脚尖缓缓朝向地下(踝关节跖屈),至最大位置时保持3秒,然后放松(如果患者在作踝关节背伸或跖屈时髋部骨折疼痛,在背伸或跖屈时以刚感觉到疼痛为点,并在此点上停留3秒),这样一组动作完成。稍休息后可再次进行下一组动作。反复地屈伸踝关节。③二组动作配合做时,先作环绕运动2个节拍(如1、2、3、4、5、6、7、8,2、2、3、4、5、6、7、8),接着作屈伸运动10~25次,而后再作环绕运动2个节拍,可使下肢每一个肌肉群充分活动到,对预防DVT形成有极好的效果;每1~2小时可作一回合。④对于老年人要每天一日3次督促练习,以免遗忘;术后仍需继续督促患者作踝泵运动,一般在下肢手术麻醉消退之后即指导老年患者开始进行练习(在麻醉未消退时,可协助患者活动足部,轻微抖动患肢,亦可避免DVT形成),刚开始练习时用较小的力量,逐渐适应后再增加强度;练习中如感觉疼痛明显,可减少练习的时间、次数。

3. 被动、助力或主动运动屈伸膝关节 术后当天,作踝泵运动后,可协助患者患肢膝关节屈伸运动,运动范围在10°左右,健肢作膝关节主动屈伸运动;术后第1天,视患者患肢肌力活动情况可作被动或助力式的膝关节屈伸运动,活动范围可以20°~30°;术后第2天或第3天开始指导患者作小腿伸直运动:膝下垫卷成筒状的被子(或者垫筒状纸巾卷、圆筒状奶粉罐),使膝弯曲约30°,嘱其将膝盖伸直,停在空中约3~10秒,而后放下停3~10秒;若患者无法主动伸直时,可用绷带套住足底,患者自行用双手提握绷带两端,足尖往上翘,接着双手往上提拉绷带使小腿伸直。以上的训练方法,每1~2小时作一回合,一回合做10~25次。膝关节的屈伸运动可维持大腿肌肉力量,预防膝关节粘连、促进下肢血液循环。因此,早期的膝关节屈伸运动可有效地预防DVT形成,防止肺栓塞的发生。

4. 药物和物理预防 术后12小时皮下注射低分子肝素钙0.3~0.4ml,以后每天皮下注射1次,至出院;也可术后12小时后口服利伐沙班1粒,每日1次,口服1个月。术后第1天,双下肢开始使用气压治疗仪,每日2次,每次30分钟;术后第1天或第2天,使用下肢持续被动运动锻炼仪进行患肢被动屈伸运动,开始角度以膝关节弯曲30°起,以后逐渐增高。口服药物有抗凝血机制,避免血液凝固;使用器械协助下肢运动,可以促进血液循环;嘱咐患者多饮水,避免血液黏稠。此三法联用,可有效预防深静脉血栓形成。

5. 血栓形成后的护理 严格床头交接班,患者平卧,缺血肢体严禁按摩、热敷,抬高下肢20~30cm,注意观察患肢有无疼痛、肿胀。注意观察患肢周径,每日定部位测量1次,做好记录。在临床实践中,只要活动适当,则可促进血液循环,可使已凝固的栓子,通过微量的血液进行冲洗,达到自行溶解,如膝关节5°~10°内的屈伸活动,可每1~2小时活动一回,每回合活动10~20次;护理人员再用手指指腹,轻柔地从大腿下向下缓慢地滑行至小腿(手指类似犁田状滑行),每1~2小时作5~10次。这样做,可疏通患者下肢经络,同时配合5个足趾在2°~3°范围内的轻轻抖动数次(每小时抖动3~5次),从而增加了患者下肢舒适感,减轻肿胀、缓解疼痛。

四、髋内翻

(一)发生原因

除受手术因素影响外,亦受患肢肌力、体位的放置及体位改变等因素影响。由于股骨粗隆部骨折术后,患肢肌肉松弛,不能很好地保持外展中立位,使患肢处于外展外旋位置,再进行翻身操作改变体位时,双下肢中间未放置梯形枕,又不能有效保持患肢外展中立位,患肢无力,人为的过度搬动,或在翻身前骨盆未放正,侧翻度数太高,亦可使患肢过度内收、外旋,造成内固定不牢,发生移位,而发生髋内翻。

(二)临床表现

髋部疼痛,患者行走呈跛行步态,双侧髋内翻者呈鸭行步态。查体见患者肢体短缩,大转子突出,外展、内旋明显受限。X线检查:骨盆正侧位片可见患侧股骨颈干角变小,股骨大转子升高。

(三)预防及处理

1. 在术前指导患者进行翻身技巧训练、肌力训练。

2. 术后在翻身时,注意骨盆必须摆放正,双下肢间置放梯形枕或软枕,由患侧向健侧或由健侧向患侧侧卧时,注意翻身侧卧的角度不要太高,可在20°~30°;由健侧向患侧侧卧位,应移去患肢所垫的软枕;在协助体重较重的患者改变体位时,保持患肢伸直外展中立位(或穿防旋鞋),如为一人协助,护理人员可将一手从患者跨下伸入至骶骨处,另一手放置腰部协助患者翻身侧卧或通过抬臀垫枕达到侧翻卧位。只要在正确的体位及患者有力的肌力作用、协助人员或患者自己对翻身方法的掌握下翻身,可有效预防髋内翻的发生。

3. 对于轻度的髋内翻,不影响行动者不予处理。早期发现髋内翻,<120°的内翻,可做牵引矫正,如果效果不好,年轻患者应行手术矫正。

附20-1 髋部骨折术后翻身操作规程

1. 评估

(1)评估患者的体重、病情、肌力、年龄、意识、生命体征、手术方式、伤口情况、有无引流管、牵引及固定等。

(2)患者肢体活动能力、身体移动能力及理解、合作程度。

(3)患者的心理状态及需求。

(4)操作者的体力以及可利用的翻身工具等。

2. 用物准备

(1)护理车上层备:梯形枕一个(带有固定带)、二个儿童枕(35cm×20cm×5cm)、2个软枕(70cm×40cm×10cm)。

(2)护理车下层准备以下物品:污物桶2个,一个放置感染性废弃物(如换下的伤口敷料),一个放置生活垃圾。

3. 环境准备 清洁、安静、光线适宜,必要时用屏风遮挡患者。

4. 操作步骤

(1)洗手、戴口罩。

(2)将备齐用物携至患者床旁,核对患者床号、姓名,并解释操作目的、方法及在翻身时可能出现的并发症及必要的配合,以取得合作。

(3)固定病床刹车,摇低床头或放下支架,取下固定在床上的引流管、约束带等。

(4)翻身前,置患者平卧于床纵中轴线上,患肢呈外展15°~30°的中立位置,双下肢中间放置梯形枕或厚软枕并固定双下肢。但要注意,行患肢牵引者,可不放置梯形枕,但在翻身时患肢应保持在牵引状态。

三人协助翻身操作方法

(5)由患侧向健侧侧卧位法：①患者患肢垫 20～30cm 高的软枕，双手呈合抱状握住健侧侧边床栏，可将躯干由患侧侧向健侧、侧转上半身的 1/4。（如为无配合能力的患者，则将双手放置胸前）。②三位护理人员，A 操作者站在患者健侧上半身段床边，一手扶肩一手扶腰；B 操作者站或蹲在患侧一手伸入腰部并将手移至骶骨处，另一手根据需要可放置在患者腰背部中间；C 操作者站在床尾托扶患肢，保持患肢呈伸直位（防止患者躁动或由于疼痛而不由自主地将下肢突然弯屈，引发内固定物移位或假体脱位），4 人（如无配合能力的患者，只需三名护理人员协助翻身即可）同时协调用力由患侧向健侧侧翻 15°～30°。

二人协助翻身操作方法

(6)由患侧向健侧侧卧位法：①患者患肢垫 20～30cm 高的软枕，双手呈合抱状握住健侧侧边床栏，可将躯干由患侧向健侧、侧转上半身的 1/4，同时在翻身时保持患肢呈外展伸直位。②二位护理人员，A 操作者站在患者健侧上半身段床边，一手扶肩一手扶腰；B 操作者站或蹲在患侧一手伸入腰部并将手移至骶骨处，另一手放置在患侧肢体膝关节内侧轻向外按压（防止翻身时下肢内收及膝关节弯屈）；二人同时协调用力由患侧向健侧侧翻 20°～40°。

(7)由健侧向患侧侧卧位法：①移去置于垫高患肢的软枕，患肢平放，双下肢中间放置梯形枕。②指导患者健肢弯屈（如为双髋部骨折或双侧人工髋关节置换术后早期的患者，则下肢不能弯屈时，可垫高下肢 20～30cm），健足蹬床，患者双手呈合抱状握住患侧边床栏。③二位护理人员，A 操作者站在患者患侧上半身段床边，一手扶肩一手扶髋（如为双髋骨折或双侧人工髋关节置换术的患者，则只能扶腰）；B 操作者站在健侧一手伸入骶骨处，二人同时协调用力由健侧向患侧侧翻 30°～40°。

一人协助翻身操作方法

(8)由患侧向健侧侧卧位法：①第一点同二人协助翻身操作方法第 1 点。②操作者站或蹲在患侧一手伸入腰部并将手移至骶骨处，另一手放置在患侧肢体膝关节内侧轻向外按压（防止翻身时下肢内收及膝关节弯屈）；与患者同时协调用力，由患侧向健侧翻身。翻身后放置翻身枕垫于患侧。

(9)协助抬臀翻身侧卧法：指导患者双肩膀、双肘部及健足 5 点作为支点，辅以腰背肌用力，一护理人员将手放置患者骶骨，与患者同时协调用力将臀部抬高，同时护理人员将一儿童枕置于患者腰臀下，另一儿童枕置于胸背下。

自主翻身操作方法

(10)健侧向患侧翻身侧卧法：移去患肢垫枕，指导患者健肢屈曲，健足蹬床，一手拉住患侧床栏，利用躯干旋转力及双手拉力，将躯体由健侧向患侧侧翻身 45°内。

(11)患侧向健侧翻身侧卧法：保持患肢在牵引的状态（无牵引者，保持患肢呈伸直位，患肢垫枕约 20～30cm），让患者一手拉住健侧床栏，利用躯干的旋转力、双手拉力、协调臀肌、下肢肌肉用力，由患侧向健侧翻转 30°～45°。

(12)抬臀法：利用双肩膀、双肘部及健肢弯屈健足蹬床，此 5 点（或双下肢弯曲及双足蹬床，此 6 点）作为支点，辅以腰背肌臀肌用力，将腰臀部抬高，并在背臀部位左右两侧轮流放置儿童枕，以达到左右侧翻身目的。

（13）再次核对。整理床单位,洗手。

（14）观察患者在翻身时及翻身后出现的问题、全身受压部位皮肤情况,并记录。

5. 注意事项

（1）患者入院后,尽早进行翻身方法的指导,提高患者配合能力及自主翻身能力,有效地预防并发症的发生。

（2）在翻身前尽量调动患者主观能动性,应用力学,指导患者善于借助护理人员在骶骨处所给予的支持力,顺应力的方向进行翻身。

（3）患者在用5点或6点支撑法抬高腰臀部时,应指导其调配好各肌肉群、小幅度缓慢抬高,切不可在肌肉未充分调配好的情况下抬高腰臀部。

（4）护理人员在协助体质量较重的患者行5点或6点支撑法时,患者害怕不敢用力,或护理人员力气不够大时,可采取一手从胯下伸入,另一手由腰伸入至骶骨处,双手重叠,协助患者抬高腰臀部。

附20-2　髋部骨折平车运送技术操作规程

1. 评估

（1）评估患者的体重、病情、肌力、年龄、意识、生命体征、伤口情况、有无引流管、牵引及固定等。

（2）患者生活自理能力及理解、合作程度。

（3）患者的心理状态及需求。

（4）操作者的体力、搬运的方法以及平车的性能等。

2. 用物准备

平车、梯形枕或厚软枕、过床板,根据病情,准备氧气袋及特殊用药。

3. 环境准备　清洁、安静、宽敞,车床能够自由进出。

4. 操作步骤

（1）洗手、戴口罩。

（2）将备齐用物携至患者床旁,核对患者床号、姓名,并告知转运目的、方法及可能出现的不适、并发症及必要的配合,以取得合作。

（3）固定病床刹车,摇低床头或放下支架,取下固定在床上的引流管、约束带等。

（4）四人搬运法:①移开床旁桌椅,患者肢体摆放功能位、双下肢中间放置梯形枕或厚软枕并固定双下肢,在患者腰臀下铺中单。②2人分别站在床头或床尾,并分别托住患者的头肩部和两腿;另外2人分别站于病床的两侧（过床时则2人分别站在平车及病床两侧）,抓住中单四角（抓住紧贴腰部及臀下的中单,缩短力臂,在搬运时可省力）,先将患者缓慢移向床沿。③推平车与病床平行放置,紧靠床边。④1人喊口令,4人同时合力将患者抬起,放于平车。⑤患者取舒适卧位,拉好护栏,整理。

（5）挪动＋三人协助搬运法:①指导患者挪动方法,以取得患者的配合。②平车与病床平行放置。③1名搬运者抵住平车,指导患者弯曲健下肢,用健足及双肘部作为支点,支撑身体,将腰臀部抬高,2名护理人员分别站在车床一侧及床边,抓住患者身体下的中单四角,第3名护理人员,托扶患肢,嘱患者在过床时保持左下肢伸直位,指导患者配合护理人员。④1人喊口令,患者一边移动躯体,护理人员亦同步的协助患者移动腰臀部及患肢,一边协助搬一边患者配合挪动,使躯体移至平车上(只要患者有配合能力,均认为此法最舒适,微痛或根本就不痛,且可有效防止髋部骨折内固定移位或假体脱位)。⑤协助患者取舒适卧位,拉好护栏,整理。

(6)五人搬运法:①1人站在床头托住患者的头及颈肩部;2人站在床尾分别各托住一个下肢;另2人分别站在病床和平车的两侧,抓住中单四角。②余同四人搬运法。

(7)过床板过床法:①同四人搬运法①,A、B2人分别站在及病床及平车两侧。②患者从病床过床到平车上时(患者身下铺大单或着病衣,禁忌光身),病床侧的人(A)两手各扶持患者的肩部和臀部处大单,轻将患者侧翻30°左右,平车一侧的人(B)将过床板滑入患者身体下方1/2或1/3处,在床和平车之间形成一个平滑的桥梁,A将患者放平。③A抓住患者肩部和臀部下侧边大单用力慢慢往下送,B抓住患者的肩部和臀部下侧边的大单用力慢慢拉向平车,使患者通过过床板舒适地滑向平车中央。④B移去过床板。

(8)再次核对。整理床单位,洗手。

(9)注意观察患者在搬运时及搬运后出现的问题、全身受压部位皮肤情况,并记录。

5. 注意事项

(1)将搬运途中可能出现的病情变化及危险因素告知患者/家属。

(2)有牵引者,应注意保持牵引重力线的角度和重量,搬运患者前锁住平车刹车。

(3)多人搬运时,搬运者按身高由高到矮从床头到尾排列。

(4)肢体石膏或夹板固定、带特殊引流管的患者,应由专人托扶肢体或管道。

(5)搬运过程中注意职业防护。

(6)搬运后检查各种引流管固定通畅情况。

(7)运送过程中,避免患者肢体伸出床沿,防损伤肢体。护士站在患者头侧,密切观察病情,发现异常,立即就地抢救。

(8)上下坡时,患者头部应位于高位。

(9)进出门时,先将门打开,避免碰撞,减少震动。

附20-3 下肢长度及肢体周径测量

一、下肢长度测量

下肢长度测量时的正常位置:患者平卧于检查床,躯干肢体与床边缘平行,观察骨盆的位置必要时作相应的调整。正常人在此位置下双侧足跟在同一平面,前后髂棘平面与检查床面成直角。

1. 下肢总长度的测量　首先在髂前上棘画一记号,而后在内踝尖端画一记号,用皮尺测量髂前上棘与内踝之间的距离。

2. 大腿长度的测量　测量大粗隆至膝关节外侧间隙之间的距离。

3. 小腿长度的测量　测量膝关节外侧间隙至外踝之间的距离;亦可测量膝关节内侧间隙至内踝之间的距离。

下肢长度测量时双下肢位置摆放:当有髋关节内收畸形时,肢体长度的测量可以评估任何并存的真性肢体短缩。在测量之前,健侧肢体也应该摆放于与患侧肢体同样的内收位,然后测量双侧髂前上棘至内踝的距离。

1. 双侧足跟间的距离　肢体如果有明显的真性短缩,双侧足跟就不在同一平面(双侧足跟间的距离就等于肢体长度的差异),骨盆不会倾斜,此时应测量双侧足跟间的距离。

2. 足底加垫法测量肢体短缩长度　真性肢体短缩可以通过在患侧肢体足底加垫的方法使髂前上棘或髂嵴处于水平位,并且臀沟呈垂直位;进一步在患者前屈时检查后侧髂棘也处于水平位,此时所及衬垫的厚度即代表肢体短缩的长度。

3. 下肢短缩的 X 线片测量　对直接测量有困难的患者,应在保持同一位置不动的情况下,拍双侧髋、膝、踝关节片,这样可以进行双侧精确的对比。

二、股骨大转子向上移位的测量

在双侧大转子尖和髂前上棘之间画一连线,向腹壁延伸。正常情况下,该沿线在脐或脐以下上与中线交叉。如因伤或病使大转子上移,则此沿线在脐以下偏中线相交。

三、肢体周径的测量

测量肢体周径常用以了解肌肉的萎缩程度及观察患肢肿胀的增减。测量周径应选定两下肢相同水平肌肉饱满之处作比较。

1. 大腿周径测量　皮尺放在髌骨上方 10 ~ 15cm 处环绕一周,记录所测数据。
2. 小腿周径测量　皮尺放在髌骨下 10cm 处,环绕一周,记录所测数据。

（陈小花　罗伟香　吴惠平）

参 考 文 献

1. 安志军,丁同生,史立强,等. 老年髋部骨折术后深静脉血栓的防治. 中国骨与关节损伤杂志,2007,22(4):342-343

2. 陈冬萍. 急性创伤骨科病人的疼痛护理. 现代实用医学,2007,19(7):587-588

3. 陈小花. 髋部骨折患者实施翻身顺应性指导的效果观察. 护理学报,2011,18(5A):56-57

4. 陈小花,陈雪娥,张丽,等. 股骨颈骨折患者翻身时的护理干预. 护理学杂志,2008,23(12):25-26

5. 甘玉云. 人工假体置换、翻修术后髋关节脱位的危险因素及护理干预. 中国实用护理杂志,2005,21(6):24-25

6. 吕厚山,林剑浩. 现代人工关节外科学. 北京:人民卫生出版社,2006

7. 刘静. 老年髋部骨折患者并发症的预防及护理. 中国现代药物应用,2012,6(5):95-96

8. 聂明军. 人工髋关节置换术后并发症及防范. 中外医学研究,2012,10(1)17-19

9. 潘志达. 医学物理学. 第 5 版. 北京:人民卫生出版社,2009

10. 裴福兴,邱贵兴. 骨科临床检查法. 北京:人民卫生出版社,2009

11. 王华珍,赖敏贞. 50 项护理技术操作流程. 广州:广东经济出版社,2007

12. 胥少汀,葛宝丰,徐印坎,等. 实用骨科学. 北京:人民军医出版社,2006

13. 张菊英,邹瑞芳,叶家骝. 五指法在疼痛强度评估中的应用. 中华护理杂志,2005,40(6):409-411

14. 张晓阳. 骨科术后康复指南. 北京:人民军医出版社,2010

15. ANTHONY A. SCHEPSIS BRIAN D. BUSCONI. 韩一生,译. 运动医学. 西安:第四军医大学出版社,2008

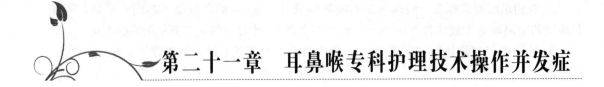

第二十一章 耳鼻喉专科护理技术操作并发症

耳鼻喉专科护理操作是体现专科临床要求的重要环节之一,在疾病的治疗过程中具有举足轻重的地位,并贯穿于整个治疗过程,是耳鼻喉专科护士必须掌握的护理技术。本章节重点讲述外耳道冲洗法、上颌窦穿刺术、鼻腔负压置换疗法3项基本操作,操作过程中由于操作者的技术水平、应用材料、患者自身的体质、依从性及配合程度等原因,可产生局部或全身的并发症,如眩晕、恶心呕吐、鼓膜穿孔、头痛、耳痛、晕厥、鼻出血、面部肿胀、麻醉意外、穿破眶下壁、气体栓塞等,需引起医护人员的高度重视,本章予以详细叙述。

第一节 耳鼻解剖与生理

一、外耳解剖与生理

(一)外耳道

外耳道在成人平均长度约2.5~3.5cm,分为软骨部和骨部,软骨部居于外,占全长的1/3。软骨部的前下壁有裂隙,为外耳道和腮腺之间提供互相感染的途径。骨部居于外耳道内侧2/3。骨部的前壁、下壁和后壁的大部分由颞骨的鼓部组成。软骨部是向内向后上方,至骨部则转向前下方,故检查时应将耳郭向后上方牵拉使成直线,才易看清鼓膜,但在小儿仅有弧形弯曲,检查时需将耳郭向后下牵引。整个外耳道覆盖皮肤,仅软骨部的皮下组织有毛囊、皮脂腺及耵聍腺,故易感染而患耳疖。因皮肤和软骨附着较紧,故疖肿疼痛剧烈。耵聍腺构造与汗腺类似,能分泌耵聍。

耳郭血液由颞浅、耳后、耳深动脉供给,并至鼓膜外层。外耳淋巴汇入耳前、耳后、耳下、颞浅和颈深上淋巴结。外耳的感觉神经由耳大神经、枕小神经、耳颞神经及迷走神经耳支分布。

外耳主要功能是将自由声场的声波传播到鼓膜。外耳对空气介质传播来的声音有两个方面的影响:其一是对某些频率段的声波有增压作用,其二是有助于声源定位。此外,外耳道尚可保护中耳结构免受损伤。

(二)鼓膜

鼓膜位于外耳道与中耳之间,为椭圆形半透明薄膜,呈倾斜位。正常鼓膜有以下标志:①锤骨短突:鼓膜前上部灰白色的小突起,系锤骨短突自鼓膜深面的凸起。②鼓膜前后皱襞:自锤骨短突向前、后引伸的鼓膜皱襞,皱襞上面为鼓膜松弛部,下面为鼓膜紧张部。鼓膜内陷者,其前后皱襞尤为明显。③锤骨柄:透过鼓膜表面的浅粉红色条纹状影,自短突向下微向后止于鼓脐。④光锥:鼓脐向前下方达鼓膜边缘的三角形的反光区。

鼓膜的血液为上颌动脉的耳深动脉及鼓室前动脉和耳后动脉的分支所供给。鼓膜的外面后半部分有迷走神经分布,前半部来自三叉神经的耳额支。鼓膜的内侧面为舌咽神经的鼓室支支配,故耳及咽部有疼痛时常可相互影响。

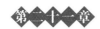

鼓膜在听觉的传导功能上占有很重要的角色,能带动中耳内听小骨的振动,耳膜另外一项很重要的功能就是对噪音有防护作用。为了临床记录的需要,常将耳膜分为四个象限,即沿锤骨柄作一假想直线,另经耳膜脐作一与其垂直相交的直线,便可将耳膜分为前上、前下、后上及后下4个象限区域。

二、上颌窦解剖与生理

上颌窦居于上颌骨体内,为鼻窦中最大者。上颌窦呈不规则的三角锥体形,锥底为鼻腔外侧壁,锥尖指向上颌骨颧突。窦腔的容积个体差异甚大,可为2~30ml,平均为15ml。其平均大小:前后径34mm,横径25mm,高度33mm。上颌窦内可有一些方向不同、大小不等的骨性或膜性分隔,若阻碍窦腔积液引流,则具有重要临床意义。上颌窦的形状基本上与上颌骨体一致,可以分为一底、一尖及前、后、上、下四个壁。

上颌窦的动脉供应主要来源于眼动脉的分支的筛前动脉,上颌动脉分支的蝶腭动脉、上颌牙槽后动脉、眶下动脉。上颌窦的静脉大致与动脉伴行而同名,主要有蝶腭静脉和眼下静脉。上颌窦的神经主要来自于三叉神经第二支(上颌神经)的上颌牙槽后支和眶下神经分支。上颌窦的淋巴汇入舌骨大角附近的颈深淋巴结上群及第二颈椎前的咽后淋巴结,并在咽鼓管咽口周围构成淋巴管丛。

鼻窦的生理功能迄今仍无定论,一般有下列几种说法:①增加呼吸区黏膜面积及促进对吸入空气的加温加湿作用。②对声音的共鸣作用。③减轻头颅重量及增加头部在水中的浮力。④保护重要器官的作用。⑤保温促热作用。

三、鼻腔解剖与生理

详见第七章第一节。

第二节 外耳道冲洗操作并发症

外耳道冲洗法是耳科常用治疗方法之一,其主要目的是用于冲出外耳道深部不宜取出的碎软耵聍、微小异物或已经软化的耵聍栓塞。由于患者自身、应用材料及操作者的技术水平等原因,亦可产生一些并发症,如眩晕、鼓膜穿孔等。

一、眩晕

(一)发生原因

1. 患者因担忧、恐惧等不良心理造成精神高度紧张;在空腹的情况下进行外耳道冲洗,由于患者处于饥饿、低血糖状态,是引起眩晕的原因之一。

2. 气候过热或过冷,诊室内嘈杂、空气污浊也是引起眩晕的原因。

3. 冲洗液过冷或过热、液量过多、压力过大,或冲洗时间过长均可刺激内耳前庭而致眩晕。因人体平衡的维持主要依靠触觉、深感觉、视觉及内耳之前庭功能互相协调来完成,其中前庭最为重要,故在行外耳道冲洗时如方法不当或其他原因使前庭受到刺激、缺血时会引起眩晕。

(二)临床表现

患者会感到天旋地转的晕,伴有面色苍白、出汗、恶心、呕吐、耳聋、耳鸣、耳闷、眼前发黑、复视、视物模糊、头痛等症状。

（三）预防及处理

1. 耐心解释，做好心理护理。冲洗时眩晕发生于患者的心理因素有密切关系，焦虑、紧张是其原因之一，所以操作前做好解释工作，消除恐惧、紧张情绪非常重要。

2. 为防止发生低血糖性晕厥等现象，冲洗前询问患者有无进早餐，尽量避免空腹操作。

3. 保持室内空气的新鲜与流通，减少人员流动，经常开窗透气。保持室内环境安静，尽量减少嘈杂声音。合理调节室内温度，以患者感到舒适为宜。

4. 对硬耵聍的患者要遵医嘱滴药，不可强冲。

5. 帮助患者取正确的体位。冲洗时患者取坐位，头稍偏向患侧。

6. 冲洗器用20ml或50ml注射器，链接头皮针头，剪去钢针留下约2cm长的软管，可避免患者摇晃时碰伤和起压力缓冲作用。冲洗时软管口斜对外耳道后上壁，不可直对鼓膜，以免刺激内耳引起眩晕。

7. 冲洗时水温要适宜保持在38℃左右。因为这种温度接近人体正常体温，过冷过热均易引起眩晕；水量不超过50ml，压力适当，以脉冲式方法冲洗；冲洗时用左手将患者耳郭向后上方轻轻牵拉（小儿向后下方），这样操作使外耳道被拉直，便于冲洗物流出。勿长时间持续冲洗。

8. 发生眩晕时立即停止操作，放平座椅或让患者仰卧于诊床上，嘱患者闭目，全身放松，做深呼吸或慢慢叹气，给予安慰和解释。

9. 对严重眩晕伴有恶心、呕吐者，迅速建立静脉通道，报告医生，遵医嘱用药；也可指压或针刺合谷等穴位。

二、鼓膜穿孔

（一）发生原因

1. 鼓膜虽位于外耳道深部，但因其甚薄，故易遭受外伤。如操作时，患者突然晃动头部，易引起鼓膜穿孔。

2. 冲洗外耳道时，冲洗水量过多，冲洗压力过大过猛等都可使鼓膜直接受伤引起穿孔。

3. 由于外耳道外耳门至鼓膜之间的一条弯曲管道，长约2.5~3.5cm，冲洗外耳道操作时不易掌握位置和深度，冲洗方向直接对着鼓膜，或者连接冲洗注射器的软管太长，放入时未把握好长度和方向、动作欠轻柔等导致鼓膜损伤。

（二）临床表现

穿孔一般位于鼓膜的后下方。如受伤时精神紧张，可感觉不到任何症状。一般在鼓膜破裂刹那间，突然发生耳痛、耳聋、耳鸣，偶伴短暂眩晕。听力从正常到中度耳聋，自觉有阻塞感，甚至耳痛，数小时后由于渗出液产生，耳痛症状减轻，常伴有耳鸣，初起时仅见鼓膜单纯性充血，随着鼓膜内陷，出现点状出血，引起感觉神经性耳聋。检查可见外耳道有少许鲜血流出，片刻即止。

（三）预防及处理

1. 操作前，向患者讲解操作的目的、方法、注意事项及配合要点，以取得患者的配合，冲洗时不要摇动头部。

2. 冲洗时掌握好水量和压力，冲洗应缓慢，冲洗时软管口斜对外耳道后上壁，方向不可直对鼓膜。

3. 操作时动作应轻柔，掌握好软管放入的长度。

4. 如出现鼓膜穿孔,应报告医生处理。处理时着重防止感染,禁止滴耳和洗耳,以免将病菌带入中耳。保持外耳道清洁干燥。伤后即可用酒精消毒外耳道,擦净和取出外耳道异物、耵聍等。不要取下附在耳膜上的血痂,以免引起细菌感染。用消毒的棉花轻轻塞在外耳道口,以防污物进入耳内,引起继发性感染。嘱患者暂勿擤鼻涕,必要时可将鼻涕吸入咽部吐出。

5. 如无继发感染,鼓膜多能自行愈合。在完全愈合前,应嘱患者:

(1)防止耳朵进水。在游泳、洗澡、洗头是一定要做好防护,可用消毒棉塞堵住耳道口,防止水流进中耳,引起感染。

(2)掏耳需谨慎。切勿用不清洁的工具像火材棒、头发夹、铅笔尖等器具掏耳,避免将细菌带入耳中,掏耳时不要过分用力,以免弄伤鼓膜。

(3)慎防感冒。天气转凉时注意增减衣物,防止感冒侵袭,一般感冒容易引起中耳炎,使鼓膜穿孔的情况更加严重。

(4)正确擤鼻。擤鼻时方式一定要正确,若是用手捏住两侧鼻孔用力擤鼻,容易将鼻腔分泌物通过咽鼓管排到中耳引起中耳炎。正确的擤鼻方式是堵住一侧鼻孔轻轻排出鼻涕。

(5)加强营养,适当锻炼,注意休息,提高免疫力。

(6)定期到医院检查,发现问题及早处理。

附 21-1　外耳道冲洗法操作规程

1. 评估

(1)评估患者年龄、意识、心理状态及进行外耳道冲洗的目的等。

(2)评估患者的外耳道异物性质、形状,耵聍的大小、形状、硬度,鼓膜是否完好,有无急性中耳炎、急性外耳道炎等。

(3)患者对外耳道冲洗操作的认知及合作程度。

2. 用物准备

(1)治疗盘内备:耳冲洗器(或 50ml 注射器),头皮针头(剪去钢针留下约 2cm 长的软管)、弯盘、温开水或温生理盐水、水温计、纱布、治疗巾、棉签、额镜、耳镜。

(2)治疗车下层准备以下物品:污物桶 2 个,一个放置感染性废弃物(用过的注射器、棉签等),一个放置生活垃圾(用过的注射器、棉签等的外包装)。

3. 环境准备　环境清洁、安静、光线适宜、空气流通。

4. 操作步骤

(1)洗手、戴口罩,备好物品。

(2)携用物至患者处,核对床号、姓名,并解释操作目的、方法、注意事项及配合要点,以取得合作。

(3)患者取坐位,使患耳正对操作者。

(4)了解外耳道皮肤、耵聍栓塞、异物形状以及鼓膜情况。

(5)同侧颈及肩部围以治疗巾。

(6)将弯盘置于患耳耳垂下方,紧贴皮肤,头稍向患者倾斜,嘱患者或叫助手协助固定弯盘,以便冲洗时水可回流入弯盘。

(7)再次核对;左手向后上方牵拉耳郭(小儿向后下方),使外耳道成一条直线。右手将吸满生理盐水的注射器(冲洗器)将温水调整适宜。

（8）对准外耳道后上壁方向冲洗，使水沿外耳道后上壁进入耳道深部，借回流力量冲出耵聍或异物。用力不可过猛，也不可将冲洗器头紧塞外耳道内，以致水不能流出而胀破鼓膜。

（9）冲洗后用纱布擦干耳郭，用棉签擦净耳道内残留的水，检查外耳道是否清洁，如有耵聍残留，可再次冲洗至彻底清净为止。检查外耳道及鼓膜有无损伤或病变，若有，则予以及时处理。

（10）清理用物，整理床单位，洗手并记录。

5. 注意事项

（1）坚硬而大的耵聍、尖锐异物、中耳炎鼓膜穿孔、急性中耳炎、急性外耳道炎，不宜做外耳道冲洗。

（2）冲洗液应接近体温，水温保持在 38℃ 左右，不宜过热或过冷，以免引起迷路刺激症状。

（3）冲洗时不可对准鼓膜，用力不宜过大，以免损伤鼓膜；也不可对准耵聍或异物，以免将其冲至外耳道深部，更不利于取出。

（4）若耵聍未软化，可用耵聍钩钩出，或嘱患者再滴 3% 的碳酸氢钠溶液 2～3 天后再冲洗。

（5）若冲洗过程中，患者出现头晕、恶心、呕吐或突然耳部疼痛，应立即停止冲洗并检查外耳道，必要时请医生共同处理。

第三节　上颌窦穿刺术操作并发症

上颌窦有化脓性病变时，窦口黏膜与鼻腔鼻窦黏膜一样，肿胀变厚而使窦口更加狭小，脓性分泌物黏稠积聚，引流不畅，脓液无法排出，若长期积存于上颌窦内，则会带来严重并发症。上颌窦穿刺冲洗就是针对上颌窦炎性病变时窦腔蓄脓，用穿刺针从下鼻道透过骨壁进入上颌窦空腔，注入冲洗液冲洗出脓液的方法。它具有诊断和治疗的双重作用。上颌窦穿刺术是一项侵入性操作，由于患者自身及操作者的技术水平等原因可产生各种并发症，如鼻出血、晕厥、面颊部及眶周肿胀、麻醉意外、穿破眶下壁、气体栓塞等。

一、鼻出血

（一）发生原因

1. 穿刺部位不正确，位置靠后，穿刺针的方向与骨壁的角度不当，可能损伤靠近后鼻孔较粗的血管。

2. 穿刺时患者的头部突然移动，造成针尖多处移动，针尖损伤下鼻甲或鼻腔黏膜、血管。

3. 穿刺针针尖太钝，不能穿过骨壁而损伤较多的鼻黏膜引起。

4. 患者可能合并有血液病，如凝血时间延长等。

5. 因出血致精神紧张，血压升高，加重出血。

（二）临床表现

一般可见少量血液从穿刺侧鼻孔流出，损伤较粗血管或动脉时，可见喷射性或搏动性小动脉出血，鼻腔后部出血常迅速流入咽部，从口吐出，可出血较多。

（三）预防及处理

1. 穿刺前仔细询问患者的既往史，高血压、血液病、急性炎症期穿刺容易出血，禁用上颌窦穿刺。

2. 操作者要准确掌握穿刺部位。成人的穿刺部位一般取下鼻道外侧壁距下鼻甲前端

1～1.5cm 紧贴下鼻甲根部处,儿童则取下鼻道前 1/4 交界处紧贴下鼻甲根部处,勿太靠后,以免损伤较大的血管。穿刺动作要轻、准、稳。

3. 做好心理护理,向患者讲解有关疾病的知识,治疗目的和穿刺冲洗的过程,指导其术中配合的方法,交代清楚可能出现的问题,以取得患者的配合。嘱患者穿刺过程中勿摇晃头部。穿刺时以一手固定患者头部。

4. 穿刺前认真仔细检查穿刺的质量,如穿刺针应锋利,套针与针芯匹配,避免带勾、弯曲等。

5. 穿刺结束,拔针后以 1% 麻黄素棉片压迫穿刺点止血。出血较多者用可用 0.1% 肾上腺素棉片填塞下鼻道止血,并告知患者 3～5 天内排鼻涕时带有少量血液为正常现象,出血较多及时到医院处理。

6. 术后观察 30 分钟后无出血才可以让患者离开。

二、晕厥

(一)发生原因

1. 患者因担忧、恐惧等不良心理造成精神高度紧张,加上术中出血或进针不顺,由此刺激迷走神经,反射性引起短暂性全身血管扩张,回心血量减少,血压下降,脑供血不足引起晕厥。

2. 在空腹的情况下进行上颌窦穿刺术,由于患者处于饥饿、低血糖状态,是引起低血糖性晕厥。

3. 上颌窦穿刺常常会给患者带来不适和恐惧感,疼痛是最常见的一种,由于疼痛刺激迷走神经反射性引起晕厥,同时精神紧张也可使疼痛阈值下降。

4. 因上颌窦解剖位置特殊,操作时多采取坐位,易引起晕厥。

(二)临床表现

1. 血管迷走性晕厥:多因恐惧、焦虑、疼痛引起,起病前有短暂头晕、注意力不集中、面色苍白、恶心、上腹不适、出冷汗、心慌、视力模糊、耳鸣、听力改变等症状,如此时能及时发现引起警觉而使平卧则可缓解或消失。否则将很快出现意识丧失,持续数秒或数分钟,伴血压下降,脉弱且慢,少数出现尿失禁。

2. 低血糖性晕厥:因空腹时低血糖所致。出现乏力、面色苍白、出冷汗、饥饿感,进而神志不清和晕厥,测血糖低于正常值。

(三)预防及处理

1. 做好心理护理,耐心向患者讲解有关疾病的知识,治疗目的、方法、注意事项及配合要点,减轻患者的紧张、恐惧心理,以取得患者的配合。

2. 穿刺前询问患者是否空腹,如有饥饿感,可嘱其进食温热食物,以防发生低血糖性晕厥。对活动量大、新陈代谢快的年轻患者,术前切勿禁食。

3. 为患者创造一个清洁、安静的环境,术前器械的准备等尽量在患者不经意间进行,以减少不良刺激。

4. 对穿刺点进行局部表面麻醉 2 次,可减轻患者的疼痛。

5. 操作者操作时,动作应做到稳、准、轻、快,保证一次性穿刺成功,尽量缩短操作时间,以减轻疼痛刺激。

6. 操作者边操作边与患者交谈,密切观察其面部表情,重视患者的诉说,评估其不适和疼痛的程度。

7. 当患者出现晕厥先兆时,立即停止操作,把操作椅放平,扶助患者平卧,抬高双下肢,在保护好患者头部的同时,按压人中、合谷等穴位,给与口服糖水,注意保暖,必要时给予吸氧。监测血压、脉搏、呼吸情况,并呼叫其他医护人员协同救治。

8. 经过处理后,一般 5～10 分钟后情况逐渐缓解。继续观察生命体征,征得患者同意再继续治疗。

三、穿刺注水受阻

(一)发生原因

1. 上颌窦窦腔内黏膜肥厚,黏膜息肉样变,穿刺针仅穿过骨壁未穿透黏膜。

2. 穿刺时用力过猛,失去控制,针尖刺入窦腔对侧壁黏膜。

3. 患者上颌窦内有骨隔(发育成多房窦),或上颌窦自然开口被息肉、囊肿、过度肿大的中鼻甲阻挡。

(二)临床表现

注水冲洗时阻力大,无回水或少量回水,患者感觉胀痛。

(三)预防及处理

1. 操作者熟悉鼻腔及鼻窦的正确解剖位置,操作中严格遵守操作规程,掌握好操作要点和手法。用拇指、示指和中指捏紧穿刺针中部,掌心顶住针柄,针尖斜面向鼻中隔,以小指和无名指抵住患者的唇部。穿刺时稍用力钻动,勿用力过猛,有落空感时立即停止,证实穿刺针在窦腔内方可冲洗。

2. 如注水时阻力大,勿强行冲洗。可根据鼻腔外穿刺针的长度(一般进入鼻腔和上颌窦窦腔约4cm),将针轻轻少许前进、后退或改变方位。直到刺入上颌窦窦腔内,以冲洗时回液顺畅,患者无不适为宜。

3. 对经以上处理,仍然注水失败者排除操作原因,需行 CT 扫描或手术探查。

四、面颊部及眶周肿胀

(一)发生原因

1. 发生面颊部肿胀主要原因是:①穿刺的部位不正确,位置太靠前,针尖指向不正确,角度太大。针头未进入下鼻道,而沿梨状孔下外缘及上颌窦前壁刺入颌面软组织。②患者因恐惧突然移动头位,导致穿刺针头移位。③操作者未严格执行操作规程,未明确穿刺针进入窦腔内就行注水冲洗。

2. 发生眼眶周围肿胀的主要原因是:①针尖指向过高,角度太小,用力过猛。②患者不配合,突然摆动头位导致穿刺针针尖偏斜或摆动,穿破眶底板进入眶内。

(二)临床表现

1. 面颊部肿胀:注水冲洗时阻力小或无阻力,无回水,但患者颊面部出现肿胀,患者感觉胀痛并呈放射性。

2. 眼眶周围肿胀:穿刺注水时下眼睑立即肿胀隆起,患者眼睛胀痛,重者眼球突出、移位、活动受限。

(三)预防及处理

1. 做好心理护理,耐心向患者讲解有关疾病的知识、治疗目的、方法、注意事项及配合要点,减轻患者的紧张、恐惧心理,以取得患者的配合。

2. 操作者熟练掌握进针的部位和方向,成人一般针尖指向同侧耳郭的上缘,儿童则指向同侧的眼外眦。

3. 操作时固定好头部,如为儿童患者,需安排一人抱住头部固定。

4. 严格执行操作规程,穿刺后回抽无异常,开始缓慢冲洗,注意冲洗时有无阻力,如稍有阻力时,要仔细观察患者面颊部及眼眶周围有无肿胀,出现肿胀时立即停止注水并抽吸后拔针,局部禁止挤压。

5. 出现颊面部肿胀者24小时内给予冷敷,以减少毛细血管的通透性,抑制组织肿胀,降低神经末梢的敏感性,有效地减轻疼痛。24小时后热敷,促进局部血液循环,促进组织吸收。

6. 出现下眼睑肿起者可给予适当加压包扎。

7. 报告医生,适当给予抗生素及止血药等处理。

五、穿刺针折断

(一)发生原因

上颌窦穿刺术发生断针较少见。引起穿刺针折断的主要原因有:

1. 穿刺前,穿刺针因各种原因变形而未被发现。

2. 拔出针时未套回针芯,穿刺针空心,易塌陷变形折断。

3. 患者不配合,穿刺时突然摆动头位导致穿刺针折断。

(二)临床表现

折断的针体停留在穿刺部位上,患者情绪惊慌、恐惧。

(三)预防及处理

1. 穿刺前认真检查上颌窦穿刺针是否锋利完好,有无变形,针芯与穿刺针松紧是否适宜。如穿刺针变钝、变形,与针芯松紧不一等情况,立即弃去不用。

2. 穿刺时可稍用力钻动,不可用力过猛,避免穿刺针变形。

3. 拔针前须套好针芯再拔针。

4. 操作时固定好头部,对于儿童患者,需安排一人抱住头部固定。

5. 一旦发生针体断裂,医护人员要保持镇静,立即用一手固定好头部,嘱患者放松,保持原体位,勿做吸鼻或做肌肉收缩动作,如果断针残端较长,在鼻腔外或鼻腔内明显可见者,迅速用持针器夹住残端稍用力向外将针拔出;如果断针残端较短,立即报告医生协助处理,可在鼻内镜下在下鼻道找到穿刺针残端,迅速用持针器夹住残端稍用力向外将针拔出;如果仍不能拔出,需行手术拔出。

六、气栓形成

(一)发生原因

1. 穿刺针头未全部位于窦腔之中,注水前未回抽是否有回血,注入空气而形成气栓。

2. 在向窦内注气用力太猛、压力过大,使空气进入破裂的血管,沿面部静脉、颈内静脉进入心脏或延髓呼吸中枢血管,若注入气体较多甚至可能导致患者猝死。

(二)临床表现

当空气进入血管时,患者自觉有水泡从颈部或咽部下流,迅速觉心慌、头昏,继而视气栓

所在位置不同,很快发生下述不同症状:

呼吸抑制或不规则,偏瘫,癫痫样痉挛,昏迷,视力障碍;刺激性干咳、胸闷、胸痛;皮肤青紫。气栓进入视网膜中央动脉,可发生视力模糊、黑矇甚至致盲。检查见血压下降、脉细弱,听诊心脏有磨轮样杂音。严重者导致患者猝死。

(三)预防及处理

1. 严格按照操作规范进行操作。冲洗前,将注射器中预先装满冲洗液,排尽空气,注水前先行抽吸,如有回血,立即停止操作。

2. 冲洗中,应随时观察患者反应,不可用力注水,如觉有阻力,立即寻找原因并作调整。

3. 冲洗完毕,如不能确定针尖全部处于窦腔内,不可注入空气。注气动作要缓慢,如怀疑穿破血管,严禁再注入空气。

4. 冲洗前后,如非必要,一般不可注入空气。

5. 一旦发生气栓,应紧急救治:

(1)立即将患者置于头低位,以防气栓进入动脉系统后进入脑血管;同时让患者左侧卧位,可以防止空气进入心脏冠状动脉或阻塞右心室出口。

(2)立即给予氧气吸入。

(3)配合医生进行抢救,应用中枢兴奋药,并施予人工呼吸。

(4)对严重患者,可施行心脏穿刺或开胸抽出空气。

七、疼痛

(一)发生原因

1. 疼痛主要发生在穿刺针抵住下鼻道黏膜、并向上颌窦骨壁用力推进时,穿刺针有落空感并进入上颌窦内后,疼痛缓解。

2. 患者自身痛阈低、忍耐程度差,多见于女性。

3. 患者平时饮酒量大,对麻醉作用产生一定的耐受性,常规麻醉剂剂量并不能缓解疼痛感,对疼痛的耐受较差,常无法忍受疼痛。

4. 穿刺针过于深入窦腔时,如果抵住上颌窦顶壁或后外侧壁时,穿刺针对窦内黏膜的刺激也会产生疼痛。

(二)临床表现

在穿刺时患者因疼痛而出汗、惊叫、挣扎、哭闹,进而恐惧手术操作,部分患者出现晕厥。

(三)预防及处理

1. 做好心理护理,耐心向患者讲解有关疾病的知识,治疗目的、方法、注意事项及配合要点,减轻患者的紧张、恐惧心理,以取得患者的配合。

2. 穿刺前应对患者的饮酒史及体质特性进行一定的了解,根据具体情况制定麻醉方案。在鼻腔内滴1%麻黄素盐水,使鼻黏膜消肿,然后用1%的卡因棉片放置在穿刺进针的下鼻道,进行局部麻醉,尽量减少穿刺疼痛的发生。

3. 充分了解上颌窦的解剖特征,术前进行必要的辅助检查,如鼻窦冠状位 CT 等。穿刺时用力均衡,不能过猛,避免穿至其他骨壁。

4. 穿刺过程中,与患者多沟通,以分其注意力。给予安慰、暗示、松弛训练等加强正性情绪活动等心理疗法,均有助于缓解或减轻疼痛。

附21-2 上颌窦穿刺术操作规程

1. 评估

（1）评估患者年龄、意识、心理状态及进行上颌窦穿刺术操作的目的等。

（2）评估患者的病情及既往病史。有无高血压、血液病、急性炎症期。

（3）患者对上颌窦穿刺术操作的认知及合作程度。

2. 用物准备

（1）无菌治疗盘内准备棉片、小棉签、上颌窦穿刺针、橡皮管接头、20ml 注射器、治疗碗（内装生理盐水）。并准备深弯盘（盛冲洗流出液）、1%的丁卡因、1∶1000 肾上腺素、鼻窥器、额镜等。

（2）治疗车下层准备以下物品：污物桶 3 个，一个放置损伤性废弃物（用过的上颌窦穿刺针），一个放置感染性废弃物（用过的注射器、棉签等），一个放置生活垃圾（用过的注射器、棉签等的外包装）。

3. 环境准备 环境清洁、安静、光线明亮适宜、空气流通。

4. 操作步骤

（1）洗手、戴口罩，备好物品。

（2）携用物至患者处，核对床号、姓名，并解释操作目的、方法、注意事项及配合要点，以取得合作。

（3）患者取坐位，擤净鼻涕。

（4）再次核对；将浸有 1% 丁卡因及 1∶1000 肾上腺素的棉条置入下鼻道穿刺部位进行表面麻醉 5～10 分钟。

（5）若穿刺右侧上颌窦，操作者右手拇指、示指紧握穿刺针中段，掌心顶住针之尾端，针头斜面朝向鼻中隔，经前鼻孔深入下鼻道顶端，置于距下鼻甲前端约 1～1.5cm 下鼻甲附着处（此处骨质较薄）。

（6）左手固定患者头部，右手持针向外眦方向稍用力，既能穿入窦腔，又有空腔感。若穿刺左侧，用左手持针，右手固定头部。

（7）抽出针芯，嘱患者头向健侧倾斜，观察针管内有无黄褐色液流出，如有，则可能为上颌窦囊肿，不可再冲洗。

（8）如果没有液体流出，嘱患者用手托住弯盘于下颌，用 20ml 注射器回抽是否有空气或脓液，证实在窦腔内；连接橡皮管与穿刺针栓部位，用空针抽吸生理盐水，从橡皮管尾端缓缓推注生理盐水进行冲洗，观察有无脓液流出。反复冲洗，直至冲净。根据医嘱注入抗生素药液，并嘱患者头侧向患侧 3 分钟，防止药液漏出。

（9）冲洗完毕，插入针芯，按逆进针方向拔出穿刺针，用消毒棉片置于下鼻道穿刺处压迫止血，嘱患者 2 小时后自行取出。

（10）穿刺冲洗完毕，洗手，清理用物。根据脓液的质和量记录于病历本上：①质："Ⅰ"期呈黏液性，不溶于水，"Ⅱ"期呈黏脓性，半溶于水，能使水变浑浊，"Ⅲ"期呈脓性，全溶于水。②量："＋"为少量，"＋＋"为中等量，"＋＋＋"为大量。③冲洗液若呈黄色或有血块、臭味也应注明。④冲出液清洁时记为"－"即阴性；冲出液无明显脓液，但不完全清洁为"±"即可疑。

5. 注意事项

（1）穿刺部位和方向一定要正确，用力不可过大，穿刺不可过深，防止穿入面颊软组织或

379

眼眶内,引起眼眶内或面颊部气肿或感染。在未确定已穿入窦内之前,不可进行冲洗。

(2)窦腔内不可注入空气,以免针头刺入血管而发生气栓。如果怀疑发生气栓,应立即将患者置于头低位和左侧卧位、吸氧及其他急救措施。

(3)如果患者在穿刺过程中发生晕厥等意外情况,立即拔出穿刺针,使患者平卧休息,测量生命体征,必要时采取吸氧等急救措施,密切观察。

(4)如注入液体时遇到阻力,可能是穿刺针头不在窦腔内,或穿入窦腔内软组织如息肉,也可能是窦口阻塞,此时应改变穿刺针头方向,如仍有阻力,应停止操作,不可强行冲洗。

(5)冲洗时应密切观察患者的眼球和面颊部,听取患者主诉,如患者诉述有眶内胀痛或眼球有被挤压感时停止冲洗,若发现面颊部肿起时也应立即停止冲洗。

(6)拔针后如有出血,应妥善止血,再让患者离开。出血较多,可用0.1%肾上腺素棉片紧填下鼻道止血,并告知患者3~5天内排鼻涕时带有少量血液为正常现象,出血较多及时到医院处理。

(7)儿童穿刺应慎重。高血压、血液病、急性炎症期患者禁忌穿刺。

第四节　鼻腔负压置换疗法操作并发症

鼻腔负压置换疗法(又称鼻腔交替疗法)是利用负压吸引法,使鼻窦腔形成负压,吸出鼻窦内的分泌物;使药液进入鼻窦腔内达到治疗鼻窦炎的目的,是慢性鼻窦炎(尤其是多组鼻窦炎)患者非手术治疗的主要方法,是治疗儿童鼻窦炎,特别是慢性筛窦炎、额窦炎和多发性鼻窦炎的有效方法之一。鼻腔负压置换疗法是一项简便、效果好、创伤少的操作,但也可以由于患者自身及操作者的技术水平等原因可产生各种并发症,如恶心和呕吐、头痛、耳痛、鼻出血等。

一、恶心、呕吐

(一)发生原因

1. 患者因精神过度紧张,刺激呕吐中枢引起神经性呕吐。

2. 患者于操作前刚进食或进食过饱,造成胃内容物逆行而发生呕吐。

3. 体位摆放不当:滴药过程中头部后仰不够,药液从鼻咽后部流入口咽直接刺激咽部引起反射性呕吐。

4. 操作者的操作技术欠熟练,动作欠规范粗鲁,缺乏人文关怀意识,加重患者紧张情绪。

(二)临床表现

面色苍白、出汗、头晕、恶心、呕吐,呕吐物为胃液或胃内容物。

(三)预防及处理

1. 耐心解释,做好心理护理,并请已进行过治疗的患者给予介绍治疗体会,以消除患者的紧张情绪,配合操作。特别儿童患者,应热情接待患儿及其家属,治疗前让其先熟悉环境,介绍操作方法、预期效果以及治疗时患儿可能产生的不适感等。对患儿除语言上表达关爱外,还给与肢体上的爱抚。

2. 嘱患者在治疗前1小时禁食、禁饮,使胃呈相对排空状态,降低胃内容物逆行的发生。

3. 向鼻腔滴药时需头部尽量后仰,可让患者仰卧于治疗床上,头悬于床边,使下颌颏部与外耳道口连线与地面垂直。药液自前鼻孔外侧缓慢滴入,每侧鼻孔滴入3~5滴,不可过

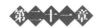

多,嘱患者张口呼吸,然后用拇指和示指按压双侧鼻翼使药液分布均匀,保持头位不动1~2分钟,避免药液从后鼻孔流入口咽引起呕吐。

4. 熟练掌握操作技术,做到操作规范、轻柔。治疗过程中注意观察患者的反应,当患者有不适时,应让患者休息片刻,同时表达理解、鼓励和抚慰。出现呕吐时需停止操作,安抚患者并协助其坐起,尤其是儿童,可轻拍患儿背部,防止呕吐物误吸而发生意外,待患者不适感缓解后再继续治疗。

5. 治疗后用温开水漱口,以清除口咽残留药液。

二、头痛、耳痛

(一)发生原因

主要原因为治疗持续时间过长或治疗疗程过长,吸引器负压过大而引起患者真空性头痛、耳痛。

(二)临床表现

患者在吸引过程中出现头痛或耳痛,个别症状明显,可出现头痛难忍。

(三)预防及处理

1. 护理人员需熟练掌握操作规程,治疗前对患者进行相关培训,使之了解治疗过程,以按照提示语作好配合,尽量缩短操作时间。

2. 操作前应备齐用物及药品,调节好吸引器压力,吸引器的压力必须控制在24.0kPa(180mmHg)之内,每次每侧抽吸6~8次,抽吸时间1~2秒。

3. 操作前应询问病史,如有高血压的患者不宜用此法,因治疗中应用麻黄素,所取头位和鼻内的真空状态可使患者血压增高、头痛加重。

4. 如出现头痛、耳痛等症状,应立即停止吸引。观察生命体征变化,必要时报告医生给予相应的处理。

三、鼻部疼痛、鼻出血

(一)发生原因

1. 患者因鼻窦内长期炎症刺激,鼻腔积有大量分泌物,鼻腔黏膜水肿糜烂,接触鼻腔收缩剂时,刺激患者鼻腔黏膜而有刺痛感和烧灼感。

2. 患者鼻中隔黎氏区黏膜糜烂,已经有慢性出血史。

3. 操作中橄榄头方向不正确损伤鼻腔黏膜血管。

4. 操作者操作方法欠熟练规范,力度不均衡,吸引压力过大。

(二)临床表现

治疗过程中吸引管内出现鲜血,患者主诉鼻部疼痛。

(三)预防及处理

1. 治疗前须详细询问患者有无鼻出血病史,如有需先行止血治疗。急性鼻炎、急性鼻窦炎、鼻腔手术后、高血压、鼻出血等患者禁用鼻腔负压置换治疗。

2. 操作中动作要轻巧规范,力度均衡,注意橄榄头方向对准总鼻道或鼻腔外侧壁,避免橄榄头损伤鼻前庭皮肤使患者产生疼痛。

3. 尽量按照患者年龄(特别是儿童)配制药物浓度,以减轻药物刺激。

4. 操作中应仔细观察吸出物的色、量、性状以决定吸引时间,防止吸引时间过长引起鼻腔黏膜损伤而发生鼻出血。

5. 当患者出现鼻部疼痛等不适时,应让患者休息片刻,并调整橄榄头方向和推进力度,保持吸引负压≤24kPa。

6. 在治疗过程中吸引管内出现鲜血,应立即停止操作,安抚患者,嘱患者放松,用拇指和示指按压鼻翼两侧10~15分钟,并通知医生,待出血停止后,视鼻黏膜情况再行治疗。

7. 如鼻前庭皮肤有破损,可在治疗完毕时在鼻前庭皮肤上涂金霉素眼膏,防止皮肤糜烂。

8. 治疗完毕后,告知患者1小时内不宜用力擤鼻,以免鼻黏膜损伤引起出血。

附21-3 鼻腔负压置换疗法操作规程

1. 评估

(1)评估患者年龄、意识、心理状态及进行鼻腔负压置换疗法的目的等。

(2)评估患者的既往病史、鼻部及鼻黏膜情况。有无急性鼻窦炎、萎缩性鼻炎、鼻息肉、鼻前庭炎、鼻出血、鼻部手术后伤口未愈合、高血压等病史。

(3)患者对鼻腔负压置换疗法操作的认知及合作程度。

2. 用物准备

(1)无菌治疗盘内放橄榄头、1%盐酸麻黄素滴鼻液、抗生素药液、镊子、5ml注射器;无菌治疗碗内盛0.9%氯化钠溶液;另外准备面巾纸、一次性手套,负压吸引装置(中心负压吸引装置)。

(2)治疗车下层准备以下物品:污物桶3个,一个放置损伤性废弃物(用过的注射器针头),一个放置感染性废弃物(用过的注射器、引流导管等),一个放置生活垃圾(用过的注射器等的外包装)。

3. 环境准备 环境清洁、安静、光线适宜、空气流通。

4. 操作步骤

(1)洗手、戴口罩,备好物品。

(2)携用物至患者处,核对床号、姓名,并解释操作目的、方法、注意事项及配合要点,以取得合作。

(3)指导患者轻轻擤尽鼻涕,取去枕仰卧位、肩下垫枕,头尽量后垂或头低垂位,使下颌颏部和外耳道口连线与床面垂直。

(4)再次核对;操作者站在患者头端,嘱患者张口呼吸,分别向两侧鼻腔滴入1%盐酸麻黄素滴鼻液3~5滴,然后用拇指和示指按压两侧鼻翼,使药液分布均匀,充分收缩鼻腔和鼻窦黏膜。保持头位不动1~2分钟,再将抗生素药液滴入鼻腔,每侧约2~3ml,使药液淹没所有鼻窦开口。

(5)将连接在接吸引器(负压<24kPa)的置换橄榄头塞入一侧鼻孔,同时另一手拿面巾纸轻压对侧鼻翼以封闭该侧前鼻孔,开动吸引器,嘱患者连续均匀发出"开、开、开"的声音,此时软腭上提关闭鼻咽腔,使鼻腔处于负压状态,利用鼻腔与鼻窦内的压力差,将窦腔内脓液排入鼻腔并吸出。一般每次吸引1~2秒,重复6~8次。一侧吸净后,同法吸另一侧鼻腔。

(6)在治疗时,如鼻腔分泌物过多,需用0.9%氯化钠溶液冲洗橄榄头后再行吸引。

(7)吸引完毕,再次向鼻腔内滴入1%盐酸麻黄素滴鼻液2~3滴,休息3~5分钟后

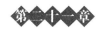

坐起。

(8)协助患者擦净前鼻孔分泌物,告知治疗后注意事项。

(9)清理用物,整理床单位,协助患者取舒适体位。

(10)洗手,观察患者反应并记录。

5. 注意事项

(1)严格遵守无菌操作,防止交叉感染,橄榄头用2%戊二醛溶液浸泡消毒30分钟以上,用0.9%氯化钠溶液冲洗干净备用,引流导管尽量一次性使用。

(2)熟练掌握操作技术,操作做到轻、稳、准,治疗过程中要注意观察患者的反应及置换物的色、量、性质并询问患者的感觉,及时发现和处理问题,若置换物含有血液或患者自诉头痛、耳痛等不适,应立即停止操作。

(3)急性鼻窦炎、萎缩性鼻炎、鼻息肉、鼻前庭炎、鼻出血、鼻部手术后伤口未愈合、高血压、冠心病患者不宜做负压置换治疗。

(4)每次抽吸时间不可过长,吸引器负压不超过24.0kPa,以免负压过大引起鼻出血或真空性头痛。

(5)操作完毕后做好清洗消毒,并告知患者1小时内不宜用力擤鼻,以免鼻黏膜损伤引起出血。

(江文霞 吴惠平)

参 考 文 献

1. 陈珑. 鼻腔负压置换治疗慢性鼻窦炎. 实用中西医结合临床,2010,10(3):63,86

2. 甘柳萍,廖惠娟,杨勇芬. 预防儿童鼻窦负压置换治疗致呕吐的护理干预. 护理研究,2010,24(12):3141-3142

3. 高玉斌. 上颌窦穿刺术并发症的原因分析及护理对策. 护理实践与研究,2011,8(13):68-69

4. 阙颖. 上颌窦穿刺术中晕厥的原因分析和护理. 护理实践与研究,2008,5(4):41-42

5. 何双兰,伍玉冰. 外耳道冲洗眩晕原因分析及护理对策. 护理学杂志,2005,20(14):13

6. 李雅英. 上颌窦穿刺术少见并发症1例. 临床耳鼻咽喉科杂志,2006,20(13):613

7. 林秀云,饶顺琴,周晓春,等. 慢性鼻窦炎置换疗法的操作护理. 中国误诊学杂志,2007,7(2)384-385

8. 魏翠芬,黄芳,刘艳. 鼻窦负压置换治疗中患儿不适的原因分析及护理对策. 护理学杂志(外科版),2010,25(16):53-54

9. 席淑新. 耳鼻咽喉科护士手册. 北京:人民卫生出版社,2009

10. 徐守基. 侧卧式冲洗在儿童外耳道植物性异物的应用. 中华耳鼻咽喉头颈外科学杂志,2005,40(6):426

11. 晏继梅,周颖,侯军华,等. 不同护理干预对上颌窦穿刺患者疼痛的影响. 现代护理,2005,11(22):1875

12. 余蓉,鲜均明. 耳鼻咽喉-头颈外科护理手册. 北京:科学出版社,2011

13. 张扬,开月梅. 鼻窦炎患者上颌窦穿刺冲洗的护理. 护理学杂志,2006,21(22):51-52

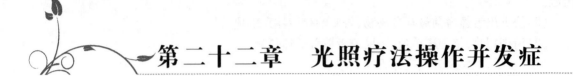

第二十二章　光照疗法操作并发症

光照疗法(简称光疗)是一种降低血清未结合胆红素的简单易行的方法。1953年Cremer等首次报道日光或可视光线可降低血清胆红素水平,并发现黄疸早产儿在日光或蓝色荧光灯下能有效降低其胆红素水平。对这一发现当时并未引起重视。直到1968年Lucey对早产儿进行了临床对照试验,证实了它的疗效且无严重副作用,以后开始普遍使用。根据全球应用40年的经验证实了光疗的安全性和有效性。

第一节　光照疗法的基本知识

一、光疗原理

光疗通过转变胆红素产生异构体,使胆红素从脂溶性转变为水溶性,不经过肝脏的结合,经胆汁或尿排出体外。光疗作用的确切过程尚不清楚,但可能不是作用在皮肤细胞,而在浅层毛细血管或间隙中作用于胆红素白蛋白联结物。

胆红素有4种同分子异构体,同分子异构体是指分子的组成和分子量完全相同而分子的结构、物理性质和化学性质不同的物质。在光的作用下,稳定的胆红素4Z,15Z结构主要转变为4Z,15E异构体(占总胆红素浓度的20%)和少量的光红素(占总胆红素浓度的2%~6%)。当光疗时,迅速发生光异构作用,但产生的4Z,15E异构体的清除非常缓慢,且在胆汁中很易逆转为4Z,15Z结构,而光红素结构稳定,并能够经胆汁(不需要肝脏结合)和尿排泄(较经胆汁排泄缓慢得多)。因此光疗时,光红素浓度较4Z,15E异构体低,但从血清中清除迅速,是降低血清胆红素主要途径。

胆红素能吸收光线,以波长450~460nm的光线作用最强,由于蓝光的波长主峰在425~475nm之间,故认为是人工照射的最好光源。绿光波长主峰在510~530nm之间,由于皮肤的光学特性,波长较长的光易于穿透皮肤,绿光较蓝光更易穿透皮肤。有研究报道光疗最有效的光源是波长较长的蓝-绿光(490~510nm),能对胆红素转变为光红素起到联合效应。

二、光疗指征及适应证

1. 因各种原因所致的高未结合胆红素血症均可进行光疗,如同族免疫性溶血病(母婴Rh、ABO血型不合)、G-6-PD缺乏、感染、血肿、Crigler-Najjar综合征等等。光疗除应根据监测的胆红素浓度外还要注意黄疸出现的时间及临床情况。光疗不能代替换血疗法,但在一定程度上可减少换血次数。

2. 早产儿的血脑屏障功能相对不完善,胆红素易造成神经系统损伤,治疗应更积极。

3. 高危新生儿有窒息、呼吸窘迫综合征、酸中毒、低蛋白血症等均可放宽光疗指征。

4. 极低出生体重儿预防性光疗　由于血脑屏障的不成熟,且发生各系统并发症多,在

较低胆红素水平情况下也易发生胆红素脑病,因此应进行预防性光疗。

中华医学会儿科学分会新生儿学组对不同出生时龄的足月儿和早产儿黄疸推荐干预标准见表22-1、表22-2。

表 22-1　不同出生时龄的足月新生儿黄疸推荐干预标准

时龄(h)	血清总胆红素水平 μmol/L(mg/dl)			
	考虑光疗	光疗	光疗失败换血	换血加光疗
~24	≥103(6)	≥154(9)	≥205(12)	≥257(15)
~48	≥154(9)	≥205(12)	≥291(17)	≥342(20)
~72	≥205(12)	≥257(15)	≥342(20)	≥428(25)
>72	≥257(15)	≥291(17)	≥376(22)	≥428(25)

表 22-2　早产儿黄疸推荐干预标准 μmol/L(mg/dl)

胎龄/出生体重	出生 ~24h		~48h		~72h	
	光疗	换血	光疗	换血	光疗	换血
~28 周/ <1000g	≥17~86 (≥1~5)	≥86~120 (≥5~7)	≥86~120 (≥5~7)	≥120~154 (≥7~9)	≥120 (≥7)	≥154~171 (≥9~10)
28~31 周 /1000~1500g	≥17~103 (≥1~6)	≥86~154 (≥5~9)	≥103~154 (≥6~9)	≥137~222 (≥8~13)	≥154 (≥9)	≥188~257 (≥11~15)
32~34 周 /1500~2000g	≥17~103 (≥1~6)	≥86~171 (≥5~10)	≥103~171 (≥6~10)	≥171~257 (≥10~15)	≥171~205 (≥10~12)	≥257~291 (≥15~17)
35~36 周 /2000~2500g	≥17~120 (≥1~7)	≥86~188 (≥5~11)	≥120~205 (≥7~12)	≥205~291 (≥12~17)	≥205~239 (≥12~14)	≥274~308 (≥16~18)

三、光源选择

1. 荧光灯管　应用最广泛的荧光灯光源有日光或冷白光、蓝光。其蓝光光谱为 300 ~ 700nm,输出能量小。适用于控制早产儿或足月儿缓慢升高的血清胆红素。特殊蓝光灯是近年来最有效的光源,其发射的窄光谱蓝光辐射强度显著高于普通蓝光灯,主要发射蓝-绿光谱的光,常用于治疗严重的高胆红素血症。

2. 卤素灯　高压汞蒸气卤素灯在蓝光范围能提供良好的效能。这种灯装有移动臂,可以随意移动,因此增加了光源与婴儿间的距离而降低了辐射作用,但不能距婴儿过近(不能短于厂商要求的距离),因易造成烫伤。

3. 光纤设备　也称光纤毯或光疗毯,是由一个钨-卤素灯泡发出的光,经过多芯纤维导线输送到一个塑料衬垫内发射出光,一种纤维光束在较宽衬垫内包绕在婴儿身体周围;另一种是婴儿需躺在针织衬垫上,或当抱起时可卷在衣服下面。前者光纤毯发射波长为 420 ~ 480nm,后者提供更均衡的辐射。适用于极低出生体重儿。

4. 发光二极管　发光二极管(LED)是一种波长窄的单色光源,光谱中无红外线和紫外线,体外实验发现胆红素光异构化显著。使用高强氮化镓的发光二极管在设定光谱(蓝光、蓝-绿光等)下以最小的热能产生高辐射强度,对降低血清中胆红素水平与传统荧光灯、卤素灯疗效相似,同时可避免新生儿体温过高和水分丢失。

5. 家庭光疗　国外已广泛使用家庭光疗,国内也有部分地区开展。光纤毯治疗安全、便于护理,适宜在家庭中使用,减少了母婴分离,又可不中断母乳喂养。但因光纤毯疗效有限,家庭光疗只能适用于高胆红素血症的预防而不是治疗。

四、光疗的方法

(一)单面光疗法(简称单光)

用 20 瓦或 40 瓦蓝色或绿色荧光灯 6~8 支,呈弧形排列于上方,灯管间距约 2.5cm,光疗装置置于患儿的上方,灯管距患儿正面皮肤 25~35cm 左右,患儿裸体睡于中央。单面光疗仪有固定于暖箱和移动式两种,多用于不宜双面光疗的患儿,如在开放式辐射台或暖箱中的患儿。对于胆红素水平较高又不宜接受双面光疗者,除上方单面光疗外,可在患儿两侧增加单面光疗加强疗效。

(二)双面光疗(简称双光)

即患儿睡在透明玻璃或无色透明有机玻璃上,在患儿上下方均有蓝色(绿色)荧光灯,距离上排灯为 25~35cm,下方距离玻璃板可以缩短至 20cm 左右,因下方距离缩短并不影响操作,亦不影响视线,而光照射到皮肤的强度明显增加,以使玻璃板达到适宜温度为好。若灯管太近,则玻璃板太热。目前一般均采用双光,因被照射面积大,疗效优于单面光疗。由于光疗箱无湿化装置,患儿不显性失水增加,故光疗时注意补充生理维持液体。

五、光疗照射时间和剂量

光疗分连续或间断照射,后者照 6~12 小时后停止 2~4 小时再照,也有照8~12 小时后停 16 小时或 12 小时,不论何法,应视疾病病情而定。若为 Rh 溶血病或黄疸较重的 ABO 溶血病则照光时间延长,一般需 48~72 小时。一般高胆红素血症,大多数只需 24~48 小时即可获得满意效果。

六、影响光疗效果的因素

临床研究显示影响辐射剂量和光疗功效的主要因素有:光谱、辐射强度、光疗设备的设计、暴露面积、距光源的距离等。

(一)增加皮肤暴露面积可提高疗效

必须尽可能暴露小儿皮肤,使之与蓝光(绿光)有较大接触面积。因此光疗时应注意如下几点:①光疗时尽量舒展四肢。②小儿洗浴后不要扑粉。③尿片面积尽可能小。单光时要每隔 2~4 小时翻身一次,使背部皮肤能轮流照射。为增加侧面的照射强度,可在一侧加装蓝光(绿光)灯 1~2 支。若是用双光则不必翻身。

(二)器材及光源安装

光源有许多种(表22-3),其中以特殊蓝光最常用,有人认为蓝光加绿光疗效最佳。

表 22-3　光疗时所使用的荧光灯的光谱发射特征

灯的类型	波长范围(nm)	主峰位置(nm)
日光	380~700	550~600
冷白光	380~700	550~600
蓝光	335~600	425~475
特殊蓝光	420~480	420~480

(三)灯管与小儿的距离

灯管与患儿的距离越近辐射强度越高,但距离过近可影响护理操作,且小儿易发热及脱水。所以上方灯管与玻璃板之间以 35cm 左右为好。但在双光中,下方灯管与玻璃板之距离可以缩短到 20~25cm。

在光源上方或下方装有反光设备(如白漆、银白色铅皮、白布等)可以增加光源的强度,裂隙式荧光灯(特制),反光性较强。光疗安装呈一弧度,使光源以垂直或接近垂直方式照射到患儿皮肤,因垂直光线距离最短。

(四)灯管寿命与疗效

蓝光灯管在使用数小时后辐射强度迅速衰减,但灯管更换的时间尚不确定,国内普遍使用 2 000 小时更换灯管。由于有机玻璃较普通玻璃更能透过蓝光,因此在有条件的地方最好以有机玻璃作双光时之床板为妥。辐射计可用来测量某特定波长的光谱带的辐射强度,这些光谱带可根据胆红素的最大吸收光波长来选择,如 425~475nm 或 400~480nm。

(五)其他

患儿是否便秘亦影响疗效,因光疗后所形成的 4Z,15E 异构体,经胆道排泄入肠腔后,如不及时排出,又可转变成 4Z,15Z,并经肠壁吸收,不利于血清胆红素的下降。在溶血病进展较快的阶段,光疗不能阻止溶血,总胆红素可能仍较高,切勿误认为无效。

七、光疗的疗效

如上所述,影响光疗效果的因素较多,要求医务人员合理照光,光疗的效果首先取决于波长的范围,要选择合适的光源,其次是光的强度,根据患儿的情况,采用单光或双光。

现经过大量临床实践,光疗的疗效已被肯定,光疗后血清胆红素的降低程度与治疗前浓度的高低有关,治疗前其浓度愈高者,程度愈明显,因此在光疗开始的第 1 天疗效最佳,双光疗效果虽好,但不能达到单光的 2 倍。应当指出,在溶血病进展较快阶段,光疗后的第 1 天,总胆红素可以继续上升,因光疗不能阻止溶血,切勿误认为无效,若血总胆红素上升不快,未超过换血指标,仍可继续光疗。如达到换血适应证,必须换血。

第二节　光照疗法操作并发症

光照疗法对预防和治疗新生儿高胆红素血症均有效,显著降低了换血率。临床上由于操作者的技术水平、光疗本身的化学反应等原因,可产生一些并发症,如发热、腹泻、皮疹、核黄素缺乏与溶血等等。现分别进行叙述。

一、发热

(一)发生原因

1. 荧光灯的热能所致。

2. 光疗装置通风不良。

3. 天气炎热。

(二)临床表现

最常见,体温常达 38～39℃,有时达 39℃ 以上,出汗、烦躁、哭闹、周身皮肤潮红、尿少,极少引起惊厥。

(三)预防及处理

1. 调整灯管与小儿的距离,经测定在上方为 8 只 20 瓦的荧光灯中,玻璃板距上方灯管 45cm 时,其照射强度为 250 呎烛光,距 40cm 时为 320 呎烛光,缩短 5cm 即增加 70 呎烛光。因此,上方灯管与玻璃板之距离以 25～35cm 左右为好。在双光中下方灯管距离与玻璃板之距离可以缩短到 20～25cm。

2. 光疗时室温 24～26℃,湿度 55%～65%,调试箱温 32～34℃。巡回观察时注意纠正。每小时记录箱温一次。

3. 如箱温过高时,患儿有发热,可调低箱温,也可在水盒中加冰。

4. 天热时可将光疗装置放在通风处如走廊、门口、窗旁等。

5. 采用多次短时蓝光照射治疗法。

6. 应用冷光源(发光二极管、光纤设备)光疗仪,冷光源工作时不发热,避免了热量积累引起的环境温度升高。

7. 光疗时每 4 小时测体温一次,患儿体温维持在 36.5～37.5℃。超过 38℃ 作降温处理,以物理降温为主。当体温超过 39℃ 时可用温水浴或温水擦浴,水温为 33～35℃,擦浴部位为前额、四肢、腹股沟及腋下,忌用酒精擦浴。各种退热药在新生儿期易产生毒性作用,或药物剂量稍大,引起虚脱,在新生儿期应慎用。

二、腹泻

(一)发生原因

1. 光疗分解产物经肠道排出时刺激肠壁引起。

2. 光疗时可增加肠蠕动 50%,食物通过肠道加快,加上乳糖吸收不良,胆酸盐排泄增多,致腹泻排稀绿便,大便水分丢失增加 2～3 倍,排氯、钠、钾增多。

(二)临床表现

亦为常见,大便稀薄呈绿色,每日约 4～5 次,最早于光疗 3～4 小时即可出现,但光疗结束后不久即停止。

(三)预防及处理

1. 采用多次短时蓝光照射治疗法,可减轻腹泻。

2. 应用冷光源(发光二极管、光纤设备)光疗仪。

3. 注意补充水分,光疗时每天水的需要量增加全日总量的 15%～20%,每小时给患儿喂水或母乳 10～20ml,尽量减少患儿水分丢失。

4. 注意患儿皮肤护理,新生儿皮肤柔嫩,大小便刺激皮肤易引起红臀,因此要及时更换尿布,清洗后再涂上鞣酸软膏、氧化锌软膏或赛肤润保护皮肤,预防红臀出现。

5. 必要时记录 24 小时出入量,每日测体重一次。

6. 一般情况下,轻症不予处理,停止光疗后腹泻很快停止;重症可改去乳糖奶方。

三、皮疹

(一)发生原因

光疗可产生极微量的紫外线,有时会出现红斑或瘀点,可能与光照致血小板减少有关。

(二)临床表现

光疗 1 ~ 24 小时即可出现,表现为斑丘疹、色素沉着或瘀点,分布于面部、躯干及下肢,持续数小时,消失后可再度出现。绿光光疗时皮肤瘀点较蓝光光疗少见。

(三)预防及处理

1. 采用多次短时蓝光照射治疗法,可减轻皮疹。

2. 应用冷光源(发光二极管、光纤设备)光疗仪可减轻皮疹。

3. 调整灯管与小儿的距离,上方灯管与玻璃板之距离以 25 ~ 35cm 左右为好。在双光中下方灯管距离与玻璃板之距离可以缩短到 20 ~ 25cm。

4. 光疗前先洗澡,清洁皮肤,减少感染。光疗结束后再次进行全身沐浴或抹身。

5. 停止光疗后皮疹很快消退,不留痕迹,一般不需特殊处理。

6. 因光疗可致血小板减少,应定期检测血小板。

四、核黄素缺乏与溶血

(一)发生原因

1. 光疗超过 24 小时,可以造成机体内核黄素缺乏。核黄素吸收光线高峰在 450nm,这正是蓝光对胆红素起作用的最大光谱。因此胆红素与核黄素同时分解,造成核黄素缺乏。

2. 由于核黄素水平降低,影响了黄素腺嘌呤二核苷酸(FAD)的合成,导致红细胞谷胱甘肽还原酶(GR)活性降低(GR 是以 FAD 为辅酶的黄素蛋白酶),可使溶血加重。

(二)临床表现

核黄素缺乏主要表现为口角炎:口角部湿润、发白、糜烂,逐渐出现裂缝,裂隙表皮剥脱,形成溃疡;唇炎:上下唇缘的全部黏膜可呈鲜艳的绯红色,唇部纵裂增多,有时张大口或哭时即裂缝出血;舌炎;增生性结膜炎:畏光、流泪、烧灼感或痒感;脂溢性皮炎。溶血主要表现为光疗黄疸反跳明显,贫血加重,或出现血红蛋白尿。

(三)预防及处理

1. 光疗同时和光疗后短期补充核黄素可防止继发于红细胞 GR 活性降低所致的溶血。剂量为光疗时核黄素 5mg,每日 3 次口服,直到光疗结束,改为每日 1 次,连服 3 日。

2. 已发生核黄素缺乏时,可肌注核黄素每日 5 ~ 10mg,同时给予复合维生素 B 片剂。

3. 出现溶血者,根据病情程度进行处理,程度较轻者,动态观察血红蛋白的变化;贫血较重,有输血指征时应予以输血治疗。

五、青铜症

（一）发生原因

1. 患儿在光疗前就有肝功能障碍,铜-原卟啉代谢紊乱和先天性胆道发育不良可能参与其发病。

2. 由于胆汁淤积,照光后阻止了胆管对胆红素光氧化产物的排泄。

（二）临床表现

患儿皮肤、血清及尿呈青铜色。

（三）预防及处理

1. 重度黄疸患儿如血胆红素 > 427.5μmol/L 往往发生胆汁淤积,在光疗前必须测结合胆红素,如 > 68.4μmol/L,可引起青铜症,不能继续光疗。

2. 在光疗过程中,加强巡视,注意患儿全身情况,一旦发现有皮肤青紫者,及时停止光疗,并作好记录。青铜症一般不需作特殊处理,停止光疗后,可以逐渐消退,但时间较长。

六、低钙血症

（一）发生原因

原因尚不明确。

1. 可能为光疗时导致维生素 D 减少,影响钙磷代谢,从而出现低钙血症。

2. 可能与光疗时尿钙排出增加有关。

3. 可能与光疗抑制松果体褪黑素分泌相关,褪黑素可通过调控下丘脑-垂体-肾上腺皮质轴。光疗时,经颅光线以剂量依赖的方式抑制脑内松果体的褪黑素分泌,继而导致皮质激素水平增加,钙吸收减少,促进低钙血症发生。

（二）临床表现

一般无临床症状,严重者可以引起呼吸暂停、抽搐、青紫甚至危及生命。

（三）预防及处理

1. 光疗期间注意监测血清钙离子浓度。

2. 出现低钙血症时,及时停止光疗,一般可以得到恢复。

3. 低钙严重者,口服或静脉给药补充钙剂。

七、贫血

（一）发生原因

1. 母婴血型不合溶血症患儿接受光照后可能继续有溶血现象,是因抗体的继续存在。

2. 光疗时核黄素被氧化,使红细胞内核黄素水平降低,从而使辅酶Ⅱ的产生受抑制,导致 G-6-PD 及谷胱甘肽还原酶活性减低加重溶血,使 G-6-PD 缺陷患儿贫血加重。

（二）临床表现

皮肤黏膜苍白,黄疸反跳等。

（三）预防及处理

1. 及时停止光疗。

2. 观察贫血的程度,监测血红蛋白浓度,轻症不需特殊处理;贫血严重者,予以输血。

八、体温过低

(一)发生原因

1. 在寒冷季节,室温过低。

2. 低出生体重儿,由于保暖不够,引起低体温。

3. 由于新生儿中枢神经系统发育尚未健全,体温易受外界环境的影响,特别是裸露,如箱温变化太大易发生体温过低。

(二)临床表现

患儿反应减弱,吞咽动作不协调,喂奶时易发生呕吐、误吸,呼吸、心率变慢,肢端皮肤凉,易合并各种感染等。

(三)预防及处理

1. 光疗时每 4 小时记录体温、呼吸,同时记录箱温,应保持箱温为 32～34℃,患儿体温维持在 36.5～37.5℃。

2. 在寒冷的季节,应提高室温以提高箱温。

3. BILIBED 蓝光床为单面照射,配有一层透明性极好的柔软床垫(一种无色厚软的塑料布)和睡袋,可根据环境温度给患儿适当的包裹进行保暖。

4. 在温箱中进行光疗。可应用毯式黄疸光疗仪进行光疗,将光垫紧贴患儿背部或胸部,主机置于温箱外,或应用单面蓝光光疗仪置于温箱上方进行光疗。因光疗时患儿并未离开温箱,这样既能使患儿生活在适宜的环境中,又能进行黄疸治疗。

5. 如经上述处理,患儿体温仍过低,应通知医生停止光疗。

九、呕吐

(一)发生原因

新生儿胃容量较小,食管较松弛,胃呈水平位,幽门括约肌发育较好而贲门括约肌发育较差,肠道蠕动的神经调节功能及分泌胃酸及蛋白酶的功能较差。由于光疗时改变了原来舒适的环境,使患儿特别容易烦躁、哭吵,从而易发生呕吐。

(二)临床表现

患儿呕吐为非喷射状,呕吐物为奶水或乳块等。

(三)预防及处理

1. 将患儿头偏向一侧,清除口、鼻腔内乳汁,注意呕吐情况,防止误吸造成窒息。

2. 对于烦躁不安患儿,适当予以镇静剂,如苯巴比妥。

3. 照射期间患儿呕吐,应通知医生及时从静脉补液,以防脱水。

十、皮肤破损

(一)发生原因

1. 光疗时患儿全身裸露,患儿指甲超出指端,活动时易划破脸及前胸的皮肤;双足反复与床平面有机玻璃摩擦,可使外踝皮肤擦伤;下肢活动度大,易与尿垫固定胶贴摩擦,擦伤大腿前侧皮肤。

2. 光疗可引起患儿腹泻,因食物快速通过肠道,粪便中含有较多未消化的碳水化合物、酶类、胆盐,新生儿皮肤柔嫩,易引起红臀。

3. 光疗时改变了原来舒适的环境,使患儿特别容易烦躁不安、哭吵、出汗,导致患儿活动增加,皮肤摩擦次数增多。

4. 特别瘦小的患儿,因光疗时骶尾部长时间受压或摩擦,易引起皮损。

(二)临床表现

患儿脸部及前胸皮肤划伤、外踝皮肤擦伤、双大腿前侧及骶尾部皮肤擦伤、红臀等。

(三)预防及处理

1. 光疗前剪短患儿指甲,包裹患儿手足,防止抓破皮肤。包裹时不宜太紧,以免影响循环。可选用薄型尼龙小袜子,包扎时将袜子套在手上,用纸胶固定,再将多余的袜筒翻转。足踝包扎时将小袜子兜住足跟,系于踝关节前侧,暴露足趾,便于观察趾端循环。

2. 及时更换纸尿裤。清洗后臀部涂上鞣酸软膏、氧化锌软膏或赛肤润以保护皮肤,预防红臀出现。尿裤固定时胶贴要尽量向上向中间粘贴,对于特别不安静的患儿可前后反过来使用,固定胶贴于背部。

3. 骨突部位可贴水胶体敷料以保护皮肤。

4. 光疗前先洗澡,清洁皮肤,减少感染。光疗结束后再次进行全身沐浴或抹身,并检查全身皮肤有无破损及炎症。

5. 对于特别瘦小的患儿,可改用单光照射,或光疗过程中采取俯卧位。

6. 应用 BILIBED 蓝光床,因这种蓝光床上配有一层透明性极好的柔软床垫和睡袋,可以摆脱患儿使用旧式蓝光床必须全身裸露、带眼罩在有机玻璃床上接受治疗的方式,从而避免了患儿因恐惧不安、哭闹烦躁造成的皮肤破损。

7. 已发生皮肤破损者,伤处可外涂 2% 碘伏溶液消毒,然后用无菌纱布包扎。出现红臀者,勤换尿裤,勤清洗,局部外涂鞣酸软膏或氧化锌软膏,用 TDP 治疗仪理疗。

8. 对于营养不良出现低蛋白血症者,可静脉输注白蛋白或血浆。

十一、眼损伤

(一)发生原因

1. 由于医护人员粗心大意,光疗时未给患儿遮挡眼睛。

2. 光疗时患儿烦躁不安,将眼罩扯脱。

(二)临床表现

眼损伤主要表现为:球结膜充血、角膜溃疡、视网膜损伤等。

(三)预防及处理

1. 加强医护人员责任感,光疗前仔细检查患儿眼睛遮挡情况。

2. 光疗过程中,严密观察患儿有无哭吵、烦躁不安等情况。

3. 光疗时必须用光疗眼罩(或黑纸、黑布)保护新生儿眼睛。

4. 应用毯式黄疸光疗仪或 BILIBED 蓝光床,此类光未投照到患儿头部,对患儿眼睛无任何刺激,避免了光疗造成的眼睛损伤。

5. 一旦出现眼损伤,立即停止光疗。

6. 发生眼损伤者,进行对症处理,局部应用滴眼液。

十二、生理节律紊乱

(一)发生原因
光疗可降低血清褪黑素水平,改变正常的黑夜-白昼节律。

(二)临床表现
新生儿异常行为,如频繁哭闹、易激惹等。

(三)预防及处理
情况允许时,根据婴儿正常生理节律合理安排光照时间。

十三、早产儿动脉导管未闭

(一)发生原因
1. 蓝光可穿透极低出生体重儿的胸壁,通过激活钙离子依赖钾通道而松弛心血管系统平滑肌。

2. 光疗可通过改变心率和心输出量影响心脏功能,另一方面,光疗可减小平均动脉压,增加外周血流量,心血管功能和血液动力学稳态的改变可最终影响动脉导管的关闭。

(二)临床表现
可引起早产儿动脉导管未闭或重新开放,症状取决于分流量的大小,分流量小者可无症状,分流量大者可有气促、多汗、喂养困难、消瘦、心率加快,并可出现左心衰竭。

(三)预防及处理
1. 可选用吲哚美辛关闭动脉导管。
2. 若药物治疗失败,心衰不能控制,尽早外科手术结扎动脉导管。

附 22-1 蓝光箱使用操作规程

1. 评估
(1)评估患儿黄疸的程度、神志、反应、肌张力、哭声、吸吮力。
(2)评估患儿皮肤是否清洁,皮肤上是否有粉剂,若有予以擦除。

2. 用物准备
(1)蓝光箱、蓝光照射卡。
(2)备好黑眼罩(或黑布、黑纸)、纸尿裤(有条件者备光疗护阴纸尿裤)、纱布或手套、脚套。

3. 环境准备 将蓝光箱放置于相对独立的区域,条件不允许时可用遮光布遮挡光疗箱,避免蓝光对其他婴儿造成影响。

4. 操作步骤
(1)接通电源,打开蓝光管开关,检查蓝光管是否全亮及有否蓝光亮度不够。
(2)待箱内温度升至30～32℃时,为患儿戴好黑眼罩,用纱布或手套、脚套包好患儿的双手和双足,将患儿裸体放于箱内,保持皮肤清洁,皮肤上不扑粉,可将尿裤向下反折以增加皮肤的暴露面积,尽量让皮肤接触光源。
(3)在使用过程中,如箱温过高或患儿发热,可打开冷却开关及打开周边玻璃门通风散热。

（4）箱温过低时检查蓝光管是否不亮,或是否周围温度过低而箱门打得太开,并作相应地处理。

（5）填好蓝光照射卡。

5. 注意事项

（1）光疗器箱温直接影响患儿体温,故必须保持箱温恒定,但要以患儿体温变化为依据。

（2）蓝色荧光管照射强度比白色荧光管衰减快,20 瓦比 40 瓦衰减更快,使用 2000 小时后,能量减弱 45%,因此每次照射后应做记录,超过 2000 小时应更换灯管,以免影响疗效。也可用蓝光辐照计测功率 <200μw/cm² 时必须更换灯管。

（3）照射期间如患儿进食量不足,呕吐,应通知医生及时从静脉补液,以防脱水。光疗时不显性失水增加,每日液体入量应增加全日总量的 15% ～20%,并应监测尿量。

（4）应详细记录箱温、体温、呼吸、脉搏、进食量、大小便次数。密切观察全身情况,有无呕吐、发绀、皮疹及大便性状。密切观察病情变化,如患儿反应低下、尖叫、抽搐、皮肤黄疸加深或黄疸无明显消退,应通知医生进行处理。

（5）光疗的作用部位在皮肤的浅层组织,光疗可降低皮肤黄疸的可见度,不代表血胆红素相应下降程度,需每 12～24 小时监测血胆红素一次。

（6）开蓝光箱时先开电源,后开蓝光灯;关蓝光箱时先关蓝光灯,再关电源。

附 22-2 Medela 蓝光光疗床使用操作规程

1. 评估

（1）评估患儿黄疸的程度、神志、反应、肌张力、哭声、吸吮力。

（2）评估患儿皮肤是否清洁,皮肤上是否有粉剂,若有予以擦除。

2. 用物准备

（1）Medela 蓝光光疗床、蓝光照射卡。

（2）蓝光光疗毯、纸尿裤(有条件者备光疗护阴纸尿裤)。

3. 环境准备　Medela 蓝光光疗床光泄露较小,但仍应注意与其他婴儿保持一定距离,避免蓝光对其他婴儿造成的影响。

4. 操作步骤

（1）将蓝光光疗床放于有床栏的婴儿床上。光疗床的周围必须有足够的空间散热,不得少于 20cm²(或光疗床与婴儿床间的空隙必须放得下一支铅笔或钢笔)。

（2）根据光疗床上的婴儿图案,将蓝光光疗毯对应固定在光疗床上。

（3）为患儿穿好纸尿裤,其他部位裸露,放入蓝光光疗毯。患儿的头部正对光疗床上婴儿图案的头部。患儿的体位最好取仰卧位。由于光疗床有足够的亮度,婴儿取仰卧位即能取得良好的疗效,不必翻身,同时仰卧位也能避免较烦躁的患儿擦伤膝盖。

（4）接通电源,蓝光管亮。接通电源后,可用"START/STOP"按钮控制蓝光管的开关。

（5）按下"START/STOP"按钮 15 秒,使"h"计时器显示的数字变为"0",计时器自动计算本次光疗的时间。

（6）患儿出蓝光后,必须清洁光疗床,可用湿抹布清洁,也可用酒精进行消毒,不能用含甲醛的消毒剂进行消毒。蓝光光疗毯用 250mg/L 有效氯消毒液浸泡 30 分钟,清洗后放于阳光下晒干。

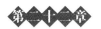

5. 注意事项

（1）计时器"Total h"显示的数字为光疗床使用的总时数,可用于决定是否该更换蓝光管。一般蓝光管使用1500小时后必须更换。

（2）该蓝光光疗床不能在温箱中使用。

（罗伟香　林真珠　庄艳云）

参 考 文 献

1. 邵肖梅,叶鸿瑁,丘小汕. 实用新生儿学. 第4版. 北京:人民卫生出版社,2011

2. 帅向华,包芸芸. 冷光源蓝光治疗早产儿黄疸疗效研究. 中国全科医学,2011,14(2C):654-655

3. 唐红装,梁丽清,谢映梅. 短时多次蓝光疗法在新生儿黄疸治疗中的效果观察与护理. 广东医学,2010, 31(23):3154-3155

4. 王金钰. 多次短时蓝光照射治疗新生儿黄疸. 中国优生与遗传杂志,2007,15(3):77

5. 熊涛,唐军,母得志. 新生儿高胆红素血症光疗的副作用. 中国当代儿科杂志,2012,14(5):396-400

6. 薛梅,王航雁,衣京梅,等. 不同光疗方法对高间接胆红素血症新生儿染色体的影响. 实用儿科临床杂志,2005,20(12):1212-1214

7. 赵广云,陆国云,刘自红. 间断光疗和连续光疗对治疗高胆红素血症疗效的比较. 临床护理杂志,2010,9(5):8-9

8. Batenburg WW,Kpaaers MH,Eikmann MJ,et al. Light-induced vs. bradykinin-induced relaxation of coronary arteries:do S-nitrosothiols act sa endothelium-derived hyperpolarizing factors? J Hypertens, 2009,27(8):1631-1640

9. Kumar P,Murki S,Malik GK,et al. Light emitting diodes versus compact fluorescent tubes for phototherapy in neonatal jaundice:a multi center randomized controlled trial. India Pediatr, 2010,47(2):131-137

10. Okwundu CI,Okoromah CA,Shah PS. Cochrane Review:Prophylactic phototherapy for preventing jaundice in preterm or low birth weight infants. Evid Based Child Health, 2013,8(1):204-249

11. Weissman A,Berkowitz E,Smolkin T,et al. Effect of phototherapy on neonatal heart rate variability and complixity. Neonatology, 2009,95(1):41-46

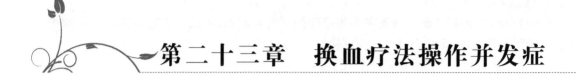

第二十三章　换血疗法操作并发症

换血是治疗早期新生儿重症高未结合胆红素最迅速而有效的方法,被列为急救措施之一,稍有延误可危及生命或致残。主要用于重症母婴血型不合溶血病,因可迅速换出血中游离未结合胆红素、抗体和致敏红细胞,减轻继续溶血,降低血清胆红素浓度,防止胆红素脑病;同时可纠正贫血,防止心力衰竭。也可用于新生儿败血症,换血可同时清除致病菌、毒素及异常代谢产物,矫正酸碱平衡紊乱,增强机体抵抗力。还可用于药物中毒、红细胞增多症等。国内限于医疗技术、设备条件及血源困难(Rh 阴性血),在基层尚难普遍开展。自 70 年代初开展光疗以来,需要换血的病例已明显减少,尤其是对高危儿进行预防性光疗后,胆红素已很少达到换血标准,但对于严重新生儿溶血病仍需通过换血进行治疗。换血疗法大大减少了患儿死亡率,一次换血后组织内的胆红素可再次进入血浆,加上骨髓或脾脏中致敏红细胞的分解以及换入红细胞的衰老死亡,可使血清胆红素再次升高或超过第一次换血前的浓度。在这种情况下可按换血指征再次换血。

第一节　换血疗法的基本知识

一、换血指征

1. 产前诊断基本明确为新生儿溶血病者出生时脐带血血红蛋白低于 120g/L(12g/dl),伴水肿、肝大、心力衰竭者。

2. 早期新生儿血清胆红素超过表 22-1 及表 22-2 中的换血标准,且主要是未结合胆红素升高。

3. 凡有早期胆红素脑病症状者,不论血清胆红素浓度高低都应考虑换血,因为胆红素脑病的发生与否,除与血清胆红素量有关外尚有其他因素参与。

4. 早产儿及前一胎有死胎、全身水肿、严重贫血等病情严重者需适当放宽换血指征。因早产儿有较多促进发生胆红素脑病的因素。前一胎有死胎,全身水肿、严重贫血等病史者,此胎往往也较严重。

5. 生后已 1 周以上,体重较大,情况良好,无核黄疸症状者,即使血清胆红素达 427.5μmol/L(25mg/dl),而其中直接胆红素占 85.5μmol/L(5md/dl)以上,也可先用其他方法治疗。

二、血液的选择

(一)Rh 血型不合时

Rh 血型不合时,应该采用和母亲相同的 Rh 血型,而 ABO 血型不合时用与新生儿同型或 O 型血。在 Rh(抗 D)溶血病无 Rh 阴性血时,亦可用无抗 D(IgG)的 Rh 阳性血,尽管用

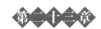

Rh 阳性血液换血时,换入的血液又可被 Rh IgG 破坏而影响效果,但 Rh 阳性血至少能换出相当量的胆红素及抗体,同时因消耗游离的 Rh 抗体能使溶血过程较快结束。

(二)ABO 血型不合时

ABO 血型不合时,母亲是 O 型,新生儿是 A 型或 B 型,最好采取 AB 型血浆和 O 型红细胞混合后换血,也可选用抗 A 及抗 B 效价 <1∶32 的 O 型血液。否则有时会使受血者发生溶血性输血反应。

胎儿所有抗 Rh、抗 A 或抗 B IgG 都来自母体,故换血用的血液应该与母亲血清无凝集反应。有关换血血液的选择次序见表 23-1。

表 23-1　新生儿溶血病换血血液的选择

新生儿	换血的血型选择次序
Rh 溶血病有抗 D 者	1. Rh 阴性、ABO 型同儿 2. Rh 阴性、O 型血 3. 无抗 D IgG 的 Rh 阳性、ABO 型同儿 4. 无抗 D IgG 的 Rh 阳性、O 型血
Rh 溶血病有抗 C、E 等者	1. Rh 型同母、ABO 型同儿 2. Rh 型同母、O 型血 3. 无抗 C、E 等 IgG 的任何 Rh 型、ABO 型同儿 4. 无抗 C、E 等 IgG 的任何 Rh 型、O 型血
ABO 溶血病	1. O 型红细胞,AB 型血浆 2. O 型血 3. 同型血
不明原因的高胆红素血症	1. 同型血 2. O 型血

(三)对明显贫血和心力衰竭患儿

对有明显贫血和心衰的患儿,可用血浆减半的浓缩血来纠正贫血和心力衰竭。

(四)选用新鲜血

血液应选用新鲜血,最好用 24 小时内的新鲜血,这样可以更好地置换出内毒素,改善血液循环,增加凝血因子。临床上新鲜血来源紧缺,使用库血储存时间不要超过 3 天,否则可引起高钾血症,严重威胁新生儿生命。然而也有观点认为,应用枸橼酸-磷酸盐-葡萄糖溶液或枸橼酸-磷酸-葡萄糖-腺嘌呤 A(CPDA)溶液保存的 7 天之内的库存血可以看成是新鲜血,能满足新生儿换血需要,对内环境影响不大,也不会引起致命的高钾血症。可采取 AB 型血浆和 O 型红细胞悬液混合后换血。新生儿红细胞比容平均为 0.55,正常范围为 0.43 ~ 0.63,而临床用的红细胞悬液已被固定液稀释,红细胞比容在 40% ~64% 之间,若将其与血浆以 1∶1 比例混合,相当于再稀释 1 次,红细胞比容更低在 20% ~30% 之间,如以等量换血,贫血不易纠正,甚至较换血前降低。若以 2∶1 比例混合,换入血的红细胞比容可在 26% ~40% 左右,比较接近正常血液中红细胞比容,国内文献报道多主张红细胞与血浆之比为 2∶1,而换血前已有贫血的患儿,选择 3∶1 或 4∶1 的血液更为适宜。血液先置室内预热,或使用输血加温器对血液进行加温预热,使之与体温相接近。

三、血液的抗凝剂

目前换血采用新鲜全血或红细胞悬液与血浆混合的血,已不用肝素作为抗凝剂。全血常用枸橼酸右旋葡萄糖(ACD)保养液,红细胞悬液常用 CPDA 保养液。换血过程中,枸橼酸及枸橼酸盐可影响电解质及酸碱平衡。血钙常为短时间下降,有时不超过 10 分钟即恢复正常,是由于钙与 ACD 保养液中枸橼酸盐结合有关。传统办法每换血 100ml 后,予 10% 葡萄糖酸钙 1 ~ 2ml/kg 稀释后缓慢注入,但此步骤存在争议,有人认为这种治疗没有必要,除非有低钙血症的证据。高浓度葡萄糖的 ACD 血可使血糖增高,但也可因刺激胰岛素分泌,使血糖降低,故换血后数小时内需监测血电解质、血糖及血气分析。

第二节 换血疗法操作并发症

换血疗法是以外来血液置换自身血液的一种方法。它包括全部换血法和部分换血法两种。由于换血疗法是一种侵入性操作,因操作者的技术水平、患儿全身状况及供血质量等原因,常可发生一些并发症,如穿刺失败、血肿、低体温、疾病传播、血栓形成、移植物抗宿主反应、感染、溶血反应、心力衰竭、空气栓塞、电解质及糖代谢紊乱、休克、贫血、出血倾向等等,其中穿刺失败、血肿详见第一节注射法中静脉注射操作并发症一节;低体温、疾病传播、血栓形成、移植物抗宿主反应等与输血法操作并发症基本相同,在此不予重复叙述。对于其他并发症本章予以详细叙述。

一、电解质及糖代谢紊乱

换血疗法容易发生低钙血症、高钾血症、低钾血症、代谢性酸中毒、高血糖、低血糖等并发症。

(一)发生原因

1. 低钙血症 用枸橼酸钠为抗凝剂的血液换血,枸橼酸钠和血中游离钙结合而使血钙下降。

2. 高钾血症 换血时使用库存 3 天以上的血液,因红细胞破坏过多引起溶血,导致高钾血症。

3. 低钾血症 枸橼酸盐与钾离子结合;高血糖刺激胰岛素分泌促使糖原合成需要钾离子参与;抗凝剂中枸橼酸在肝脏中迅速降解为碳酸氢钠,使机体内环境偏碱,使肾脏排钾增多。

4. 代谢性酸中毒 库血在(4±2)℃保存期间,无氧代谢增加,酸性代谢产物如乳酸、酮体随保存时间延长而增加,换血时因输入了大量的酸性物质,消耗了体内的 HCO_3^-,而且肝、肾在短时间内尚不能充分代谢和排出酸性代谢产物,引起酸中毒。

5. 高血糖症 血源的保养液中含有高浓度葡萄糖;换血时机体处于应激状态,对胰岛素产生拮抗作用。

6. 低血糖症 换血前、后患儿需禁食,易引起低血糖;换入血液后由于保养液中高浓度葡萄糖引起的高血糖会刺激胰岛素分泌增加,从而导致低血糖的发生。

(二)临床表现

1. 低钙血症 症状轻重不同。主要是神经、肌肉的兴奋性增高,表现惊跳、手足搐搦、震颤、惊厥等。新生儿抽搐发生时常伴有不同程度的呼吸改变、心率增快和发绀或因胃肠平滑肌痉挛引起严重呕吐、便血等胃肠症状。最严重的表现是喉痉挛和呼吸暂停。心电图示 QT 时间延长(足月儿>0.19 秒,早产儿>0.20 秒)。血清总钙浓度<1.8mmol/L 或游离钙低于 0.9mmol/L。

2. 高钾血症 主要是心脏和神经肌肉症状。症状的严重性取决于血钾升高的程度和速度,有无其他血浆电解质和水代谢紊乱合并存在。高钾使心肌受抑,心肌张力减低,故有心动过缓和心脏扩大,心音减弱,易发生心律失常,但不发生心力衰竭。严重者可发生室性心动过速、心室扑动和心室纤颤,最后心脏停搏于舒张期。神经肌肉症状表现为早期常有四肢及口周感觉麻木,极度疲乏、肌肉酸疼、肢体苍白、湿冷。血钾浓度达 7mmol/L 时,四肢麻木,软瘫,先为躯干,后为四肢,最后影响到呼吸肌,发生窒息。中枢神经系统可表现为烦躁不安或神志不清。高钾可致乙酰胆碱释放,引起恶心、呕吐、腹痛。心电图 T 波高尖,底部较窄,呈帐篷样,振幅亦可正常,血清钾浓度>5.5mmol/L。

3. 低钾血症 主要是神经肌肉、心脏、肾脏和消化道症状。神经肌肉兴奋性减低,精神委靡,反应低下,躯干和四肢肌肉无力,常从下肢开始,呈上升型,腱反射减弱或消失,严重者出现弛缓性瘫痪。呼吸肌受累则呼吸变浅,平滑肌受累出现腹胀、便秘、肠鸣音减弱,重症可致肠麻痹。血清钾浓度<3.5mmol/L。

4. 代谢性酸中毒 呼吸深长症状不明显,常有精神委靡、面灰及口唇、口腔黏膜樱桃红。化验血 pH 偏低,血 HCO_3^- 低。

5. 高血糖症 轻症者可无症状,血糖显著升高者表现为烦渴、多尿、体重下降,眼不闭合、惊厥等症状,早产儿高血糖时,可致脑室内出血。血糖>7.0mmol/L。

6. 低血糖症 常缺乏症状,轻度主要表现为反应差,重度表现为惊厥。化验血糖低于 2.2mmol/L。

(三)预防及处理

1. 选用新鲜血进行换血,最好采用 24 小时内新鲜血。尽可能不用库存血,如采用库存血亦不应超过 3 天;如用于早产儿不超过 2 天。

2. 换入的血液以枸橼酸钠作为抗凝剂者,需注意观察患儿有无低钙血症的征象,如哭叫不安、抽搐等。每换 100ml 血液后,静推 10% 葡萄糖酸钙 1ml(加 10% 葡萄糖注射液 1ml 稀释),换毕后再注入 1 次。已出现低血钙者,减慢换血速度,静脉补充钙剂,可用 10% 葡萄糖酸钙每次 2ml/kg,以 5% 葡萄糖液稀释 1 倍缓慢静注(1ml/min)。在静注钙剂过程中,注意心率保持在 80 次/分钟以上。

3. 当血清钾在 6.0~6.5mmol/L,心电图正常时,停用含钾药物,减少或暂停授乳,可用离子交换树脂保留灌肠或用排钾利尿剂促进排钾。当血清钾>6.5mmol/L 时,需迅速采取以下措施:①10% 葡萄糖酸钙 0.5~1ml/kg 缓慢静注,可迅速拮抗心脏的毒性作用,但维持时间较短(5 分钟),如心电图无改善,可在 5 分钟后重复应用。②20% 葡萄糖 10ml/kg 加胰岛素 0.5U,于 30 分钟内静脉滴注。在 30~60 分钟内显效,维持数小时,必要时重复应用。应用高张葡萄糖可刺激胰岛素分泌,停注后可发生低血糖,可用 5% 或 10% 葡萄糖溶液静滴维持,逐渐减量停用。③5% 碳酸氢钠 3~5ml/kg(2~3mmol/kg)缓慢静注,可使钾由细胞外液移入细胞内液而降低血清钾。约在 30～60 分钟内生效,维持数小时,必要时重复使用。

4. 轻度代谢性酸中毒以补液为主;较重的代谢性酸中毒予以补充碱性药物,把计算用量稀释 1 倍或成等张液静脉滴注 30～60 分钟以上。由于新生儿代谢性酸中毒主要是高乳酸血症,故不宜使用乳酸钠。

5. 换血过程中监测血糖变化。如已发生高血糖,可根据病情暂时停用或减少葡萄糖摄入量,严格控制输液速度,并监测血糖加以调整。重症高血糖症伴有明显脱水表现应及时补充电解质溶液,以迅速纠正血浆电解质紊乱状况,并降低血糖浓度和减少尿糖。空腹血糖浓度 >14mmol/L(250mg/dl),尿糖阳性或高血糖持续不见好转者可试用胰岛素 1～3U/(kg·d),每日 1～2 次,密切监测血糖和尿糖改变。

6. 如已发生低血糖症,立即静脉注入 25% 葡萄糖液 2～4ml/kg(小早产儿可用 10% 葡萄糖 2ml/kg),速度为 1ml/min。随后继续滴入 10% 葡萄糖液,速度为 3～5ml/(kg·h),葡萄糖液滴入速度为 5～8mg/(kg·min),以维持正常血糖水平。换血后尽早开始正常喂养,可避免继发性低血糖的发生。

二、贫血

(一)发生原因

1. 换血未能完全清除溶血原因、溶血继续存在,ABO 溶血病、G-6-PD 缺乏并 ABO 溶血病患儿换血后贫血发生率较高。

2. 血源因素,保养液可占血量的 1/5,血液被稀释,且换入的为成人红细胞,成人血细胞比容较新生儿低。

3. 对换血前存在贫血者,换血后未补输血。

(二)临床表现

皮肤黏膜苍白、心率快、气急、低血压和休克,新生儿出生 2 周内静脉血红蛋白≤130g/L,毛细血管血红蛋白≤145g/L。

(三)预防及处理

1. 及时准确地估计病情,缩短换血前准备时间。

2. 筛查换血源,如用混合血源,应测浓缩红细胞悬液的红细胞比容,以决定合适的红细胞与血浆的比例(球/浆比),避免换入的混合血红细胞比容过低。浓缩红细胞悬液的红细胞比容多在 65%～70% 之间,当混合血的球/浆比为 1.4～2:1 时,其红细胞比容可达到 45%～50%,不易出现换血后贫血。而换血前已有贫血的患儿,则应选择 3:1 或 4:1 的血液更为适宜。对怀疑或诊断为 G-6-PD 缺乏者,最好选用 G-6-PD 正常的血源,避免换血后再次溶血的危险。

3. 适当补输血。患儿的病因、溶血程度、起病至入院的时间悬殊很大,部分病例入院时病情重,摄入奶量不足,或补液不足或不显性失水增加,造成血容量不足,血液浓缩,存在入院时血红蛋白值"正常"的假象。入院后在准备换血的过程中,体内溶血持续进展,加上化验抽血及光疗时充分补充水分,红细胞及血红蛋白进行性下降,对换血前存在贫血者,当换血达到预定换血量后补输血 10～15ml/kg,有利于纠正贫血。

4. 及时调整干预措施。注重换血后贫血的病因特点,重视 ABO 溶血病及 ABO 溶血病合并 G-6-PD 缺乏患儿,动态检测红细胞、血红蛋白或网织红细胞以及时了解体内溶血情况,

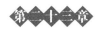

必要时采取综合干预方法,预防或纠正换血后贫血。

5. 换血时可先取上层血浆后再用下层血细胞,因为血浆中白蛋白先与游离未结合胆红素结合,可换出更多的胆红素,而换血结束时输入较多的血细胞可减少术后贫血的发生。

三、休克

(一)发生原因

1. 短时间内输入大量较低温度血液。

2. 换血过程中,输血与排血不同步,由于排血速度过快,累积出量明显大于入量,超过全身血容量的 10% ~15%,即可出现休克症状,当达 20% ~25% 时,心脏和其他脏器血流量减少,血液灌注不足,则可出现明显的临床症状,甚至危及生命。

(二)临床表现

呼吸表浅,皮肤呈花斑样改变,四肢湿冷,毛细血管再充盈时间延长,动脉搏动减弱,反应低下,心率增快,血压下降,尿少 <1ml/(kg·h)。

(三)预防及处理

1. 换血前血液需置于 27~37℃ 的环境中复温。

2. 换血过程中,严格掌握血液注入及排出速度,出入差不得超过全身血容量的 10%。

3. 严密监测记录患儿的体温、心率、呼吸、血压等生命体征的变化。

4. 一旦出现休克应予暂停换血,注意保暖、吸氧、扩容,可用白蛋白 1g/kg 或生理盐水(10~20ml/kg),输血及排血,使血液的累积出入量保持一致,多巴胺 5~10μg/(kg·min)升压处理,症状缓解后继续换血。

四、出血倾向

(一)发生原因

1. 换血所用的血液库存时间长,所含的血小板和凝血因子数量很少。在 4℃ 保存 24 小时后的血液中,血小板几乎全部失活,血浆中不稳定的 V、VIII、IX 因子随着保存时间的延长逐渐减少,大量输注库存血会使 PT、APTT 延长。

2. 换血时大量的枸橼酸钠输入患儿体内,与血液中的游离钙结合,使血钙下降,毛细血管张力减低,血管收缩不良。

3. 换血过程中使用肝素过量。

4. 换血本身可以引起血管阻塞,继而消耗血小板。

(二)临床表现

皮肤黏膜瘀点、瘀斑、针口出血不止、尿血、胃肠道出血,甚至颅内出血。血小板计数 <50×10⁹/L。

(三)预防及处理

1. 尽量选用新鲜血。

2. 换血后搭配输注血浆及血小板。

3. 预防低钙血症的发生,每换 100ml 血液后,静推 10% 葡萄糖酸钙 1ml(加 10% 葡萄糖注射液 1ml 稀释),换毕后再注入 1 次。已出现低血钙者,减慢换血速度,静脉补充钙剂,可用 10% 葡萄糖酸钙每次 2ml/kg,以 5% 葡萄糖液稀释一倍缓慢静注(1ml/min)。在静注钙剂过程中,注意心率保持在 80 次/分钟以上。

4. 换血过程中需严格控制肝素用量,宜少量分次使用,必要时用鱼精蛋白对抗。

5. 严密观察皮肤黏膜出血情况,监测血小板、出凝血时间。

6. 穿刺口出血不止者可以明胶海绵压迫止血或用云南白药止血,尽量减少穿刺,避免肌内、皮下注射,静脉穿刺时用宽止血带,穿刺后延长压迫时间。

五、感染

(一)发生原因

1. 换血过程中未严格执行无菌技术操作,或换血操作室空气污浊,不符合有关要求。

2. 库存血放置于室温下复温时间过长造成污染。

3. 采用手工抽-推血液换血,反复操作易引起污染。

4. 脐静脉穿刺换血后,脐带未认真处理或纱布污染未及时更换。

(二)临床表现

周围静脉局部表现:穿刺部位红、肿、热、痛等炎症表现;全身表现:寒战、高热、脉速、呼吸急促、头痛、烦躁不安等。脐静脉炎局部皮肤及皮下组织发红、发硬,并发脐炎轻者,脐轮与脐周皮肤轻度红肿,可伴少量脓性分泌物;重者脐部及脐周明显红肿发硬,脓性分泌物较多,常有臭味。化验白细胞计数明显增高、核左移,血培养阳性。

(三)预防及处理

1. 换血过程中严格遵守无菌技术操作原则,换血宜在专门设置的换血操作室进行,调节室内温度维持在 24～26℃,定期进行空气消毒。

2. 采用密闭式一次性医用塑料输血管和输液管。

3. 换血过程中,经常巡视,观察患儿情况及输血、输液管道有无松脱等。避免反复打开管道接头。

4. 库存血可采用血液加温器或温水中复温,如放于室温下,勿超过 4 小时。

5. 可采用全自动换血疗法、外周动静脉同步换血疗法、血细胞分离机换血疗法等替代手工抽-推血液换血,以减少污染机会。

6. 妥善保护脐静脉穿刺口,换血后脐带包以无菌纱布,倒上 1∶5 000 呋喃西林溶液保持湿润。如纱布被污染,立即予以更换。如脐上有伤口要注意预防伤口感染,伤口未拆线前不宜沐浴。

7. 密切监测患儿体温的变化,体温是监测感染发生的重要指征。

8. 发生脐炎或脐静脉炎者,脐周无扩散者局部用 2% 碘酊及 75% 酒精清洗,每日 2～3 次,也可用新霉素、杆菌肽等霜剂或油膏。有明显脓液、脐周有扩散或有全身症状者,除局部消毒处理外,可根据涂片结果选用适当抗生素治疗,以后结合临床疗效及药敏试验再决定如何用药。

六、溶血反应

(一)发生原因

1. 供血者和受血者血型不符,造成血管内溶血。

2. 血液贮存过久,血液震荡过剧,血液受到细菌污染,库血复温时,血瓶外加用的水温过高(＞37℃)等,均可导致红细胞大量破坏,从而引起溶血。

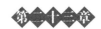

3. 输血使用普通输液泵,使红细胞受到挤压破坏而导致溶血。

4. Rh 因子所致溶血一般在输血后 1～2 小时发生,也可延迟至 6～7 天后出现症状。

(二)临床表现

黄疸加深、贫血、血红蛋白尿,同时伴有寒战、高热和呼吸急促和血压下降等症状。严重者,由于大量血红蛋白从血浆中进入肾小管,遇酸性物质变成结晶体,致使肾小管阻塞;又因为血红蛋白的分解产物使肾小管内皮缺血、缺氧而坏死脱落,也可导致肾小管阻塞,患儿出现少尿、无尿等急性肾衰竭症状,可迅速死亡。

(三)预防及处理

1. 认真做好血型鉴定和交叉配血试验,尽量采用新鲜血。严重感染及弥散性血管内凝血(DIC)患儿,强调使用 24 小时内的新鲜血。

2. 加强工作责任心,严格核对患儿和供血者姓名、血袋号和配血报告有无错误。

3. 采血时要轻拿轻放,运送血液时不要剧烈震荡;置换血复温不能超过 37℃,以免溶血。严格执行血液保存规则,不可采用变质血液。

4. 输血应用专用输血泵。

5. 一旦怀疑有溶血反应发生,立即停止输血,维持静脉通路,及时报告医生。抽取血袋中血液做细菌学检验,以排除细菌污染反应。

6. 其他处理措施见第三章静脉输血法操作并发症中溶血反应预防及处理6～11。

七、心力衰竭

(一)发生原因

1. 换血同时有持续静脉输液,由于输液量过大而引起心脏负担过重。

2. 换血过程中,输血与排血不同步,由于输血速度过快,或排血通道阻塞导致排血速度减慢,使累积入量明显大于出量,导致心力衰竭。

(二)临床表现

患儿出现呼吸困难、气促、发绀、面色苍白、皮肤发凉、咳嗽、心率＞180 次/分钟,短期肝脏进行性肿大,听诊肺部出现湿性啰音。

(三)预防及处理

1. 换血同时持续输液者,注意调节输液速度,速度不宜过快,液量不宜过多。

2. 换血过程中,严格掌握血液注入及排出速度,出入差不得超过 20ml,注意监测患儿静脉压的变化,经常巡视,避免体位或肢体改变而加快或减慢滴速。一旦换血开始,每隔 10 分钟专人报告一次出量、入量、各自累积量以及血压等,并作好记录,换血主持人则根据报告酌情发出调整指令,专职护士在输液泵上调节输血速度,使出、入量趋于一致,并监测血压保持在正常范围。

3. 发生心力衰竭患儿,立即减慢或停止输血(液),加快排血速度,在病情允许情况下取半卧位。

4. 酌情给予强心、利尿剂应用。

八、空气栓塞

(一)发生原因

1. 由于输血管内空气未排尽,导管连接不严密。

2. 留置脐静脉导管者,静脉导管开口放置在空气中,未连接注射器,患儿哭闹或深呼吸时吸入空气,形成空气栓子。

3. 使用 Diamond 法换血,经脐静脉单通道反复抽-输血液,频繁拨动开关,更换注射器,操作过程中易致空气进入血管。

4. 换血过程中,血液输完后未及时发现,空气进入静脉,形成空气栓子。并随血流进入右心系统和肺动脉。

(二)临床表现

患儿突发呼吸困难、严重发绀,听诊心脏有杂音。如空气量少,到达毛细血管时发生堵塞,损害较小。如空气量大,则在右心室内将阻塞肺动脉入口,引起严重缺氧而立即死亡。

(三)预防及处理

1. 输血前注意检查输血管各连接是否紧密,有无松脱。穿刺前排尽输血管及针头内空气。

2. 脐静脉导管开口处须连接注射器或三通接头,避免开口放置在空气中,断开注射器或三通接头时须反折导管避免空气进入。

3. 采用全自动换血疗法、外周动静脉同步换血疗法、血细胞分离机换血疗法等方法取代 Diamond 法换血。

4. 换血过程中应有专人守护,严密观察输血速度及量,及时更换血袋,输血完成后及时拔针。

5. 已发生空气栓塞者,立即将患儿置于左侧卧位和头低足高位,该体位有利于气体浮向右心室尖部,避免阻塞肺动脉入口,随着心脏的跳动,空气被混成泡沫,分小量进入肺动脉内以免发生阻塞。给予高流量氧气吸入,提高患儿的血氧浓度,纠正缺氧状态;有条件者可通过中心静脉导管抽出空气。

6. 换血过程中,严密观察患儿病情变化,如有异常变化及时对症处理。

附 23-1　全自动换血疗法操作规程

1. 评估

(1)评估患儿黄疸的程度、神志、反应、肌张力、哭声及有否出现惊厥等。

(2)评估用于穿刺的静脉局部皮肤情况、充盈度、血管壁弹性情况,尽量选择较大静脉如贵要静脉、肘正中静脉、股静脉。

(3)评估用于穿刺的动脉局部皮肤情况、血管搏动、管壁弹性情况,尽量选择较大动脉如桡动脉、肱动脉、股动脉。

2. 用物准备

(1)治疗盘内盛:22~24G 蝶翼 Y 型尾端留置针 1 只、22~24G 直型留置针 1 只、三通管 2 个、一次性输血管 1 根、小儿输液器 1 副、排血管 1 根(可用延长管或输液器下的输液管代替)、100ml 量筒若干个、废血瓶 1 个、各号注射器若干、无菌纱布、胶布、夹板、棉垫、绷带、0.1% 安多福 1 瓶、消毒棉签、消毒干棉球、弯盘。另配制 100ml 肝素生理盐水(肝素浓度 1U/ml)一瓶备用。

(2)输血泵 1 台、微量注射泵 1 台、多功能心电监护仪 1 台、新生儿远红外保暖床 1 张、输液架。

（3）液体及急救药物：遵照医嘱准备。

（4）治疗车下层准备以下物品：污物桶3个，一个放置损伤性废弃物（用过的注射器针头等），一个放置感染性废弃物（用过的注射器、留置针等），一个放置生活垃圾（用过的注射器、输液器、输血管、棉签等外包装）。

3. 环境准备　换血术需在严格消毒后的房间中进行，做好空气及物体表面的消毒。

4. 操作步骤

（1）洗手、戴口罩，备齐用物，将患儿置远红外保暖床上，安置心电监护仪监测生命体征和血氧饱和度。

（2）将冷藏血置于室温下预温，或预先浸入37℃的温水中升温，用5ml注射器抽吸5ml肝素液接上留置针备用，准备输液架。

（3）准备输血管：检查输血管后取出，将输血管和通气管针头同时插入生理盐水瓶塞至针头根部，排气后关闭调节器，拔出输血管插入血袋。

（4）备胶布，将血袋倒挂在输液架上。

（5）患儿取仰卧位，选择静脉为入血通路，可选用肘前窝的静脉，如贵要静脉、头静脉、肘正中静脉，也可选用大隐静脉、股静脉，常规消毒后以留置针进行静脉穿刺，见回血即停，将针芯退出少许，再轻轻送入血管内，见回血通畅后缓缓拔出全部针芯，针管留置用胶布固定，推注少量肝素生理盐水（10U/ml）以防针尖堵塞。

（6）输血管通过输血泵，将输血泵速度暂设为5ml/h，缓慢输入以保持通畅，此为换入回路。

（7）选择动脉为出血通路，可选用桡动脉、肱动脉、股动脉、颞动脉为出血通路，以直型留置针穿刺见回血后外接三通管，以1U/ml肝素生理盐水5～6ml/h微量泵泵注维持血管通畅。三通管连接排血管，回血由排血管自然滴入量筒，此为换出回路。排血管尽可能短以减少血液排出的阻力。

（8）动脉回血一通畅，即将换入回路输血泵速度放开为200ml/h，排血管此时可暂停滴注肝素生理盐水。换血开始，计时。

（9）准确记时5分钟，读取量筒内出血量，若出血太快，则应调节排血管上调节器，使不超过3.5ml/min，相当于210ml/h，与输血速度基本持平，以后再作精细调节。

（10）当输血和排血进入同步状态后，一切将自动进行，无须手动操作，但需在一旁做好监护、记量和调节。

（11）每隔10分钟读取量筒一次，并读取输血泵上的累积量，记量的目的是保持出入量平衡，做到心中有数。

（12）如换出速度与换入速度有差距，调节入血和出血的速度使之一致。

（13）每换入100ml血，需给予10%葡萄糖酸钙1～2ml；量筒每100ml接满后倒入废血瓶，再从头开始，最后换到血袋中还剩40～60ml血时，关闭换出回路三通，停止出血，但继续换入直至完毕，避免换血后贫血。

（14）换血后拔出动脉留置针，用消毒干棉球加压止血3～5分钟，查无出血，用胶布固定干棉球。

（15）如使用脐静脉穿刺，换血后脐带包以无菌纱布，倒上消毒过的1：5000呋喃西林溶液保持湿润，以备再用。

（16）整理床单位,清理用物,将患儿送至新生儿重症监护室重点护理。

5. 注意事项

（1）换血宜在专门设置的换血操作室进行,调节室内温度维持在24～26℃,定期行空气消毒。严格无菌技术操作避免污染和感染。

（2）患儿换血前停喂奶一次,或抽空胃内容物以防呕吐后再吸入。换血后情况良好者,试喂糖水,如无呕吐等异常情况进行正常喂养。

（3）换血过程中注意保持生命体征、pH及电解质稳定,以保证换血的顺利进行。

（4）换血后继续光疗,监测血清胆红素、血常规、血糖、电解质、血气分析等,以便及时发现并发症,及时进行处理。

（5）一次换血后组织内的胆红素可再回入血浆,加上骨髓或脾脏中致敏红细胞的分解以及换入红细胞的衰老死亡,可使血清胆红素再次升高或超过第一次换血前的浓度。在这种情况下可按换血指征再次换血。

（林真珠　罗伟香）

参 考 文 献

1. 黄国日,潘革. 新生儿高胆红素血症换血治疗的研究进展. 医学综述,2012,18(3):380-382
2. 李清平,董文斌,翟雪松,等. 换血对新生儿血糖及酸碱平衡的影响. 临床儿科杂志,2012,30(12):1168-1171
3. 邵肖梅,叶鸿瑁,丘小汕. 实用新生儿学. 第4版. 北京:人民卫生出版社,2011:303-305
4. 宋泳红,朱碧清. 新生儿外周动静脉同步换血不良反应的护理. 护士进修杂志,2010,25(7):621-622
5. 谭舒宁. 1例儿换血术后并发症-急性心力衰竭的护理. 中外妇儿健康,2011,19(6):377
6. 吴本清. 新生儿危重症监护诊疗与护理. 北京:人民卫生出版社,2009
7. 赵小朋,宋燕燕,李坚,等. 新生儿换血不良结局相关因素分析. 中国妇幼保健,2008,23(6):797-798
8. 郑志凌,黄维本. 改良同步换血疗法治疗新生儿高胆红素血症. 临床与实践,2011,15(4,上旬刊):303-304
9. 中华医学会中华儿科杂志编辑委员会,中华医学会儿科学会新生儿学组. 全国新生儿黄疸与感染学术研讨会纪要(附新生儿黄疸干预推荐方案). 中华儿科杂志,2001,39(3):184-187
10. Hosseinpour Sakha S, Gharehbaghi MM. Exchange transfusion in severe hyperbilirubinemia:an experience in northwest Iran. Turk J Pediatr, 2010,52(4):367-371
11. Murki S,Kumar P. Blood exchange transfusion for infants with severe neonatal hyperbilirubinemia. Semin Perimatol, 2011,35(3):175-184
12. Rasul CH,Hasan MA,Yasmin F. Outcome of neonatal hyperbilirubinemia in a tertiary care hospital in Bangladesh. Malays J Med Sci, 2010,17(2):40-44

第二十四章　中医护理技术操作并发症

中医护理学以中医理论为指导,以护理程序为框架,从整体观念出发,对疾病进行辨证护理,并运用独特的传统护理技术与方法对患者及人群施以护理和服务,以促进人民健康的一门应用性学科。

中医护理技术是中医护理学的重要组成部分之一,在疾病的治疗过程中具有举足轻重的地位,并贯穿于整个治疗过程。本章节重点讲述中医拔罐法、刮痧法、灸法、熏洗法、针刺法等五项基本操作。由于该五项中医护理技术大部分属于有创性操作,操作过程中由于操作者的技术水平、患者自身的体质、依从性及配合程度等原因,可产生局部或全身的并发症,如出血、过敏、感染、烫伤、水疱等,需引起医务人员的高度重视,本章予以详细叙述。

第一节　中医基础理论

一、中医学的两个基本特点

(一)整体观念

整体观念是中医学关于人体自身的完整性及人与自然、社会环境的统一性的认识。中医认为人体是一个有机的整体,构成人体的各个组成部分之间结构上是不可分割的,在功能上相互协调、相互作用,在病理上相互影响。同时也认识到人与自然环境的密切关系。

(二)辨证论治

辨证论治是中医学认识疾病和处理疾病的基本原则。辨证是确定治疗方法的前提和依据,论治是辨证的目的,通过辨证论治的结果,可以检验辨证论治是否正确。辨证和论治是诊断疾病过程中,相互联系、不可分割的两个方面。

1. 辨证　是在认识疾病的过程中确立症候的思维和实践过程,就是将四诊(望、闻、问、切)所收集到的资料、症状和体征,运用中医学理论进行分析、综合,辨清疾病的原因、性质、部位和邪正之间的关系,概括、判断为某种性质的证候的过程。

2. 论治　论治又称施治,是根据辨证的结果,确定相应的治疗原则和方法,选择适当的治疗手段和措施来处理疾病的思维和实践过程。

二、中医基础理论

中医基础理论的主要内容分为:阴阳五行、藏象、精气血津液、经络腧穴、病因与发病、病机、防治原则等七个部分。

（一）阴阳五行学说

1. 阴阳的概念　阴阳代表着事物相互对立又相互联系的两个方面。

2. 阴阳学说的内容　包括阴阳对立制约、阴阳互根互用、阴阳交感与互藏、阴阳消长、阴阳转化。

（1）阴阳对立制约：指属性相反的阴阳双方在一个统一体中的相互斗争、相互制约和相互排斥。

（2）阴阳互根互用：指属性相反的阴阳双方具有相互依存、互为根本的关系。

（3）阴阳交感与互藏：阴阳交感是指相互对立的阴阳双方在运动中相互感应而交合，即发生相互作用；阴阳互藏，是指阴阳双方中的任何一方都包含着另一方，即阴中有阳，阳中有阴。

（4）阴阳消长：指对立互根的阴阳双方不是一成不变的，而是处于不断增长和消长的变化中。

（5）阴阳转化：指事物的总体属性，在一定条件下可以向其相反方向转化。

3. 五行的概念　五行指金、木、水、火、土五种物质及其运动变化。阴阳五行学说渗透到中医学中，则用以说明人体的组织结构、生理功能、病理变化并用于疾病的诊断和疾病的防治。

4. 五行的生克乘侮关系　①五行相生：指五行之间存在着有序的递相资生、助长和促进的关系。②五行相克：指五行之间存在着有序的递相克制、制约的关系。③五行相乘：指五行中一行对其所胜的过度制约或克制，又称"倍克"。④五行相侮：指五行中一行对其所不胜的方向制约和克制，又称"反克"。

（二）藏象

1. 五脏　是指心、肝、脾、肺、肾等五脏。

2. 六腑　是指胆、胃、大肠、小肠、膀胱、三焦等六腑。

3. 五脏的主要生理功能　化生和贮藏精气（表24-1）。

表24-1　五脏的主要生理功能

五脏	主要生理功能			
心	主血脉；主神志	在体合脉	开窍于舌、其华在面	在志为喜
肝	主疏泄；主藏血	在体合筋	开窍于目、其华在爪	在志为怒
脾	主运化；主统血	在体合肉主四肢	开窍于口、其华在唇	在志为思
肺	主气司呼吸；主宣发肃降，通调水道	在体合皮	开窍于鼻、其华在毛	在志为忧
肾	主藏精；主人体的发育与生殖；主水，主纳气	在体合骨生髓、通于脑，下系二阴	开窍于耳及二阴、其华在发	在志为恐

4. 六腑的主要生理功能　受盛和传化水谷（表24-2）。

表 24-2　六腑的主要生理功能

六腑	主要生理功能
胆	贮藏排泄胆汁,促进饮食消化作用 主决断,与人的精神情志活动有关
胃	主受纳与腐熟水谷
小肠	主分清别浊,其接受胃中传来的水谷之后,进一步消化吸收,清者经脾传至全身,浊者移向二阴排出体外
大肠	主传化糟粕,主津,接受小肠下传的糟粕,吸收其中的水分,使之成大便排出体外
膀胱	贮藏和排泄尿液
三焦	有通行诸气和运化水液作用,为水液代谢的通路

5. 五脏六腑的关系　为表里关系。脏为阴,腑为阳,阳为表,阴为里。心与小肠,肺与大肠,脾与胃,肝与胆,肾与膀胱,一脏一腑,一阴一阳,一表一里,所属经脉相互络属,组成脏腑表里关系。

（三）精、气、血、津液

1. 精　有广义和狭义之分:狭义之“精”,既指通常所说的生殖之精;广义之“精”泛指一切精微物质,包括气、血、津液和从食物中所摄取的营养物质,故称作“精气”。精除了具有繁衍生命的重要作用外,还具有濡养、化血、化气、化神等功能。

2. 气　是人体内活力很强运行不息的极精微物质,是构成人体和维持人体生命活动的最基本物质。气的主要功能:推动作用、温煦作用、防御作用、固摄作用和气化作用。可分为元气、宗气、营气和卫气。

3. 血　血是循行于脉中富有营养的红色液态物质,是构成人体和维持人体生命活动的基本物质之一。具有濡养和化神两方面的作用。

4. 津液　是机体一切正常的水液的总称,包括各脏腑组织器官的内在体液及其正常的分泌物,也是构成人体和维持人体生命活动的基本物质之一。具有滋润及濡养作用。其中,清而稀薄的称之为津,浊而稠厚的称之为液。

（四）经络腧穴

1. 经络的概述　经,有路径的意思,是经络系统中的主干。络,有网络的意思,是经脉别出的分支。经络,是经脉和络脉的总称,是运行全身气血,联络脏腑形体管窍,沟通上下内外,感应传导信息的通路系统,是人体结构的重要组成部分。经络的主要作用:①联络脏腑,沟通表里。②运行血气,濡养全身。③抗御外邪,保卫机体。④接受刺激,调整虚实。经络系统的组成(图 24-1)

2. 腧穴分类与作用　腧穴是人体脏腑经络之气输注于体表的特殊部位,既是疾病的反应点,又是针灸的施术部位,又名“骨空”、“气穴”、“穴道”、“穴位”、“孔穴”等。腧穴分为经穴、经外穴、阿是穴。腧穴的作用:①近治作用:指腧穴能治疗该穴所在部位及邻近组织、器官的病症。②远治作用:指腧穴具有治疗本经循行所及的远隔部位的组织、器官和脏腑的病症。③特殊作用:是指某些腧穴具有双向的良性调整作用和相对的特异治疗作用。

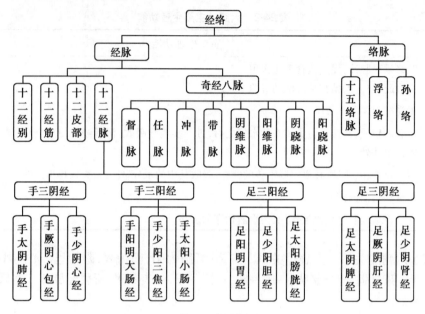

图 24-1　经络系统的组成

（五）病因

导致疾病发生的原因。主要有六淫、疫疠、七情、饮食、劳倦伤、外伤和虫兽等,下面详细介绍六淫、疫疠、七情的概念。

1. 六淫　风、寒、暑、湿、燥、火是四季气候中的六种表现,正常情况下称为"六气"。六气对自然界的万物生长和变化起着促进作用,也是人类生存的条件。如果发生太过或不及,而当机体正气不足时就有可能成为致病因素。这种能使人致病的六气便称为"六淫",又称其"六邪"。

2. 疫疠　疫疠是一类具有强烈致病性和传染性的外感病邪。中医文献记载有为"瘟疫"、"疫毒"、"异气"、"毒气"等名称。疫疠致病的特点:发病骤急,病情较重,症状相似,传染性强,易于流行等。

3. 七情　即喜、怒、忧、思、悲、恐、惊七种情志变化。七情与脏腑的功能活动有着密切的关系,七情分属五脏,以喜、怒、思、悲、恐为代表,称为"五志"。七情是人体对外界客观事物的不同反映,是生命活动的正常现象,不会使人发病。但在突然、强烈或长期性的情志刺激下,超过了正常的生理活动范围,而又不能适应时,使脏腑气血功能紊乱,就会导致疾病的发生,这时的七情就成为致病因素,而且是导致内伤疾病的主要因素之一,故称为内伤七情。

（六）发病机制

即疾病发生、发展、变化的机制。主要包括邪正盛衰、阴阳失调和精气血津液的病理变化,内生"五邪"等。

1. 邪正盛衰　是指在有疾病的发生、发展过程中,致病邪气与机体抗病能力之间相互斗争所发生的盛衰变化。

2. 阴阳失调　即阴阳之间失去平衡协调的简称,是指疾病的发生发展过程中,由于各种致病因素的影响,导致机体的阴阳双方失去相对的平衡协调而出现的阴阳偏胜、偏衰、互损、格拒、亡失等一系列病理变化。

3. 精气血的失常　包括精、气和血的不足及其各自生理功能的异常,精、气、血互根互用关系失常等病理变化。

4. 津液代谢失常　津液生成、输布和排泄过程异常,包括津液不足及津液在体内滞留的病理变化。

5. 内生"五邪"　指在疾病的发展过程中,由于脏腑经络及精气血津液的功能失常而产生的化风、化寒、化湿、化燥、化火等病理变化。

第二节　拔罐法操作并发症

拔罐法又称"吸筒法",是指以罐或筒为工具,利用热力排出罐内空气,形成负压,使罐内或筒吸附与腧穴部位皮肤上或应拔部位的体表,造成被拔部位的皮肤充血、淤血,产生刺激以调节脏腑功能而达到诊断、防治疾病的目的的一种治疗方法。中医拔罐法的原理:①开泄腠理,扶正祛邪。②疏通经络,调和气血。现代医学研究证明,拔罐法具有调节神经系统平衡,提高吞噬细胞功能,促使血流通畅的作用。根据拔罐的方法,临床常用的有留罐法、闪罐法、走罐法、刺血拔罐法。临床上常用于缓解风寒湿痹;消肿止痛;治疗疮疡;毒蛇咬伤的急救排毒。由于拔罐法利用热力排出罐内空气,形成负压,罐筒吸附于患者皮肤上,再拔罐,可引起罐斑、水疱、感染、烫伤、晕罐等并发症。

一、罐斑

(一)发生原因

拔罐的负压作用使局部迅速充血、淤血,甚至毛细血管破裂,红细胞被破坏,引起自身溶血。

(二)临床表现

吸拔部出现点片状的潮红或紫红色斑点、瘀斑,或出现丹痧,兼有微热疼痛。

(三)预防及处理

1. 负压不可过大。

2. 留罐时间不可过长,10~15分钟为宜。

3. 一般不需处理,告诫患者勿用指甲抓、挠,局部勿热敷,3~5天能自然消失。

二、水疱

(一)发生原因

1. 操作者走罐技术不熟练。

2. 留罐时间过长。

3. 罐内或罐口温度过高。

(二)临床表现

皮肤可有大小不一水疱,伴或不伴皮肤破损。

(三)预防及处理

1. 选择肌肉较厚的部位,走罐时不可在骨突处推拉,同时密切观察患者局部皮肤的变化。

2. 起罐时动作轻缓。

3. 留罐时间不宜长。

4. 保持罐内与罐口温度适当,操作过程中注意观察罐内与罐口的温度变化,做到早发现,早处理。

5. 出现水疱者,如水疱小,局部用5%碘伏溶液消毒即可;如水疱较大,则先用5%碘伏溶液消毒,再用无菌注射器将水疱内液体抽出;局部皮肤出现溃烂、破损,则进行外科换药处理。

三、感染

(一)发生原因

1. 拔罐时,起罐强行拖拉或罐口过烫等导致皮肤破损时,患者抵抗力低下,细菌在局部繁殖。

2. 皮肤破损后护理不当。

(二)临床表现

破损皮肤出现红、肿、热、痛,甚至化脓。

(三)预防及处理

1. 培训护士拔罐操作技术。

2. 嘱患者适当休息,加强营养,保持局部皮肤清洁、干燥,以免引起感染。保护创面,以防止摩擦,而加重创伤。

3. 出现皮肤破损时,局部用5%碘伏溶液消毒。

4. 若出现感染,应按外科感染伤口进行换药处理。

四、烫伤

(一)发生原因

1. 操作者手法不熟练。

2. 罐内或罐口温度过高。

(二)临床表现

拔罐区异常紧而痛,或有烧灼感受,或皮肤出现水疱。

(三)预防及处理

1. 加强培训操作者拔罐技术,拔罐时动作应该稳、准、快。

2. 操作前局部涂以凡士林,既能增强吸着力,又能防罐口灼伤皮肤。

3. 操作过程中应随时注意询问患者的感觉,观察局部情况。若出现局部发紧、发酸、疼痛明显或灼痛,应取下重拔。

4. 采用闪罐法拔罐时注意酒精棉球不能太湿,蘸完后应挤出多余的酒精,不要把火焰烧到罐口,以免烧伤皮肤;在点火过程中如发现罐口发烫时,应及时更换火罐;贴棉法时注意棉片不能太厚,吸取的酒精不能太多,以免造成棉片脱落或酒精流溢;投火法时不要让火源掉下灼伤皮肤、烧毁衣物。

5. 一旦烫伤,选择烫伤药膏或烫伤油外涂,要注意适当休息,加强营养,并保持局部的清洁,以防感染。

五、晕罐

(一)发生原因

1. 在空腹或过度疲劳、剧吐、大汗之后拔罐。

2. 患者精神过于紧张;体质虚弱。

3. 体位选择不当,操作者手法过重,刺激量大,拔罐时间过长。

(二)临床表现

头晕目眩,面色苍白,恶心欲吐,呼吸急促,心慌心悸,四肢发凉,伴有冷汗,脉沉细、血压下降;严重者,口唇、指甲青紫,神志昏迷,仆倒在地,二便失禁,脉微细弱欲绝。

(三)预防及处理

1. 操作者操作前应注意观察和评估患者的情况,若大饥大渴,应令进食,稍休息后再做治疗。

2. 神情紧张者应做好解释,消除其对拔罐的顾虑,不可勉强,手法宜轻。

3. 选择舒适持久的体位,操作过程中随时注意观察患者的病情变化和心理反应。

4. 对体质较弱者、年龄较大者,拔罐手法宜轻、刺激量宜小、时间宜短。

5. 出现晕罐时,应立即起罐,让患者平卧,注意保暖。轻者服温开水或糖水,休息片刻即可迅速缓和并恢复正常;重者可点按人中、合谷、内关、足三里、百合等穴位,必要时辅以其他抢救措施。

附24-1 拔罐法操作规程

1. 评估

(1)患者的病情、体质、年龄、心理状态、对拔罐法的认知及配合程度。

(2)评估患者拔罐部位皮肤颜色、有无皮疹、硬结等情况,既往史、饮食与二便。

(3)告知患者操作方法、操作目的、配合方法及注意事项,取得患者配合。

2. 用物准备

(1)治疗盘内备:火罐(玻璃罐、竹罐、陶罐)、止血钳、酒精灯、95%酒精棉球、火柴、灭火罐、弯盘。根据拔罐方法及局部情况备纸片、凡士林、棉签、安多福、镊子、干棉球、三棱针或梅花针、毛毯、纱布、胶布等。

(2)毛毯、屏风、垫枕。

3. 环境准备 病室清洁、安静、温湿度适宜,必要时用屏风遮挡患者。

4. 操作步骤

(1)操作者衣帽整洁,洗手、戴口罩。

(2)核对医嘱,备齐物品,携至床旁,核对床号、姓名。

(3)根据医嘱或患者的病情,选择拔罐部位及合适的火罐;协助患者取舒适的体位,暴露拔罐部位,注意保暖和遮挡。

(4)拔罐前再次检查罐口边缘是否光滑,有无缺损。

(5)根据拔罐部位及所备用物,选用不同的点火方法,常用的有闪火法、贴棉法及投火法。

(6)根据病情选用不同的拔罐方法,常用的有留罐法、闪罐法、走罐法及刺血拔罐法。

（7）观察：留罐过程中要随时观察罐口吸附情况、皮肤颜色和患者的全身情况。

（8）起罐：一手扶住罐体，另一手用拇指或中指按压罐口皮肤，使空气进入罐内即可起下。起罐后如局部有水疱或拔出脓血，应清洁局部皮肤，作常规消毒，外涂所需药物，必要时覆盖消毒敷料。

（9）操作完毕，再次核对后，协助患者衣着，安置舒适体位，整理床单位。

（10）洗手、记录并签名，清理用物，归还原处。

5. 注意事项

（1）病室温度适宜，避免直接吹风，防止受凉。

（2）高热抽搐及凝血机制障碍患者、皮肤过敏、溃疡、水肿及大血管处，孕妇的腹部、腰骶部均不宜拔罐。

（3）拔罐时应采取适当体位，选择肌肉较厚的部位。骨骼凹凸不平处及毛发较多处不宜拔罐。

（4）每次拔罐时间不宜超过 20 分钟，夏季不宜超过 15 分钟，以防拔罐时间过久发生晕罐和水疱。

（5）拔罐过程中随时询问患者的感觉，观察检查火罐吸附情况和皮肤颜色，在拔罐区出现冒凉气、温热感、紫斑、瘀斑或微痛等现象，属于拔罐的正常反应，不必惊慌。

（6）凡使用过的火罐，均应清洁消毒，擦干后备用。

第三节　刮痧法操作并发症

刮痧法又称"挑痧"，是应用边缘钝滑的器具，如牛角刮板、瓷匙等物，在患者体表一定部位反复刮动，使局部皮下出现瘀斑，从而达到疏通腠理、驱邪外出为目的的一种治疗方法。中医刮痧法的原理：①调畅气机，疏经通络。②调节脏腑气血阴阳。现代医学研究证明，刮痧可加强局部循环、使局部组织温度升高；在刮痧板直接刺激作用下，提高了局部组织的痛阈；紧张或痉挛的肌肉通过刮痧板的作用得以舒展，从而解除其紧张痉挛，以消除疼痛。也使局部组织的血管紧张度与黏膜渗透性改变、血液，淋巴循环加速、细胞吞噬作用增强、营养状况改善、促进全身的新陈代谢。同时通过刮拭刺激神经末梢使机体的防御能力增强，从而起到预防和治疗疾病的作用。刮痧法主要用于缓解或解除外感时邪所致高热头痛、恶心呕吐、腹痛腹泻等症状；使脏腑秽浊之气通达于外，促使周身气血流畅，达到治疗疾病的目的。刮痧法亦可引起疼痛、痧象、皮下出血、晕痧等并发症。

一、痧象

（一）发生原因
血管扩张渐至毛细血管破裂，血流外溢。

（二）临床表现
在相应部位皮肤上所出现的充血性改变，如红色粟粒状、片状潮红，紫红色或暗红色的血斑、血疱等，伴有不同程度的热痛感。

（三）预防及处理
动作轻柔，保健刮痧时不需刮至出痧。一般 3~5 天即可自然消失，多数不需特殊处理。

二、疼痛

（一）发生原因

刮具直接作用于皮肤,机械刺激使传入神经纤维末梢上特异的受体或离子通道的感受阈值降低、数量增加,或通过对电压依赖性阳离子通道的调节使初级传入神经纤维末梢细胞膜的兴奋性增强,致使正常时不能引起疼痛的低强度刺激也能激活伤害性感受器,导致疼痛的发生。

（二）临床表现

在刮痧的过程中皮肤伴有疼痛烧灼感。

（三）预防及处理

1. 刮拭前检查刮具边缘是否光滑、有无缺损,以免刮伤皮肤。

2. 减小刮痧板与皮肤的夹角,单一方向刮擦局部皮肤,不要来回刮动。

3. 用力均匀,以患者能耐受为度;把握刮拭时间,一般一个部位刮拭 20 次左右。

4. 缓慢刮拭,刮拭数次后,操作者感觉刮具涩滞时,须及时蘸湿再刮,以减轻患者的疼痛感。

5. 如痛较剧不能耐受,则立即停止刮痧。

三、皮下出血

（一）发生原因

由于用力过大,力的作用使血管壁受损,血液从血管内渗出到血管外而导致皮下出血。

（二）临床表现

刮痧部位颜色偏青,呈片状,皮肤光整,消退时颜色由青转黄,尔后转为正常。

（三）预防及处理

1. 所用力度要均匀、适中。

2. 发生皮下出血必须停止刮痧,严重者可采取冷敷疗法。

四、晕刮

（一）发生原因

1. 环境原因:如气压低,闷热,诊室中空气混浊,人声喧闹等。

2. 空腹刮痧、熬夜后刮痧、刮拭时间过长、手法不当、体质虚弱、敏感者易出现这种症状。

（二）临床表现

轻者精神疲倦、头晕目眩、恶心呕吐、心慌、出冷汗、四肢发凉;重者则出现血压下降和昏厥的症状。

（三）预防及处理

1. 保持病室内温度、湿度适宜,空气新鲜,安静舒适,减少不必要的人群流动。

2. 刮痧前做好解释工作,消除患者的疑虑,取得患者的配合。

3. 操作前协助患者选择舒适、持久的体位。

4. 操作过程中,应注意观察患者局部皮肤颜色及心理变化,随时询问患者的感觉,及时调整力度。如患者出现晕刮先兆,应立即停止刮痧治疗,协助患者平卧或头低脚高位,给予温开水或者糖水,注意保暖。

5. 发生晕刮者,马上用刮痧板的角部点按人中穴,对百会穴和涌泉穴用泻刮法,症状迅速好转。

附 24-2　刮痧法操作规程

1. 评估

(1)患者的病情、体质、年龄、心理状态、对刮痧法的认知及配合程度。

(2)评估患者刮痧部位皮肤颜色、有无皮疹、硬结等情况,既往史、饮食与二便。

(3)告知患者操作方法、操作目的、配合方法及注意事项,取得患者配合。

2. 用物准备

治疗盘内备:刮具(牛角刮板、瓷匙等)、治疗碗内盛少量清水或药液、必要时备浴巾、屏风等物。

3. 环境准备　病室清洁、安静、温湿度适宜,必要时用屏风遮挡患者。

4. 操作步骤

(1)操作者衣帽整洁,洗手、戴口罩。

(2)核对医嘱,备齐物品,携至床旁,核对床号、姓名。

(3)根据医嘱或患者的病情,确定刮痧部位,常用部位有头颈部、背胸部、肩部及四肢等。

(4)协助患者取舒适体位,暴露刮痧部位,注意保暖和遮挡。

(5)检查刮具边缘是否光滑、有无缺损,以免划破皮肤。

(6)手持刮具,蘸水或药液,在选定的部位,使刮具与皮肤保持 45°～90°,从上至下刮擦,由内向外,方向单一刮拭,皮肤呈现出红、紫色痧点为宜。用力要均匀,禁用暴力。如刮背部,则应在脊椎两侧沿肋间隙呈弧线由内向外刮,每次刮 8～10 条,每条刮 6～15cm。

(7)刮治过程中随时询问患者有无不适,观察病情及局部皮肤颜色变化,及时调节手法力度。

(8)操作中应保持刮痧板的湿润,刮拭数次后,操作者感觉刮具涩滞时,须及时蘸湿再刮,直至局部皮下呈现红色为或紫红色痧痕为止,一个部位一般刮拭 20 次左右。

(9)操作完毕,清洁局部皮肤;再次核对后,协助患者衣着,安置舒适体位,整理床单位。

(10)洗手、记录并签名,清理用物,归还原处。

5. 注意事项

(1)保持病室内空气新鲜,温湿度适宜,避免直接吹风,以防复感风寒而加重病情。

(2)患者有皮肤病变、瘢痕、出血倾向者均不宜用刮痧疗法。

(3)操作中用力要均匀,勿损伤皮肤。

(4)刮痧后嘱患者刮痧期间注意休息,并保持情绪稳定,饮食要清淡,忌生冷油腻之品。刮痧后 30 分钟内忌洗冷水澡。

(5)使用过的刮具,应用肥皂水或清水清洗,或用 75% 酒精或消毒液浸泡消毒后备用。

第四节　灸法操作并发症

灸法是用艾叶捣制成艾绒,做成艾柱或艾条,点燃以后,熏灼体表穴位或患部,使之产生温热或灼痛感,以达到疏通经络、调和气血、回阳救逆、扶正祛邪、防治疾病等作用的一种治疗方法。中医灸法的原理:①疏风解表,温经散寒。②温通经络,调和气血。③回阳固脱,升阳举陷。④消瘀散结,拔毒泄热。⑤防病保健,延年益寿。现代医学研究表明,灸法对增强机体免疫,加快血液循环,对呼吸、消化、生殖、神经、内分泌等系统都有一定的促进和调整作用。熏灸艾烟可以抑制细菌的生长,起到杀菌消毒的作用,可预防传染病。同时,艾灸还具有镇痛和抗炎等作用。灸法主要用于阳虚气虚证、痹证、痰饮、尿失禁、痛经、膝骨关节炎、颞下颌关节综合征、软组织损伤、哮喘、尿潴留、带状疱疹等。灸法操作可引起皮肤潮红、排病反应、灸疱和灸疮、晕灸等一系列并发症。

一、皮肤潮红

(一)发生原因

热力刺激毛细血管,使之扩张,从而促进血液流动。

(二)临床表现

艾灸部位皮肤出现潮红。

(三)预防及处理

注意保暖,避免着凉,一般不需特殊处理,潮红不久即会自然消退。

二、排病反应

(一)发生原因

人体正气相对不足。

(二)临床表现

艾灸后,不同的人会出现不同的反应,如发热、牙痛、耳鸣、流鼻血、咽喉发干发痒等反应,甚至有些女性会出现月经量过多或过少的现象。

(三)预防及处理

初次使用灸法时,要注意掌握好刺激量,施灸的时间稍短,壮数少一些,待症状减轻后,逐渐加大剂量,延长灸疗时间。

三、灸疱和灸疮

(一)发生原因

1. 灸疗时间过长。

2. 施灸用量过大。

3. 艾灰脱落灼伤皮肤。

4. 热源与皮肤距离过近。

(二)临床表现

此种情况多出现于化脓灸。灸疗部位损伤初期为红斑,渐起水疱,或是灸后化脓。

(三)预防及处理

1. 灸疗过程中,随时询问患者有无灼痛感,以便及时调整距离,防止烫伤。

2. 对于局部知觉减退的患者或昏厥者,操作者要将食、中两指分开后置于施灸部位两侧,通过操作者的手指来测量患者局部受热的温度,以随时调整施灸的距离,掌握施灸的时间,以防烫伤。

3. 及时弹除艾灰,防止艾灰脱落灼烧皮肤或衣物。

4. 出现小水疱,注意勿擦破,可任其自然吸收。水疱较大时用无菌注射器刺破水疱,抽出水液后再涂以烫伤油,并用无菌纱块覆盖,保护创面,以防止摩擦,注意保持干燥,引起感染。

5. 出现灸疮,要注意避免感染,可用赤皮葱、薄荷各适量煎汤,淋洗疮之周围,外贴玉红膏,促进结痂,自然而愈。

四、晕灸

(一)发生原因

1. 患者体质虚弱,精神过于紧张、饥饿、疲劳,过敏体质,血管神经功能不稳定者或对灸法恐惧者。

2. 体位选择不当,穴位刺激过强。

3. 艾灸时艾柱过大、火力过重。

4. 环境原因 如气压低,闷热,诊室中空气混浊,人声喧闹等。

(二)临床表现

先兆期:头部各种不适感,上腹部或全身不适,眼花,耳鸣,心悸,面色苍白,出冷汗,打呵欠等。发作期:轻者头晕胸闷。恶心欲呕,肢体发软凉,摇晃不稳,或伴瞬间意识丧失。重者突然意识丧失,昏扑在地,唇甲青紫,大汗淋漓,面色灰白,双眼上翻,二便失禁。少数可伴惊厥发作。后期:经及时处理恢复后,患者可有显著疲乏,面色苍白,嗜睡及汗出。轻症则仅有轻度不适。

(三)预防及处理

1. 施灸前应先做好解释工作,消除患者的顾虑。

2. 协助患者取舒适体位,转移其注意力,并指导患者做松弛训练。

3. 极度疲劳、空腹、过饱或对灸法恐惧,过敏体质者,应慎灸。体弱者,刺激量不宜过强。

4. 施灸的过程中应注意密切患者的病情变化,了解患者及对施灸的心理和生理反应。

5. 对于轻度晕灸者,立即停止施灸,将患者扶至空气流通处,抬高双腿,头部放低(不用枕头),静卧片刻即可。如患者仍感不适,给予温热开水或热茶饮服。

6. 重度晕灸者,立即停灸后取平卧位,按压人中、百会、涌泉等穴位;如情况紧急,配合施行人工呼吸,注射强心剂等抢救措施。

五、形成瘢痕组织

(一)发生原因

1. 艾柱直接灸灼穴位皮肤,渐致局部溃烂化脓后形成瘢痕。

2. 操作者手法不熟练,致局部皮肤意外烫伤,结痂后形成瘢痕。

(二)临床表现

增生组织突出皮肤表面,外形不规则,高低不平,潮红充血,质实韧。有灼痛或瘙痒感。

(三)预防及处理

1. 加强护士操作技术培训,施灸时禁忌将艾柱直接接触患者皮肤。

2. 及时弹除艾灰,防止艾灰脱落烫伤皮肤。

3. 施灸者操作过程中,密切观察皮肤变化,询问患者感觉。

4. 保护伤口,避免感染。伤口初步愈合后,视情况开始执行按摩疗法和压力疗法。

六、感染

(一)发生原因

1. 皮肤黏膜保护屏障受损。

2. 化脓灸容易滋生细菌。

3. 起疱后被抓破感染。

(二)临床表现

多数出现灸疮后,局部皮肤破溃,分泌物增多,创缘明显充血水肿,甚则化脓。

(三)预防及处理

1. 化脓灸后严格遵守无菌操作原则进行护理。

2. 局部皮肤出现痒感时,嘱患者避免抓、挠。

3. 在灸疗化脓期间,要注意适当休息,加强营养,保持全身皮肤清洁,并用无菌敷料保护灸疮,以防污染,待其自然愈合。出现感染时按外科感染伤口进行换药处理。

七、灸疗中毒

(一)发生原因

药灸条中大多含有雄黄,点燃后可形成砷的烟气,经呼吸道进入人体,导致慢性甚至急性砷中毒。

(二)临床表现

患者在灸疗过程中或灸疗之后,出现流泪、咽痒、呛咳等症状,随之发生流涎、头晕头痛,乏力、心悸、胸闷、气急。严重者可有恶心,腹部阵发性绞痛,冷汗淋漓、吐泻交替等症。

(三)预防及处理

1. 严格选购艾条材质。

2. 限制用量,每次不超过半支。

3. 灸疗时应注意保持室内通风良好。

4. 停止药灸条治疗,症状轻微者,可采用绿豆汤送小檗碱。以200g绿豆煮成500g汤剂,小檗碱6片,每日分3次送服。病情重者应进行解毒治疗。

八、灸疗过敏

(一)发生原因

1. 主要原因是患者本身具有过敏体质。

2. 可能艾叶中含有某些致敏物质。

(二)临床表现

以过敏性皮疹最为常见,表现为:局限性(穴位周围区域)的红色小疹,或全身性的风团样丘疹,往往浑身发热,瘙痒难忍,重者可伴有胸闷,呼吸困难,甚至面色苍白,大汗淋漓,脉象细微。

（三）预防及处理

1. 进行灸疗操作前,必须先询问患者有无过敏史。

2. 有局部或全身过敏性皮疹者,应用抗组织胺,维生素 C 等药物,多饮水,一般于停止艾灸后几天内自然消退。如伴有发热、奇痒、口干、烦躁不安等症状时,可适当应用皮质类激素,如泼尼松,每日服 20 ~ 30mg。中药凉血消风方剂也有效果。当表现为面色苍白、大汗淋漓、脉象细微时,除肌内注射抗组胺药物外,可肌注或静注肾上腺素,必要时,注射肾上腺皮质激素等药物。严重者按过敏性休克进行抢救处理。

附 24-3　艾条灸法操作规程

1. 评估

（1）患者的病情、体质、年龄、心理状态、对艾条灸的认知及配合程度。

（2）评估患者灸疗部位皮肤颜色、有无皮疹、硬结等情况,既往史、用药史、过敏史、饮食与二便。

（3）告知患者操作方法、操作目的、配合方法及注意事项,取得患者配合。

2. 用物准备　治疗盘、艾条、火柴、酒精灯、小口瓶(内盛水)、凡士林、镊子、弯盘、纱布,酌情备浴巾、屏风等。隔物灸时备姜片、蒜片或附子饼等。

3. 环境准备　病室清洁、安静、温湿度适宜,通风良好,必要时用屏风遮挡患者。

4. 操作步骤

（1）操作者衣帽整洁,洗手、戴口罩。

（2）核对医嘱,备齐物品,携至床旁,核对床号、姓名。

（3）协助患者取舒适体位,暴露施灸部位,注意保暖和遮挡。

（4）根据医嘱或患者病情,选用相应的灸法,常用的有温和灸、雀啄灸及回旋灸等。

（5）施灸部位,宜先上后下,先灸头顶、胸背,后灸腹部、四肢。

（6）遵医嘱施灸过程中,随时询问患者有无灼痛感,以便调整距离,防止烧伤。观察病情变化,了解患者的心理及生理感受。

（7）施灸中及时将艾灰弹入弯盘中。

（8）施灸完毕,立即将艾条插入盛水的小口瓶,熄灭艾火。

（9）操作完毕,用纱布清洁局部皮肤。再次核对后,协助患者衣着,安置舒适体位,整理床单位,酌情通风。

（10）洗手、记录并签名,清理用物,归还原处。

5. 注意事项

（1）凡实证、热证、阴虚发热以及面部大血管附近,孕妇胸腹部和腰骶部,均不宜施灸。

（2）艾绒团必须捻紧,防止艾灰脱落烫伤皮肤或烧坏衣物。

（3）施灸后局部皮肤出现微红灼热,属于正常现象。如灸后出现小水疱,无需处理,可自行吸收。如水疱较大,则按灸疱处理。

（4）熄灭后的艾炷,应装入盛水的小口瓶内,以防复燃,发生火灾。

附 24-4　温针灸法操作规程

1. 评估

（1）患者的病情、体质、年龄、心理状态、对温针灸法的认知及配合程度。

（2）评估患者针灸部位皮肤颜色、有无皮疹、硬结等情况，既往史、用药史、过敏史、饮食与二便。

（3）告知患者操作方法、操作目的、配合方法及注意事项，取得患者配合。

2. 用物准备

（1）治疗盘内盛：艾绒或艾条、火柴、75％酒精、无菌棉签、无菌棉球、无菌持物钳、毫针盒、弯盘、等。

（2）治疗车下层准备以下物品：污物桶3个，一个放置损伤性废弃物（用过的一次毫针针头），一个放置感染性废弃物（用过的棉签），一个放置生活垃圾。

3. 环境准备　病室清洁、安静、温湿度适宜、通风良好，必要时用屏风遮挡患者。

4. 操作步骤

（1）操作者衣帽整洁，洗手、戴口罩。

（2）核对医嘱，备齐物品，携至床旁，核对床号、姓名。

（3）协助患者取舒适体位，暴露温针施灸部位，注意保暖和遮挡。

（4）根据医嘱或患者病情，选用相应的腧穴，常规消毒皮肤，按腧穴深浅和患者胖瘦选取合适的毫针，同时检查针柄是否松动，针身和针尖是否弯曲带钩，根据针刺部位选择相应进针方法，正确进针。

（5）针刺得气后，根据病情给予适当的补泻手法，留针，将艾绒搓团捻裹于针柄上，点燃施灸，使热力沿针身传至穴位。

（6）当艾绒燃尽后换炷再灸，可连灸数壮。

（7）施灸过程中观察有无出现针刺意外，及时清除脱落的艾灰。

（8）施灸完毕，除去艾灰，起针，用无菌干棉球轻压针孔片刻，以防出血，并核对毫针数目，以防遗漏。

（9）操作完毕，再次核对后，协助患者衣着，安置舒适体位，整理床单位，酌情通风。

（10）洗手、记录并签名，清理用物，归还原处。

5. 注意事项

（1）艾绒团必须捻紧，防止艾灰脱落烫伤皮肤或烧坏衣物。

（2）施灸后局部皮肤出现微红灼热，属于正常现象。如灸后出现小水疱，无需处理，可自行吸收。如水疱较大，则按灸疱处理。

（3）用过的针具，经灭菌处理后再进行检查和修理，经再次灭菌后备用。有条件者使用一次性针具时，将毫针弃去锐器盒内，按医疗垃圾分类处理。

第五节　熏洗法操作并发症

熏洗法是将药物煎汤，趁热在患处熏蒸、淋洗，以达到疏通腠理、祛风除湿、清热解毒、杀虫止痒为目的的一种外治方法。中医熏洗法的原理：①疏通腠理，清热解毒。②温通经络，调理脏腑。现代医学研究表明，熏洗可使药物进入血液循环发挥其药理作用，避免了肝、胃的首过效应，保持血药浓度维持在一定的水平，可以起到与内服药同样的效果，同时改善机体各系统、器官组织功能；使患处血管扩张，使局部或全身血液、淋巴循环增强，加快机体的新陈代谢,改善局部组织营养和全身功能;促进水肿消退,炎症吸收,疼痛缓解或消失,改善上皮、肉芽的生长环境等方面有明显疗效同时又能刺激皮肤的神经末梢感受器,通过神经系统,形成新的反射,从而破坏了原有的病理反射联系,达到治疗疾病的目的。熏洗主要用于缓解患者的关节疼痛、肿胀、屈伸不利、皮肤瘙痒等症状;减轻眼科疾病引起的眼结膜红肿、痒痛、糜烂等症状;促进肛肠疾病的伤口愈合;治疗妇女会阴部瘙痒等症状。熏洗法虽然是一种比较安全的外洗治疗方法,但也可引起一些并发症,如烫伤、皮肤过敏、体位性低血压等。

一、烫伤

(一)发生原因

1. 熏蒸时,熏洗部位与液面距离接触过近。

2. 药物煎汤温度过高。

3. 局部皮肤对热感觉减退或丧失。

(二)临床表现

熏洗部位皮肤潮红,灼痛,严重者出现水疱。

(三)预防及处理

1. 认真评估患者的体质及熏洗处的皮肤,特别是对温度的敏感性。

2. 熏洗时药温不宜过热,一般为 50～70℃,熏洗过程中随时询问患者的感受,根据患者的耐受程度调节适宜的药液温度,特别是老年患者,由于对温度的敏感性下降,在熏洗时要防止烫伤的发生,若感到不适,应立即停止熏洗。

3. 对于烫伤后皮肤局部出现水疱或溃烂者,应避免抓、挠,保护创面或涂湿润烧伤膏、红花油、红霉素软膏等。水疱较大者,用无菌注射器抽出液体,按无菌操作换药,以防感染。

二、皮肤过敏

(一)发生原因

1. 患者过敏体质。

2. 中药及其制剂成分复杂,有些本身就是致敏原。

(二)临床表现

轻者瘙痒,粟粒样疹、荨麻疹、紫癜型药疹、湿疹皮炎样药疹;重者为剥脱性皮炎,大疱表皮松解萎缩型药疹以及重症多形红斑等。

(三)预防及处理

1. 认真评估患者的体质及熏洗处的皮肤,询问过敏史。

2. 出现皮疹、瘙痒等过敏症状时,立即停止熏洗,必要时外涂抗过敏药膏、口服抗过敏药。

3. 保持皮肤清洁,应避免抓、挠,防止抓伤。

三、体位性低血压

(一)发生原因

1. 体质虚弱或在空腹状态下进行熏洗。

2. 水温过高使体液蒸发过快引起有效循环血量减少。

（二）临床表现

头晕、眩晕、乏力、恶心、视物模糊、言语不清、平衡失调等。

（三）预防及处理

1. 空腹者，嘱患者先进食，休息片刻后方可进行；年老体弱者，熏洗时间不宜长。

2. 熏洗时，改变体位动作不宜过快。

3. 发生体位性低血压时立即给予平卧，保持空气流通，注意保暖。严重者给予口服生脉饮或是注射升压药。

附24-5 熏洗法操作规程

1. 评估

（1）患者的病情、体质、年龄、心理状态、对熏洗法的认知及配合程度。

（2）评估患者熏洗部位皮肤颜色、有无皮疹、硬结等情况，既往史、用药史、过敏史、饮食与二便。

（3）告知患者操作方法、操作目的、配合方法及注意事项，取得患者配合。

2. 用物准备　治疗盘、药液、熏洗盆（根据熏洗部位的不同，也可备坐浴椅、有孔木盖浴盆及治疗碗等）、水温计、毛巾，必要时备屏风及换药用品等。

3. 环境准备　病室清洁、安静、温湿度适宜，通风良好，必要时用屏风遮挡患者。

4. 操作步骤

（1）操作者衣帽整洁，洗手、戴口罩。

（2）核对医嘱，遵医嘱配制药液，测试水温，备齐物品，携至床旁，核对床号、姓名。

（3）协助患者取合适体位，暴露熏洗部位，注意保暖。

（4）熏洗过程中，密切观察患者病情变化，了解其生理和心理感受。若感到不适，应立即停止，协助患者卧床休息。

（5）熏洗完毕，清洁局部皮肤；再次核对后，协助患者衣着，安置舒适卧位。

（6）洗手、记录并签名，清理用物，归还原处。

5. 注意事项

（1）月经期、孕妇禁用坐浴。

（2）熏洗药温不宜过热，一般为50~70℃，浸泡时温度为38~43℃，以防烫伤。

（3）冬季注意保暖，暴露部位尽量加盖衣被。

（4）在伤口部位进行熏洗时，按无菌技术进行，以防感染。

（5）包扎部位熏洗时，应揭去敷料，熏洗完毕后，更换消毒敷料。

（6）所用物品需清洁消毒，一人一份，避免交叉感染。

第六节　针刺法操作并发症

针刺法是利用金属制成的针具，通过一定的手法，刺激人体腧穴，以治疗人体多种疾病的一种治疗方法。中医针刺法的原理：①疏通经络。②调和阴阳。③扶正祛邪。现代医学研究证明，针刺法是以物理刺激为条件，主要以神经、体液、免疫等系统为基础，通过神经反射作用、神经体液调节作用、神经-内分泌-免疫作用、心理活动和直接作用等为途径,最终达到调整机体各种功能的目的。其三个基本作用分别是镇痛、防卫免疫和对失调的脏腑器官功能的调整,而且它对机体各个脏腑器官均能发挥多方面、多环节和多途径的调整作用。针刺法常用的主要有毫针、三棱针、皮内针、皮肤针等。针刺治疗病种纷杂,国际上对于针刺的研究仍以运动神经系统为主,且以止痛作用为主,包括各种术后疼痛、癌症引起及放化疗后疼痛及产后疼痛等,生殖系统疾病、胃肠道疾病、抑郁症、面瘫、干眼症、各种病因引起的潮热也是近年研究的热点。由于针刺法为一侵入性操作,可引起晕针、出血、感染、弯针、折针、滞针、刺伤内脏等并发症。

一、晕针

(一)发生原因

1. 患者处于疲劳、饥饿、情绪紧张、恐惧的状态。

2. 患者体质虚弱、或大汗大泻、大出血之后。

3. 患者体位不当、操作者针刺手法过重。

4. 治疗室空气不流通,闷热,或室温太低、寒冷。

(二)临床表现

患者突然出现面色苍白,头晕目眩,心慌气短,恶心欲吐,四肢发冷,胸闷泛恶,精神萎倦,血压下降,脉象沉细;严重者会发生四肢厥冷,神志昏迷,仆倒在地,唇甲青紫,二便失禁,脉微细欲绝。

(三)预防及处理

1. 注意室内通风,保持空气新鲜。

2. 如初次接受针刺治疗或精神过度紧张、身体虚弱者,应先做好解释,消除对针刺的顾虑,保持良好的精神状态,同时选择舒适、持久的体位,最好采用卧位。

3. 饥饿、大出汗后、疲劳者应先进食、饮水,休息片刻后再行针刺。

4. 取穴宜少,手法轻柔。

5. 操作者在针刺治疗过程中,要神情专一,随时注意观察患者的神色,询问患者的感觉。一旦有不适等晕针先兆,应及早采取处理措施,防范于未然。

6. 一旦发生晕针,立即停止针刺,将针全部拔出,让患者平卧于空气流通处,松开衣领,放低头部,注意保暖。轻者仰卧片刻,给予温开水或者糖水后,即可恢复正常;重者立即按压人中、合谷穴,必要时配合其他抢救措施。

二、出血

(一)发生原因

1. 针尖弯曲带钩,使皮肉受损。

2. 操作时误伤小血管。

(二)临床表现

皮肤出血:血液呈点滴状渗出或微量出血,量不多。皮下出血:止血后皮肤出现青紫色,局部肿胀疼痛,继则皮肤呈现青紫色。

（三）预防及处理

1. 操作前仔细检查针具,确保针身挺直不带钩。

2. 拔针后用无菌干棉球按压 1～2 分钟。

3. 熟悉人体解剖部位,操作时定位要准确、避开血管、手法要轻柔。

4. 发生血肿,早期应局部冷敷。出血较少、血肿较小时,可以按揉血肿,使其消散,以令淤血早日吸收。血肿较大者,72 小时后给予活血药物外涂、特定电磁波治疗器或者红外线照射、热敷等处理。

三、感染

（一）发生原因

1. 针具或穴区消毒不严是主要原因。

2. 操作原因引起,在针刺过程中,将皮下各层组织内的原有病灶中的细菌或其他致病微生物,带入较深层的其他组织内。

（二）临床表现

局部症状:针刺部位出现红、肿、热、痛。全身情况:发热,头痛、头晕,严重者可引起败血症或感染性休克,实验室检查白细胞计数增加(可达 2 万～3 万),中性粒细胞在 80% 以上。

（三）预防及处理

1. 不使用被污染、过期、生锈或有其他损伤的针具。

2. 注意严格消毒,应包括术者的双手,针具及患者的穴区。

3. 针刺部位出现红、肿时,局部用 5% 碘伏溶液消毒。

4. 若出现局部化脓感染,应按外科感染伤口进行换药处理。严重者加用抗生素抗感染治疗。

四、弯针

（一）发生原因

1. 操作者进针手法不熟练,指力不均,用力过猛,针尖碰到坚硬组织。

2. 患者在针刺或留针时移动体位,肌肉强力收缩,或针柄受到某种外力压迫、碰撞。

（二）临床表现

针身弯曲,针柄倾斜,捻转提插及出针均感困难,患者感到针刺处疼痛。

（三）预防及处理

1. 培训操作者进针手法,用力均匀,并要避免进针过速、过猛。

2. 选择适当体位,在留针过程中,嘱患者不要随意更变体位,注意保护针刺部位,针柄不得受外物硬碰或压迫。

3. 移动体位者,可恢复原来体位,然后视针弯的方向,顺势将针退出;数个弯曲者,须分层退出,切忌强行拔针。

五、折针

（一）发生原因

1. 针的质量差,针身或针根有腐蚀、损坏,进针前未检查;或操作者用力过猛。

2. 留针时患者随意改变体位或针柄受到外力碰撞。

3. 针刺时将针身全部刺入腧穴,行针时强力提插、捻转,肌肉猛烈收缩。

4. 弯针或滞针未能及时正确地处理。

(二)临床表现

行针时或出针后发现针身折断,其残端部分尚露于皮肤之上或全部没于皮肤之下。

(三)预防及处理

1. 严格选购质量合格的针具,使用前仔细、认真检查。

2. 操作时用力均匀,动作轻柔,避免过强、过猛地行针。

3. 针刺时不宜将针身全部刺入腧穴中,应留有皮外部分,以便折针时取针。

4. 在进针、行针过程中,如发现弯针时,应立即拔针,切不可强行刺入或行针。

5. 如发现滞针等应及时正确处理,不可强行硬拔。

6. 在行针或留针时,应嘱患者不要随意更换体位。

7. 发现断针时,操作者态度必须从容镇静,嘱患者切勿更换原有体位,以防断针向肌肉深部陷入。如断端尚有部分外露,可用手或镊子将针拔出;如断端与皮肤相平,可用左手拇、示二指垂直轻压针孔周围组织,使针显露,右手用镊子将针夹出;如针全部陷入肌肉时应在 X 线定位下,外科手术取出。

六、滞针

(一)发生原因

1. 患者精神紧张,当针刺入腧穴后,患者局部肌肉强烈收缩。

2. 行针手法不当,向单一方向捻转角度过大,以致肌肉组织缠绕针体。

3. 留针时间过长而中间未行针。

(二)临床表现

针在体内,捻转不动,提插、出针均感困难;若勉强捻转,患者感疼痛不可忍。

(三)预防及处理

1. 做好解释工作,消除患者的顾虑;行针时避免单向捻转,若用搓法则应注意与提插配合,则可避免肌纤维缠绕针身而防止滞针的发生。

2. 对于精神紧张发生的滞针,可延长留针时间,或于滞针腧穴附近进行循按或者叩弹针柄,若仍不能缓解者,可在针穴旁再进一针,以宣散气血,而缓解肌肉的紧张。

3. 单向捻转所致滞针,可向相反方向捻回,并用刮柄、弹柄法,使缠绕的肌纤维回释,即可解除滞针。

七、刺伤内脏

(一)发生原因

1. 针刺的深度过深。

2. 进针的角度不当。

3. 患者配合欠佳,突然咳嗽或改变体位等。

(二)临床表现

以刺伤肺脏,发生外伤性气胸最多见。轻者感胸痛、胸闷、心慌,重者则出现呼吸困难、唇甲发绀、气促、出汗等现象。患侧听诊呼吸音明显减弱或消失,心率增快,脉搏细弱,血压下降,X线胸透或摄片可发现气管向健侧移位。

（三）预防及处理

1. 凡对胸背部及锁骨附近腧穴进行针刺治疗时,应严格掌握进针深度和方向,可采用斜刺、横刺等手法,不宜直刺、深刺,留针时间不宜过长。

2. 对治疗不合作的患者(如小儿患者或精神病患者),更须注意操作和观察。

3. 发现气胸应立即报告医生,让患者平卧或半坐卧位,避免咳嗽。

4. 轻者经卧床休息、镇咳、消炎等处理,可自行吸收而痊愈。

5. 重者应立即采取抢救措施,如胸腔减压术、输氧、抗休克等,并给予卧床休息、防止感染。

附24-6　毫针法操作规程

1. 评估

(1)患者的病情、体质、年龄、心理状态、对毫针法的认知及配合程度。

(2)评估患者针刺部位皮肤颜色、有无皮疹、硬结等情况,既往史、饮食与二便。

(3)告知患者操作方法、操作目的、配合方法及注意事项,取得患者配合。

2. 用物准备

(1)治疗盘、无菌毫针盒(内备各种毫针)、75%酒精、无菌棉签、无菌棉球、镊子、弯盘,必要时备毛毯、垫枕、屏风等。

(2)治疗车下层准备以下物品:污物桶3个,一个放置损伤性废弃物(用过的一次毫针针头),一个放置感染性废弃物(用过的棉签),一个放置生活垃圾。

3. 环境准备　病室清洁、安静、温湿度适宜。

4. 操作步骤

(1)操作者衣帽整洁,洗手、戴口罩。

(2)核对医嘱,备齐物品,携至床旁,核对床号、姓名。

(3)协助患者取舒适体位,暴露针刺部位,注意保暖和遮挡。

(4)根据医嘱或患者病情,选用相应的腧穴,选好腧穴后,先用拇指按压穴位并询问患者有无感觉。

(5)常规消毒皮肤,按腧穴深浅和患者胖瘦选取合适的毫针,同时检查针柄是否松动,针身和针尖是否弯曲或带钩,术者消毒手指。

(6)根据针刺部位选择相应进针方法,再次核对,正确进针。

(7)当刺入一定深度时,患者局部产生酸、麻、胀、重等感觉或向远处传导即为"得气"。得气后调节针感,一般留针10~20分钟。

(8)在针刺及留针过程中密切观察有无晕针、滞针等异常情况。如出现意外,应紧急处理。

(9)起针时左手拇(食)指端按压在针孔周围皮肤处,右手持针柄慢慢捻动将针尖退至皮下,迅速拔出,随即用无菌干棉球轻压针孔片刻,防止出血。最后清点针数,以防遗漏。

(10)操作完毕,核对后协助患者衣着,安置舒适体位,整理床单位。

(11)洗手、记录并签名,清理用物,归还原处。

5. 注意事项

（1）操作前检查用物是否齐备，检查针具的质量是否合格，严格执行无菌技术操作，以防感染。

（2）做好解释工作，消除患者紧张情绪。患者过于饥饿、疲劳、精神过度紧张时不宜立即进行针刺。针刺强度因人而异，急性病、体质强者宜强刺激；慢性病、体质弱者宜弱刺激。

（3）选择合理体位，暴露腧穴，方便操作，注意保暖。

（4）遵医嘱准确取穴，正确运用进针方法、进针角度和深度，勿将针身全部刺入，以防折针。

（5）胸胁、腰背部位的腧穴，不宜直刺、深刺，以免刺伤内脏。

（6）孕妇禁止针刺；妇女行经时若非为了调经亦不应针刺；有自发性出血或凝血功能异常的患者不宜针刺；小儿囟门未闭合时头顶部的腧穴不宜针刺。

（7）针刺眼区、项部、小腹部以及脊椎部的腧穴时，要掌握进针的角度、深度、幅度和留针时间。

（8）针刺中密切观察患者的反应，发现病情变化，报告医生并配合处理。

（9）起针时要核对穴位及针数，以免毫针遗留在患者身上。

（10）用过的针具，经灭菌处理后再进行检查和修理，经再次灭菌处理后备用。一次性针具放置锐器盒按医疗垃圾分类处理。

（夏令琼　廖色青　黄葵梅）

参 考 文 献

1. 董艳娟,刘克. 体位性低血压的病因和临床表现及防治对策. 中华保健医学杂志,2009,11(6):482-484
2. 郝玉娟. 中医拔火罐疗法的操作及护理. 护理研究,2010,24(12):3354-3355
3. 江海涛. 排病治疗与排病反应辨识. 实用中医内科杂志,2010,24(3):83-84
4. 孔筠,张宁,肖延,等. 中医药浴疗法的现代理论与应用研究. 中国医药,2009,4(5):398-400
5. 李岩琪,刘阳阳,张洁,等. 针刺不良反应及针刺事故的现状分析. 中国针灸,2011,31(8):764-768
6. 刘红. 中医护理学基础. 北京:中国中医药出版社,2005
7. 孙广仁. 中医基础理论. 北京:中国中医药出版社,2007
8. 孙学东,刘书深,李壮志. 针刺在现代医学中的研究进展. 医学综述,2005,11(8):759-761
9. 未秋平,冯强. 罐斑产生机制探讨. 实用中医药杂志,2008,24(1):54-55
10. 武大鹏. 针灸治疗中针刺出血探微. 按摩与康复医学,2011,3(下):206
11. 夏宏道. 浅谈中药过敏反应的原因及预防. 中国民族民间医药,2009,(9):27
12. 严海珠,王岩梅. 中药熏洗疗法的临床应用进展. 中华现代护理杂志,2009,15(30):3208-3209
13. 余汝堂,楼新法,唐茂林,等. 躯干背区刮痧的血管解剖学研究. 温州医学院学报,2008,38(2):151-153
14. 中华中医药学会. 中医护理常规技术操作规程. 北京:中国中医药出版社,2006